▶ 国家卫生和计划生育委员会"十二五"规划教材
▶ 全国高等医药教材建设研究会规划教材
▶ 全国高等学校医药学成人学历教育（专科）规划教材
▶ 供临床、预防、口腔、护理、检验、影像等专业用

妇产科学

第 3 版

主　　编　王晨虹

副 主 编　毛熙光　叶　元

编　　者　（以姓氏笔画为序）

王晨虹　（南方医科大学）　　　邵　勇　（重庆医科大学）

毛熙光　（泸州医学院）　　　　林仲秋　（中山大学）

叶　元　（桂林医学院）　　　　郑桂英　（吉林大学）

刘国成　（广州医学院）　　　　晋丽平　（长治医学院）

刘惠宁　（中南大学）　　　　　钱卫平　（北京大学）

李雪兰　（西安交通大学）　　　涂新枝　（南方医科大学）

秘　　书　杜习羽　孙　颖

人民卫生出版社

图书在版编目（CIP）数据

妇产科学/王晨虹主编. —3 版 . —北京:人民卫生出版社，
2013

ISBN 978-7-117-17507-4

Ⅰ.①妇…　Ⅱ.①王…　Ⅲ.①妇产科学 – 医学院校 – 教材
Ⅳ.①R71

中国版本图书馆 CIP 数据核字（2013）第 120949 号

人卫社官网　www.pmph.com	出版物查询，在线购书	
人卫医学网　www.ipmph.com	医学考试辅导，医学数据库服务，医学教育资源，大众健康资讯	

妇 产 科 学
第 3 版

主　　编：王晨虹

出版发行：人民卫生出版社（中继线 010-59780011）

地　　址：北京市朝阳区潘家园南里 19 号

邮　　编：100021

E - mail：pmph @ pmph.com

购书热线：010-59787592　010-59787584　010-65264830

印　　刷：三河市君旺印务有限公司

经　　销：新华书店

开　　本：787 × 1092　1/16　　印张：23

字　　数：574 千字

版　　次：2000 年 7 月第 1 版　　2013 年 8 月第 3 版
　　　　　2017 年 5 月第 3 版第 5 次印刷（总第 19 次印刷）

标准书号：ISBN 978-7-117-17507-4/R・17508

定　　价：36.00 元

全国高等学校医药学成人学历教育规划教材第三轮
修订说明

随着我国医疗卫生体制改革和医学教育改革的深入推进，我国高等学校医药学成人学历教育迎来了前所未有的发展和机遇，为了顺应新形势、应对新挑战和满足人才培养新要求，医药学成人学历教育的教学管理、教学内容、教学方法和考核方式等方面都展开了全方位的改革，形成了具有中国特色的教学模式。为了适应高等学校医药学成人学历教育的发展，推进高等学校医药学成人学历教育的专业课程体系及教材体系的改革和创新，探索医药学成人学历教育教材建设新模式，全国高等医药教材建设研究会、人民卫生出版社决定启动全国高等学校医药学成人学历教育规划教材第三轮的修订工作，在长达两年多的全国调研、全面总结前两轮教材建设的经验和不足的基础上，于2012年5月25~26日在北京召开了全国高等学校医药学成人学历教育教学研讨会暨第三届全国高等学校医药学成人学历教育规划教材评审委员会成立大会，就我国医药学成人学历教育的现状、特点、发展趋势以及教材修订的原则要求等重要问题进行了探讨并达成共识。2012年8月22~23日全国高等医药教材建设研究会在北京召开了第三轮全国高等学校医药学成人学历教育规划教材主编人会议，正式启动教材的修订工作。

本次修订和编写的特点如下：

1. 坚持国家级规划教材顶层设计、全程规划、全程质控和"三基、五性、三特定"的编写原则。

2. 教材体现了成人学历教育的专业培养目标和专业特点。坚持了医药学成人学历教育的非零起点性、学历需求性、职业需求性、模式多样性的特点，教材的编写贴近成人学历教育的教学实际，适应了成人学历教育的社会需要，满足了成人学历教育的岗位胜任力需求，达到了教师好教、学生好学、实践好用的"三好"教材目标。

3. 本轮教材的修订从内容和形式上创新了教材的编写，加入"学习目标"、"学习小结"、"复习题"三个模块，提倡各教材根据其内容特点加入"问题与思考"、"理论与实践"、"相关链接"三类文本框，精心编排，突出基础知识、新知识、实用性知识的有效组合，加入案例突出临床技能的培养等。

本次修订医药学成人学历教育规划教材临床医学专业专科教材26种，将于2013年9月陆续出版。

全国高等学校医药学成人学历教育规划教材临床医学专业
（专科）教材目录

教材名称	主编	教材名称	主编
1. 人体解剖学	孙 俊 冯克俭	14. 医用化学	陈莲惠
2. 生理学	杜友爱	15. 医学遗传学	傅松滨
3. 生物化学	徐跃飞	16. 预防医学	肖 荣
4. 病理学	阮永华 赵卫星	17. 医学文献检索	赵玉虹
5. 药理学	吴兰鸥 姚继红	18. 全科医学概论	王家骥
6. 病原生物学与免疫学	夏克栋 陈 廷	19. 卫生法学概论	樊立华
7. 诊断学	刘成玉 魏 武	20. 医学计算机应用	胡志敏
8. 医学影像学	王振常 耿左军	21. 皮肤性病学	邓丹琪
9. 内科学	王庸晋 曲 鹏	22. 急诊医学	黄子通
10. 外科学	田晓峰 刘 洪	23. 循证医学	杨克虎
11. 妇产科学	王晨虹	24. 组织学与胚胎学	郝立宏
12. 儿科学	徐立新 曾其毅	25. 临床医学概要	闻德亮
13. 传染病学	李 群	26. 医学伦理学	戴万津

注：1~13 为临床医学专业专科主干课程教材，14~26 为临床医学、护理学、药学、预防医学、口腔医学和检验医学专业专科、专科起点升本科共用教材或选用教材。

第三届全国高等学校医药学成人学历教育规划教材
评审委员会名单

顾　　　　　问　　何　维　　陈贤义　　石鹏建　　金生国

主　任　委　员　　唐建武　　闻德亮　　胡　炜

副主任委员兼秘书长　宫福清　　杜　贤

副　秘　书　长　　赵永昌

副　主　任　委　员（按姓氏笔画排序）
　　　　　　　　史文海　　申玉杰　　龙大宏　　朱海兵　　毕晓明　　佟　赤
　　　　　　　　汪全海　　黄建强

委　　　　　员（按姓氏笔画排序）
　　　　　　　　孔祥梅　　尹检龙　　田晓峰　　刘成玉　　许礼发　　何　冰
　　　　　　　　张　妍　　张雨生　　李　宁　　李　刚　　李小寒　　杜友爱
　　　　　　　　杨克虎　　肖　荣　　陈　廷　　周　敏　　姜小鹰　　胡日进
　　　　　　　　赵才福　　赵怀清　　钱士匀　　曹德英　　矫东风　　黄　艳
　　　　　　　　谢培豪　　韩学田　　漆洪波　　管茶香

秘　　　　　书　　白　桦

前　言

　　为适应我国医药卫生体制改革和发展的需要,全面推进高等学校医药学成人学历教育的专业课程体系及教材体系的改革和创新,全国高等医药教材建设委员会和人民卫生出版社进行了新一轮的教材编写修订工作。根据国家中长期"十二五"教育规划纲要,成人教育是以满足成人的工作需要为中心内容的教育,其目标是培养社会需要的应用型人才,推动医药卫生事业发展服务。因此成人教育教材的编排,需要注重成人教育的以下特点:非零起点性、学历需求性、职业需求性和模式多样性。

　　本教材在编写修订过程中,继续保持第2版的教材风格和连贯性,坚持"三基"(基本理论、基本知识、基本技能)、"五性"(思想性、科学性、启发性、先进性、适用性)和"三特定"(特定对象为专科成人教育医学生、特定要求为贯彻预防为主的卫生工作方针及加强预防战略、特定限制为教材总字数应与教学时数相适应)原则,针对专科成人教育特点,结合临床实践,在传承基础上改进与发展,根据最新指南、新知识、新技术和新进展进行了教材内容的修订。为了便于学生快速理解并掌握知识要点,每章均增设了学习目标、学习小结和复习题。另外,为了激发学生的学习兴趣,增强教材的实用性和可读性,除了理论与实践、相关链接模块,部分章节还增设了病例分析、问题与思考等专题。

　　本教材的编写修订工作共有十一所高等医学院校参加,全体编者均为临床和教学一线的妇产科专家。在整个过程中,得到了全体编者及其所在单位的大力支持,在此谨表诚挚谢意!衷心感谢第1、2版教材编者为本书奠定的良好基础!我们还特别鸣谢《妇产科学》第8版教材主编苟文丽教授对本教材整个编写修订过程给予的悉心指导!

　　在《妇产科学》第3版教材编写的过程中,我们全体编写人员殚精竭虑,几经易稿,但最终呈现的内容难免有不妥之处,殷切希望使用本教材的师生和妇产科同道们给予宝贵的意见并提出指正,以便再次修订时改进。

王晨虹

2013年5月

目　录

第 一 章

女性生殖系统解剖

学习目标

1. 了解女性骨盆的形态结构及骨盆底的解剖。
2. 了解盆腔血管、淋巴、神经分布。
3. 掌握阴道、子宫及其韧带、输卵管、卵巢的解剖及与邻近器官的关系。

女性生殖系统包括内、外生殖器官及其相关组织。内生殖器官位于骨盆内,骨盆结构及形态与分娩关系密切。

第一节 外生殖器

女性外生殖器(external genitalia)是指生殖器的外露部分,又称外阴(vulva),前起自阴阜,两侧为股内侧部分,后为会阴,该区域包括以下各组织(图 1-1)。

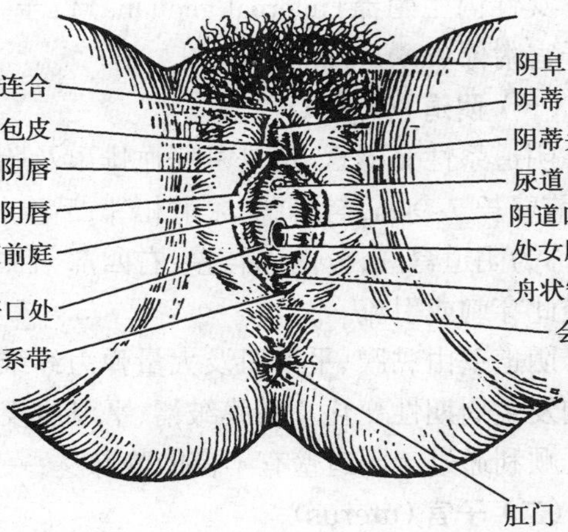

(一)阴阜(mons pubis)

为耻骨联合前面隆起的脂肪垫,青春期局部开始生长呈倒三角形分布的阴毛,向下扩展达大阴唇外侧。

(二)大阴唇(labium majus)

为两股内侧的一对纵行隆起的皮肤皱褶,起自阴阜,止于会阴。大阴唇皮下为疏松结缔组织和脂肪组织,其内含有丰富的血管、淋巴管及神经,外伤后可形成大阴唇血肿。

(三)小阴唇(labium minus)

图 1-1 女性外生殖器

系位于大阴唇内侧的一对薄皮肤皱褶,表面湿润、无毛,富有神经末梢,极为敏感。两侧小阴唇前端融合,并分为前后两叶,前叶形成阴蒂包皮,后叶形成阴蒂系带,后端与大阴唇会合,在正中线形成阴唇系带。

（四）阴蒂（clitoris）

位于两侧小阴唇顶端下方，部分被阴蒂包皮围绕，由海绵体构成，可勃起。分3部分：前端为阴蒂头，暴露于外阴，富含神经末梢，极敏感；中部为阴蒂体；后端分为左、右阴蒂脚，附着于两侧耻骨支。

（五）阴道前庭（vaginal vestibule）

为两侧小阴唇之间的菱形区。阴道口与阴唇系带之间有一浅窝，称舟状窝。在此区域内有以下结构：

1. 尿道外口（external orifice of urethra）　位于阴蒂头后下方，略呈圆形，尿道后壁近外口处有一对腺体开口，称尿道旁腺（paraurethral gland），其分泌物有润滑尿道口的作用，腺体开口小，是细菌容易潜伏的场所。

2. 前庭球（vestibular bulb）　又称球海绵体，位于前庭两侧，由具有勃起性的静脉丛构成。前方与阴蒂相接，后部邻近前庭大腺，表面为球海绵体肌覆盖。

3. 前庭大腺（major vestibular gland）　又称巴多林腺（Bartholin gland），位于大阴唇后部，被球海绵体肌覆盖，约黄豆大小，左右各一。腺管细长（1~2cm），向内侧开口于前庭后方小阴唇与处女膜之间的沟内。性兴奋时，能分泌黏液样物，起润滑作用。若腺管开口闭塞，可形成前庭大腺囊肿或脓肿。

4. 阴道口（vaginal orifice）及处女膜（hymen）　阴道口位于尿道外口后下方，其周缘覆有一层较薄的黏膜皱襞，称处女膜，其内含血管和神经末梢。膜中央有一小孔，其形状大小、厚薄等因人而异。处女膜可因性交或剧烈运动而破裂，分娩时可进一步破损，产后形成有多处裂口的处女膜痕。

第二节　内　生　殖　器

女性内生殖器（internal genitalia）位于真骨盆内，包括阴道、子宫、输卵管、卵巢，后两者合称子宫附件（uterine adnexa）（图1-2）。

（一）阴道（vagina）

阴道系性交器官，也是月经血排出及胎儿娩出的通道。阴道位于真骨盆下部中央，上宽下窄，前壁长7~9cm，与膀胱、尿道相邻；后壁长10~12cm，贴近直肠；子宫颈与阴道间的圆周状隐窝，称为阴道穹隆，分前、后、左、右四部，后穹隆最深，与盆腔最低的直肠子宫陷凹紧贴，临床上可经此穿刺或引流。

阴道壁由黏膜、平滑肌及大量弹力纤维组成，黏膜表面覆以鳞状上皮，无腺体，受卵巢激素影响发生周期性变化。黏膜皱褶、平滑肌及弹力纤维使阴道壁有较大伸展性，足月分娩时可容胎儿顺利通过。阴道壁有丰富的静脉丛，一旦受损，可致多量出血或形成血肿。

（二）子宫（uterus）

1. 位置及形态　子宫位于盆腔中央，当直立时，子宫底位于骨盆入口平面稍下，子宫颈外口接近坐骨棘水平，子宫体向前倾，子宫颈则向后，两者之间形成一钝角，子宫保持在前倾前屈位。

子宫呈倒置扁梨状。成年妇女子宫约重50~70g，长7~8cm，宽4~5cm，厚2~3cm。子宫为一有空腔的肌性器官，宫腔形态呈倒三角形，容量约5ml。子宫上部较宽，称子宫体，宫体顶端隆起部为宫底，宫底两侧为子宫角，与输卵管相通。子宫下部较窄，呈圆柱形，称子宫颈（cervix

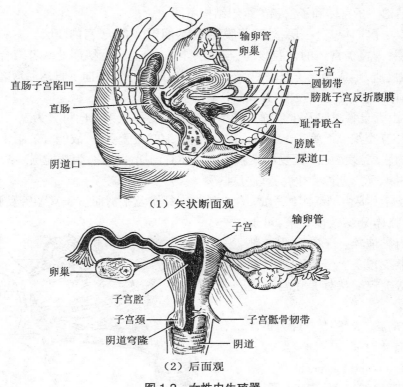

（1）矢状断面观

（2）后面观

图 1-2 女性内生殖器

uteri）。成人子宫体与子宫颈长度之比为 2∶1,女童期为 1∶2,老年期为 1∶1。

子宫体与子宫颈之间最狭窄部分称子宫峡部(isthmus uteri),未孕时长约 1cm,妊娠末期逐渐被拉长至 7~10cm,形成子宫下段。峡部上端因解剖上较狭窄称解剖学内口;峡部下端因黏膜组织由宫腔内膜转变为子宫颈黏膜,称组织学内口。子宫颈内腔呈梭形,称为子宫颈管,成年妇女长 2.5~3.0cm,其下端称为子宫颈外口,连接阴道顶端。子宫颈以阴道附着部为界,分为子宫颈阴道上部及子宫颈阴道部。未产妇的子宫颈外口呈圆形;已产妇的子宫颈外口受分娩影响形成横裂,而分为前唇和后唇。(图 1-3)

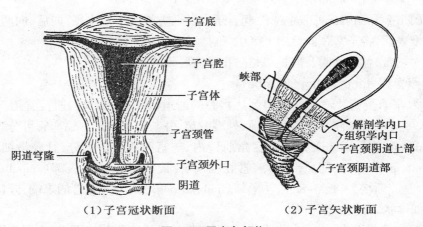

（1）子宫冠状断面　　　　（2）子宫矢状断面

图 1-3 子宫各部位

2. 组织结构　子宫体和子宫颈的组织结构不同

（1）子宫体：子宫体壁分三层，外为浆膜层，中为肌层，内为子宫内膜层。

1）浆膜层：为覆盖宫体的盆腔腹膜，与肌层紧贴，但前方近峡部处两者结合较疏松，腹膜向前反折覆盖膀胱，形成膀胱子宫陷凹。子宫后壁腹膜沿子宫颈向下直达后穹隆再折向直肠，形成直肠子宫陷凹，亦称道格拉斯（Douglas）陷凹。

2）肌层：由大量平滑肌及少量弹力纤维组成。肌层按肌束走向可分为三层，外层纵行，内层环行，中层相互交织。血管行走于肌束间，子宫收缩时血管受压，故能有效制止子宫出血。

3）子宫内膜层：表面 2/3 因受卵巢激素影响而有周期性变化，为功能层。余下 1/3 即靠近子宫肌层的内膜，无周期性变化，为基底层。

（2）子宫颈：主要由结缔组织构成，含少量弹力纤维及平滑肌。子宫颈管黏膜为单层高柱状上皮，黏膜腺体分泌碱性黏液，可形成子宫颈管内黏液栓。子宫颈阴道部由复层鳞状上皮覆盖。子宫颈外口柱状上皮与鳞状上皮交接处是子宫颈癌的好发部位。

3. 子宫韧带　为维持子宫的正常位置，子宫共有 4 对韧带（图 1-4）。

（1）圆韧带（round ligament）：呈圆索状，起于子宫双角的前面，向前、下、外方延伸穿过腹股沟管，终止于大阴唇前端，其作用是使子宫保持前倾位置。

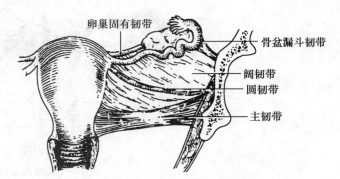

图 1-4　子宫各韧带（前面观）

（2）阔韧带（broad ligament）：系子宫侧缘浆膜层向两侧翼形延伸达骨盆壁而成，阔韧带由前后两叶腹膜及其间的结缔组织构成。韧带上缘游离，内 2/3 包绕输卵管形成输卵管系膜，外 1/3 包绕卵巢血管，形成骨盆漏斗韧带，或称卵巢悬韧带。卵巢内侧与子宫角之间的阔韧带稍增厚，形成卵巢固有韧带。阔韧带两叶间有丰富血管、淋巴、神经及结缔组织，子宫动静脉和输尿管均从阔韧带基底部通过。

（3）主韧带（cardinal ligament）：又称子宫颈横韧带，在阔韧带下部，横行于子宫颈两侧与盆壁之间。韧带宽厚强韧，起固定子宫颈位置的作用。

（4）宫骶韧带（uterosacral ligament）：起自子宫颈后方峡部下端水平，向后、向两侧绕直肠止于第 2、3 骶椎表面，将子宫颈向后向上牵引，维持子宫处于前倾位置。

以上 4 对韧带、盆底筋膜及肛提肌是防止子宫脱垂的重要力量。

（三）输卵管（oviduct，fallopian tube）

输卵管为卵子受精及输送受精卵到达宫腔的通道，为一对细长的肌性管道，位于阔韧带上缘内，全长 8~14cm，内侧与子宫角连通，外端游离，并与卵巢接近。输卵管可分为 4 个部分：①间质部（interstitial portion）：是位于宫角肌壁内、与宫腔相通的部分，管腔最细，长约 1cm；②峡部（isthmic portion）：在间质部外侧，管腔也较窄，长 2~3cm；③壶腹部（ampulla portion）：在峡部的外侧，管腔渐增大，长 5~8cm；④伞部（fimbrial portion）：为输卵管的末端，开口于腹腔，长 1~1.5cm，形如伞状，有"拾卵"作用。

输卵管壁由三层组成：外层为浆膜层，即阔韧带的上缘腹膜包绕而成；中层为平滑肌层，常有节律性的收缩,能引起输卵管由远端向近端的蠕动;内层为黏膜层,由单层高柱状上皮组成。上皮内有四种不同的细胞,纤毛细胞的纤毛向宫腔方向摆动,有助于输送卵子;无纤毛细胞又称分泌细胞,有分泌作用;楔状细胞可能是无纤毛细胞的前身,起固定作用;未分化细胞又称游走细胞,为上皮的储备细胞。

输卵管肌肉的收缩和黏膜上皮细胞的形态、分泌及纤毛的摆动在卵巢激素影响下发生周期性变化。

（四）卵巢（ovary）

卵巢是一对产生与排出卵细胞和分泌性激素的器官,呈扁平椭圆形,位于输卵管的后下方。卵巢前缘以卵巢系膜与阔韧带后叶相连的部位,称为卵巢门,有血管与神经由此出入,后缘游离。卵巢内侧以卵巢固有韧带与子宫相连,外侧以骨盆漏斗韧带连接于骨盆壁。成熟卵巢的体积约为 4cm×3cm×1cm,重 5~6g,呈灰白色。青春期开始排卵后,表面逐渐凹凸不平;绝经后卵巢萎缩,变小变硬。卵巢表面为生发上皮,无腹膜覆盖。上皮的深面有一层致密纤维组织,称为卵巢白膜。再往内为卵巢实质,实质的外 2/3 为皮质,其内充满不同发育阶段的卵泡和始基卵泡,内 1/3 为髓质,由疏松的结缔组织组成,内含丰富的血管、神经和淋巴管。（图 1-5）

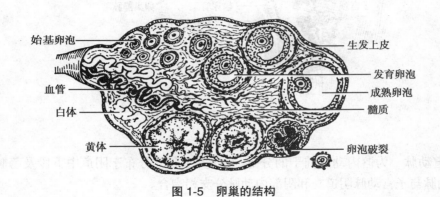

图 1-5　卵巢的结构

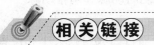

放疗和化疗可对卵巢产生不可逆转的影响,可减少原始卵泡数量,加速卵泡细胞的耗竭,进而导致卵巢衰竭。近期的研究包括卵巢移位术、胚胎冷冻、卵母细胞冷冻、卵巢组织冷冻及移植、卵巢保护性药物及生殖干细胞等方面,以求保留卵巢功能和患者的生育能力。

第三节　血管、淋巴与神经

（一）血管

女性生殖系统的血液供应主要来自卵巢动脉、子宫动脉、阴道动脉及阴部内动脉。各部位的静脉均与同名动脉伴行,但在数量上较动脉多,并在相应器官及其周围形成吻合的静脉丛,故盆腔感染易于蔓延。

1. 卵巢动脉 由腹主动脉分出(左侧可来自左肾动脉),在腹膜后下行,跨过输尿管和髂总动脉下段,经骨盆漏斗韧带向内横行经卵巢系膜进入卵巢门。进入卵巢门前分出若干分支供应输卵管,其末梢在宫角附近与子宫动脉上行的卵巢支相吻合。

2. 子宫动脉 系髂内动脉前干的较大分支,在腹膜后向内下方前行,经阔韧带基底部、宫旁组织至子宫峡部水平外约2cm处,跨过输尿管向内分成两支:升支,沿子宫侧缘上行,于子宫角处分为宫底支、卵巢支及输卵管支;降支,分布于子宫颈及阴道上段,称子宫颈-阴道支(图1-6)。

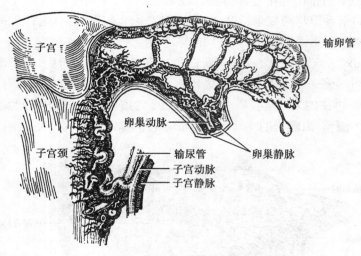

图1-6 子宫动脉与卵巢动脉

3. 阴道动脉 为髂内动脉前干的分支,有许多小分支分布于阴道中下段及膀胱顶、膀胱颈。阴道动脉与子宫动脉阴道支和阴部内动脉分支相吻合。

4. 阴部内动脉 为髂内动脉前干的终末支,从坐骨大孔的梨状肌下孔穿出骨盆腔,绕过坐骨棘背面,再经坐骨小孔到达会阴部,并分出痔下动脉、会阴动脉、阴唇动脉和阴蒂动脉。

(二)淋巴

女性生殖器官有丰富的淋巴系统(图1-7),淋巴结多随相应血管而行,其数目、大小和位置均可能有个体差异。

1. 卵巢淋巴回流 有三条通路:①经卵巢骨盆漏斗韧带入卵巢淋巴管,向上回流至腹主动脉旁淋巴结;②沿卵巢门淋巴管达髂内、髂外淋巴结,再经髂总淋巴结至腹主动脉旁淋巴结;③偶沿圆韧带入髂外及腹股沟淋巴结。

2. 子宫淋巴回流 有五条通路:①宫底部淋巴常沿阔韧带上部淋巴网、经骨盆漏斗韧带至卵巢、向上至腹主动脉旁淋巴结;②子宫前壁上部或沿圆韧带回流到腹股沟淋巴结;③子宫下段淋巴回流至宫旁、闭孔、髂内外及髂总淋巴结;④子宫后壁淋巴可沿宫骶韧带回流至直肠淋巴结;⑤子宫前壁也可回流至膀胱淋巴结。

3. 子宫颈淋巴回流 主要沿宫旁、闭孔、髂内外及髂总淋巴结,回流至腹主动脉旁淋巴结和(或)骶前淋巴结。

4. 阴道淋巴回流 阴道上段淋巴回流基本与子宫颈相同,下段淋巴回流与外阴相同。

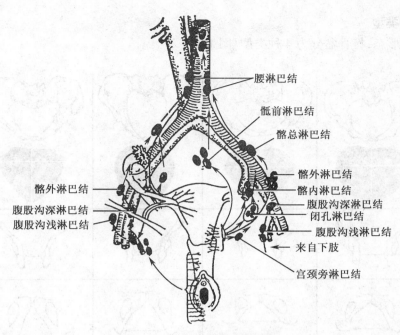

图 1-7　女性生殖器淋巴流向

5. 外阴淋巴回流　沿腹股沟浅、腹股沟深淋巴结,汇入闭孔、髂内等淋巴结。

(三)神经

女性内、外生殖器官由躯体神经和自主神经共同支配。

1. 外生殖器的神经支配　主要为阴部神经,由第Ⅱ、Ⅲ、Ⅳ骶神经分支组成,与阴部内动脉一起,绕坐骨棘达坐骨结节,在坐骨结节内下方分成 3 支,即痔下神经、会阴神经和阴蒂背神经。

2. 内生殖器的神经支配　由交感神经与副交感神经支配。而子宫肌的收缩还受体液的调节,并有自律性活动,故低位截瘫患者仍能自然分娩。

第四节　骨　盆

女性骨盆(pelvis)是构成产道的重要部分,其形态、大小对分娩有直接影响。

(一)骨盆的组成

骨盆由骶骨(os sacrum)、尾骨(os coccyx)及左、右两块髋骨(os coxae)所组成。髋骨又由髂骨(os ilium)、耻骨(os pubis)及坐骨(os ischium)融合而成。组成骨盆的骨骼之间以耻骨联合、骶髂关节和骶尾关节的紧密联合构成盆形,且用多对韧带(其中最重要的韧带:骶结节韧带和骶棘韧带)加以固定。骶棘韧带为骶骨及坐骨棘间的韧带,其宽度即坐骨切迹宽度,为判定中骨盆狭窄的标志。

骨盆以耻骨联合上缘、髂耻缘及骶岬上缘为界,将骨盆分为真骨盆和假骨盆两部分。真骨盆又称小骨盆,是胎儿娩出的必经通道,故又称骨产道。真骨盆有上下两口,两者之间为前浅后深骨盆腔,骨盆腔的形态大小基本稳定。妊娠期受性激素的影响,韧带松弛,各关节的活动性稍有增加,有利于胎儿通过。

（二）骨盆类型

依据骨盆形态，将骨盆分为 4 种类型（图 1-8）。

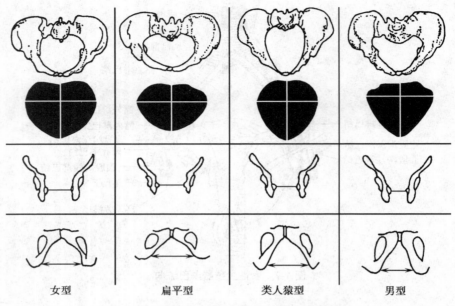

女型	扁平型	类人猿型	男型

图 1-8　骨盆的四种基本类型及其各部比较

1. 女型（gynecoid type）　入口呈横椭圆形，横径大于前后径，前方圆，耻骨弓较宽，坐骨棘间径≥10cm，侧壁不内聚，坐骨棘不突出，最常见，为女性正常骨盆。我国妇女占 52%~58.9%。

2. 扁平型（platypelloid type）　入口呈扁椭圆形，前后径短而横径长，耻骨弓宽，骨盆浅，骶骨失去正常弯曲度，变直向后翘或深弧型，较常见，我国妇女占 23.2%~29%。

3. 类人猿型（anthropoid type）　入口呈长椭圆形，前后径大于横径，耻骨弓较小，侧壁稍内聚，坐骨棘较突出，坐骨切迹较宽。骶骨向后倾斜，故骨盆前部较窄，后部较宽。骨盆较其他类型深，我国妇女占 14.2%~18%。

4. 男型（android type）　入口近似三角形，耻骨弓较窄，两侧壁内聚，坐骨棘突出。坐骨切迹窄呈高弓状，骶骨较直而前倾，致出口后矢状径较短。男型骨盆呈漏斗状，往往造成难产，较少见，我国妇女仅占 1%~3.7%。

骨盆的形态、大小除种族差异外，还受遗传、营养与性激素的影响。上述四种基本类型只是理论上的归类，临床多见混合型骨盆。

第五节　骨　盆　底

骨盆底（pelvic floor）　由肌肉及筋膜组成，前面是耻骨联合下缘，后面为尾骨尖，两侧为耻骨降支、坐骨升支及坐骨结节。骨盆底两侧坐骨结节前缘的连线将骨盆底分为前、后两部：前部为尿生殖三角，又称尿生殖区，有尿道和阴道通过；后部为肛门三角，又称肛区，有肛管通过。骨盆底有封闭骨盆出口，对盆腔脏器起支托及保持正常位置的功能。若盆底组织结构和功能缺陷,可导致盆腔脏器膨出、脱垂或引起分娩障碍;而分娩处理不当,亦可伤及盆底组织。

(一)骨盆底组织

骨盆底从外向内分三层。

1. **外层** 由会阴浅筋膜及其深面的三对肌肉和肛门外括约肌组成,三对肌肉分别为球海绵体肌、坐骨海绵体肌和会阴浅横肌。它们的肌腱集合于阴道外口与肛门之间,形成中心腱(图1-9)。

2. **中层** 即泌尿生殖膈,位于浅层肌肉的深部,覆盖在骨盆出口的前三角区,尿道及阴道由此贯通,泌尿生殖膈包括上下两层坚韧的筋膜和其间的会阴深横肌及尿道括约肌。

3. **内层** 即盆膈(pelvic diaphragm),是盆底最坚韧的一层,它由一对肛提肌及其内、外筋膜组成。有尿道、阴道及直肠在其中通过。肛提肌包括耻尾肌、髂尾肌及坐尾肌三部分,起源于骨盆侧壁,向下、向内合成漏斗形,在中线处左右肌纤维交汇以封闭盆底。(图1-10)

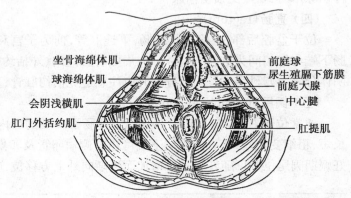

图1-9 骨盆底浅层肌肉

(二)会阴(perineum)

会阴是指阴道口与肛门间的软组织,厚3~4cm,由外向内逐渐变窄呈楔形,包括皮肤、浅筋膜、肌肉及中心腱,是盆底的一部分。分娩时会阴组织变薄,容易撕裂,应注意保护。

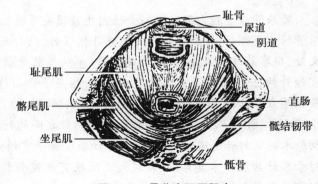

图1-10 骨盆底深层肌肉

第六节 邻 近 器 官

女性生殖器官与尿道、膀胱、输尿管、直肠及阑尾相邻。盆腔内各脏器相互邻接,其血管、淋巴、神经又相互交织成网,紧密联系。因此当某一脏器发生病变或有位置改变就会影响周围器官。

(一)尿道(urethra)

长约4~5cm,直径约0.6cm,起自膀胱三角区的尖端,止于阴道前庭的尿道外口,前为耻骨联合,后与阴道紧贴。尿道内括约肌为不随意肌,尿道外括约肌为随意肌,与会阴深横肌紧密相连。由于女性尿道短而直,与阴道相邻,故容易发生泌尿系感染。

(二)膀胱(urinary bladder)

为一薄壁空腔脏器,位于耻骨联合之后,子宫之前,膀胱底部与子宫颈、阴道前壁相邻,其间含少量疏松结缔组织。膀胱充盈与否会影响子宫及阴道位置,故妇科检查及手术前必须排空膀胱。子宫、阴道前壁脱垂时,膀胱及尿道可随之脱出。

（三）输尿管（ureter）

为一对肌性圆索状管道,贴附于后腹膜,起自肾盂,沿腰大肌向下跨过髂总动脉分叉处,继续向内下方行走达阔韧带底部,在子宫峡部水平、子宫颈外约 2cm 处于子宫动脉下方通过,然后经阴道侧穹隆上方斜向前内穿越膀胱子宫颈韧带即输尿管隧道进入膀胱。在施行子宫、附件切除术时,要避免损伤输尿管。

（四）直肠（rectum）

位于盆腔后部,上接乙状结肠,下连肛管,前为子宫和阴道,后为骶骨,全长 15~20cm。直肠下端与肛门间为肛管,长 2~3cm,周围有肛门内、外括约肌及肛提肌,肛管与阴道末端间有会阴体分隔。妇科手术及阴道分娩时应注意避免损伤肛管、直肠。

（五）阑尾（vermiform appendix）

通常位于右髂窝内,其根部开口于盲肠游离端的后内侧壁,远端游离,长 7~9cm,其位置、长短、粗细变化较大,有的阑尾下端可达右侧输卵管及卵巢部位,故阑尾炎时可能累及附件,而妊娠期阑尾位置可随妊娠月份增加而逐渐向外上方移位,应注意鉴别诊断。

理论与实践

输尿管在盆腔内的行程与女性内生殖器关系密切,故妇产科手术时应注意容易损伤输尿管的几个部位:①高位结扎骨盆漏斗韧带时,应打开后腹膜,注意输尿管跨过髂总动脉分叉处,观察其蠕动及走行,避开输尿管,单纯结扎骨盆漏斗韧带中的血管;②因输尿管在子宫颈外约 2cm 处于子宫动脉下方通过,钳夹子宫动静脉时,特别是在巨大子宫肌瘤、阔韧带肌瘤或子宫颈肌瘤时,一定要认清输尿管位置,推开或必要时游离一段输尿管后再钳夹子宫血管;③输尿管穿行于膀胱子宫颈韧带之间的行程段称为输尿管隧道,行根治性子宫切除术时需打开隧道游离输尿管,并切断膀胱子宫颈韧带,此处注意勿损伤或误扎输尿管。对于预计盆腔手术复杂、肿物较大或既往有盆腔手术或放疗史的患者,术前预置输尿管支架有助于术中识别输尿管。

学习小结

女性生殖系统主要包括内、外生殖器。外生殖器包括阴阜、大阴唇、小阴唇、阴蒂和阴道前庭,阴道前庭区域有尿道外口、阴道口及处女膜等重要结构;内生殖器包括阴道、子宫、一对输卵管和卵巢。子宫是孕育胚胎、胎儿及产生月经的器官,卵巢是产生与排出卵细胞和分泌性激素的器官。女性生殖系统的血液供应主要来自卵巢动脉、子宫动脉、阴道动脉及阴部内动脉,各部位的静脉均与同名动脉伴行,淋巴结也多随相应的血管排列。女性骨盆具有支持躯干和保护盆腔脏器的作用,也是构成产道的重要部分,骨盆底组织封闭骨盆出口,承托并保持盆腔器官位于正常位置。女性盆腔内生殖器官与尿道、膀胱、输尿管、直肠及阑尾相邻,某一器官病变可累及邻近器官。

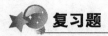 **复习题**

1. 阴道有哪些特点?
2. 何谓子宫峡部? 其上下端的名称是什么?
3. 何谓直肠子宫陷凹? 有何临床意义?
4. 试描述输尿管的行程。
5. 骨盆底有哪几层组织?

（刘惠宁）

第 二 章

女性生殖系统生理

学习目标 ▮▮▮

1. 了解妇女一生中各阶段的生理特点。
2. 了解月经的临床表现。
3. 熟悉生殖器官的周期性变化及其临床表现。
4. 掌握卵泡的发育过程和性激素的生理作用。
5. 掌握月经调节机制。

女性一生根据年龄和生理特征可分为七个阶段,它是一个渐进性的生理过程,其中生殖系统变化较为显著。女性生殖系统具有生殖和内分泌双重生理功能。

第一节　女性一生各阶段的生理特点

女性从胚胎形成到衰老的一生中,随着下丘脑-垂体-卵巢轴功能发育、成熟、衰退的变化,生殖系统也发生相应的生理改变,这个过程可分为七个时期,但各时期无截然年龄界线。

(一) 胎儿期 (fetal period)

胎儿期是指从卵子受精到出生。受精卵的性染色体 X 与 Y 决定着胎儿的性别,若胚胎细胞不含 Y 染色体即无 H-Y 抗原时,原始生殖腺分化为卵巢。卵巢形成后,因无雄激素,无副中肾管抑制因子,所以中肾管退化,两条副中肾管发育成为女性生殖道。

(二) 新生儿期 (neonatal period)

出生后 4 周内称新生儿期。胎儿在母体内受母体卵巢及胎盘产生的性激素影响,使子宫及乳房等都有一定程度的发育。出生后,性激素水平迅速下降,因此在数日后可出现少量阴道出血,属生理现象,短期内可自然消失。

(三) 儿童期 (childhood)

从出生 4 周到 12 岁左右为儿童期。儿童期 8 岁前,下丘脑-垂体-卵巢轴的功能处于抑制状态,生殖器仍呈幼稚型,阴道狭长,阴道上皮缺乏糖原,阴道酸度低,因此抵抗力差,容易感染。子宫小,子宫颈占整个子宫全长的 2/3。大约 8 岁起,下丘脑促性腺激素释放激素抑制状态解除,刺激卵泡发育,有少量雌激素产生,乳房稍有发育,皮下脂肪向胸、髋、肩、外阴堆积。

（四）青春期（adolescence or puberty）

青春期是由儿童期向性成熟期过渡的时期,以月经来潮为标志。世界卫生组织(WHO)规定青春期为 10~19 岁,这个时期的生理特点有:

1. 第一性征发育　即生殖器官发育:在下丘脑和垂体促性腺激素影响下,卵巢发育,分泌性激素逐渐增加,生殖系统由幼稚型向成人型发展。阴阜隆起,阴唇肥大,阴道长度及宽度增加,阴道黏膜增厚并有皱襞;子宫增大,尤其宫体明显增大,子宫体占子宫全长的 2/3;输卵管变粗;卵巢增大,皮质内有不同发育阶段的卵泡,使卵巢表面稍呈凸凹不平。这种变化均称为第一性征,此时虽已初具生育功能,但尚未完善。

2. 第二性征　是指生殖器官以外的其他女性特征,如乳房丰满,音调变高,出现阴毛、腋毛,骨盆横径发育大于前后径,胸、肩、髋部皮下脂肪增多,呈女性体态。其中乳房发育是女性第二性征的最初特征。

3. 生长加速　青春期少女体格加速生长,月经初潮后增长速度减缓。

4. 月经来潮　随着性激素水平周期性改变,子宫内膜开始周期性脱落,称为月经,第一次月经称为月经初潮,此时,卵巢功能尚不稳定,所以月经亦不规律。

（五）性成熟期（sexual maturity period）

又称生育期。一般从 18 岁开始,持续约 30 年,是卵巢生殖与内分泌功能最旺盛时期,表现为周期性排卵,生殖器官各部及乳房在卵巢分泌的性激素的作用下发生周期性变化。

（六）绝经过渡期（menopausal transition period）

指卵巢功能开始衰退至最后一次月经的时期。开始于 40 岁,历时短至 1~2 年,长至 10 余年。此期由于卵巢功能逐渐衰退,卵泡不能成熟及排卵,因而月经不规律,常为无排卵性月经。最终由于卵巢内卵泡自然耗竭,对垂体促性腺激素丧失反应,导致卵巢功能衰竭,月经永久性停止,称绝经。中国妇女绝经年龄平均 49.5 岁左右。世界卫生组织(WHO)将卵巢功能开始衰退至绝经后一年内的时期称为围绝经期(perimenopausal period)。在绝经过渡期由于雌激素水平降低,可出现血管舒缩障碍和神经精神症状,如潮热、出汗、失眠、抑郁或烦躁等,称为绝经综合征。

（七）绝经后期（postmenopausal period）

指绝经后的时期。在早期阶段,卵巢内虽然卵泡耗竭,停止分泌雌激素,但其间质内仍能分泌少量雄激素。雄激素在外周组织内转化为雌酮,成为循环中的主要雌激素。妇女 60 岁以后机体逐渐老化,进入老年期(senility period)。此期卵巢功能已完全衰竭,生殖器官进一步萎缩老化,表现为雌激素水平低落,易发生老年性阴道炎,骨代谢失常引起骨质疏松,易发生骨折。

第二节　月经及月经期的临床表现

月经(menstruation)是指伴随卵巢周期性变化而出现的子宫内膜周期性脱落及出血。

（一）正常月经的临床表现

第一次月经来潮称为月经初潮(menarche),多数在 13~14 岁。相邻两次月经第一日的间隔时间称为一个月经周期(menstrual cycle),正常月经有规律的周期性,一般为 21~35 日,平均 28 日。每次月经持续时间称为经期,一般为 2~8 日,正常月经量约为 20~60ml,超过 80ml 称为月经过多。一般在月经第2~3天经量最多。随子宫内膜的修复,月经血渐减少而停止。

月经是生理现象,月经期一般无症状,有些妇女会出现精神不振、头痛等轻度神经系统不稳定症状;由于月经期中的盆腔充血,也可出现下腹及腰骶部坠胀感。

(二)月经血的特征

经血为暗红色,除血液外,还有脱落的子宫内膜、子宫颈黏液及阴道上皮细胞。经血的主要特点为不凝固,因经血内含有前列腺素及来自子宫内膜大量的激活因子,能激活纤溶酶原为纤溶酶,导致血中凝固的纤维蛋白裂解,使经血液化,但出血过多时可出现血凝块。

第三节　卵巢的功能及周期性变化

(一)卵巢的主要功能

卵巢的主要功能为产生卵子并排卵的生殖功能及产生性激素的内分泌功能。

(二)卵巢的周期性变化

从青春期开始至绝经前,卵巢在形态和功能上发生周期性变化称卵巢周期(ovarian cycle)。

1. 卵泡的发育与成熟　卵泡的发育始于胚胎时期,自胚胎形成后始基卵泡即进入不断的自主发育和退化闭锁的过程中,此过程不依赖于促性腺激素。胚胎20周时两侧卵巢共有600万~700万个始基卵泡,由于退化闭锁,始基卵泡数量逐渐减少,出生时卵巢大约有200万个卵泡,儿童期多数卵泡退化,近青春期只剩下约30万~50万个卵泡。进入青春期后,卵泡由自主发育推进至发育成熟的过程则依赖于促性腺激素的刺激。生育期每月发育一批(3~11个)卵泡,经过募集、选择,其中一般只有一个优势卵泡可达完全成熟,并排出卵子;其余的卵泡发育到一定程度通过细胞凋亡而自行退化,称卵泡闭锁。女性一生中一般只有400~500个卵泡发育成熟并排卵。根据卵泡的形态、大小、生长速度和组织学特征,可将其生长过程分为以下几个阶段(图2-1)。

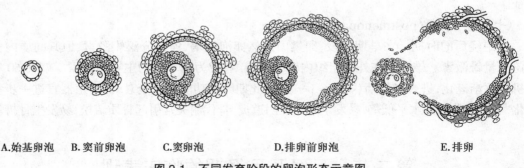

A.始基卵泡　　B.窦前卵泡　　C.窦卵泡　　　　D.排卵前卵泡　　　　E.排卵

图2-1　不同发育阶段的卵泡形态示意图

(1)始基卵泡(primordial follicle):由一个停留于减数分裂双线期的初级卵母细胞及环绕其周围成单层梭形的前颗粒细胞组成。

(2)窦前卵泡(preantral follicle):始基卵泡的卵母细胞增大,其周围的梭形前颗粒细胞分化为单层立方状颗粒细胞,成为初级卵泡。与此同时,颗粒细胞合成与分泌粘多糖,在卵细胞周围形成透明带。颗粒细胞进一步增殖变为多层,卵泡增大,形成次级卵泡,包绕颗粒细胞外围的间质细胞形成卵泡内膜层和卵泡外膜层。此阶段,颗粒细胞内出现卵泡刺激素(follicle-stimulating hormone,FSH)、雌激素和雄激素三种受体,具备了对上述三种激素的反应性。卵泡内膜细胞出现黄体生成激素(luteinizing hormone,LH)受体,具备了合成甾体激素的能力。

(3) 窦卵泡(antral follicle):在雌激素和FSH的协同作用下,颗粒细胞间卵泡液增加,形成卵泡腔,卵泡增大称窦卵泡。在FSH的作用下有一群窦卵泡进入生长发育,这种现象称为募集,约在月经周期第7日;FSH阈值最低的一个卵泡优先发育成为优势卵泡,其余的卵泡逐渐闭锁,这种现象称为选择。月经周期第11~13日,优势卵泡增至18mm左右,在FSH的作用下颗粒细胞出现LH受体,并在LH协同作用下,雌激素的分泌量较窦前卵泡明显增加。

(4) 排卵前卵泡(preovulatory follicle):为卵泡发育的最后阶段,卵泡液急骤增加,卵泡腔增大,卵泡体积显著增大,直径可达18~23mm。卵泡向卵巢表面突出,其结构从外到内依次为:①卵泡外膜:为致密的卵巢间质组织,与卵巢间质无明显界限;②卵泡内膜:从卵巢皮质层间质细胞衍化而来,细胞呈多边形,较颗粒细胞大,此层含有丰富血管;③颗粒细胞:细胞呈立方形,细胞间无血管存在,营养来自外周的卵泡内膜;④卵泡腔:腔内充满大量清澈的卵泡液和雌激素;⑤卵丘:呈丘状突出于卵泡腔,卵细胞深藏其中;⑥放射冠:直接围绕卵泡层的一层颗粒细胞,呈放射状排列;⑦透明带:在放射冠与卵细胞间有一层很薄的透明膜,称透明带。

自月经第一日至卵泡发育成熟,称为卵泡期,一般需10~14日。

2. 排卵 卵细胞和它周围的卵丘颗粒细胞一起被排出的过程称排卵(ovulation)。排卵时随卵细胞同时排出的有透明带、放射冠及小部分卵丘内的颗粒细胞,排卵多发生在下次月经来潮前14日左右。排卵前,由于成熟卵泡分泌的雌激素高峰对下丘脑的正反馈作用,下丘脑大量释放促性腺激素释放激素(gonadotrophin-releasing hormone,GnRH),刺激垂体释放促性腺激素,出现LH/FSH排卵峰。LH峰使初级卵母细胞完成第一次减数分裂,排出第一极体,成熟为次级卵母细胞。在LH峰作用下排卵前卵泡黄素化,产生少量孕酮。LH/FSH排卵峰与孕酮协同作用,激活卵泡液内蛋白溶酶活性,溶解卵泡壁隆起尖端部分,形成排卵孔。排卵前卵泡液中前列腺素显著增加,排卵时达高峰。前列腺素可促进卵泡壁释放蛋白溶酶,也促使卵巢内平滑肌收缩,有助于排卵。

3. 黄体的形成与退化 排卵后卵泡液流出,卵泡壁塌陷,卵泡膜血管破裂,血液流入腔内,破口很快由纤维蛋白封闭形成血体。卵泡内残留的颗粒细胞和卵泡内膜细胞在黄体生成素作用下黄素化,形成颗粒黄体细胞和卵泡内膜黄体细胞,外围包绕卵泡外膜细胞,共同形成黄体。于排卵后7~8日,黄体发育达高峰称成熟黄体,直径1~2cm,外观黄色。黄体寿命为排卵日至月经来潮这段时期,称为黄体期,一般为14日。若未受孕,黄体可在排卵后9~10日开始自然退化,黄体功能限于14日,经8~10周才成为白色瘢痕称白体。雌激素与前列腺素是促使黄体退化的重要因素。黄体衰退后月经来潮,卵巢中又有新的卵泡发育,开始新的周期。

(三) 卵巢性激素的合成及分泌

卵巢合成及分泌的激素包括雌激素(estrogen,E)、孕激素(progesterone,P)和少量雄激素(androgen,A),均为甾体激素。排卵前雌激素来自颗粒细胞和卵泡内膜细胞,排卵后,黄体分泌大量孕激素和雌激素,卵巢间质细胞能合成极少量雄激素。

1. 甾体激素的基本化学结构 性激素的基本结构与胆固醇相似,均由17个碳原子形成3个6-碳环和一个5-碳环组成的环戊烷多氢菲核组成。性激素按碳原子数目可分为三族:孕激素含 21 个碳原子,雄激素含 19 个碳原子,雌激素含 18 个碳原子。

2. **甾体激素的生物合成过程** 卵巢组织具有直接摄取胆固醇合成性激素的酶系。由胆固醇合成的孕烯醇酮是合成所有甾体激素的前身物质。孕烯醇酮合成雄烯二酮有 Δ^4 和 Δ^5 两条途径。卵巢在排卵前以 Δ^5 途径合成雌激素,排卵后可通过 Δ^4 和 Δ^5 两种途径合成雌激素。孕酮的合成是通过 Δ^4 途径(图 2-2)。

雌激素的合成是由卵巢的卵泡膜细胞与颗粒细胞在 FSH 和 LH 的共同作用下完成。卵泡内膜细胞上有 LH 受体,LH 与 LH 受体结合后可使细胞内胆固醇形成雄烯二酮与睾酮,后两者可透过细胞膜进入颗粒细胞内成为雌激素的前身物质。颗粒细胞上有 FSH 受体,FSH 与 FSH 受体结合后可激活芳香化酶活性,将雄烯二酮和睾酮分别转化为雌酮与雌二醇,进入血循环和卵泡液中,此即为雌激素合成的两种细胞 - 两种促性腺激素学说(图 2-3)。

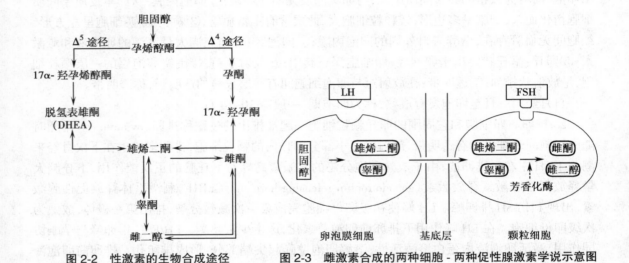

图 2-2　性激素的生物合成途径　　　　图 2-3　雌激素合成的两种细胞 - 两种促性腺激素学说示意图

3. **甾体激素的分解与代谢** 甾体激素的分解主要在肝脏内进行,雌二醇的代谢产物为雌酮及其硫酸盐、雌三醇等,降解产物与葡萄糖醛酸结合成水溶性物质,主要经肾脏排出;有一部分经胆汁排入肠内可再吸收入肝,即肝肠循环。孕激素主要代谢为孕二醇,睾酮代谢为雄酮、原胆烷醇酮,均主要以葡萄糖醛酸盐的形式经肾脏排出。

4. **卵巢性激素分泌的周期性变化**

(1) **雌激素**:卵泡开始发育时,雌激素分泌量很少;至月经第 7 日卵泡分泌雌激素量迅速增加,于排卵前达高峰,排卵后稍减少;排卵后 1~2 日,黄体开始分泌雌激素使循环中雌激素又逐渐上升,在排卵后 7~8 日黄体成熟时,又形成一高峰。此后,黄体萎缩,雌激素水平急剧下降,在月经期达最低水平。月经周期中雌激素的后一高峰均值低于第一高峰。

(2) **孕激素**:卵泡期卵泡不分泌孕酮,排卵前成熟卵泡的颗粒细胞在 LH 排卵高峰的作用下黄体化,开始分泌少量孕酮,排卵后黄体分泌孕酮逐渐增加,至排卵后 7~8 日黄体成熟时,分泌量达高峰,以后逐渐下降,到月经来潮时降到卵泡期水平。

(3) **雄激素**:女性雄激素主要来自肾上腺,少量来源于卵巢,包括睾酮、雄烯二酮和脱氢表雄酮。排卵前雄激素水平升高,一方面可促进非优势卵泡闭锁,另一方面可提高性欲。

5. 卵巢性激素的生理作用

(1) 雌激素的生理作用

1) 子宫肌层:增加子宫的血运,促使子宫肌细胞增生肥大,肌层肥厚,还能提高子宫对缩宫素敏感性使子宫收缩力加强。

2) 子宫内膜:使子宫内膜腺体和间质呈典型增生改变,在月经期后它还参与修复过程。

3) 子宫颈:使子宫颈上皮增生,黏液分泌量增加,变得稀薄透明,黏液丝拉长可达 10cm 以上,子宫颈管松弛扩张,有利于精子通过。

4) 输卵管:促进输卵管肌层发育、上皮的分泌活动,加强输卵管肌壁节律性收缩的振幅,有利于受精卵的运行。

5) 卵巢:协同 FSH 促使卵泡发育。

6) 阴道上皮:促进阴道上皮的成熟和角化,黏膜变厚,并增加细胞内糖原的含量,在阴道乳酸杆菌作用下,糖原分解成乳酸,使阴道分泌物呈酸性,从而增加局部抵抗力。

7) 外生殖器:使阴唇发育、丰满,色素加深。

8) 下丘脑、垂体:通过对下丘脑和垂体的正负反馈调节,控制促性腺激素的分泌。

9) 第二性征:促使乳腺管增生,并使乳头、乳晕区色素沉着,促进女性其他第二性征的发育。

10) 参与机体代谢:增加胰岛素分泌,并能降低糖耐量;促进肝脏高密度脂蛋白合成,抑制低密度脂蛋白合成,降低循环中胆固醇水平;能增加蛋白质合成;与醛固酮在肾小管竞争受体,从而引起水、钠潴留;刺激成骨细胞,促使钙、磷在骨质中沉积维持正常骨质。

(2) 孕激素的生理作用:

1) 子宫肌层:抑制子宫平滑肌的收缩,降低妊娠子宫对缩宫素的敏感性,有利于孕卵在宫腔内着床、胚胎及胎儿在宫腔内生长发育。

2) 子宫内膜:使子宫内膜在增生的基础上出现分泌期改变,为受精卵着床及其后胚胎的发育做好准备。

3) 子宫颈:使子宫颈口闭合,黏液分泌减少,性状变黏稠,形成黏液栓。

4) 输卵管:抑制输卵管肌壁节律收缩的振幅。

5) 阴道:使阴道细胞脱落加快,角化消失,上皮细胞呈卷边及折叠状。

6) 下丘脑、垂体:孕激素在月经中期有增强雌激素对垂体 LH 排卵峰释放的正反馈作用;在黄体期对下丘脑、垂体有负反馈作用,抑制促性腺激素分泌。

7) 乳房:在雌激素刺激乳腺管发育的基础上促使乳腺泡发育。

8) 体温:孕激素可兴奋下丘脑体温调节中枢,在排卵后能使基础体温升高 0.3~0.5℃。这种基础体温的改变可用于监测排卵。

9) 代谢作用:促使体内水和钠的排出。

(3) 孕激素与雌激素的协同和拮抗作用

1) 协同作用:雌激素促使女性生殖器官和乳房的发育,而孕激素则是在雌激素作用的基础上,进一步促使它们的发育,为妊娠做准备。

2) 拮抗作用:雌激素促进子宫内膜增殖及修复,孕激素则限制子宫内膜增殖,并使增殖的子宫内膜转化为分泌期,其他拮抗作用表现在子宫收缩、输卵管蠕动、子宫颈黏液变化、阴道上皮细胞角化和脱落以及水钠潴留与排泄等方面。

（4）雄激素的生理作用

1）对女性生殖系统的影响：自青春期开始，雄激素分泌增加，促使阴蒂、阴唇和阴阜的发育，促进阴毛、腋毛的生长，维持女性性欲。但雄激素过多会对雌激素产生拮抗作用，可减缓子宫及其内膜的生长及增殖，抑制阴道上皮的增生和角化，严重时引起多毛症及女性男性化的表现。

2）对机体代谢的影响：雄激素促进蛋白的合成，促进肌肉生长，并刺激骨髓中红细胞增生。在性成熟期前，促使长骨骨基质生长和钙的保留；性成熟后，可导致骨骺的关闭，使生长停止。可促进肾远曲小管对水、钠的重吸收并保留钙。雄激素还能使基础代谢率增加。

6. 甾体激素的作用机制　性激素都属于甾体激素，分子量较小，具有脂溶性，能直接通过靶细胞膜进入细胞内，与细胞质内的相应受体特异地结合，形成复合物，并发生构型改变；活化的激素受体复合物透过核膜进入细胞核内，又与核内的核受体结合形成新的复合物；这种新的复合物与靶基因上位点结合，启动基因转录，生成特异的 mRNA，在核糖体内翻译，形成新的蛋白质，发挥生物效应。

第四节　月经周期的调节

月经周期的调节主要是通过下丘脑、垂体和卵巢三者之间的相互作用，又称为下丘脑 - 垂体 - 卵巢轴（hypothalamus-pituitary-ovarian axis，HPO）（图 2-4）。此轴受高级神经中枢的调控。

（一）下丘脑生殖调节功能

下丘脑的一些神经元既有神经细胞功能，又有合成和分泌激素的内分泌功能。

1. 下丘脑分泌激素　下丘脑主要分泌肽类调节激素，通过垂体门脉循环到腺垂体，对垂体激素分泌起促进作用，这种激素称释放激素，其中与性激素调节有关的激素是促性腺激素释放激素（gonadotrophin-releasing hormone，GnRH）。下丘脑弓状核和正中隆突是合成和分泌 GnRH 的部位，它能使垂体合成和释放黄体生成素，

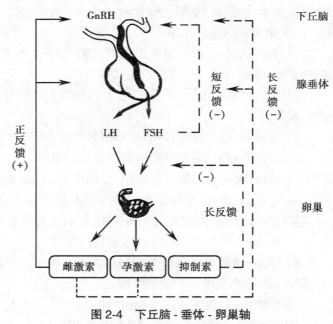

图 2-4　下丘脑 - 垂体 - 卵巢轴

故称黄体生成激素释放激素（LHRH）。GnRH 具有极强的生物活性，分子中的 1~3 位及第 9 位氨基酸的稳定对保持其生物活性具有重要意义。它通过垂体门脉系统输送到腺垂体，与腺垂体促性腺激素细胞膜上的 GnRH 受体结合，促使其合成、贮存及释放黄体生成激素（LH）和卵泡刺激素（FSH）。

GnRH 释放呈脉冲式分泌，脉冲的频率和幅度在周期中呈规律的变化，一般约 60~90 分钟

释放一次,只有脉冲式分泌才能促使腺垂体分泌。

GnRH 的分泌受来自血流的激素信号(特别是垂体促性腺激素和卵巢性激素)的反馈调节,也受神经递质的调节。激素的反馈调节按作用方式分为正反馈和负反馈,按调节路径分为长反馈、短反馈和超短反馈。卵巢分泌到血循环中的性激素对下丘脑的反馈作用称为长反馈,垂体激素对下丘脑 GnRH 分泌的负反馈为短反馈,GnRH 对其本身合成、分泌的抑制作用则为超短反馈。

2. 肽类激素的作用机制 肽类激素分子量较大,不易通过细胞膜而进入细胞质,故肽类激素的受体都位于细胞膜上。研究发现肽类激素与细胞膜受体结合形成复合物后,多个复合物在细胞膜上移动形成片状,然后内陷成微小囊泡,通过 Gs 蛋白的介导,使无活性的 Gs、α、β、γ- 二磷酸鸟苷复合物转变为有活性的 Gsα- 三磷酸鸟苷复合物,后者能激活腺苷酸环化酶(AC),使 ATP 转变为 cAMP 并激活蛋白激酶,从而促进激素的基因表达,并实现其生物效应。

(二)腺垂体生殖内分泌功能

腺垂体分泌的促性腺激素和催乳素与生殖调节直接有关。

1. 促性腺激素 包括卵泡刺激素(FSH)和黄体生成激素(LH),由腺垂体促性腺激素细胞分泌,其分泌也呈脉冲式。FSH 和 LH 均属糖蛋白,其蛋白部分都由 α 及 β 亚基构成,FSH、LH 和 hCG(绒毛膜促性腺激素)的 α 亚基都很相似,所区别的是 β- 亚基,所以 β- 亚基是决定激素抗原特异性和生理功能的关键所在,但须与 α 亚基结合成完整分子才具活性。LH 和 hCG 两者的 β- 亚基在结构上有 89 个氨基酸排列顺序相同,因此两者在抗原性和生理功能方面有相似之处。FSH 受体主要位于颗粒细胞膜上,LH 主要与卵泡膜细胞的受体有高亲和力。

卵泡刺激素(FSH)的主要生理作用为:刺激卵泡生长发育;激活颗粒细胞内的芳香化酶,促进其合成和分泌雌激素;调节优势卵泡的选择和非优势卵泡的闭锁退化;在卵泡晚期与雌激素协同,诱导颗粒细胞生成 LH 受体,为排卵及黄素化做准备。

黄体生成激素(LH)的主要生理作用为:排卵前 LH 作用于卵泡内膜细胞,使之产生雄烯二酮,为雌二醇合成提供底物;排卵前促使卵母细胞进一步成熟,当卵泡成熟后,LH 的突发性高峰使成熟卵泡破裂,排卵形成黄体,并维持黄体的继续发育和分泌孕激素及雌激素。排卵一般发生在 LH 峰后 24~36 小时,排卵后 LH 又急剧下降,孕激素对 LH 起负反馈作用。

2. 催乳激素(prolactin,PRL) 是由腺垂体嗜酸性细胞所分泌的蛋白激素,能促进乳腺发育和乳汁分泌。妊娠期 PRL 水平升高,能使乳腺发育但不能泌乳,这是因为雌、孕激素水平较高抑制泌乳。产后雌激素水平下降,泌乳开始,吸吮乳头是刺激 PRL 继续分泌的重要因素。大剂量 PRL 可抑制雌激素、孕激素的合成。

(三)卵巢激素的反馈作用

卵巢性激素对下丘脑 GnRH 和垂体促性腺激素的合成和分泌具有反馈作用。小剂量雌激素对下丘脑产生负反馈,抑制 GnRH 的分泌,减少垂体的促性腺激素分泌。在卵泡期,随着卵泡发育,雌激素水平逐渐升高,负反馈作用加强,垂体释放 FSH 受到抑制,循环中 FSH 水平下降。在卵泡期晚期,随着卵泡的发育成熟,当雌激素的分泌达到阈值(≥200pg/ml)并维持 48 小时以上,雌激素即可发挥正反馈作用,刺激下丘脑 GnRH 和垂体 LH、FSH 大量释放,形成排卵前 LH、FSH 峰。排卵后,血液中雌激素和孕激素水平明显升高,两者联合作用,FSH 和 LH 的合成和分泌又受到抑制。

（四）月经周期的内分泌调节机制

下丘脑、垂体和卵巢三者之间相互依存、相互制约，调节正常月经周期（图 2-5）；月经还受大脑皮质、外界环境和精神因素的影响，其中任何一种环节发生障碍，都会引起卵巢功能紊乱，导致月经失调。

1. 卵泡期 在前次月经周期卵巢黄体萎缩后，雌、孕激素水平降至最低，对下丘脑及垂体的抑制解除，下丘脑开始分泌 GnRH，使垂体 FSH 分泌增加，促使卵泡逐渐发育，在少量 LH 的协同作用下，卵泡分泌雌激素。在雌激素的作用下，子宫内膜发生增生期变化。随后雌激素逐渐增加，对下丘脑的负反馈作用增强，抑制下丘脑 GnRH 的

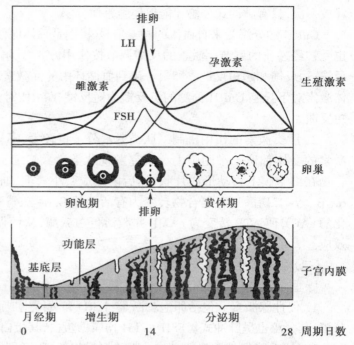

图 2-5 卵巢及子宫内膜周期性变化和激素水平关系示意图

分泌，使垂体 FSH 分泌减少。随着优势卵泡逐渐发育成熟，雌激素出现高峰，对下丘脑产生正反馈作用，促使垂体释放大量 LH，出现 LH 高峰，FSH 同时出现一个较低的峰，大量 LH 与一定量 FSH 协同作用，使成熟卵泡排卵。

2. 黄体期 排卵后，在少量 LH 和 FSH 作用下，黄体形成并逐渐发育成熟，分泌的雌、孕激素逐渐增加并形成高峰，使增生期子宫内膜转变为分泌期。由于大量雌、孕激素协同的负反馈作用，使垂体分泌的 LH 和 FSH 减少，抑制卵泡发育。黄体开始萎缩后，雌、孕激素分泌也减少。子宫内膜失去性激素的支持，发生坏死、脱落，从而月经来潮。雌、孕激素和抑制素 A 的减少解除了对下丘脑、垂体的负反馈作用，FSH 及 LH 分泌增加，卵泡开始发育，下一个月经周期又重新开始，如此周而复始。

第五节 子宫内膜及生殖器其他部位的周期性变化

卵巢的周期性变化使子宫内膜及生殖器官其他部位也产生相应的周期性反应，尤以子宫内膜的周期性变化最为显著。

（一）子宫内膜的周期性变化

1. 子宫内膜的组织学变化 子宫内膜根据功能可分两层：①基底层：靠近子宫肌层，在月经周期中无明显变化，月经期此层不脱落，月经后由此层再生功能层，修复子宫内膜；②功能层：该层内膜能随性激素的改变而产生周期性变化，月经时脱落组成月经血中的一部分。该层又可分为 2 层，即致密层和海绵层。正常一个月经周期以 28 日为例，其组织形态的周期性改变可分为以下 3 期：

（1）增殖期：月经周期的第 5~14 日，相当于卵泡发育和成熟阶段。主要受雌激素的影响，

可分早、中及晚期。

1) 增殖早期:月经周期的第 5~7 日,月经后的子宫内膜在雌激素作用下由基底层再生修复,内膜厚仅 1~2mm。继之增生,腺上皮呈立方形或低柱状,腺管窄而直;间质致密,间质细胞呈星状,间质内小动脉壁薄且直,通向内膜表面。

2) 增殖中期:月经周期的第 8~10 日。此期特征是间质水肿明显,腺体数增多、增长、呈弯曲形;腺上皮增生活跃,细胞呈柱状,且有分裂象。

3) 增殖晚期:月经周期的第 11~14 日,内膜迅速增厚,达 3~5mm;腺体数增多,腺上皮呈高柱状,腺体长度增长超过内膜厚度而弯曲;间质疏松,组织水肿,小动脉延长呈螺旋状。

(2) 分泌期:月经周期的第 15~28 日,相当于黄体期。黄体形成后,在孕激素作用下,子宫内膜呈分泌反应。分泌期也分早、中、晚期。

1) 分泌早期:月经周期的第 15~19 日,子宫内膜继续增厚,腺体进一步增大弯曲,腺腔扩大,腺上皮增大,细胞质内出现含糖原小泡,间质水肿,螺旋小动脉盘曲更明显。

2) 分泌中期:月经周期第 20~23 日,内膜较前更厚,并呈锯齿状,腺体内的分泌上皮细胞顶端胞膜破裂,细胞内的糖原排入腺腔,称顶浆分泌。间质高度水肿呈疏松状态,螺旋小动脉继续增长,卷曲更明显。

3) 分泌晚期:月经周期第 24~28 日,此期为月经来潮前。子宫内膜呈海绵状,厚达 10mm。内膜腺体开口面向宫腔,有糖原等分泌物溢出,间质更疏松、水肿。表面上皮细胞下的间质细胞分化为肥大的蜕膜细胞。螺旋小动脉迅速增长,超出内膜厚度,更加弯曲,血管管腔也扩张。

(3) 月经期:月经周期的第 1~4 日,此时雌、孕激素水平下降,促进内膜中前列腺素的合成、活化。前列腺素能刺激子宫肌层收缩而引起内膜功能层的螺旋小动脉持续痉挛,内膜血流减少、缺血坏死。受损缺血的坏死组织面积逐渐扩大,组织变性坏死,血管壁通透性增加,使血管破裂,导致海绵层底部散在小血肿的形成,加之水解酶的分解作用,使内膜碎片从基底层成片脱落随血液一起排出即为月经。内膜剥离后创面在雌激素影响下,基底层细胞又不断增生,覆盖整个创面,从而使创面修复、止血,新的一个周期又重新开始。

2. 子宫内膜的生物化学变化 排卵前在雌激素作用下间质细胞产生酸性粘多糖(acid mucopolysaccharide,AMPS),此物质在间质中浓缩聚合,成为内膜间质的基础物质,对增生期子宫内膜起支架作用。排卵后,孕激素抑制 AMPS 的生成和聚合,促进其降解,间质疏松,血管通透性增加,有利于孕卵的着床和发育。

子宫内膜溶酶体中还有各种水解酶,雌、孕激素能促进其合成,孕激素能稳定溶酶体膜。黄体萎缩后,雌、孕激素水平下降,溶酶体膜通透性增加,水解酶进入组织,对组织有破坏作用,造成内膜出血和剥脱。

(二)生殖器其他部位的周期性变化

1. 阴道黏膜的周期性变化 排卵前,阴道上皮在雌激素的作用下,底层细胞增生,逐渐演变为中层与表层细胞,使阴道上皮增厚;表层细胞出现角化,其程度在排卵期最明显。上皮细胞内富有糖原,被阴道乳杆菌分解成乳酸,使阴道保持一定酸度,可以防止致病菌的繁殖。排卵后在孕激素的作用下,主要为表层细胞脱落。

2. 子宫颈黏液的周期性变化 排卵前,雌激素可刺激分泌细胞分泌黏液,随着雌激素水平不断提高,黏液分泌量逐渐增加,至排卵期,黏液变得非常稀薄、透明,拉丝度可达 10cm 以上。若将黏液作涂片检查,干燥后显微镜下可见羊齿植物叶状结晶,这种结晶在月经周期第

6~7 日开始出现,至排卵期最典型。排卵后,受孕激素影响,黏液分泌量逐渐减少,质也变黏稠而浑浊,拉丝度差,易断裂。涂片检查时,结晶逐步模糊,至月经周期第 22 日左右完全消失,而代之以排列成行的椭圆体。

3. 输卵管的周期性变化 在雌激素的作用下,排卵前输卵管黏膜上皮纤毛细胞生长,体积增大;非纤毛细胞分泌增强,雌激素还促进输卵管肌层节律性收缩,以上变化有助于卵子在输卵管内的运输并提供卵子在输卵管内的营养。排卵后孕激素抑制输卵管平滑肌收缩的振幅,并可抑制输卵管黏膜上皮纤毛细胞的生长,降低分泌细胞分泌黏液的功能。在雌、孕激素的协同作用下,受精卵才能通过输卵管正常到达子宫腔。

理论与实践

卵巢的功能及其周期性变化是生殖内分泌的基础。女性一生中从青春期到绝经前,由于各种原因可以出现与生殖内分泌异常有关的疾病,如功能失调性子宫出血、闭经、不孕、多囊卵巢综合征、高催乳激素血症、围绝经期综合征等。临床诊断时需行卵巢功能的相关检查,常用方法有:基础体温测定,B 超监测卵泡发育及排卵,阴道脱落细胞学检查,子宫颈黏液检查,子宫内膜活组织检查,女性激素如卵泡刺激素、黄体生成素、雌二醇、催乳素、睾酮、孕酮测定等。还可以行垂体兴奋试验,来反映垂体及下丘脑的功能。根据检查结果,判定下丘脑 - 垂体 - 卵巢轴及子宫哪一部位有异常,针对病因进行治疗。

学习小结

女性一生各阶段具有不同的生理特征,其生殖系统变化较为显著。从青春期开始到绝经前,卵巢在下丘脑 - 垂体 - 卵巢轴的控制下,每个月都发生周期性的卵泡发育、成熟、排卵、黄体形成及黄体萎缩,具有生殖功能。卵巢同时具有内分泌功能,能分泌雌、孕激素和少量雄激素,雌、孕激素在生理作用上既有协同又有拮抗。伴随着卵巢周期,生殖系统也发生周期性的变化,其中以子宫内膜变化最为突出,即出现相应周期性的增殖期、分泌期、月经期。月经周期主要受下丘脑 - 垂体 - 卵巢轴(HPO)的神经内分泌调控,也受大脑皮质、外界环境、精神因素等影响。

复习题

1. 女性第二性征有哪些特点?
2. 试述雌激素的生理作用。
3. 雌、孕激素在生理作用上有哪些协同作用和拮抗作用?
4. 试述下丘脑 - 垂体 - 卵巢轴对月经周期的调节机制。
5. 子宫内膜分几层?有何特点?

(刘惠宁)

第三章

妊娠生理

学习目标 ▮▮▮

1. 掌握以下概念：妊娠、胚胎、胎儿。
2. 熟悉胎儿附属物的组成及其功能。
3. 了解不同孕龄胎儿的特点。
4. 熟悉妊娠期母体的变化，特别是生殖系统、乳房、心脏、血液系统的变化。

胚胎、胎儿在母体内生长发育的过程称为妊娠。成熟卵子受精是妊娠的开始，胎儿及其附属物自母体排出是妊娠的结束。

第一节 胚胎形成与胎儿发育

（一）胚胎的形成

1. 受精卵形成 精子和成熟的卵子相结合的过程称为受精（fertilization）。

（1）精子获能：射精后精子进入阴道，经宫颈管进入宫腔及输卵管腔，精子顶体表面的糖蛋白被生殖道分泌物中的 α、β 淀粉酶降解，顶体膜结构改变、膜稳定性降低，因此具有受精能力。此过程称为精子获能。

（2）受精过程：已获能的精子与卵子在输卵管壶腹部与峡部连接处相遇，精子发生顶体反应，释放水解酶，溶解卵子表面的放射冠和透明带，精子得以穿过透明带与卵子表面接触，此时卵细胞发生透明带反应，阻止其他精子进入。随后卵子完成第二次减数分裂形成卵原核。最后精原核与卵原核融合，精卵细胞各提供 23 条染色体，形成二倍体的受精卵，新生命诞生。受精发生在排卵后 12 小时内，整个受精过程约需 24 小时。

2. 受精卵着床 受精卵借助输卵管上皮纤毛摆动和输卵管蠕动逐渐向宫腔方向移动，同时受精卵进行有丝分裂，受精后 72 小时分裂为由 16 个细胞组成的桑椹胚，又称早期囊胚，受精后第 5~6 天分裂成晚期囊胚。在受精后第 6~7 天，晚期囊胚侵入并被子宫内膜覆盖，此过程称为着床。受精卵着床必须具备的条件有：①透明带消失；②囊胚滋养层分化出合体滋养层细胞；③囊胚与子宫内膜同步发育且功能协调；④必须有足够的孕激素以完成正常的蜕膜反应。

(二)胚胎、胎儿发育特征及胎儿生理特点

受精后 8 周的胎体称胚胎,是主要器官结构完成分化的时期,自第 9 周开始称胎儿,是各种组织及器官逐渐发育成熟的时期。

1. 胚胎及胎儿发育的特征　妊娠时间通常以孕妇的末次月经第一日算起。一般以 4 周为一孕龄(gestational age)单位,阐述胚胎及胎儿发育的特征:

4 周末:可辨认胚盘与体蒂。

8 周末:胚胎已初具人形,能分辨出眼、耳、鼻、口、手指及足趾,各器官正在分化发育。心脏已形成,B 型超声可见心脏搏动。

12 周末:胎儿身长约 9cm,顶臀长 6~7cm,体重约 14g。外生殖器已发育。四肢可活动。

16 周末:胎儿身长约 16cm,顶臀长为 12cm,体重约 110g。从外生殖器可辨认胎儿性别。头皮已长出毛发,体毛出现。胎儿出现呼吸运动。皮肤薄,呈深红色,无皮下脂肪。部分孕妇自觉有胎动。

20 周末:胎儿身长约 25cm,顶臀长 16cm,体重约 320g。皮肤暗红,全身有毳毛及胎脂,开始有吞咽、排尿功能。经孕妇腹壁可听到胎心音。

24 周末:胎儿身长约 30cm,顶臀长为 21cm,体重约 630g。各脏器发育,皮下脂肪开始沉积,因量不多皮肤仍呈皱缩状,出现眉毛。

28 周末:胎儿身长约 35cm,顶臀长为 25cm,体重约 1000g。有呼吸运动,生后能啼哭,出生后易患呼吸窘迫综合征。四肢活动好。

32 周末:胎儿身长约 40cm,顶臀长 28cm,体重约 1700g。毳毛已脱落。睾丸下降。出生后加强护理可能存活。

36 周末:胎儿身长约 45cm,顶臀长为 32cm,体重约 2500g。皮下脂肪沉积较多,面部皱纹消失,指(趾)甲已达指(趾)端,睾丸位于阴囊。出生后能啼哭及吸吮。基本可以存活。

40 周末:胎儿身长约 50cm,顶臀长为 36cm,体重约 3400g,发育成熟,皮肤粉红色,皮下脂肪多,哭声响亮,吸吮力强。女胎外生殖器发育良好,男胎睾丸已下降至阴囊内。

2. 胎儿的生理特点

(1)循环系统

1)解剖学特点:1 条脐静脉,2 条脐动脉;动脉导管位于肺动脉和主动脉弓之间,生后闭锁;卵圆孔(左右心房之间)多在生后 6 月完全闭锁。

2)胎儿血循环:①含氧量较高的血液自胎盘经脐静脉进入体内,分为三支:一支进入肝脏,一支与门静脉汇合进入肝脏,此两支的血液经肝静脉进入下腔静脉;另一支经静脉导管直接进入下腔静脉。可见下腔静脉血有来自脐静脉含氧量较高的血,也有来自胎儿身体下半部的含氧量较低的血。②卵圆孔的开口正对着下腔静脉,故下腔静脉入右心房的血液绝大部分经卵圆孔入左心房。而上腔静脉入右心房的血不通过卵圆孔,经右心室进入肺动脉。③由于肺循环阻力较高,肺动脉血大部分经动脉导管入主动脉,仅有 1/3 的血经肺静脉入左心房,汇同卵圆孔进入左房之血→左心室→升主动脉,供应肝、心、头部及上肢。左心室小部分血液进入降主动脉,汇同动脉导管进入之血供→脐动脉进入胎盘,与母血进行气体交换。可见胎儿体内无纯动脉血,而是动静脉混合血。(图 3-1)

(2)血液系统

1)红细胞生成:受精后 3 周末红细胞主要来自卵黄囊。于孕 10 周肝脏是红细胞生成的

主要器官,以后骨髓、脾脏逐渐有造血功能。于妊娠足月,90%红细胞由骨髓产生。于孕32周红细胞生成素大量产生,故妊娠32周以后的早产儿及足月儿红细胞计数增多,约为 $6.0×10^{12}$/L。

2)血红蛋白生成:在妊娠前半期,血红蛋白均为胎儿型,至妊娠最后4~6周,成人血红蛋白增多,至临产时胎儿血红蛋白仅占25%。足月儿血红蛋白为180g/L。

3)白细胞生成:于孕8周时胎儿血循环中出现粒细胞。于孕12周,胸腺、脾脏产生淋巴细胞,成为机体内抗体的主要来源。妊娠足月儿白细胞为 $(15~20)×10^9$/L。

(3)呼吸系统:母儿血液在胎盘进行气体交换,但胎儿出生前肺泡、肺循环及呼吸肌均已发育。孕11周可看到胎儿胸壁运动,孕16周胎儿呼吸能使羊水进出呼吸道。但当胎儿窘迫时,正常呼吸运动停止。

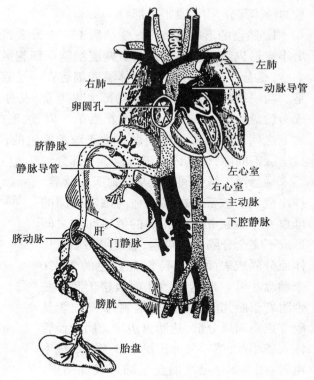

图3-1　胎儿的血液循环

(4)消化系统:小肠早在孕11周已有蠕动,孕16周时胃肠功能基本建立,胎儿可吞咽羊水,吸收大量水分、氨基酸、葡萄糖及其他可溶性营养物质,但对脂肪的吸收能力较差。胎儿肝脏内缺乏许多酶,以致不能结合因红细胞破坏所产生的大量游离胆红素。

(5)泌尿系统:妊娠11~14周胎儿肾脏已有排尿功能,妊娠14周胎儿膀胱内已有尿液。通过排尿参与羊水的循环。

(6)生殖系统

1)男性胎儿睾丸约在妊娠第9周开始分化发育,之后睾丸间质细胞开始分泌睾酮,促使中肾管发育,支持细胞产生副中肾管抑制物质,抑制副中肾管发育。在外阴部5α-还原酶作用下睾酮衍化为二氢睾酮,使外阴部向男性分化。

2)女性胎儿卵巢于孕11~12周开始分化,在胎儿期无内分泌功能;因缺乏副中肾管抑制物质,使副中肾管系统发育,形成阴道、子宫和输卵管。

第二节　胎儿附属物的形成及其功能

胎儿附属物包括:胎盘、胎膜、脐带和羊水。

(一)胎盘

胎盘是由羊膜、叶状绒毛膜和底蜕膜组成。羊膜构成胎盘的胎儿部分,在胎盘最内层,为半透明薄膜,有一定弹性。叶状绒毛膜构成胎盘的胎儿部分,占胎盘主要部分。底蜕膜构成胎盘的母体部分,占胎盘很小部分。

1. 胎盘的形成与结构 受孕后 13~21 天滋养细胞分裂繁殖,表面呈毛状突起,以后再分出小支形成绒毛。绒毛表面有两层细胞即细胞滋养细胞和合体滋养细胞,内层为细胞滋养细胞,是分裂生长的细胞;合体滋养细胞在外层直接接触母体组织和血液,是执行功能的细胞。与底蜕膜接触的绒毛因局部血供丰富,发育繁盛,呈树根样生长,称叶状绒毛膜,以后成为胎盘的主要部分。约在受精后第 3 周,绒毛内胚胎血管形成,此时胎儿胎盘循环建立。绒毛之间的间隙称绒毛间隙。由于滋养细胞的侵蚀,子宫螺旋动脉和小静脉破裂,直接开口于绒毛间隙,使其内充满母血。一部分绒毛末端悬浮于绒毛间隙以从母血吸收营养、排出废物。绒毛内的胎儿血与绒毛间隙的母血并不直接相通。相邻的绒毛间隙之间形成不完全分隔的胎盘隔,胎盘隔将胎盘母体面分隔成表面凹凸不平、暗红色的 20~30 个胎盘小叶。胎盘的胎儿面被覆羊膜。脐带附着于胎儿面的中央或偏侧,脐带血管从附着点向四周分散,达胎盘边缘。胎盘血管伸入各小叶,然后又分出更小分支形成绒毛血管(图 3-2)。足月胎盘呈圆形或椭圆形,直径 16~20cm,中间厚边缘薄,厚 1~3cm,重450~650g。

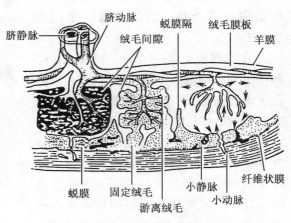

图 3-2 胎盘模式图

2. 胎盘的功能 胎盘介于胎儿和母体之间,是维持胎儿在宫内营养、发育的重要器官,其主要功能如下:

(1) 气体交换:母儿之间氧和二氧化碳是以单纯扩散形式进行。母体子宫动脉血 PO_2> 绒毛间隙 PO_2> 脐动脉血 PO_2,所以氧由母体通过绒毛间隙向胎儿扩散,而子宫动脉血 PCO_2< 绒毛间隙 PCO_2< 脐动脉血 PCO_2,且 CO_2 的扩散速度比 O_2 快 20 倍左右,故 CO_2 容易自胎儿通过绒毛间隙直接向母体迅速扩散。

(2) 吸收营养排出废物:葡萄糖是胎儿热能的主要来源,以易化扩散方式通过胎盘。氨基酸浓度胎血高于母血,以主动运输方式通过胎盘。脂肪酸能较快地以简单扩散方式通过胎盘。电解质及维生素多数以主动运输方式通过胎盘。胎盘中含有多种酶,如氧化酶、还原酶、水解酶等,可将复杂化合物分解为简单物质,也能将简单物质合成后供给胎儿,如蛋白质及脂肪的分解及合成。胎儿代谢产物如尿素、尿酸、肌酐、肌酸等,经胎盘送入母血,由母体排出体外。

(3) 防御功能:母体血液中的免疫抗体如 IgG 可通过胎盘进入胎儿体内,故新生儿在出生后短时期内有一定免疫力。但母体的抗 A、抗 B、抗 Rh 抗体亦可进入胎儿血中,造成胎儿溶血。一般细菌、弓形虫、衣原体、螺旋体需在胎盘部位先形成病灶,破坏绒毛结构后进入胎体。各种病毒及小分子的有害药物均可通过胎盘进入胎儿体内,引起胎儿畸形或死亡。

(4) 合成功能:胎盘具有合成物质能力,主要合成激素和酶。激素有蛋白激素和甾体激素两大类:蛋白激素有人绒毛膜促性腺激素、人胎盘生乳素等;甾体激素有雌激素、孕激素等。酶有缩宫素酶、耐热性碱性磷酸酶等。

1) 人绒毛膜促性腺激素（human chorionic gonadotropin,hCG）:hCG 在受精后 10 日左右即可用放射免疫测定法在母体血清中测出,成为诊断早孕最敏感方法之一。妊娠早期约每 2 天增长 1 倍,至妊娠 8~10 周血中浓度达到最高峰,约为 50~100kU/L,持续 10 日迅速下降,妊娠中晚期血中浓度仅为高峰时的 10%,持续到分娩,一般于产后 2 周内消失。hCG 的主要功能有:①维持黄体寿命,使月经黄体转为妊娠黄体,增加甾体激素的分泌以维持妊娠;② hCG β 亚基有促卵泡成熟活性、促甲状腺活性及促睾丸间质细胞活性,可促进男性性分化;③能抑制淋巴细胞的免疫性,能以激素屏障保护滋养层不受母体的免疫攻击;④促进雄激素芳香化转化成雌激素,同时能刺激孕酮的形成。

2) 人胎盘生乳素（human placental lactogen,hPL）:妊娠 5 周开始可以从母血中测出,随妊娠进展其分泌量持续增加,34~36 周达高峰,维持到分娩。产后迅速下降,产后 7 小时即测不出。当胎盘功能不足时,hPL 水平迅速下降。hPL 的主要功能有:①促进乳腺腺泡发育,刺激乳腺上皮细胞合成乳白蛋白、乳酪蛋白、乳珠蛋白,为产后泌乳做准备;②有促胰岛素生成作用,使母血胰岛素值增高;③通过脂解作用提高游离脂肪酸浓度,以游离脂肪酸作为能源,抑制母体对葡萄糖的摄取,使多余葡萄糖运送给胎儿,成为胎儿的主要能源。

3) 雌激素:妊娠早期主要由卵巢黄体产生,于妊娠 10 周后主要由胎儿 - 胎盘单位合成。至妊娠末期雌三醇值为非孕妇的 1000 倍,雌二醇及雌酮为非孕妇的 100 倍。雌激素合成过程为母体内胆固醇在胎盘内转变为孕烯醇酮后,需由胎儿肾上腺胎儿带转化为硫酸脱氢表雄酮（DHAS）,再经胎儿肝内 16α- 羟化酶作用,形成 16α- 羟基硫酸脱氢表雄酮,后经胎盘芳香化酶作用成为 16α- 羟基雄烯二酮,最后形成游离雌三醇（图 3-3）。因此测定孕妇尿雌三醇值可评估胎儿胎盘单位功能。

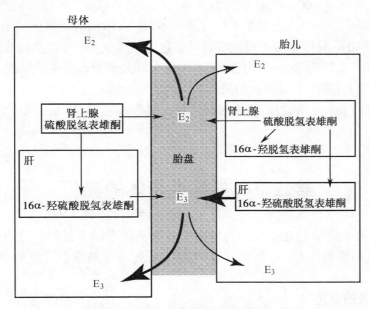

图 3-3　胎儿 - 胎盘单位雌激素的合成

4) 孕激素:妊娠早期由卵巢妊娠黄体产生,从妊娠 8~10 周起,孕激素产生主要来自胎盘,母血中孕酮值随妊娠进展逐渐增高,到妊娠足月时可达 312~624nmol/L,维持到分娩。

5) 缩宫素酶(oxytocinase)：随妊娠进展逐渐增多，至妊娠末期达高值，其生物学意义尚不十分明了，主要使缩宫素分子灭活，起到维持妊娠的作用。胎盘功能不良时，血中缩宫素酶呈低值。

6) 耐热性碱性磷酸酶(heat stable alkaline phosphatase，HSAP)：于妊娠16~20周母血清中可测出。随妊娠进展而增多，直至胎盘娩出后其值下降，产后3~6日内消失。动态测其数值可作为胎盘功能检查的一项指标。

7) 胎盘还可合成多种细胞因子及生长因子，参与对胚胎及胎儿的营养及免疫保护。

(二)胎膜

胎膜(fetal membranes)是由绒毛膜(chorion)和羊膜(amnion)组成。胎膜外层为绒毛膜，在发育过程中由于缺乏营养供应而逐渐退化萎缩为平滑绒毛膜，至妊娠晚期与羊膜相贴，可与羊膜分开。胎膜内层为羊膜。胎膜含有多量花生四烯酸(前列腺素前身物质)的磷脂，且含有能催化磷脂生成游离花生四烯酸的溶酶体，故胎膜在分娩发动上有一定作用。

(三)脐带

脐带(umbilical cord)是连接胎儿和胎盘的管状结构，一端连于胎儿脐轮，另一端附着于胎盘胎儿面。脐带由两条脐动脉和一条脐静脉构成。血管周围为胶样胚胎结缔组织，称华通胶，可保护脐血管。脐带受压使血流受阻，可危及胎儿生命。妊娠足月的脐带长30~100cm，平均55cm，直径0.8~2.0cm。

(四)羊水

羊水(amniotic fluid)为羊膜腔内液体。羊水的来源：①妊娠早期羊水主要来自母体血清经胎膜的透析液；②妊娠中期以后，胎儿尿液成为羊水的主要来源；③妊娠晚期胎儿通过肺泡分泌参与羊水形成，每天有600~800ml从肺泡分泌入羊膜腔。妊娠后期通过胎儿吞咽、排尿及呼吸参与羊水量的调节。随妊娠进展羊水量逐渐增多，妊娠38周时羊水量约1000ml，此后羊水量逐渐减少，妊娠40周时约800ml，过期妊娠羊水量明显减少。妊娠足月的羊水中含有胎儿脱落的毳毛、胎脂和上皮细胞等，故稍混浊；羊水中还含有大量胎盘合成的激素。产前通过对羊水的监测可判断胎儿情况、了解胎盘功能。羊水的主要功能是保护胎儿正常发育及不受外力冲击，使胎儿在宫内有一定活动度，分娩时能传导宫腔压力，扩张宫口，破膜后能润滑产道利于胎儿娩出。

第三节　妊娠期母体的变化

妊娠期母体为了适应胎儿生长发育的需要在胎盘激素的参与和神经内分泌的影响下，全身各系统发生一系列变化，这些变化于产后2~6周内逐渐恢复。妊娠期各系统变化如下述。

(一)生殖系统的变化

1. 子宫　逐渐增大变软，宫腔容量由未孕时的约5ml增至足月妊娠时的5000ml，重量亦由70g增至1100g。子宫的增大主要是由于肌细胞的增生和肥大，肌浆内充满肌球蛋白和肌动蛋白，为临产子宫收缩提供物质基础。由于乙状结肠位于盆腔的左后方，故妊娠晚期子宫右旋，使子宫左侧显露，故剖宫产时易损伤左侧子宫动脉和输尿管。子宫血流量在妊娠早期为

50ml/min,足月时可增至450~650ml/min,其中胎盘绒毛间隙的血流约为400~500ml/min。自妊娠12~14周起,子宫开始有不规则的无痛性收缩,称Braxton Hicks收缩,随着孕周的增加宫缩的频率和强度亦逐渐增加,但这种宫缩的宫腔压力5~25mmHg,持续时间<30秒,不致使宫颈扩张。

子宫峡部未孕时长约1cm,孕12周起逐步伸展拉长变薄,成为宫腔的一部分,临产后伸展至7~10cm,成为产道的一部分,称为子宫下段。孕期宫颈血管增多伴水肿,外观肥大呈紫蓝色。颈管腺体因受孕激素影响分泌增多,呈黏稠的黏液栓,可防止外来感染侵入宫腔。

2. 卵巢　妊娠期略增大,停止排卵。黄体功能于妊娠10周后由胎盘取代,黄体开始萎缩。

3. 阴道　妊娠时阴道黏膜充血水肿,黏膜下静脉显著扩张,通透性增高,外观呈紫蓝色,白带增多。分娩时若阴道壁撕裂累及静脉常引起大量出血。阴道上皮在大量雌激素影响下,细胞内糖原积聚,经乳酸杆菌分解成乳酸,使阴道pH降低,对防止感染起重要作用。

4. 外阴　大、小阴唇色素沉着,阴唇内血管增多,结缔组织变软,使伸展性增大,利于分娩。

（二）循环系统的变化

1. 心脏　妊娠期膈肌抬高,使心脏向上、向左、向前移位,更贴近胸壁。心尖搏动左移1~2cm,心浊音界稍扩大。心脏移位使大血管轻度扭曲,心尖区听诊常可听及柔和的吹风样杂音。心率平均增加10~15bpm。心搏出量增加对维持胎儿生长具有重要意义,妊娠10周逐渐增加,妊娠32~34周时达高峰,维持至足月。临产时,心搏量明显增加。

2. 血压　在妊娠早期及中期血压偏低,妊娠24~26周后血压轻度升高。妊娠期因外周血管扩张,血液稀释,舒张压可轻度下降,而收缩压则变化不大,因此脉压稍有增大。体位影响血压,坐位时血压高于仰卧位。

3. 静脉压　妊娠对上肢静脉压无影响,由于增大的子宫压迫下腔静脉,使下腔静脉压明显升高,容易出现下肢及外阴静脉曲张和痔。若长时间取仰卧位,下腔静脉回流障碍,回心血量减少,心排量减少,使血压下降,称为仰卧位低血压综合征。

（三）血液系统的变化

1. 血容量　妊娠6~8周起血容量渐增,至妊娠32~34周达高峰,增加40%~45%。平均增加1450ml。由于血浆增加较红细胞明显,故血液稀释。

2. 血液成分

（1）红细胞:因血液稀释,血红蛋白降为110g/L,红细胞降为$3.6×10^{12}$/L,血细胞比容降为0.31~0.34,出现生理性贫血。为适应红细胞增加和胎儿需要,孕妇容易缺铁,应适当补充铁剂。

（2）白细胞:从妊娠7~8周开始增加,至妊娠30周达高峰,为$(5~12)×10^9$/L,分娩时甚至可达$25×10^9$/L,以中性粒细胞增多为主,淋巴细胞增加不多,这些改变在产后1~2周恢复正常。

（3）凝血因子:妊娠期除血小板及凝血因子Ⅺ、ⅩⅢ降低外,各种凝血因子Ⅱ、Ⅴ、Ⅶ、Ⅷ、Ⅸ、Ⅹ均有增加,纤维蛋白原由非孕期的3g/L上升为足月妊娠时的4~5g/L,孕妇血液处于高凝状态,利于产后胎盘剥离面的止血。于产后3~5天恢复正常。

（四）内分泌系统的变化

1. 垂体　妊娠期垂体前叶增生肥大,其体积较非孕期增加20%~40%,并出现"妊娠细胞"。妊娠期由于胎盘分泌大量雌、孕激素,对下丘脑及垂体起负反馈作用,使 FSH 及 LH 分泌减少,故妊娠期无卵泡发育及排卵。垂体分泌的催乳素(PRL)从妊娠 7 周起逐渐增多,妊娠足月分娩前达高峰约 150μg/L,为非孕妇女的 10 倍。PRL 与胎盘生乳素(HPL)、雌激素、孕激素协同作用促进乳腺发育,为产后哺乳做准备。

2. 肾上腺　肾上腺皮质束状带分泌皮质醇增多,约为非孕期的 3 倍,但具活性作用的游离皮质醇仅占 10%,故孕妇无肾上腺皮质功能亢进的表现。同样球状带分泌醛固酮增加,但大部分与蛋白结合,不致造成孕期过多的水钠潴留。肾上腺皮质网状带分泌睾酮增加,故孕妇阴毛腋毛增多。

3. 甲状腺　妊娠期甲状腺增生,呈中度增大,甲状腺素增多,但游离型甲状腺素并未增多,所以孕妇无甲亢表现。

(五) 新陈代谢的变化

1. 基础代谢率(BMR)　从妊娠中期 BMR 开始升高,至妊娠晚期可增高 15%~20%。

2. 碳水化合物、脂肪、蛋白质代谢　妊娠期间胰岛素分泌增多,故孕妇空腹血糖值较非孕妇略低;另一方面,由于妊娠期胰岛素抵抗及胎盘分泌的胰岛素酶的作用,孕妇对胰岛素的敏感性降低,餐后血糖升高较多。孕妇对蛋白质的代谢呈正氮平衡,以供胎儿生长发育和孕妇的机体需要。孕期肠道对脂肪的吸收能力增强,使血脂增高、脂肪积存,当机体能量消耗过多,动用脂肪时易发生酮尿症。

3. 水及矿物质代谢　孕期体内水分增加约 7L,主要由胎儿、胎盘、羊水的水分和血容量的增加所致。因水钠潴留与排泄比例适当不致水肿。妊娠晚期因组织间液增加可引起水肿。胎儿生长发育还需要大量钙、磷、锌、铁等,孕期应适当补充,妊娠晚期应补充钙和维生素 D。孕妇铁储备不足,亦需补铁。

4. 体重　妊娠 13 周起平均每周体重增加 350g,至足月妊娠共可增加 12.5kg。如每周体重增加超过 500g,应注意隐性水肿的可能。

(六) 乳房及皮肤的变化

1. 乳房的变化　妊娠期在大量催乳激素和雌、孕激素作用下,乳腺发育,乳房增大,乳头及乳晕色素沉着,乳头周围皮脂腺增生呈散在小结节称蒙氏结节。于妊娠后期挤压乳房,有少量稀薄黄色液体溢出,称为初乳。

2. 皮肤的变化　妊娠期由于雌孕激素增多和垂体促黑素细胞激素增加,外阴皮肤及乳晕、乳头色素沉着,面部可见蝶形褐色斑,称妊娠斑。腹壁弹力纤维断裂,形成不规则平行的紫色或淡红色斑纹,称妊娠纹。

(七) 其他系统的变化

1. 呼吸系统　妊娠期横膈上升,肋骨向外扩展,胸廓横径增大,使肺泡换气和通气量增加,利于孕妇及胎儿的氧供。因上呼吸道黏膜增厚、轻度水肿、充血,使呼吸道抵抗力降低容易感染。

2. 消化系统　妊娠期胃肠平滑肌张力降低,胃酸及胃蛋白酶分泌减少,容易出现上腹饱胀感、便秘、痔疮等症状。

3. 泌尿系统　妊娠期肾小球滤过率和肾血流量增加,以加快代谢产物的排泄。但肾小管对葡萄糖的重吸收不能相应增加,故约 15% 孕妇餐后出现生理性糖尿。受孕激素影响,泌尿系统平滑肌张力降低、输尿管蠕动减弱,尿流缓慢,加之妊娠子宫右旋压迫右侧输尿管,可导致右侧轻度肾积水及肾盂肾炎发病率增加。

4. 骨骼、关节及韧带的变化　妊娠期骨盆韧带及椎骨间的关节、韧带松弛,部分孕妇自觉腰骶部及肢体疼痛不适;严重者可有耻骨联合分离,引起局部疼痛、活动受限。

学习小结

受精卵的形成是妊娠的开始。精子获能、顶体反应、透明带反应是受精的重要步骤。受精卵着床必须具备4个条件。了解不同阶段胎儿发育的特点有助于判断胎儿或新生儿的孕龄及进行孕期监护。胎儿附属物包括:胎盘、胎膜、脐带和羊水。胎盘是维持胎儿在宫内营养、发育的重要器官,具有气体交换、吸收营养排出废物、防御功能、合成功能四大功能。脐带由两条脐动脉和一条脐静脉构成。脐带受压使血流受阻,可危及胎儿生命。妊娠足月的脐带长30~100cm。羊水可保护胎儿、保护母体。妊娠期母体的变化主要表现为子宫和乳房的变化;熟悉心脏的变化有助于理解心脏病孕妇的风险及防范;血液系统的变化主要是血容量增加、血液稀释,凝血因子增加、血液处于高凝状态。妊娠期间胰岛素分泌增多,但孕妇对胰岛素的敏感性降低。泌尿系统的变化导致生理性糖尿、右侧轻度肾积水及肾盂肾炎发病率增加。

理论与实践

人绒毛膜促性腺激素(hCG)是胎盘分泌的主要激素之一。临床上hCG定量检测除用于早孕的诊断,还有以下作用:

1. 早期胚胎发育的监测及先兆流产预后的判断　依据hCG的增长规律,通过hCG浓度变化的动态监测,可判断胎儿发育的状况。胎儿正常发育时,hCG的增长速率应符合正常规律。当先兆流产症状出现并采取一系列保胎措施后,应动态监测hCG,观察hCG的增长速率,如果逐渐上升并已接近正常,结合临床症状改善说明保胎成功。如果hCG水平停滞不增或不增反降,再参考临床症状,可考虑有难免流产可能,应及时处理,以免造成过期流产。

2. 异位妊娠的辅助诊断　异位妊娠时hCG值明显低于正常妊娠同期水平,阴道超声又未见妊娠囊,结合临床症状可提示异位妊娠。但异位妊娠的诊断必须综合分析,不能仅凭一项指标作出诊断。

3. 对滋养细胞疾病的诊断与治疗监测　①葡萄胎、侵蚀性葡萄胎、绒毛膜癌及睾丸畸胎瘤等患者尿中hCG显著升高,有的可达10万到数百万IU/L;如男性尿中hCG升高,要考虑睾丸肿瘤如精原细胞癌、畸胎瘤及异位hCG瘤等。②葡萄胎清宫后hCG应迅速下降,若下降缓慢或下降后又上升,或16周仍未转阴者,在排除宫内残留后应考虑侵蚀性葡萄胎。

4. 性早熟和肿瘤　最常见的是下丘脑和松果体胚细胞的绒毛膜癌和肝胚细胞癌以及卵巢无性细胞瘤、未成熟畸胎瘤分泌hCG导致性早熟。

复习题

1. 简述胎盘的构成及功能。
2. 简述妊娠期子宫的变化。
3. 简述受精卵着床过程及必备条件。

（晋丽平）

第 四 章

妊 娠 诊 断

学习目标 ▸▸▸

1. 掌握早期妊娠的症状与体征、辅助检查。
2. 掌握中晚期妊娠的临床表现和辅助检查。
3. 掌握胎产式、胎先露、胎方位的概念并能作出判断。

妊娠期全过程从末次月经的第一天开始计算,孕龄为 280 天,即 40 周。临床上分为 3 个时期:13 周末之前称为早期妊娠(first trimester),第 14~27 周末称为中期妊娠(second trimester),第 28 周及其后称为晚期妊娠(third trimester)。

第一节　早期妊娠的诊断

（一）病史与症状

1. 停经(cessation of menstruation)　有性生活史的育龄健康妇女,平时月经周期规则,一旦月经过期,应考虑到妊娠。停经 10 日以上,尤应高度怀疑妊娠。若停经 2 个月以上,则妊娠的可能性更大。停经是妊娠最早的症状,但不是妊娠的特有症状。

2. 早孕反应(morning sickness)　在停经 6 周左右出现畏寒、头晕、流涎、乏力、嗜睡、食欲缺乏、喜食酸物、厌恶油腻、恶心、晨起呕吐等症状,称为早孕反应。多在停经 12 周左右自行消失。

3. 尿频(frequency of urination)　前倾增大的子宫在盆腔内压迫膀胱所致,当子宫增大超出盆腔后,尿频症状自然消失。

（二）体征

1. 乳房的变化　自觉乳房胀痛。检查乳房体积逐渐增大,有明显的静脉显露,乳头增大,乳头乳晕着色加深。乳晕周围皮脂腺增生出现深褐色结节,称为蒙氏结节(Montgomery's tubercles)。哺乳妇女妊娠后乳汁明显减少。

2. 生殖器官的变化　阴道黏膜和宫颈阴道部充血呈紫蓝色。停经 6~8 周时,双合诊检查子宫峡部极软,感觉宫颈与宫体之间似不相连,称为黑加征(Hegar sign)。子宫逐渐增大变软,呈球形。停经 8 周时,子宫为非孕时的 2 倍,停经 12 周时为非孕时的 3 倍,在耻骨联合上方可以触及。

（三）辅助检查

1. 妊娠试验（pregnancy test） 一般于受孕后 7 日，即可用放射免疫法测出血中 β-hCG 增高。临床上多用早早孕试纸法检测受检者尿液，结果阳性结合临床表现可以确诊为妊娠。妊娠试验阳性时注意与滋养细胞疾病和异位妊娠相鉴别。

2. 超声检查

（1）B 型超声检查：妊娠早期超声检查的主要目的是确定宫内妊娠，排除异位妊娠和滋养细胞疾病，估计孕龄，排除盆腔肿块或子宫异常；若为多胎，可根据胚囊的数目和形体判断绒毛膜性。停经 35 天时，宫腔内见到圆形或椭圆形妊娠囊（gestational sac，GS）；妊娠 6 周时，可见到胚芽和原始心管搏动。停经 14 周，测量胎儿头臀长度（crown-rump length，CRL）能较准确地估计孕周，矫正预产期。停经 9~14 周 B 型超声检查可以排除严重的胎儿畸形，如无脑儿。在此期间有条件的医院可以超声测量胎儿颈项透明层（nuchal translucency，NT）和胎儿鼻骨（nose bone）等，可作为孕早期染色体疾病筛查的指标。

（2）超声多普勒：停经 12 周的前位子宫，用超声多普勒在子宫区内可听到有节律、单一高调的胎心音，胎心率多在 150~160 次/分。

3. 宫颈黏液检查 宫颈黏液量少且黏稠，涂片干燥后光镜下见到排列成行的珠豆状椭圆体，这种结晶见于黄体期，也可见于妊娠期。若黄体期宫颈黏液稀薄，涂片干燥后光镜下出现羊齿植物叶状结晶，基本能排除早期妊娠。

4. 基础体温（basal body temperature，BBT） 双相型体温的已婚妇女出现高温相 18 天持续不降，早孕可能性大。高温相持续超过 3 周，早期妊娠的可能性更大。

5. 黄体酮试验 利用孕激素在体内突然撤退引起子宫出血的原理。对疑似妊娠的妇女，每日肌注黄体酮 20mg，共 3~5 日，停药后 2~7 日出现阴道流血则排除妊娠，如停药超过 7 日无阴道流血，则妊娠的可能性很大。

第二节　中、晚期妊娠的诊断

（一）病史与症状

有早期妊娠的经过，感到腹部逐渐增大。初孕妇于妊娠 20 周自觉胎动，经产妇略早些。胎动随妊娠进展逐渐增强，至妊娠 32~34 周达高峰，妊娠 38 周后逐渐减少。每个孕妇对胎动的感觉不一样，一般情况下平均每小时的胎动为 3~5 次。

（二）体征与检查

1. 子宫增大 通过腹部检查可触及增大的子宫，手测子宫底高度或尺测耻上子宫长度可以估计胎儿大小及孕周（表 4-1）。子宫底高度因孕妇的脐耻间距离、胎儿发育情况、羊水量、单胎、多胎等有差异。不同孕周的子宫底增长速度不同，妊娠 20~24 周时增长速度较快，平均每周增长 1.6cm，至 36~40 周增长速度减慢，每周平均增长 0.25cm。正常情况下，子宫高度在妊娠 36 周时最高，至妊娠足月时因胎先露入盆略有下降。

2. 胎动（fetal movement，FM） 指胎儿的躯体活动，一般在妊娠 18 周后超声检查可发现，妊娠 20 周后孕妇可感觉到胎动。有时在腹部检查可以看到或触到胎动。

表 4-1　不同妊娠周数的子宫底高度及子宫长度

妊娠周数	手测子宫底高度	尺测子宫长度(cm)
12 周末	耻骨联合上 2~3 横指	
16 周末	脐耻之间	
20 周末	脐下 1 横指	18(15.3~21.4)
24 周末	脐上 1 横指	24(22.0~25.1)
28 周末	脐上 3 横指	26(22.4~29.0)
32 周末	脐与剑突之间	29(25.3~32.0)
36 周末	剑突下 2 横指	32(29.8~34.5)
40 周末	脐与剑突之间或略高	33(30.0~35.3)

3. 胎体　妊娠 20 周后,经腹壁能触到子宫内的胎体。妊娠 24 周后触诊能区分胎头、胎背、胎臀和胎儿肢体。胎头圆而硬,有浮球感;胎背宽而平坦;胎臀宽而软,形状不规则;胎儿肢体小且有不规则活动。随妊娠进展,通过四步触诊法能够查清胎儿在子宫内的位置。

4. 胎心音　听到胎心音能够确诊为妊娠且为活胎。妊娠 18~20 周用一般听诊器经孕妇腹壁能够听到胎心音。胎心音呈双音,似钟表"滴答"声,速度较快,正常时每分钟 110~160 次。胎心音应与子宫杂音、腹主动脉音、脐带杂音相鉴别。

（三）辅助检查

超声检查不仅能显示胎儿数目、胎产式、胎先露、胎方位、有无胎心搏动、胎盘位置及其与宫颈内口的关系、羊水量、评估胎儿体重,还能测量胎头双顶径、股骨长等多条径线,了解胎儿生长发育情况。在妊娠 18~24 周,可采用超声进行胎儿系统的检查,筛查胎儿结构畸形。

彩色多普勒超声可以检测子宫动脉、脐动脉和胎儿动脉的血流速度波形。妊娠中期子宫动脉血流波动指数(pulsatile index,PI)和阻力指数(resistance index,RI)可以评估子痫前期的风险,妊娠晚期的脐动脉 PI 和 RI 可以评估胎盘的血流。

第三节　胎产式、胎先露及胎方位

妊娠 28 周以前胎儿小,羊水相对较多,胎儿在子宫内活动范围较大,胎儿位置不固定。妊娠 32 周后,胎儿生长迅速,羊水相对减少,胎儿与子宫壁贴近,胎儿的姿势和位置相对恒定,但亦有极少数在妊娠晚期发生改变。

（一）胎姿势（fetal attitude）

胎儿在子宫内的姿势称为胎姿势。正常胎姿势为胎头俯屈,颏部贴近胸壁,脊柱略前弯,四肢屈曲交叉于胸腹前,其体积及体表面积均明显缩小,整个胎体成为头端小、臀端大的椭圆形。

（二）胎产式（fetal lie）

胎体纵轴与母体纵轴的关系称为胎产式（图 4-1）。胎体纵轴与母体纵轴平行者,称为纵产式（longitudinal lie）,占足月妊娠分娩总数的 99.75%;胎体纵轴与母体纵轴垂直者,称为横产式

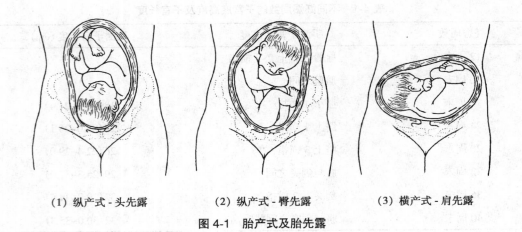

（1）纵产式－头先露　　　（2）纵产式－臀先露　　　（3）横产式－肩先露

图 4-1　胎产式及胎先露

（transverse lie），仅占足月分娩总数的 0.25%；胎体纵轴与母体纵轴交叉者，称为斜产式。斜产式属暂时的，在分娩过程中多转为纵产式，偶尔转成横产式。

（三）胎先露（fetal presentation）

最先进入骨盆入口的胎儿部分称为胎先露。纵产式有头先露和臀先露，横产式为肩先露。根据胎头屈伸程度，头先露分为枕先露、前囟先露、额先露及面先露（图 4-2）。

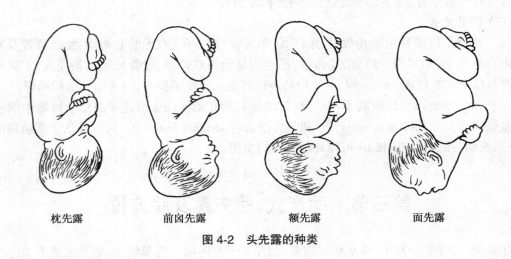

枕先露　　　　　　前囟先露　　　　　　额先露　　　　　　面先露

图 4-2　头先露的种类

臀先露分为混合臀先露、单臀先露、单足先露、双足先露（图 4-3）。横产式时最先进入骨盆的是胎儿肩部，为肩先露。偶见胎儿头先露或臀先露与胎手或胎足同时入盆，称为复合先露。

（四）胎方位（fetal position）

胎儿先露部的指示点与母体骨盆的关系称为胎方位。枕先露以枕骨、面先露以颏骨、臀先露以骶骨、肩先露以肩胛骨为指示点。每个指示点与母体骨盆入口左、右、前、后、横而有不同胎位。头先露、臀先露各有 6 种胎方位，肩先露有 4 种胎方位。如枕先露时，胎头枕骨位于母体骨盆的左前方，应为枕左前位，余类推。

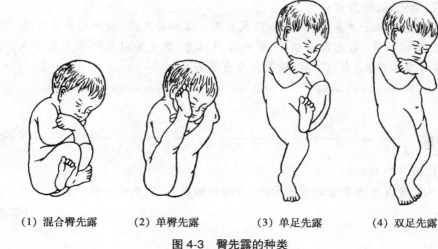

(1) 混合臀先露　　　(2) 单臀先露　　　(3) 单足先露　　　(4) 双足先露

图 4-3　臀先露的种类

表 4-2　胎产式、胎先露及胎方位的种类及关系

纵产式 (99.75%)	头先露 (95.75%~97.75%)	枕先露 (95.55%~97.55%)	枕左前(LOA)	枕左横(LOT)	枕左后(LOP)
			枕右前(ROA)	枕右横(ROT)	枕右后(ROP)
		面先露 (0.2%)	颏左前(LMA)	颏左横(LMT)	颏左后(LMP)
			颏右前(RMA)	颏右横(RMT)	颏右后(RMP)
	臀先露 (2%~4%)		骶左前(LSA)	骶左横(LST)	骶左后(LSP)
			骶右前(LSA)	骶右横(LST)	骶右后(LSP)
横产式 (0.25%)	肩先露 (0.25%)		肩左前(LScA)	肩左后(LScP)	
			肩右前(RScA)	肩右后(RScP)	

学习小结

早期妊娠的诊断：

1. 病史和症状　停经、早孕反应、尿频。

2. 体征　阴道黏膜和宫颈阴道部充血呈紫蓝色。停经 6~8 周有黑加征(Hegar sign)。子宫增大变软。

3. 常用的辅助检查　①妊娠试验(早早孕试纸)阳性。②超声是诊断早期妊娠的最可靠的检查方法，可排除异位妊娠和滋养细胞疾病，估计孕龄，排除盆腔肿块或子宫异常；若为多胎，可根据胚囊的数目和形体判断绒毛膜性。③宫颈黏液出现椭圆体。④BBT 的测定呈双相体温。⑤黄体酮试验(在基层医院用得较多)。

中、晚期妊娠的诊断：

1. 在早孕基础上出现腹部逐渐膨隆，胎动出现。

2. 有胎体感觉，可听到胎心音。

3. B 超可确诊、并能排除胎儿的一些畸形、确定胎儿大小、胎盘、羊水等。

胎产式、胎先露、胎方位：

1. 胎产式包括纵产式和横产式,纵产式有头先露和臀先露,横产式为肩先露。

2. 枕先露以枕骨、面先露以颏骨、臀先露以骶骨、肩先露以肩胛骨为指示点。每个指示点与母体骨盆入口左、右、前、后、横关系而有不同胎位。

复习题

1. 如何诊断早期妊娠?
2. 当胎儿骶骨在母体骨盆的右后方时,为哪种胎产式、胎先露及胎方位?

(李雪兰)

第 五 章

孕 期 监 护

学习目标

1. 掌握围产期的概念。
2. 熟悉产科检查方法，了解一般产前检查的内容。
3. 熟悉胎儿电子监护的结果分析，了解胎儿宫内情况监护的方法。
4. 熟悉美国食品和药物管理局（FDA）的药物分级。
5. 了解药物对胎儿的影响和孕期用药的原则。

孕期监护是贯彻以预防为主，及早发现高危妊娠、保障孕产妇、胎儿及新生儿健康的重要手段，包括对孕妇的监护（定期产前检查）和对胎儿的监护以及胎盘和胎儿成熟度的监测。

我国现阶段围产期（perinatal period）指从妊娠满 28 周（即胎儿体重≥1000g 或身长≥35cm）至产后 1 周。国外有将围产期从妊娠 20 或 24 周开始算起。围产期死亡率是衡量产科和新生儿科质量的重要指标，因此，孕期监护是围产期保健的关键。

第一节　产　前　检　查

孕期监护主要通过定期的产前检查来完成。

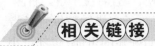

相关链接

具体内容可见《孕前和孕期保健指南》（第 1 版）（中华医学会妇产科学分会产科学组）。

一、产前检查的时间

初次产前检查应从确诊早孕时开始，建立孕产期保健手册，筛查孕期危险因素，发现高危孕妇。针对发展中国家无合并症的孕妇，WHO（2006 年）建议至少需要 4 次产前检查，孕周分别为妊娠 <16 周、24~28 周、30~32 周、36~38 周。根据目前我国孕期保健的现状和产前检查项

目的需要,推荐的产前检查孕周分别是:妊娠6~13^{+6}周,14~19^{+6}周,20~24周,24~28周,30~32周,33~36周,37~41周,37周后每周1次。高危孕妇检查次数增多,具体情况按照病情不同个体差异大。

二、产前检查的内容和方法

(一)病史

通过了解病史以评估是否存在高危因素。

1. 一般情况 询问年龄、职业、孕产次等情况。年龄过小者易发生难产,35岁以上的初产妇易发生妊娠期高血压疾病、产力异常。

2. 本次妊娠情况 了解妊娠早期有无病毒感染、有毒有害物接触史及用药史;胎动开始时间;有无阴道流血、头晕、头痛、心悸、气短及下肢水肿等症状。

3. 月经史及既往孕产史 了解月经情况,月经周期延长者预产期需相应推迟;了解有无流产、早产、死胎死产史,有无难产史及分娩方式,有无胎儿畸形或幼儿智力低下,有无产后出血等。

4. 既往史及家族史 了解有无内、外科疾病,有无剖宫产等手术史;了解丈夫健康情况及家族中有无遗传病史。

5. 推算预产期 根据末次月经日期(last menstrual period,LMP)推算预产期(expected date of confinement,EDC)。从末次月经第1日起,月份减3或加9,日数加7(农历转换为公历再推算预产期)即为预产期。末次月经记不清或哺乳期尚未转经而妊娠者,应根据早孕反应出现时间、胎动开始时间、宫底高度及B型超声测胎头双顶径、顶臀长度加以推算。

(二)体格检查

1. 全身检查 注意孕妇的发育、营养、精神状态、步态及身高,身高<145cm者常伴有骨盆狭窄;测量体重,计算体重指数(body mass index BMI),BMI=体重(kg)/[身高(m)]^2。妊娠晚期体重每周增加不应超过500g,否则多有水肿或隐性水肿;测量血压,血压正常不超过140/90mmHg;注意心肺、乳房有无异常;有无水肿,妊娠后期常伴有小腿及踝部水肿,休息后消退,不属异常。

2. 产科检查 包括腹部检查、骨盆测量、阴道检查、肛诊检查,以了解胎儿和产道的情况。

(1)腹部检查:孕妇排尿后取仰卧位,双腿略屈曲,稍分开,腹肌放松,检查者位于孕妇右侧。

1)视诊:注意腹形及大小。尖腹或悬垂腹者,可能伴有骨盆狭窄;子宫横轴较纵轴长者,多为肩先露。腹部过大、宫底过高者应考虑有巨大儿、羊水过多、多胎妊娠的可能;腹部过小,可能为胎儿生长受限或孕周推算错误。

2)触诊:手测宫底高度,尺测耻上子宫长度及腹围值;通过四步触诊法了解胎产式、胎先露、胎方位及胎先露部是否衔接。检查者面对孕妇作前3步手法检查,面对孕妇足端作第4步手法检查(图5-1)。

第一步手法:检查者两手置于宫底部,测宫底高度,估计胎儿大小与妊娠周数是否相符。然后以两手指腹相对交替轻推,判断宫底部的胎儿部分,圆而硬且有浮球感为胎头,宽而软且形状略不规则为胎臀。

第二步手法:检查者两手分别置于腹部左右两侧,一手固定,另一手轻轻深按检查,两手交

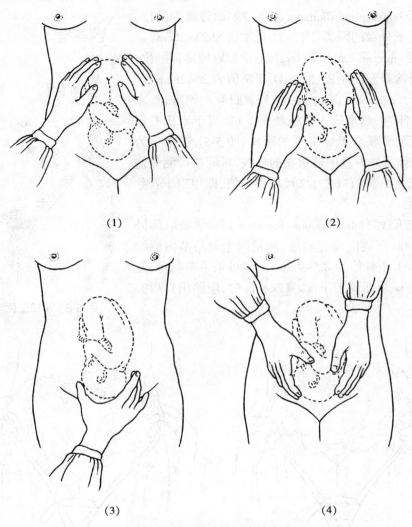

(1)　　　　　　　　　　　　　　　　　(2)

(3)　　　　　　　　　　　　　　　　　(4)

图 5-1　胎位检查的四步触诊法

替,触到平坦饱满的部分为胎背,可变形的凹凸不平部分是胎儿肢体。

　　第三步手法:检查者右手拇指与其余 4 指分开,置于耻骨联合上方握住胎儿先露部,判断胎儿先露部是胎头或胎臀,左右推动以确定是否衔接。若胎先露部不能被推动,则已衔接,反之则尚未衔接。

　　第四步手法:检查者左右手分别置于胎先露部的两侧,沿骨盆入口向下深按,进一步确诊胎先露及胎先露部入盆的程度。

　　3) 胎心音检查:胎心音在靠近胎背上方的孕妇腹壁上听得最清楚。枕先露时,胎心音在脐左(右)下方;臀先露时,胎心音在脐左(右)上方;肩先露时,胎心音在靠近脐部下方听得最清楚(图 5-2)。

　　(2) 骨盆测量:包括骨盆外测量及骨盆内测量。骨盆外测量并不能预测产时头盆不称。对于阴道分娩的孕妇,妊娠晚期测定骨盆出口径线更有意义。

　　1) 骨盆外测量:可间接了解骨盆的大小及形态。常测量以下径线:

髂棘间径(interspinal diameter，IS)：孕妇取伸腿仰卧位，测量两髂前上棘外缘的距离(图5-3)，正常值为23~26cm。

髂嵴间径(intercristal diameter，IC)：孕妇取伸腿仰卧位，测量两髂嵴外缘最宽的距离(图5-4)，正常值为25~28cm。

骶耻外径(external conjugate，EC)：孕妇取左侧卧位，左腿屈曲，右腿伸直，测量第5腰椎棘突下(相当于米氏菱形窝的上角)至耻骨联合上缘中点的距离(图5-5)，正常值为18~20cm。是骨盆外测量中最重要的径线，可间接推测骨盆入口前后径长度。该值减去1/2尺桡周径值，即相当于骨盆入口前后径值。

坐骨结节间径(intertuberous diameter，IT)：孕妇取仰卧位，双手抱双膝，两腿向腹部屈曲，测量两坐骨结节内侧缘的距离(图5-6)，正常值为8.5~9.5cm。也可用手拳测量，能容纳约成人一横拳即属于正常。IT<8cm时，应测出口后矢状径。

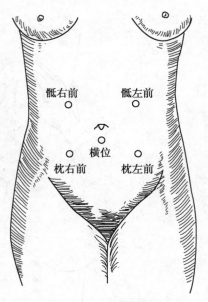

图5-2　不同胎位胎心音听诊

图5-3　测量髂棘间径　　　图5-4　测量髂嵴间径

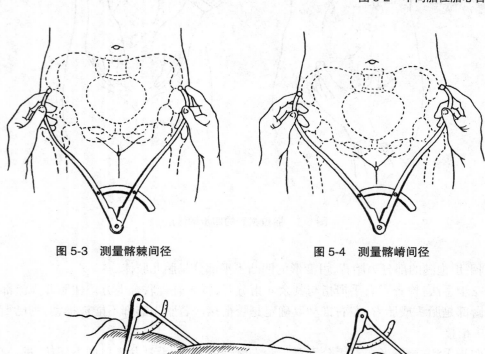

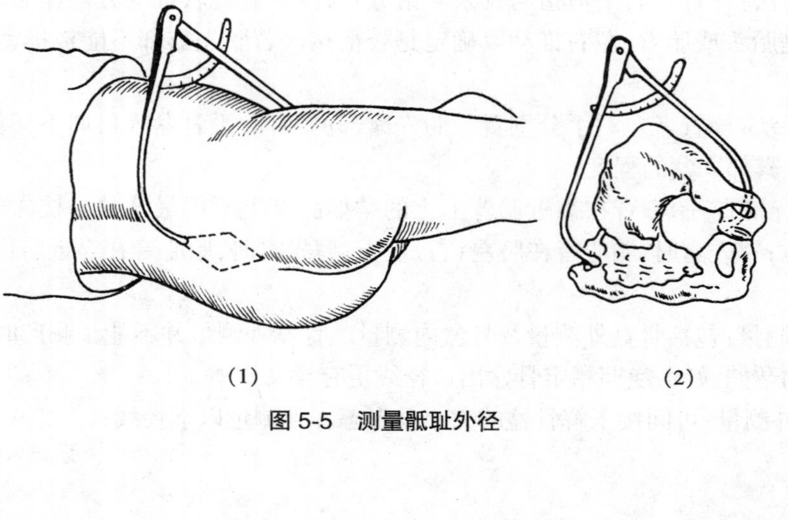

(1)　　　　　　　　　(2)

图5-5　测量骶耻外径

出口后矢状径（posterior sagittal diameter of outlet）：为坐骨结节间径中点至骶骨尖端的长度。检查者将右手食指伸入孕妇肛门向骶骨方向，拇指置于孕妇体外骶尾部，两指共同找到骶骨尖端，用骨盆出口测量器测得。正常值为 8~9cm。出口后矢状径值与坐骨结节间径值之和 >15cm 时，表明骨盆出口狭窄不明显。

耻骨弓角度（angle of pubic arch）：两手拇指指尖斜着对拢放置于耻骨联合下缘，左右两拇指平放在耻骨降支上面，两拇指间的角度为耻骨弓角度（图 5-7），正常值为 90°，小于 80° 为不正常。可间接反映骨盆出口横径的宽度。

2）骨盆内测量：孕妇取仰卧截石位，妊娠 24~36 周阴道松软时测量。常测量以下径线：

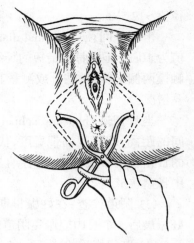

图 5-6　测量坐骨结节间径

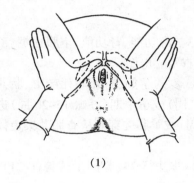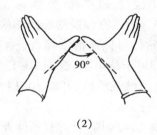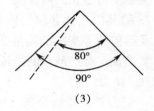

(1)　　　　　(2)　　　　　(3)

图 5-7　测量耻骨弓角度

对角径（diagonal conjugate，DC）：耻骨联合下缘至骶岬上缘中点的距离。正常值为 12.5~13cm，此值减去 1.5~2.0cm 为骨盆入口前后径（真结合径：正常值 11cm）长度。检查者将一手食、中指伸入阴道，中指指尖触到骶岬上缘中点，食指上缘紧贴耻骨联合下缘，标记此接触点，测量中指尖到此接触点的距离即为对角径（图 5-8）。测量时若中指指尖触不到骶岬上缘，表示对角

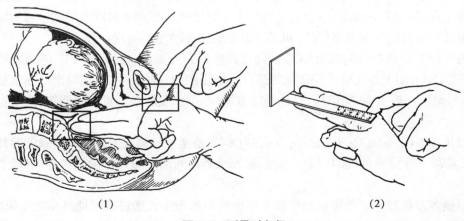

(1)　　　　　　　　　　　(2)

图 5-8　测量对角径

径值 >12.5cm。

坐骨棘间径(bi-ischial diameter):两坐骨棘间的距离,正常值为 10cm;是中骨盆最短的径线。将一手食、中指放入阴道内,触摸两侧坐骨棘,估计或测量其间距离(图 5-9),间接判断中骨盆情况。

坐骨切迹(incisura ischiadica)宽度:为坐骨棘与骶骨下部间的距离,即骶棘韧带宽度,代表中骨盆后矢状径。以阴道内的食指在韧带上移动,可容纳 3 横指(5.5~6cm)为正常,否则为中骨盆狭窄。

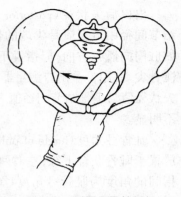

图 5-9 测量坐骨棘间径

(3) 阴道检查:在妊娠早期初诊时,应作盆腔双合诊检查。妊娠最后一个月内应避免阴道检查。

(4) 肛门指诊检查:可了解胎先露部、骶骨弧度、坐骨棘间径、坐骨切迹宽度以及骶尾关节活动度,并测量出口后矢状径。

(三) 辅助检查

1. 首次产前检查 应作以下检查:血常规、血型、尿常规、肝功能、肾功能、空腹血糖、乙肝表面抗原及梅毒螺旋体检测、HIV 筛查、宫颈脱落细胞学检查及心电图。

2. 胎儿染色体非整倍体异常的母体血清学筛查 ≥35 岁的孕妇、有死胎死产史、胎儿畸形史及遗传性等疾病的高危孕妇可于孕早期(妊娠 $10~13^{+6}$ 周)或孕中期(妊娠 15~20 周)进行血清学筛查。有产前诊断指征者行绒毛活检(妊娠 10~13 周)或羊膜腔穿刺检查胎儿染色体核型(妊娠 16~21 周)。

3. 妊娠期糖尿病筛查 妊娠 24~28 周进行,有条件者一步法行 75g 糖耐量试验(OGTT)。

4. 超声检查 妊娠早、中、晚期检查重点不同。

第二节 评估胎儿安危的监测

(一) 胎儿宫内情况的监护

1. 胎动计数 可自测或 B 型超声监测。CARDIEF 法:孕妇于上午 9 点开始 12 小时内应有 10 次以上胎动;SADOVSKY 法:孕妇进餐后 1 小时卧位时感到 4 次以上胎动。若胎动 <6 次/2 小时,应进一步对胎儿做全面评估,如无应激实验和(或)生物物理评分。

2. 超声检查 妊娠早期结合 hCG 值能比较准确判断胎龄;妊娠 $11~13^{+6}$ 周测定胎儿颈部透明层厚度(NT),用于胎儿唐氏综合征的筛查。妊娠中期:妊娠 18~24 周时全面筛查胎儿有无畸形。妊娠晚期一般在 36 周以后,目的是检查胎位、羊水及胎盘位置与功能等,主要是为分娩做准备。

3. 胎儿心电图(fetal electrocardiogram,FECG) 是通过母体或胎儿体表记录的胎儿心脏动作电位及其在心脏传导过程的图形。胎儿缺氧时 P-R 间期缩短、ST 段偏离等电线、T 波振幅增大。

4. 彩色多普勒超声 测定脐血管和子宫血管的血流主要通过收缩期最高血流速度(S)与舒张期最低血流速度(D)的比值(S/D 值)、阻力指数(RI)及搏动指数(PI)等指标以评估胎儿胎盘循环,S/D 值、RI 及 PI 值随孕周增加下降,在舒张末期脐动脉无血流时提示胎儿将在 1 周内死亡。

5. 胎儿电子监护　可连续观察并记录胎心率(FHR)的动态变化,了解胎心与胎动及宫缩之间的关系,评估胎儿宫内安危情况。监护可在妊娠 34 周开始,高危妊娠孕妇酌情提前。

(1) 胎心率的监测

1) 胎心率基线(BFHR):为无胎动及宫缩的情况下 10 分钟以上的 FHR 平均值。正常 FHR 在 110~160bpm,FHR>160bpm 或 <110bpm,历时 10 分钟,称为心动过速或心动过缓。胎心率的基线摆动包括胎心率的变异振幅及变异频率。变异振幅为胎心率波动范围,一般在 6~25bpm 之间。变异频率为 1 分钟内胎心率波动的次数,正常为≥6 次(图 5-10)。胎心率的基线摆动提示胎儿有一定储备能力,基线变平即变异消失提示胎儿储备能力丧失。

2) 一过性胎心率变化:指胎心率受子宫收缩、胎动、触诊及声响等刺激发生的暂时性加快或减慢,随后又能恢复到基线水平。是判断胎儿安危的重要指标。

加速(acceleration):是指宫缩时胎心率基线暂时增加 15bpm 以上,持续时间 >15 秒,是胎儿良好的表现,可能是胎儿躯干或脐静脉暂时受压引起的。但脐静脉持续受压则发展为减速。

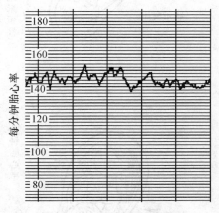

图 5-10　胎心率基线与摆动

减速(deceleration):是指随宫缩出现的短暂胎心率减慢。分 3 种:

① 早期减速(early deceleration,ED):FHR 减速几乎与宫缩同时开始,FHR 最低点对应宫缩曲线的高峰,下降幅度 <50bpm,持续时间短,恢复快(图 5-11)。一般认为是宫缩时胎头受压引起的,不因孕妇体位及吸氧而改善。

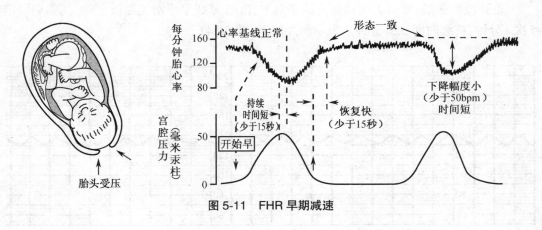

图 5-11　FHR 早期减速

② 变异减速(variable deceleration,VD):FHR 减速与宫缩无恒定关系,下降迅速且下降幅度大(>70bpm),持续时间长短不一,恢复迅速(图 5-12)。一般认为是宫缩时脐带受压所致。

③ 晚期减速(late deceleration,LD):FHR 减速多在宫缩高峰后开始出现,时间差多在 30-60 秒,下降缓慢,下降幅度 <50bpm,持续时间长,恢复缓慢(图 5-13)。是胎盘功能不良、胎儿缺氧的表现。

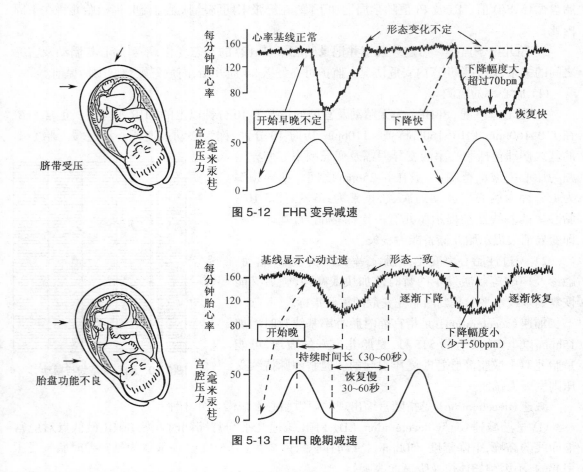

图 5-12 FHR 变异减速

图 5-13 FHR 晚期减速

3）正弦波型曲线：即指无胎动反应的基础上，FHR 基线呈平滑正弦波摆动，其频率固定为 2~5 次 / 分钟，持续时间 >20 分钟。提示胎儿缺氧（图 5-14）。

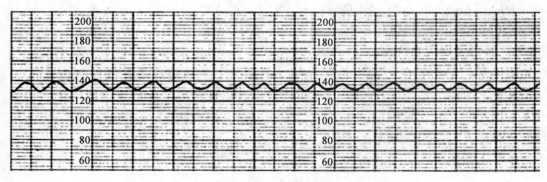

图 5-14 正弦波型曲线

（2）预测胎儿宫内储备能力

1）无应激试验（non-stress test，NST）：是指无宫缩、无外界刺激下的胎心率监测。通过胎动时胎心率的变化了解胎儿的储备能力。NST 的评估及处理见表 5-1。

表 5-1　NST 的评估及处理（SOGC 指南，2007 年）

参数	反应型 NST	可疑型 NST	无反应型 NST
基线	110~160bpm	<ul><li>100~110bpm</li><li>>160bpm<30 分钟</li><li>基线上升</li></ul>	<ul><li>胎心过缓 <100bpm</li><li>胎心过速 >160bpm 超过 30 分钟</li><li>基线不确定</li></ul>
变异	<ul><li>6~25bpm（中等变异）</li><li>≤5bpm（无变异或最小变异）<40 分钟</li></ul>	≤5bpm（无变异或最小变异）40~80 分钟	<ul><li>≤5bpm ≥80 分钟</li><li>≥25bpm>10 分钟</li><li>正弦波型</li></ul>
减速	无减速或者偶发变异减速持续短于 30 秒	变异减速持续 30~60 秒	<ul><li>变异减速持续时间超过 60 秒</li><li>晚期减速</li></ul>
加速（足月胎儿）	40 分钟内≥2 次加速超过 15bpm，持续 15 秒	40~80 分钟内≤2 次加速超过 15bpm，持续 15 秒	超过 80 分钟≤2 次加速超过 15bpm，持续 15 秒
早产胎儿（<32 周）	40 分钟内≥2 次加速超过 10bpm，持续 10 秒	40~80 分钟内≤2 次加速超过 10bpm，持续 10 秒	超过 80 分钟≤2 次加速超过 10bpm，持续 10 秒
处理	观察或者进一步评估	需要进一步评估（复查 NST）	全面评估胎儿状况，生物物理评分，及时终止妊娠

2）缩宫素激惹试验（oxytocin challenge test, OCT）：通过缩宫素诱导宫缩，观察 20 分钟内宫缩时胎心率的变化，通过胎盘一过性缺氧的负荷试验测定胎儿的储备能力。CST/OCT 的评估及处理（美国妇产科医师学会 2009 年）见表 5-2。

表 5-2　CST/OCT 的评估及处理

Ⅰ类　满足下列条件：
　　　　胎心率基线 110~160 次 / 分
　　　　基线变异为中度变异
　　　　没有晚期减速及变异减速
　　　　存在或者缺乏早期减速、加速
　　　提示观察时胎儿酸碱平衡正常，可常规监护，不需采取特殊措施
Ⅱ类　除了第一类和第三类胎监的其他情况均划为第Ⅱ类。尚不能说明存在胎儿酸碱平衡紊乱，但是应该综合考虑临床情况、持续胎儿监护、采取其他评估方法来判定胎儿有无缺氧，可能需要宫内复苏来改善胎儿状况
Ⅲ类　有两种情况：
　　　1）胎心率基线无变异且存在下面之一
　　　　　复发性晚期减速
　　　　　复发性变异减速
　　　　　胎心过缓（胎心率基线 <110 次 / 分）
　　　2）正弦波型
　　　提示在观察时胎儿存在酸碱平衡失调即胎儿缺氧，应该立即采取相应措施纠正胎儿缺氧，包括改变孕妇体位、给孕妇吸氧、停止缩宫素使用、抑制宫缩、纠正孕妇低血压等措施，如果这些措施均不奏效，应该紧急终止妊娠

6. 胎儿生物物理评分（biophysical profile, BPP）　1980 年 Manning 利用胎儿电子监护仪与 B 型超声联合监测胎儿宫内缺氧情况。监测指标包括：无应激试验、胎儿呼吸运动、胎动、胎儿肌张力及羊水量。每项 2 分，8~10 分为正常。详见表 5-3。

表 5-3 Manning 评分法

项目	2 分(正常)	0 分(异常)
无应激试验(20 分钟)	≥2 次胎动伴胎心加速≥15bpm 持续≥15 秒	<2 次胎动,胎心加速 <15bpm,持续 <15 秒
胎儿呼吸运动(30 分钟)	≥1 次,持续≥30 秒	无或持续 <30 秒
胎动(30 分钟)	≥3 次躯干和肢体活动(连续出现计 1 次)	≤2 次躯干和肢体活动;无活动或肢体完全伸展
肌张力	≥1 次躯干和肢体伸展复屈,手指摊开合拢	无活动;肢体完全伸展;伸展缓慢,部分复屈
羊水量	最大羊水暗区垂直直径≥2cm	无或最大暗区垂直直径 <2cm

7. 胎儿头皮血样检查 当怀疑有慢性胎儿窘迫时可通过适当地采集胎儿头皮毛细血管的血样测定 pH 来协助诊断。

8. 胎儿血氧饱和度监测 可直接、实时、无创地监测胎儿氧合状态和酸碱平衡状态,是诊断胎儿窘迫、预测新生儿酸中毒的重要辅助手段。

9. 胎盘功能的检查 可以间接了解胎儿在宫内的安危情况。

(1) 雌三醇(E_3)测定:孕妇尿中 E_3 正常值为 >15mg/24h,10~15mg/24h 为警戒值,<10mg/24h 为危险值。也可用孕妇随意尿测雌激素 / 肌酐(E/C)比值估计胎盘功能,>15 为正常值,10~15 为警戒值,<10 为危险值。

(2) 孕妇血清人胎盘生乳素(hPL)测定:应用放射免疫法,妊娠足月 hPL 值为 4~11mg/L,<4mg/L 或突然下降 50%,提示胎盘功能低下。

(3) 胎动:胎儿缺氧、胎盘功能低下时胎动较前期有所减少。

(二) 胎儿成熟度的监测

除计算胎龄、测量宫高、腹围情况推测胎儿是否成熟外,还可用以下方法:

1. B 型超声检查 测胎儿双顶径 >8.5cm,根据胎盘分级了解胎儿成熟情况。

2. 通过羊膜腔穿刺抽羊水进行检测

(1) 卵磷脂 / 鞘磷脂比值(L/S):>2,表示胎儿肺已成熟。

(2) 泡沫试验或振荡试验:可快速测定羊水中表面活性物质。如两管均有完整的泡沫环提示胎肺已成熟。

(三) 胎儿先天畸形及其遗传性疾病的宫内诊断

1. 胎儿遗传学检查 可在妊娠早期取绒毛或妊娠 16~21 周取羊水,或取孕妇外周血分离胎儿细胞作染色体核型分析,了解染色体的数目与结构的变化。

2. 胎儿影像学检查 妊娠 18~24 周进行胎儿系统超声筛查,发现胎儿的严重畸形。羊膜腔内胎儿造影可诊断胎儿体表畸形、消化系统及泌尿系统畸形。

3. 酶、蛋白的测定 母血或羊水中甲胎蛋白(AFP)含量升高,与神经管缺陷及内脏暴露畸形相关,AFP 过低与 21- 三体综合征、13- 三体综合征、18- 三体综合征有关;测定羊水中的酶,有助于诊断代谢缺陷疾病。

4. 内镜检查 胎儿镜可直接观察胎儿体表畸形。

(晋丽平)

第三节 孕 期 用 药

妊娠期是一个特殊的生理时期,药物可能通过胎盘屏障,对胚胎及胎儿造成不良影响,因此妊娠期间使用药物应慎重。药物对胎儿的影响一方面取决于药物(如药物的性质、剂量、用药持续时间、用药途径、胎儿对药物的亲和性等),另一方面的关键因素是接触药物的时间。

(一) 妊娠药物危险性分级

美国食品和药物管理局(FDA)按药物对胎儿的不同的危害性制定了以下分级标准:

A 级:对照研究没有发现在妊娠的前 3 个月及其以后的用药对人类胎儿有害。即妊娠期间用药安全,无不良影响。

B 级:动物生殖研究未见对胎儿有危害,但缺乏人类妊娠期的对照研究,或动物生殖研究发现有不良影响但是在人类对照研究未得到证实。即妊娠期间用药对人类无危害证据。

C 级:动物实验表明对胎儿有不良影响,但在人类妊娠期缺乏临床对照研究,或尚无动物及人类妊娠期使用药物的研究结果。本类药品只有当对胎儿潜在的益处大于对胎儿的危害时方可使用。

D 级:有明确的证据证明对人类胎儿有危害,只有在孕妇有生命威胁或患严重疾病、而其他药物又无效的情况下考虑使用。

X 级:动物实验和人类临床观察研究均已证实药物会导致胎儿异常,妊娠期用药的危害超过治疗获益,是孕前或妊娠期间禁用药物。

在妊娠前 12 周,不宜用 C、D、X 级药物。

(二) 药物对不同妊娠时期的影响

药物对胎儿的影响与药物的性质、剂量、用药持续时间、用药途径、胎儿对药物的亲和性等有关,而最重要的是胎龄。药物对胚胎的影响大致可见以下几个时期:

1. 妊娠前期　比较安全,但半衰期长的药物,也可影响胚胎的正常生长。

2. 受精 14 日内　药物对胚胎的影响为"全"或"无"。如果药物导致大量胚囊细胞受损,会导致胚胎的死亡;如果只有少量细胞受损,不会影响其他胚囊细胞最终分化发育成为正常个体。

3. 受精第 15 日~妊娠 3 个月左右　是胚胎器官分化发育阶段,是致畸高度敏感期,极易受到各种致畸因素影响。药物毒性作用越早,发生畸形可能越严重。

4. 妊娠 3 个月~分娩　胎儿各主要器官基本分化完成,并继续发育生长。该期药物致畸可能性大大下降。但有些药物仍可能影响到胎儿正常的发育。

(三) 孕期用药的基本原则

孕期用药的原则应自可能妊娠的时期即开始遵守,包括:

1. 必须有明确用药指征,权衡治疗的风险与利弊,可用可不用的药物尽量不用、少用;

2. 尽量避免孕早期用药;

3. 选择安全的药物,宁可使用有据可循的老药,而少用或不用新上市或虽有动物资料但缺乏临床资料的药物;

4. 必须用药者,使用最小的治疗剂量、最短的持续时间;

49

5. 尽量使用单药,避免联合用药;

6. 妊娠期免疫应针对常见且对母体危害大、免疫有效的疾病,对可免疫预防的疾病最好在孕前接种。使用活疫苗或减毒活疫苗后,应避免短期内妊娠。在妊娠期禁用活疫苗,除非孕妇暴露于该疾病的易感风险超过了免疫对母儿的危害。

(四)常用药物对胎儿的影响

常用药物对胎儿的影响见表 5-4。

表 5-4 常用药物对胎儿的影响

药物	用药时间(妊娠期)	不 良 影 响
沙利度胺	早期	四肢长骨多处缺损、指趾畸形,短肢或无肢,"海豹肢体畸形",心、眼、耳、肾、听觉受损,锁肛
甲氨蝶呤	早期	流产、无脑儿、脑积水、腭裂
环磷酰胺	早期	四肢及外鼻畸形、腭裂、耳缺如
苯丁酸氮芥	早期	腭裂,肾、输尿管缺损
雄激素	早期	女胎男性化
己烯雌酚	妊娠期	女胎青春期患阴道腺病,男性女性化、睾丸发育不良
丙硫氧嘧啶	妊娠期	成骨迟缓、智力低下、甲状腺肿
甲巯咪唑	早期	长期应用甲状腺机能低下
四环素	早期	先天性白内障、手指畸形、长骨发育不良
	后期	乳齿黄染、珐琅质形成不全
肾上腺皮质激素	早期	腭裂、无脑儿、并指畸形、死胎、成骨迟缓
苯妥英钠	妊娠期	唇裂、腭裂、心脏、骨骼发育不全
苯巴比妥	妊娠期	四肢畸形,肝、脑缺损
氯丙嗪	妊娠期	视网膜病变、脑发育不良
氯氮䓬	早期	唇裂、腭裂
甲丙氨酯	早期	先天性心脏病
水杨酸类	妊娠期	肾畸形、中枢神经损害、发育障碍、新生儿紫癜、死胎
非那西丁	妊娠期	肾、骨骼畸形
美可洛嗪	早期	唇裂、腭裂、小肢症、脑脊髓功能障碍
苯海拉明	妊娠期	唇裂
双香豆素	妊娠期	软骨发育不良、颅内出血、死胎
华法林	早期	大脑发育不良、小头畸形、先天性失明
氯喹	妊娠期	肾畸形、耳聋、脑积水、死胎
氨基糖苷类抗生素	妊娠期	耳聋
氯霉素	妊娠期	骨髓抑制、灰婴综合征

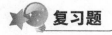 学习小结

　　孕期监护包括对孕妇的监护(定期产前检查)和对胎儿的监护以及胎盘和胎儿成熟度的监测。通过定期的产前检查,能够及早发现并治疗并发症,及时纠正异常胎位和发现胎儿发育异常。临床上主要通过胎动计数、超声检查、胎儿电子监护、胎盘功能测定等手段进行胎儿宫内情况的评估。对胎儿及其成熟度进行监护,结合孕妇及胎儿具体情况,可确定分娩方式。妊娠期是一个特殊的生理时期,药物可能通过胎盘屏障,对胚胎及胎儿造成不良影响,因此妊娠期间使用药物应慎重。

理论与实践

　　定期的产前检查中一个重要的内容即为胎儿畸形的筛查。胎儿畸形筛查越早越好。可在妊娠 $11\sim13^{+6}$ 周时采用超声测定胎儿颈部透明层厚度(NT)或综合检测 NT、母血 β-hCG 及妊娠相关血浆蛋白 A(PAPP-A),得出唐氏综合征的风险值。筛查结果为高危的孕妇,可考虑绒毛活检(CVS)进行产前诊断。中孕期筛查应在妊娠 15~20 周时进行,多为血清学二联筛查(AFP 和游离 β-hCG)或者三联筛查(AFP、游离 β-hCG、游离 uE_3),可以结合早孕期的筛查结果或者独立计算罹患风险值,决定是否进行羊水胎儿细胞染色体分析等产前诊断。血清学筛查结果包括 21-三体,18-三体综合征和神经管畸形的风险值,其中前两者筛查异常需要进行染色体核型的进一步检查,而后者需要在妊娠 18~24 周进行胎儿系统超声检查。

复习题

1. 简述四步触诊法的操作要点。
2. 简述早期减速、变异减速、晚期减速、正弦波型曲线的图形特点及意义。
3. 如何预测胎儿宫内储备能力?
4. FDA 如何对药物进行分级?

(涂新枝)

第 六 章

正 常 分 娩

学习目标 ◢▮▮

1. 掌握影响分娩的四大因素及各因素的作用。
2. 掌握枕先露的分娩机制。
3. 掌握临产的诊断。
4. 熟悉产程分期及时限。
5. 掌握第一、二、三产程的临床表现及处理措施。
6. 了解接产步骤、要领及会阴切开术的指征。
7. 掌握新生儿 Apgar 评分法。

妊娠满 28 周及以后的胎儿及其附属物从临产开始到全部从母体娩出的过程称分娩(delivery)。妊娠满 28 周至不满 37 周间分娩称早产(premature delivery);妊娠满 37 周至不满 42 周间分娩称足月产(term delivery);妊娠满 42 周及其以后分娩称过期产(postterm delivery)。

第一节 分 娩 动 因

分娩发动的原因尚不清楚,目前认为是多因素综合作用的结果。

(一) 妊娠期子宫的功能变化

妊娠早、中期子宫平滑肌处于静息状态,子宫缺乏足够量缩宫素受体,对缩宫素无反应;宫颈坚硬,宫颈解剖结构保持稳定,子宫可耐受胎儿及附属物的负荷。至临产前,子宫肌层缩宫素受体大量增加、细胞间隙连接增加、肌细胞内 Ca^{2+} 浓度增加使子宫应激性增强,对缩宫素的反应增强。宫颈软化成熟及子宫下段形成为分娩创造条件。至分娩阶段,缩宫素及其受体大量增加,使子宫平滑肌对缩宫素的敏感性增强,产程发动后子宫规律性收缩、宫颈扩张、胎儿娩出。

(二) 子宫功能性改变的生理基础

1. 子宫肌细胞间隙连接增多 细胞间隙连接由肌细胞膜蛋白 - 结合素构成,是细胞间的一种跨膜通道。孕激素可减少结合素的合成、降低间隙连接的通透性,雌激素和前列腺素可促进间隙连接蛋白的合成。分娩发动前,间隙连接数量及体积持续增加,至整个分娩过程,产后急剧下降。间隙连接使肌细胞兴奋同步化,协调肌细胞的收缩活动,增加肌细胞对缩宫素的敏感性,增强子宫收缩力。肌细胞之间兴奋迅速传导,是子宫平滑肌发生协调收缩的必备条件。

2. 子宫肌细胞内 Ca^{2+} 浓度增加　细胞收缩需要肌动蛋白和磷酸化的肌浆球蛋白和能量的供应。肌浆球蛋白磷酸化需要肌浆球蛋白轻链激酶和 Ca^{2+} 激活。临产前母体合成大量的 PG,使细胞内 Ca^{2+} 浓度增加,激活肌浆球蛋白轻链激酶,加速了肌浆球蛋白磷酸化与肌动蛋白结合,形成调节单位使 ATP 酶活化,ATP 转化为 ADP,提供能量,使肌细胞收缩。

3. 母体的内分泌调节

(1) 前列腺素(PG)的作用:妊娠子宫的蜕膜、羊膜、脐带、血管、胎盘、子宫肌肉及胎儿下丘脑 - 垂体 - 肾上腺系统都能合成和释放 PG。临产前,蜕膜及羊膜合成、释放大量 PG。子宫肌细胞含有丰富的 PG 受体,对 PG 敏感性增加。PG 有诱发宫缩并促进宫颈成熟的作用,对分娩发动起重要作用。PG 能促进肌细胞间隙连接蛋白合成,改变膜的通透性,使细胞内 Ca^{2+} 浓度增加,使肌细胞收缩。

(2) 雌激素和孕激素的作用:人类妊娠处于高雌激素状态,至今无足够证据确认雌激素能发动分娩。孕酮是抑制子宫收缩的主要激素,既往认为孕酮撤退与分娩发动相关,近年观察发现分娩时产妇血中未发现孕酮水平降低。

(3) 缩宫素的作用:临产前子宫肌层缩宫素受体急剧增加,子宫肌层对缩宫素敏感性增强,缩宫素通过其受体参与分娩的发动。缩宫素可增加子宫平滑肌细胞内 Ca^{2+} 浓度,调节子宫肌细胞膜电位,促进子宫收缩;与受体结合后,作用于蜕膜受体,刺激前列腺素合成与释放,使分娩发动。

(4) 内皮素(ET)的作用:在妊娠末期羊膜、羊水、胎膜、蜕膜及子宫平滑肌含有大量 ET,能促进妊娠子宫和胎儿胎盘单位合成和释放 PG,提高肌细胞内 Ca^{2+},诱发宫缩。

4. 子宫下段形成及宫颈成熟　妊娠后,在雌激素、缩宫素、前列腺素、松弛素及细胞因子的作用下,随着胎儿成熟、宫腔内压力增加及子宫的收缩,使子宫下段形成。PG 与雌激素使宫颈胶原蛋白酶和弹性蛋白酶活化,促进胶原纤维和酸性黏多糖降解,宫颈透明质酸量明显增加、硫酸表皮素量下降,使宫颈成熟扩张。宫腔闭锁机能消失,是分娩发动的必需条件。

5. 其他　以维持妊娠为目的的母体细胞免疫和体液免疫功能的改变,在分娩发动中起重要作用。随着妊娠的进展,母体免疫系统对胎儿抗原识别的能力加强,各种细胞因子可因母体免疫系统的激活而不利于妊娠的维持,参与分娩的发动。儿茶酚胺能抑制子宫收缩,而乙酰胆碱能使子宫收缩,推测分娩的发动可能与神经介质释放有关。

第二节　决定分娩的因素

产力、产道、胎儿及精神心理因素是决定分娩的因素。只有各因素间相互适应协调,胎儿才可顺利经阴道自然娩出,为正常分娩。

(一) 产力

将胎儿及其附属物从子宫内逼出的力量称为产力,包括子宫收缩力(简称宫缩)、腹肌及膈肌收缩力(简称腹压)和肛提肌收缩力。

1. 子宫收缩力　贯穿整个分娩过程,是临产后的主要力量,能使宫颈管消失、宫口扩张、胎先露部下降、胎儿和胎盘娩出。具有以下特点：

（1）节律性：宫缩的节律性是临产的标志。每次宫缩开始都是由弱至强（进行期），保持一定时间恒定强度（极期）（一般 30~40 秒），随后从强逐渐减弱（退行期），直至消失进入间歇期（间歇期一般 5~6 分钟），宫口开全时，间歇期 1~2 分钟，宫缩可持续达 60 秒，如此反复出现，直至分娩全过程结束。在分娩的过程中，子宫收缩频率逐渐增加，强度逐渐加强，宫腔内压力逐渐加大。

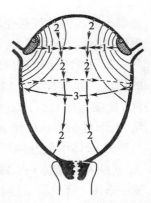

图 6-1 子宫收缩力的对称性与极性

（2）对称性和极性：正常宫缩的起搏点对称的起自两侧子宫角部，迅速向宫底中线集中，左右对称，再向子宫下段扩散，均匀协调地遍及整个子宫，此为宫缩的对称性。宫缩以宫底部最强最持久，向下逐渐减弱，宫底部收缩力的强度是子宫下段的两倍，此为宫缩的极性（图 6-1）。

（3）缩复作用：宫缩时子宫体部肌纤维短缩变宽，间歇期肌纤维松弛变长变窄，但不能恢复到原来长度，经反复收缩，肌纤维越来越短，这种现象称缩复（retraction）。缩复作用使宫腔容积逐渐缩小，迫使胎先露部下降、宫颈管消失及宫口扩张。

2. 腹肌及膈肌收缩力 简称腹压，是第二产程时娩出胎儿的重要辅助力量。宫口开全后，先露部下降至盆底，宫缩时，前羊水囊和胎先露部压迫骨盆底组织和直肠，反射性引起排便动作，产妇屏气向下用力，使腹压增高，配以宫缩运用最有效，在第二产程末期迫使胎儿娩出，第三产程迫使胎盘娩出。

3. 肛提肌收缩力 有协助胎先露部在骨盆腔进行内旋转的作用；当胎头枕部位于耻骨弓下时，能协助胎头仰伸及娩出；当胎盘降至阴道时，能协助胎盘娩出。

（二）产道

产道是胎儿娩出的通道，分为骨产道与软产道两部分。

1. 骨产道 指真骨盆，其大小、形态与分娩密切相关，骨盆腔可分 3 个平面：

（1）骨盆入口平面（pelvic inlet plane）：呈横椭圆形，其前方为耻骨联合上缘，两侧为髂耻缘，后方为骶岬上缘。有 4 条径线（图 6-2）。

1）入口前后径（真结合径）：为耻骨联合上缘中点至骶岬上缘中点的距离，平均长为 11cm，与分娩关系密切。

2）入口横径：两髂耻缘间的最大距离，平均长为 13cm。

3）入口斜径：左右各一。左骶髂关节至右髂耻隆突间的距离为左斜径；右骶髂关节至左髂耻隆突间的距离为右斜径，平均长约为 12.75cm。

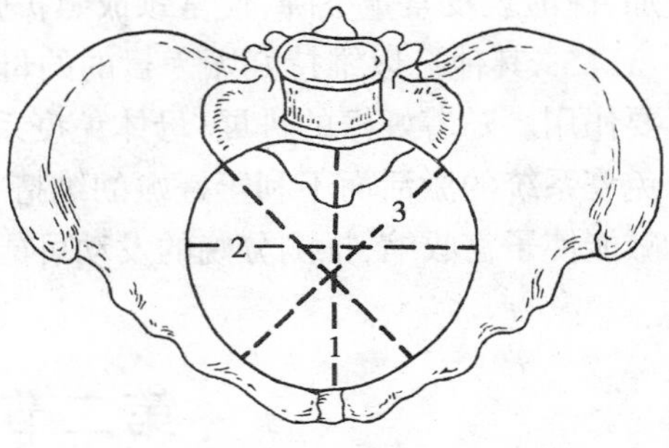

1. 前后径 11cm
2. 横径 13cm
3. 斜径 12.75cm

图 6-2 骨盆入口平面各径线

（2）中骨盆平面（mid plane of pelvis）：呈前后径长而横径短的纵椭圆形，前方为耻骨联合下缘，两侧为坐骨棘，后方为骶骨下端。为骨盆最小平面。有两条径线（图 6-3）。

1）中骨盆前后径：耻骨联合下缘中点通过两侧坐骨棘连线中点至骶骨下端间的距离，平均长为 11.5cm。

2）中骨盆横径（坐骨棘间径）：为两坐骨棘间的距离，平均长为 10cm。是胎先露部通过中骨盆的重要径线，与分娩有重要关系。

（3）骨盆出口平面：由两个不同平面的三角形所组成，前三角平面顶端为耻骨联合下缘，两侧为耻骨降支；后三角平面顶端为骶尾关节，两侧为骶结节韧带，有 4 条径线（图 6-4）。

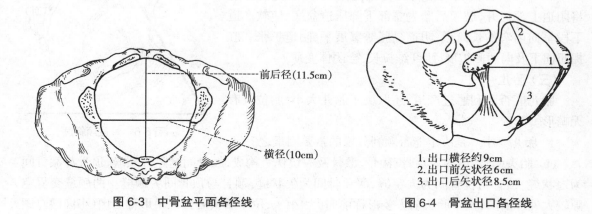

图 6-3　中骨盆平面各径线

1. 出口横径约 9cm
2. 出口前矢状径 6cm
3. 出口后矢状径 8.5cm

图 6-4　骨盆出口各径线

1）出口前后径：耻骨联合下缘至骶尾关节间的距离，平均长为 11.5cm。

2）出口横径（坐骨结节间径）：为两坐骨结节内缘间的距离。平均长为 9cm。是胎先露部通过骨盆出口的径线，与分娩关系密切。

3）出口前矢状径：耻骨联合下缘中点至坐骨结节间径中点间的距离，平均长约为 6cm。

4）出口后矢状径：骶尾关节至坐骨结节间径中点间的距离，平均长约为 8.5cm。出口横径和后矢状径之和 >15cm 时，正常大小胎儿可以通过后三角区经阴道娩出。

（4）骨盆轴与骨盆倾斜度：

1）骨盆轴（pelvic axis）：是连接骨盆各假想平面中点的曲线。其上段向下向后，中段向下，下段向下向前，胎儿沿此轴娩出（图 6-5）。

2）骨盆倾斜度（inclination of pelvis）：妇女直立时，骨盆入口平面与地平面所形成的角度，一般为 60°，倾斜度过大会影响胎头衔接。产妇在分娩过程中采用不同的体位对骨盆的倾斜度会产生影响（图 6-6）。

2. 软产道　由子宫下段、宫颈、阴道及骨盆底软组织组成的弯曲管道。

（1）子宫下段的形成：子宫下段由子宫峡部伸展形成。于妊娠 12 周子宫峡部逐渐扩展成为宫腔的一部分，至妊娠末期逐渐被拉长形成子宫下段。临产后，子宫下段进一步拉长达 7~10cm，成为软产道的一部分。子宫肌

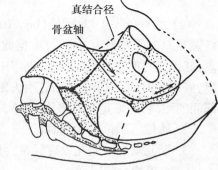

真结合径

骨盆轴

图 6-5　骨盆轴

纤维的缩复作用使子宫上段肌壁越来越厚，下段肌壁越来越薄，在两者间的子宫内面形成一环状隆起，称生理缩复环（physiologic retraction ring）。

（2）宫颈的变化：①宫颈管消失（effacement of cervix）：规律宫缩牵拉宫颈内口的子宫肌纤

维及周围韧带,前羊水囊及胎先露部直接压迫宫颈,致使宫颈向上向外扩张,宫颈管变短消失;②宫口扩张(dilatation of cervix):临产后,宫颈口逐渐开大,当宫口开大10cm时,妊娠足月胎头可以通过。初产妇宫颈管先消失,随后宫颈口扩张,经产妇则宫颈管消失与宫颈口扩张同时进行。

(3) 阴道、骨盆底及会阴的变化:前羊水及胎先露部先将阴道上部撑开,破膜后胎先露部下降压迫盆底,使软产道下段呈向前弯的长筒形,阴道黏膜皱襞展平,阴道扩张。肛提肌向下及向两侧扩展,肌纤维拉长,会阴体变薄。

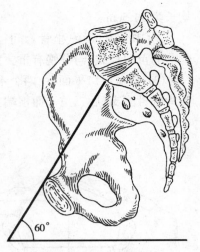

图 6-6 骨盆倾斜度

(三) 胎儿

胎儿能否顺利通过产道,还取决于胎儿大小、胎位及有无畸形。

1. 胎儿大小 是决定能否顺利分娩的重要因素之一。

(1) 胎头颅骨:由两块顶骨、额骨、颞骨及一块枕骨构成,颅骨间缝隙称颅缝,顶骨与额骨间为冠状缝,顶骨与枕骨间为人字缝,两顶骨间为矢状缝,颞骨与顶骨间为颞缝。两颅缝交界空隙较大处称囟门,位于胎头前方菱形称前囟(大囟门),位于胎头后方三角形称后囟(小囟门)(图6-7)。胎头是胎儿最大、可塑性最小、最难通过骨盆的部分。

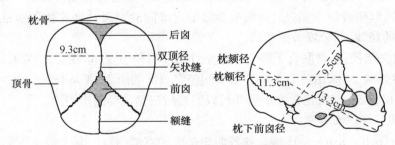

图 6-7 胎儿颅骨、颅缝、囟门及径线

(2) 胎头径线:①双顶径(biparietal diameter,BPD):两顶骨隆突间的距离,是胎头最大横径。妊娠足月时平均约9.3cm,可根据此值判断胎儿大小;②枕额径:鼻根上方至枕骨隆突间的距离,妊娠足月时平均约11.3cm,胎头以此径衔接;③枕下前囟径:前囟中央至枕骨隆突下方的距离,妊娠足月时平均约9.5cm,胎头俯屈后以此径通过产道;④枕颏径:颏骨下方中央至后囟顶部间的距离,妊娠足月时平均约13.3cm。

2. 胎位 胎位异常,如臀先露、复合先露、肩先露、额先露等均可致难产。

3. 胎儿畸形 胎儿发育异常,可致胎儿不能通过产道,造成难产。

(四) 精神心理因素

产妇的情绪变化会使机体产生一系列变化,导致子宫收缩乏力、宫口扩张缓慢、胎先露部下降受阻、产程延长、胎儿窘迫等,因此消除产妇焦虑和恐惧心理,有利于顺利分娩。

第三节 枕先露的分娩机制

分娩机制(mechanism of labor)是指胎先露在通过产道时,为适应骨盆各个平面的不同形态被动地进行一系列适应性转动,以其最小径线通过产道的全过程。包括衔接、下降、俯屈、内旋转、仰伸、复位及外旋转等动作。各动作是连续的,下降贯穿分娩的全过程。现以枕左前位为例说明分娩机制(图6-8)。

1. 衔接(engagement) 胎儿双顶径进入骨盆入口平面,胎头颅骨的最低点接近或达到坐骨棘水平,称为衔接。胎头呈半俯屈状态进入骨盆入口,以枕额径衔接,由于枕额径大于骨盆入口前后径,胎头矢状缝落在骨盆入口右斜径上,胎头枕骨在骨盆左前方。经产妇多在分娩开始后胎头衔接,部分初产妇在预产期前1~2周内胎头衔接,若初产妇临产后仍未衔接,应警惕有无头盆不称。

2. 下降(descent) 胎头沿骨盆轴前进的动作称为下降。下降与其他动作同时进行,贯穿整个分娩过程。子宫收缩力是造成下降的主要动力,羊水压、腹压以及宫底直接压在胎儿臀部,通过胎轴使胎头下降;子宫收缩时,宫腔变长,胎身随之伸直,胎身的变长也能促使胎头下降。胎头的下降动作呈间歇性,当子宫收缩时胎头下降,间歇时胎头又稍退回。初产妇因宫口扩张缓慢,软组织阻力较大,所以胎头下降缓慢,经产妇则较快。

3. 俯屈(flexion) 当胎头继续下降至骨盆底遇到阻力,处于半俯屈状态的胎头进一步俯屈,胎儿的颏部更加接近胸部,使胎头衔接时的枕额径(11.3cm)俯屈后改变为最小的枕下前囟径(9.5cm),有利于胎头进一步下降。

4. 内旋转(internal rotation) 当胎头下降到骨盆底遇到阻力时,胎头为适应骨盆纵轴枕部向前旋转45°达耻骨联合后面,使其矢状缝与中骨盆及骨盆出口前后径相一致为内旋转。内旋转从中骨盆开始至骨盆出口平面完成,以适应中骨盆与骨盆出口前后径比横径大的特点,胎头一般在第一产程末完成内旋转动作。

5. 仰伸(extention) 胎头经过内旋转后,俯屈的胎头即达到阴道外口,宫缩、腹压和膈肌收缩迫使胎头下降,而肛提肌收缩和盆底阻力又将胎头向前推进,使胎头沿骨盆轴下段向下向前的方向转向上,胎头枕骨下部达耻骨联合下缘时,以耻骨弓为支点,使胎头逐渐仰伸。胎头的顶、额、鼻、口、颏相继娩出。当胎头仰伸时,胎儿双肩径进入骨盆入口左斜径上。

6. 复位(restitution)及外旋转(external rotation) 胎头娩出时,胎儿双肩径沿骨盆入口左斜径下降,胎头娩出后,为使胎头与胎肩恢复正常解剖关系,胎头枕部向左旋转45°,称复位。胎肩在盆腔内继续下降,前(右)肩向前向中线旋转45°时,胎儿双肩径转成与骨盆前后径相一致的方向,为保持胎头与胎肩垂直关系,胎头枕部需在外继续向左旋转45°,称外旋转。

7. 胎肩及胎儿娩出 胎头完成外旋转后,胎儿前(右)肩在耻骨弓下先娩出,继而后(左)肩从会阴前缘娩出,胎体和下肢随之娩出。

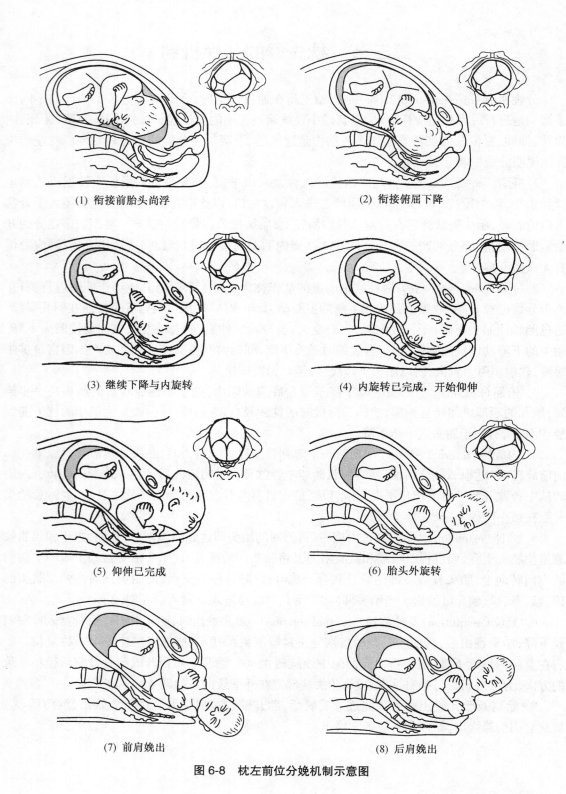

(1) 衔接前胎头尚浮　　　　　　　　　　(2) 衔接俯屈下降

(3) 继续下降与内旋转　　　　　　　　　(4) 内旋转已完成,开始仰伸

(5) 仰伸已完成　　　　　　　　　　　　(6) 胎头外旋转

(7) 前肩娩出　　　　　　　　　　　　　(8) 后肩娩出

图 6-8　枕左前位分娩机制示意图

第四节　先兆临产和临产的诊断

（一）先兆临产

分娩发动前出现的预示不久将临产的症状称为先兆临产（threatened labor）。

1. 假临产（false labor）　在分娩发动前常出现假临产。其特点是宫缩持续时间短且不恒定（<30秒），间歇时间长且不规律，宫缩强度不大，主要为下腹部不适，常在夜间出现、清晨消失，可被镇静药物抑制，无宫颈管的缩短和宫口的扩张。

2. 胎儿下降感（lightening）　由于胎先露部下降进入骨盆入口，使宫底下降，孕妇自觉上腹部舒适，呼吸轻快，食欲增加。

3. 见红（show）　在分娩发动前，子宫颈内口附近的胎膜与子宫壁分离，毛细血管破裂经阴道流出少量血液，与宫颈管内的黏液栓相混合排出，称为见红，一般不超过月经量。大多数产妇在见红后24~48小时内产程发动，是分娩即将开始的可靠征象。

（二）临产的诊断

临产（in labor）开始的标志为规律且逐渐增强的子宫收缩，持续30秒或以上，间歇5~6分钟，同时伴随进行性宫颈管消失、宫口扩张和胎先露部下降。

第五节　正常产程和分娩的处理

（一）总产程及产程分期

从规律宫缩开始至胎儿胎盘娩出为止称为分娩总产程。临床分三个产程：第一产程（宫颈扩张期）：从间歇5~6分钟的规律宫缩开始，至子宫颈口开全。初产妇约需11~12小时，经产妇约需6~8小时。第二产程（胎儿娩出期）：从子宫颈口开全到胎儿娩出。初产妇约需1~2小时；经产妇一般数分钟即可完成，也有长达1小时者。第三产程（胎盘娩出期）：从胎儿娩出后到胎盘娩出，约需5~15分钟，不超过30分钟。

（二）第一产程的临床表现及处理

1. 临床表现　主要表现为宫缩规律、宫口扩张、胎头下降、胎膜破裂。

（1）宫缩规律：第一产程开始，子宫收缩力弱，宫缩持续时间约30秒，间歇期较长约5~6分钟，随着产程进展，宫缩持续时间可达50~60秒，间歇期则缩至2~3分钟，强度不断增加，当宫口开全时，宫缩间歇仅1分钟或稍长，持续时间可达1分钟以上。

（2）宫口扩张：此期间宫颈管变软、变短、消失、宫口逐渐开大。宫口扩张可分二期：潜伏期和活跃期。

（3）胎头衔接、下降：一般初产妇临产前胎头已入盆，经产妇临产后胎头衔接。随着产程进展先露逐渐下降，胎头能否顺利下降是决定能否阴道分娩的重要观察项目。

（4）胎膜破裂：宫口开全后，宫口边缘消失，随着宫缩的加强，前羊水囊内的压力增加，胎膜多在宫口近开全时破裂，羊水流出，称为胎膜破裂（rupture of membranes），简称破膜。

2. 观察产程及处理

（1）观察子宫收缩：可用手感及仪器监测观察子宫收缩。手感是一种最简单的方法。助产者将手掌放于产妇的腹壁上，宫缩时可感到宫体部隆起变硬、间歇期松弛变软。仪器监测分为外监测和内监测，外监测最常用，可显示子宫收缩的开始、高峰、结束及相对强度。

（2）监测胎心：潜伏期在宫缩间歇时每隔 1~2 小时听胎心一次，活跃期每 15~30 分钟听胎心一次，每次听诊 1 分钟。应注意观察胎心率变异及其与宫缩、胎动的关系。现多应用胎儿监护仪连续监测胎心率。

（3）观察宫口扩张和胎先露部下降情况：通过肛门检查或阴道检查了解宫口扩张及胎头下降情况。现多采用产程图（图 6-9）记录产程进展。其纵坐标左侧为宫口扩张程度（cm），右侧为先露部下降程度（cm），横坐标为临产时间（小时），将宫口扩张程度及胎先露下降位置绘制成宫口扩张曲线及胎先露下降曲线，便于了解产程进展情况。

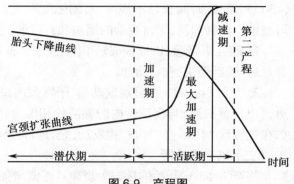

图 6-9 产程图

1）宫口扩张曲线：根据宫口扩张情况将第一产程分为潜伏期和活跃期。①潜伏期：指从临产出现规律宫缩开始，至宫口扩张 3cm，此期宫颈扩张速度缓慢，约需 8 小时，最长时限为 16 小时，超过 16 小时为潜伏期延长。胎头在潜伏期下降不明显。②活跃期：指从宫颈口扩张 3cm 至宫口开全。目前国际上倾向于将宫口扩张 4cm 作为活跃期的起点，而且并不主张在宫口开 6cm 前过多干预产程。此期宫颈扩张速度显著加快，约需 4 小时，最长时限为 8 小时，超过 8 小时为活跃期延长。活跃期又划分为 3 个时期：加速期（acceleration phase）是指宫颈扩张 3~4cm，约需 1.5 小时；最大加速期（maximum acceleration phase）是指宫颈口扩张 4~9cm，约需 2 小时；减速期（deceleration phase）是指宫颈口扩张 9~10cm，约需 30 分钟。

2）胎头下降曲线：胎头下降的程度以胎儿颅骨的最低点与骨盆坐骨棘平面的关系为标志。胎头颅骨最低点平坐骨棘时，以"0"表述；在坐骨棘平面上 1cm 时，以"-1"表示；在坐骨棘平面下 1cm 时，以"+1"表示，余依此类推（图 6-10）。胎头在潜伏期下降不明显，活跃期下降加快，平均每小时下降 0.86cm。

（4）胎膜破裂：胎膜破裂时应立即听胎心，观察羊水性状、颜色和流出量，记录破膜时间。应注意有无脐带脱垂。

（5）肛门检查及阴道检查：肛门检查应在宫缩时进行，了解骨盆腔情况、宫颈软硬度、宫口扩张程度、是否破膜、明确胎位以及胎头下降程度。阴道检查应在严密消毒后进行，适用于肛门检查不清、疑有脐带先露或脐带脱垂、轻度头盆不称、产程进展缓慢者。

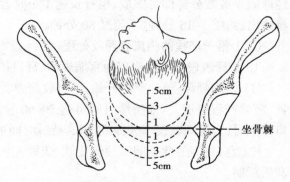

图 6-10 胎头高低的判定

（6）其他：注意观察其生命体征，鼓励产妇摄入高热量易消化的食物及水分，2~4 小时排尿一次。

（三）第二产程的临床表现及处理

1. 临床表现　宫口开全后，胎头下降压迫盆底组织，产妇有排便感，不自主地向下用力屏气，会阴体膨隆、变薄，肛门括约肌松弛。胎头于宫缩时露出阴道口，在宫缩间歇期胎头又回缩至阴道内，称为胎头拨露（head visible on vulval gapping）。随着露出部分不断增大，胎头双顶径越过骨盆出口后，宫缩间歇期胎头不再回缩，称为胎头着冠（crowning of head），此时会阴极度扩张。产程继续进展，胎头娩出，继而胎头复位和外转旋，随后前肩和后肩相继娩出、胎体娩出，后羊水随之流出。

2. 观察产程及处理

（1）监测胎心：每5~10分钟听一次胎心，有条件者可应用胎儿监护仪连续监测胎心率。注意胎心率变异及其与宫缩的关系。

（2）指导产妇屏气：让产妇双足蹬在产床上，两手握产床把手，于宫缩时深吸气屏住，如排便样向下屏气以增加腹压，于宫缩间歇期呼气并全身肌肉放松。

（3）接产

1）接产准备：初产妇宫口开全、经产妇宫口扩张4cm且宫缩规律有力时，应作好接生准备工作。产妇两腿屈曲分开露出外阴部，擦洗、消毒外阴部，顺序是大阴唇、小阴唇、阴阜、大腿内上1/3、会阴及肛门周围，铺消毒巾。

2）接产要领：保护会阴并协助胎头俯屈，使胎头以最小径线（枕下前囟径）在宫缩间歇期缓慢通过阴道口，胎肩娩出时也要注意保护好会阴。

3）接产步骤：接生者站在产妇右侧，当胎头拨露使会阴后联合紧张时，开始保护会阴。在会阴部铺盖消毒巾，接生者右肘支在产床上，右手拇指与其余四指分开，利用手掌大鱼际肌顶住会阴部，每当宫缩时向上内方向托压，同时左手应轻轻下压胎头枕部，协助胎头俯屈和缓慢下降。宫缩间歇期保护会阴的右手稍放松，以免压迫过久引起会阴水肿。当胎头枕部在耻骨下露出时，左手按分娩机制协助胎头仰伸。此时若宫缩强，应嘱产妇哈气，在宫缩间歇期稍向下屏气，使胎头缓慢娩出。胎头娩出后，右手仍然注意保护会阴，左手自鼻根部向下颏挤压，挤出口鼻内的黏液和羊水。然后协助胎头复位及外旋转。以左手将胎儿颈部向下轻压，使前肩自耻骨弓下先娩出，再托胎颈向上，使后肩从会阴前缘缓慢娩出。双肩娩出后，保护会阴的右手可放松，双手协助胎体及下肢相继以侧位娩出（图6-11）。胎头娩出时若有脐带绕颈一周且较松时，可用手将脐带顺胎肩推下或从胎头滑下；若脐带绕颈过紧或2周以上时，可先用两把血管钳将其一段夹住，从中间剪断脐带。

（4）会阴切开指征：会阴过紧、会阴水肿、会阴体高、胎儿过大、胎儿娩出过快、阴道助产等，均易造成会阴撕裂，应行会阴左-后切开或正中切开。

（四）第三产程的临床表现及处理

1. 临床表现　胎儿娩出后，子宫容积突然明显缩小，胎盘不能相应缩小而与子宫壁发生错位而剥离，剥离面出血形成胎盘后血肿。子宫继续收缩，剥离面积继续扩大，直至胎盘完全剥离而排出。胎盘剥离征象有：①子宫体变硬呈球形，胎盘剥离后降至子宫下段，下段扩张，子宫体呈狭长形被推向上，宫底升高达脐上；②剥离的胎盘降至子宫下段，阴道口外露的一段脐带自行延长；③阴道少量流血；④接生者用手掌尺侧在产妇耻骨联合上方轻压子宫下段，宫体上升而外露的脐带不再回缩。胎盘剥离及排出的方式有两种：①胎儿面娩出式：多见，胎盘从中央开始剥离，而后向周围剥离，其特点是胎盘先排出，后有少量阴道流血；②母体面娩出式：

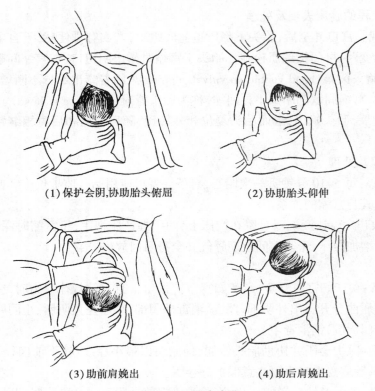

(1) 保护会阴,协助胎头俯屈　　　　(2) 协助胎头仰伸

(3) 助前肩娩出　　　　(4) 助后肩娩出

图 6-11　接产步骤

少见,从胎盘边缘开始剥离,血液沿剥离面流出,其特点是先有较多的阴道流血,胎盘后排出。

2. 处理

(1) 新生儿处理

1) 清理呼吸道:擦去口鼻黏液后,用吸痰管轻轻吸除咽部及鼻腔的黏液和羊水,当确定呼吸道通畅时,可轻拍新生儿足底,待其大声啼哭时,即可处理脐带。

2) 处理脐带:在两把止血钳间剪断脐带。在距脐轮处 0.5cm 用气门芯或丝线结扎两次,脐带断端用 20% 高锰酸钾液消毒后用无菌纱布包扎。

3) 新生儿阿普加评分(Apgar score)及其意义:新生儿阿普加评分是以出生后一分钟时的心率、呼吸、肌张力、对刺激(弹足底或导管插鼻)的反应及皮肤颜色为依据,判断新生儿有无窒息及窒息的严重程度,每项 0~2 分(表 6-1),满分 10 分,8~10 分属正常新生儿,4~7 分为轻度窒

表 6-1　新生儿阿普加评分标准

体征	0 分	1 分	2 分
每分钟心率	0	<100 次	≥100 次
呼吸	0	浅慢,不规则	佳
肌张力	松弛	四肢稍屈曲	四肢活动好
对刺激的反应	无反应	有些动作,如皱眉	哭、咳嗽、呕吐、打喷嚏
皮肤颜色	全身苍白	躯干红,四肢青紫	全身红润

息,0~3分为重度窒息。轻度窒息处理不当可发展为重度窒息。对缺氧较严重的新生儿应在出生后5分钟、10分钟时再次评分,1分钟评分反映胎儿在宫内的情况,5分钟及以后评分是反映胎儿复苏效果,与预后相关。

(2) 协助娩出胎盘:确认胎盘完全剥离后,于宫缩时以左手握住宫底,拇指置于子宫前壁,其余4指放于子宫后壁,按压宫底,同时右手轻拉脐带,协助娩出胎盘。当胎盘娩至阴道口时,以双手捧住胎盘,向一个方向旋转并缓慢向外牵拉,协助胎盘完整剥离并排出(图6-12)。在此过程中,若发现胎膜部分断裂,可用血管钳夹住断裂上端的胎膜再继续向原方向旋转,直至胎膜完全排出。

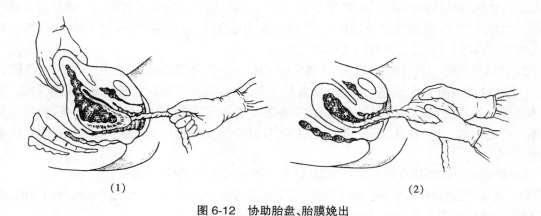

(1) (2)

图6-12 协助胎盘、胎膜娩出

(3) 检查胎盘胎膜是否完全:检查胎盘、胎膜是否完整、是否有副胎盘。发现副胎盘、部分胎盘或大块胎膜残留时,应在无菌操作下,取出残留组织。

(4) 检查软产道:仔细检查软产道有无裂伤、有无血肿,并及时处理。

(5) 预防产后出血:对有产后出血史或易发生宫缩乏力的产妇可在胎儿前肩娩出后将缩宫素10U加于25%葡萄糖液20ml内静注,可促使胎盘迅速剥离减少出血。胎儿娩出后出血多者,应注意是否有软产道裂伤。若胎盘未全剥离而出血多时,应行手取胎盘术。若胎盘娩出后出血多时,除立即给予缩宫素外,还应注意是否有胎盘胎膜残留,必要时应用卡前列素氨丁三醇250U,肌注。

(6) 观察产后的一般情况:产后应在分娩室观察2小时,注意子宫收缩、子宫底高度、膀胱充盈情况、阴道流血量、会阴及阴道有无血肿、测量血压及脉搏。

第六节 分娩镇痛

分娩疼痛来自子宫收缩、子宫肌缺血缺氧、宫颈扩张、骨盆底组织受压、阴道扩张、会阴拉长,产妇对分娩的应激和恐惧心理可提高对疼痛的敏感性。

分娩镇痛分为非药物性和药物性两大类,必须具备三个基本原则:①对产程无影响或加速产程;②安全,对产妇及胎儿不良作用小;③药物起效快,作用可靠,给药方法简便。

(一) 非药物镇痛

产痛很大程度是由于精神紧张引起的,因此产前要强调分娩是一个自然的生理过程,给予心理疗法,产时产妇才能主动配合。分娩过程可由丈夫及家属陪伴,以增强产妇信心,达到减轻疼痛的目的。

(二) 药物镇痛

1. 全身性镇痛

(1) 吸入性镇痛:通过吸入亚麻醉浓度的麻醉药达到止痛、保持产妇清醒的目的。首选药物为氧化亚氮,需与恩氟烷合用。麻醉药吸入过量可致保护性反射消失,故应作好相应的抢救准备。目前国内应用吸入性镇痛者较少。

(2) 非吸入性镇痛:镇痛药对胎儿呼吸系统和中枢神经系统的抑制作用与给药剂量、时间及有无药物的活性代谢产物有关,以哌替啶为首选,其对胎儿呼吸有抑制作用。镇静药可减轻产妇的焦虑和恐惧,从而减轻分娩疼痛,常用药物为地西泮,该药在用药后 2 小时内分娩者对胎儿呼吸有抑制作用,故在产程的活跃期应慎用。

2. 区域性镇痛　是目前最常用的分娩镇痛方法,以硬膜外镇痛最好,适用于第一、二产程。

(1) 连续硬膜外麻醉镇痛:常用药物为布比卡因、芬太尼。此方法镇痛效果持续稳定,对母体及胎儿的不良影响小,比较安全。常见并发症有血压下降、全脊髓麻醉、头痛、药物入静脉等。产前出血、产妇血压低、穿刺部位感染、脊柱畸形或患神经系统疾病、胎儿宫内窘迫者禁用。

(2) 腰麻 - 硬膜外联合阻滞麻醉镇痛:该方法镇痛起效快,用药剂量少。

(3) 微导管连续蛛网膜下腔麻醉镇痛:用 28G 导管将布比卡因、芬太尼注入蛛网膜下腔,操作简单,但麻醉平面不易控制,副作用较多,故很少使用。

(4) 局部麻醉:为阴部神经阻滞麻醉,主要用于第二产程需做会阴切开时。

迄今为止尚未找到一种安全、完全无痛的方法和药物,无痛分娩有待继续研究探索。

学习小结

分娩是指妊娠满 28 周及以后的胎儿及其附属物从临产开始到全部从母体娩出的过程。产力、产道、胎儿及精神心理因素是决定分娩的四大因素。孕妇出现规律且逐渐增强的子宫收缩,持续 30 秒或以上,间歇 5~6 分钟,同时伴随进行性宫颈管消失、宫口扩张和胎先露部下降,即为临产开始的标志。临产后胎儿通过分娩机制即胎先露为适应骨盆各个平面的不同形态被动地进行一系列适应性转动、以其最小径线通过产道娩出,包括衔接、下降、俯屈、内旋转、仰伸、复位及外旋转、胎肩及胎儿娩出等动作。各动作是连续的,下降贯穿分娩的全过程,临床上以枕左前位最常见。

从规律宫缩开始至胎儿胎盘娩出为止为分娩总产程。临床分三个产程:第一产程(宫颈扩张期),第二产程(胎儿娩出期)和第三产程(胎盘娩出期)。孕妇临产后需密切观察产程进展、及时处理异常产程。第一产程主要观察:子宫收缩、监测胎心、观察宫口扩张和胎先露部下降情况、胎膜破裂后观察羊水性状。第二产程主要观察:每5~10 分钟听一次胎心,也可连续监测胎心率,同时注意胎心率变异及其与宫缩的关系。第三产程主要观察:新生儿 Apgar 评分、胎盘剥离、阴道出血、子宫收缩情况、检查胎盘胎膜是否完整、检查软产道、预防产后出血。

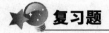 **复习题**

1. 分娩发动的机制是什么?
2. 决定分娩的因素有哪些?
3. 枕先露的分娩机制是什么?
4. 试述先兆临产及临产的临床表现。
5. 各个产程的特点是什么?
6. 接产的要点有哪些?
7. 胎盘剥离的征象有哪些?

（刘国成）

第 七 章

正 常 产 褥

学习目标

1. 掌握产褥期、子宫复旧的概念、恶露的类型。
2. 熟悉产褥期的临床表现及处理。
3. 了解产褥期母体各个系统的变化。

从胎盘娩出至产妇全身各器官除乳腺外恢复至正常未孕状态所需的一段时期,称为产褥期(puerperium),通常为 6 周。

第一节 产褥期母体变化

(一) 生殖系统的变化

1. 子宫体的变化 产褥期变化最大的是子宫。胎盘娩出后的子宫逐渐恢复到未孕状态的过程称子宫复旧(involution of uterus),一般为 6 周。子宫复旧不是肌细胞数目减少,而是肌浆中的蛋白质被分解排出,使细胞质减少致肌细胞缩小。胎儿及其附属物娩出后,子宫的重量约 1000g,产后 1 周降至 500g,产后 10~14 日子宫降入盆腔,重量降至 300g,产后 6~8 周恢复到非孕大小,重量降至非孕时的 50~80g 左右。

2. 子宫内膜及胎盘附着部位的变化 胎盘和胎膜娩出后,胎盘附着面积缩小,形成周边不整的粗糙面,残留的部分蜕膜变性脱落随恶露排出。基底层逐渐再生形成新的功能层。胎盘附着部位子宫内膜的修复需 6 周,而其他部位的内膜产后 3 周即可恢复正常。

3. 子宫颈的变化 分娩后宫颈外口松软呈环状,产后 2~3 日宫口可容 2 指,产后一周宫颈内口关闭,宫颈管复原,产后 4 周宫颈恢复至非孕时形态。初产妇宫颈外口因分娩时 3 点及 9 点裂伤,由产前的圆形(未产型)变成产后的"一"字形横裂(已产型)。

4. 阴道、外阴及盆底组织的变化 分娩后,阴道扩大、阴道壁松弛、肌张力减弱,阴道黏膜皱襞消失。产褥期逐渐恢复但不能完全恢复到正常非孕状态。处女膜因裂伤,产后形成数个隆起的处女膜痕。分娩时会阴的裂伤或侧切伤口因其血液循环丰富,均能在产后 3~4 日内愈合。分娩可造成盆底肌肉及筋膜弹性纤维部分撕裂,一般产褥期可逐渐恢复。如果产褥期保健欠佳、过早参加过重体力劳动或分娩次数过多而间隔时间短,盆底组织难以完全恢复正常,可导致阴道壁膨出及子宫脱垂。

（二）乳房的变化

分娩后,胎盘生乳素、雌激素及孕激素水平急剧下降,催乳素抑制激素减少,而垂体分泌的催乳激素增加,促进乳汁的合成与分泌。婴儿吸吮反射性刺激垂体合成与释放催乳激素和缩宫素,使乳汁合成分泌及促进乳汁的喷出。产后 7 天内的乳汁为初乳（colostrum）,因含 β- 胡萝卜素呈淡黄色,含蛋白质及矿物质较成熟乳多,还含有多种抗体,尤其是分泌型 IgA（sIgA）。脂肪和乳糖含量较成熟乳少,极易消化。接下来 4 周内乳汁逐步转变为成熟乳,乳汁内含有婴儿需要的各种营养物质及多种免疫物质。因多数药物可经母血渗入乳汁中,故产妇于哺乳期间用药须考虑该药物对新生儿有无不良影响。

（三）循环系统的变化

产后 24~72 小时内,由于子宫 - 胎盘循环停止、子宫收缩,大量血液从子宫进入母体循环,同时,由于去除了妊娠子宫的压迫,下腔静脉的回流血量增加,以及妊娠期间潴留的组织间液的回吸收,使产妇的血容量增加 15%~25%,心脏搏出量增加 35%,心脏负担加重,心脏功能不良的产妇易发生心力衰竭。妊娠期血容量变化,通常于产后 2~3 周恢复正常。

（四）血液系统的变化

产褥早期,白细胞增加,可达 $15×10^9$/L~$25×10^9$/L,中性粒细胞的比例增加,淋巴细胞的比例下降,一般 1~2 周恢复正常。因产后出血、血液稀释等因素血红蛋白仍偏低,产后 1 周开始回升,2 周恢复至孕期水平。红细胞沉降率在孕产期升高,至产后 3~4 周恢复正常。产褥早期仍处于高凝状态,血小板、纤维蛋白原、凝血酶原、凝血活酶等均处于较高水平,于产后 2~4 周渐降至正常,这些改变有利于胎盘剥离面迅速形成血栓,减少产后出血。

（五）泌尿系统的变化

子宫复旧及体内组织潴留的水分进入体循环,分娩后 1 周内产妇的尿量增加。妊娠期发生的肾盂及输尿管扩张,产后需 2~8 周恢复正常。由于分娩过程中胎先露的压迫,膀胱黏膜水肿、充血,使膀胱的充盈感和肌张力减弱,同时,分娩后会阴伤口的疼痛使产妇不愿用力排尿,容易发生尿潴留或排尿不畅。

（六）消化系统的变化

妊娠期胃肠张力胃肠张力及蠕动力减弱,胃酸分泌减少,常常食欲减退。同时,由于产后卧床时间较多,腹直肌及盆底肌肉松弛等因素影响排便,容易发生腹胀和便秘。消化功能的恢复需 1~2 周。

（七）内分泌系统的变化

分娩后,血中雌、孕激素 1 周恢复正常,胎盘生乳素产后 6 小时不能测出。吸吮刺激垂体催乳激素和缩宫素的合成与释放。肾上腺功能于产后 6 周内恢复。卵巢功能恢复时间不一,哺乳产妇平均产后 4~6 个月月经复潮,恢复排卵,有的在哺乳期月经一直不来潮。但哺乳产妇首次月经来潮前多有排卵,故月经虽未复潮,却仍有受孕可能。不哺乳的产妇平均在产后 6~10周月经复潮,约产后 10 周恢复排卵。

（八）免疫系统

在产褥期,机体的免疫功能逐渐恢复,产妇由维持妊娠的免疫状态,转为增强机体免疫力和通过哺乳将免疫因子传给新生儿的状态,NK 细胞和 LAK 细胞活性增加,有利于防止产后感染。

（九）腹壁的变化

产褥期下腹正中线色素逐渐消退，紫红色妊娠纹逐渐变成银白色妊娠纹。因妊娠期间腹壁肌纤维增生和弹性纤维断裂，产后腹肌松弛，腹直肌呈不同程度分离，约需6~8周逐渐恢复。

第二节 产褥期临床表现及处理

（一）产褥期临床表现

1. **生命体征** 产褥期体温大多在正常范围内，如果产程较长，产妇进食饮水较少，过度疲劳，常在产后24小时内体温略有升高，但一般不超过38℃。产后3~4天由于乳汁淤积和乳房过度充盈，体温可能略有升高，称为泌乳热（breast fever），一般持续4~16小时，随着乳房排空，症状改善，体温很快恢复正常。脉搏缓慢而规律，每分钟60~70次；呼吸深慢，每分钟14~16次。血压平稳在正常范围。

2. **子宫复旧和宫缩痛** 分娩后子宫迅速收缩，宫底降至脐下一横指。由于子宫收缩使子宫壁血管闭锁，子宫肌细胞缺血变小，子宫体积与重量逐渐缩小，产后1日宫底平脐，以后每日下降1~2cm，产后10~14日降入盆腔，产后6~8周恢复到非孕大小。产后由于子宫阵发性收缩引起下腹痛，多发生在哺乳时，经产妇多见，持续2~3日自然消失。

3. **褥汗** 产后皮肤汗腺排泄功能旺盛，出大量汗液，夜间及初醒时明显，大约1周内逐渐好转，能排除妊娠期体内潴留的水分。

4. **恶露（lochia）** 在子宫复旧的过程中，坏死的蜕膜、血液和宫腔渗出液经阴道排出，称为恶露。正常恶露有血腥味，但无臭味，持续4~6周，总量为250~500ml，个体差异较大。根据恶露的性状，可分为三种：

（1）血性恶露（lochia rubra）：色鲜红，含有多量血液及少量的胎膜和坏死的蜕膜组织。一般持续3~4天逐渐变成浆液性恶露。

（2）浆液性恶露（lochia serosa）：色淡红，含少量血液和较多坏死的蜕膜组织、宫颈和阴道黏液以及细菌等。一般持续7~10天逐渐变为白色恶露。

（3）白色恶露（lochia alba）：分娩两周后，新生的子宫内膜逐渐覆盖子宫内壁，出血停止。恶露白色稀薄，主要由坏死的蜕膜、表皮细胞、白细胞和细菌等组成，一般持续2~3周。

5. **会阴** 由于分娩裂伤、肿胀而疼痛，1~2日后消失，会阴缝合切口于产后3~5日愈合。因分娩裂伤，处女膜残缺不全形成处女膜痕。

6. **体重** 分娩后因胎儿、胎盘、羊水排出，褥汗、大量排尿、子宫复旧等因素，体重可减轻11~14kg。

（二）产褥期处理

1. **观察子宫复旧及恶露** 分娩后注意产后2小时的监护。在产褥早期仍有产后出血的可能，需密切观察生命体征变化，注意阴道流血和排尿情况。每天测量宫底高度，了解子宫复旧情况。注意观察恶露的量、颜色、气味等物理状态，如果恶露量多、持续时间长、有异味，应注意有产后子宫复旧不良或感染的可能，必要时给予促宫缩剂和抗生素。

2. **会阴处理** 用0.05%聚维酮碘液擦洗外阴，每日2~3次。会阴部有水肿者，可用50%硫酸镁液湿热敷，产后24小时后可用红外线照射外阴。会阴部有缝线者，应每日检查切口有无红肿、硬结及分泌物。于产后 3~5 日拆线。若伤口感染,应提前拆线引流或行扩创处理,定时换药,并可 1：5000 高锰酸钾液冲洗或坐浴 2~3 次 / 日。

3. 乳房处理　尽早做好哺乳准备,做到早接触早吸吮,于产后半小时内开始哺乳为佳。有些产妇因病需退奶时方法有:①停止哺乳,不排空乳房,少进汤汁;②生麦芽 60~90g,煎水服,每日一剂,连服 3~5 日;③芒硝 250g 分装两纱布袋内,敷于两乳房并包扎,湿硬时更换。乳头皲裂轻者可哺乳后挤少许乳汁涂在乳头和乳晕上,或涂抗生素软膏或 10% 复方安息香酸酊,皲裂严重者应停止哺乳,可挤出或用吸乳器将乳汁吸出后喂给新生儿。乳头内陷的产妇可多做乳房"十字操"予以纠正。并需积极防治乳腺炎。

4. 产褥中暑　产褥期因高温环境使体内余热不能及时散发,引起中枢性体温调节功能障碍的急性热病,称为产褥中暑(puerperal heat stroke),表现为高热、水电解质紊乱,循环衰竭和神经系统功能损害等。本病起病急骤,处理不当能遗留严重后遗症,甚至死亡。常见原因是由于旧风俗习惯怕产妇"受风"而关门窗,包头盖被,使产妇处在高温、高湿状态,影响其出汗散热,导致体温调节中枢功能衰竭而出现中暑表现。临床诊断根据病情程度分为:①中暑先兆:表现为口渴、多汗、心悸、恶心、胸闷、四肢无力。此时体温正常或低热;②轻度中暑:中暑先兆未能及时处理,产妇体温逐渐升高达 38.5℃ 以上,随后出现面色潮红、胸闷、脉搏增快、呼吸急促、口渴、痱子满布全身;③重度中暑:产妇体温继续升高达 41~42℃,呈稽留热型,可出现面色苍白、呼吸急促、谵妄、抽搐、昏迷。如果处理不及时可在数小时内可因呼吸、循环衰竭而死亡,幸存者也常遗留中枢神经系统不可逆的后遗症。治疗原则是立即改变高温和不通风环境,迅速降温,及时纠正水、电解质紊乱及酸中毒。识别产褥中暑先兆症状对于及时正确地处理十分重要,而迅速降低体温是抢救成功的关键。预防上在于做好卫生宣教,居室保持通风,产妇衣着应宽大透气。

5. 饮食与营养　鼓励产妇进食进水,提倡合理膳食。一般产后 1~2 小时,可进清淡的半流食,以补充分娩时消耗的能量和丢失的水分。产妇的饮食要保证足量的蛋白质、脂肪、糖类、维生素、钙、铁、锌等营养物质,同时应富含纤维素,每日摄入的总热量不低于 12 250kJ(3000kcal)。

6. 排尿与排便　产后 4 小时内鼓励产妇排尿,排尿困难者可用温水冲洗尿道口周围诱导排尿,或针刺关元、气海、三阴交等穴位,肌注甲硫酸新斯的明 1mg 兴奋膀胱逼尿肌促其排尿,也可理疗、心理疏导,必要时留置导尿。鼓励产后早期活动,以促进消化功能和体力的恢复,多吃含纤维素丰富的食物,避免便秘。

7. 计划生育指导　产后避孕的原则是产后哺乳者最好用工具避孕,不宜口服避孕药;不哺乳者,工具避孕和口服避孕药物均可。

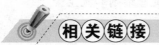 相关链接

母乳喂养是婴儿最理想的食品,对母婴健康均有益。世界卫生组织已将保护、促进和支持母乳喂养作为卫生工作的重要环节。

1. 对婴儿有益　①提供营养、提高免疫功能:母乳中含有促进大脑发育的牛磺酸、预防疾病的溶菌酶、促进组织发育的核苷酸、增强视力的 DHA、丰富的免疫蛋白和免疫细胞等,能明显降低婴儿腹泻、呼吸道和皮肤感染率,降低婴儿的过敏体质;②利于吸收:因母乳钙、

磷比例适合,生物利用率高,且其质与量随婴儿生长和需要发生相应改变,最利于婴儿吸收,而奶粉常因多余物质难于吸收反而增加婴儿的肾负荷及消化道负担;③利于牙齿发育:吸吮时的肌肉运动有助于面部正常发育,且可预防因奶瓶喂养引起的龋齿;④促进母婴情感联系:母乳喂养时,婴儿与母亲皮肤频繁接触,对刺激婴儿脑部及心智发育有重要作用。

2. 对母亲有益 ①有助于防止产后出血:吸吮刺激使催乳激素产生的同时促进缩宫素的产生,使子宫收缩,减少产后出血;②有助于产后恢复:哺乳者的月经复潮及排卵较不哺乳者延迟,有利于延长生育间隔,而母体内的蛋白质、铁和其他营养物质因闭经而得以储存,并有效地消耗怀孕时累积的脂肪,有利于产后恢复,避免产后肥胖;③降低母亲患乳腺癌、卵巢癌的危险性。

学习小结

分娩结束至产后 6 周这一段时期为产褥期。母体变化主要有:

(1) 生殖系统:子宫复旧一般需 6 周;胎盘附着部位子宫内膜的修复需 6 周,而其他部位的内膜产后 3 周恢复;产后一周宫颈内口关闭,4 周恢复至非孕形态;会阴伤口在产后 3~4 日内愈合。

(2) 乳房:产后 7 天内的乳汁为初乳,接下来 4 周内乳汁逐步转变为成熟乳。

(3) 循环系统:产后 24~72 小时内,心脏功能不良的产妇易发生心力衰竭。

(4) 血液系统:白细胞数量、中性粒细胞的比例增加,血红蛋白偏低,1~2 周恢复正常。高凝状态于产后 2~4 周渐降至正常。

(5) 泌尿系统:分娩后 1 周内产妇的尿量增加。

(6) 消化系统:恢复需 1~2 周。

(7) 内分泌系统:血中雌、孕激素 1 周恢复正常,胎盘生乳素产后 6 小时不能测出,肾上腺功能产后 6 周恢复,卵巢功能恢复时间不一。

产褥期的临床表现及相关处理:

(1) 生命体征:产后泌乳热一般持续 4~16 小时。

(2) 子宫复旧和宫缩痛:注意分娩后 2 小时的监护。

(3) 褥汗:约 1 周内逐渐好转。

(4) 恶露:分为血性恶露、浆液性恶露、白色恶露,必要时给予促宫缩剂和抗生素。

(5) 会阴:每天外用消毒,伤口在产后 3~5 日拆线。

(6) 体重:可减轻 11~14kg。

(7) 乳房:早接触早吸吮。

(8) 谨防产褥中暑。

(9) 提倡合理膳食。

(10) 产后 4 小时内鼓励产妇排尿。

(11) 产后哺乳者最好工具避孕。

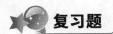 **复习题**

1. 产褥期母体生殖系统的变化。
2. 正常恶露的分型及大概持续时间?
3. 简述产褥期的处理。

（王晨虹）

第 八 章

病 理 妊 娠

第一节 流 产

学习目标

1. 掌握流产的概念。
2. 掌握流产的临床表现及分型。
3. 掌握流产的诊断及鉴别诊断。
4. 掌握各型流产的处理原则。

妊娠不足 28 周、胎儿体重不足 1000g 而终止者,称为流产(abortion)。发生在 12 周前者,称为早期流产(early abortion);妊娠 12 周至不足 28 周终止者,称为晚期流产(late abortion)。流产又分为自然流产(spontaneous abortion)和人工流产(artificial abortion)。胚胎着床后 31% 发生自然流产,其中早期流产占 80% 以上。在早期流产中,约 2/3 为隐性流产,即发生在月经期前的流产,也称生化妊娠。本节主要阐述自然流产。

(一) 病因

1. 胚胎因素　胚胎染色体异常是早期流产的主要原因。染色体异常包括数目异常(包括三体、单体、多倍体等)和结构异常(包括染色体断裂、缺失和易位等),以前者多见。

2. 母体因素

(1) 全身疾病:如急性传染病、高热、严重感染,严重的心、肺、肝、肾等器质性器官功能障碍,重度贫血、血栓性疾病、糖尿病、慢性肝肾疾病或高血压等,有可能导致流产。

(2) 内分泌异常:甲状腺功能低下或亢进,黄体功能不全可影响胎盘形成和引起胚胎发育不良而导致流产。

(3) 免疫功能异常:夫妻双方的组织相容性抗原过分相似、母体封闭抗体不足、抗磷脂抗体生成过多、母儿血型不合等,均可引起母体对胎儿的排斥而造成流产。

(4) 生殖器异常:先天性子宫畸形、巨大的肌壁间子宫肌瘤或黏膜下肌瘤、子宫内膜炎、宫颈功能不全等。

(5) 其他:如手术、直接撞击腹部、性交过频或过度紧张、焦虑、恐惧、忧伤等精神创伤可导致流产。吸烟、酗酒,过量饮咖啡、二醋吗啡(海洛因)等毒品,均有导致流产的报道。

3. 环境因素 包括多种物理因素（如放射性物质、噪音、高温、微波等）和化学因素（如重金属、农药、某些涂料、药物等）可直接或间接损害生殖细胞、胚胎或胎儿，造成流产。

（二）病理

早期流产时胚胎多数先死亡，继之发生底蜕膜出血，胚胎的绒毛与蜕膜层剥离，成为异物引起宫缩被排出。有时蜕膜海绵层先出血坏死或有血栓形成，导致胎儿死亡后排出。

妊娠 8 周前胎盘绒毛发育尚不成熟，绒毛可以完全从子宫壁剥离而排出，出血不多。

妊娠 8~12 周时，胎盘绒毛发育繁盛，深植蜕膜中，绒毛往往不易完整剥离，宫腔内残留组织影响子宫收缩而出血较多。

晚期流产因胎盘完全形成，流产过程与足月分娩相似。

（三）临床表现

主要临床表现为停经后阴道流血和腹痛。且流血量与腹痛程度与流产的临床类型有关。

1. 早期流产时，先阴道流血，后阵发性下腹部疼痛。继之胚胎及其附属物排出。

2. 晚期流产时，先出现腹痛，后促使胎儿娩出，随之胎盘剥离而出现阴道流血。

（四）临床类型

按自然流产发展的不同阶段，分为以下临床类型。

1. 先兆流产（threatened abortion） 是流产的最初阶段，可历时几天或 1~2 周，出现少量阴道流血和轻微下腹痛。妇科检查阴道有少量暗红色血或血性分泌物、宫颈口未开、胎膜未破、子宫大小与孕周相符。

2. 难免流产（inevitable abortion） 一般由先兆流产发展而来。此时阴道流血增多，腹痛加重呈阵发性，可有胎膜破裂阴道流水。妇科检查宫颈口已扩张，可有胚胎组织或胎盘堵在宫颈口内，子宫大小与孕周符合或略小。

3. 不全流产（incomplete abortion） 难免流产继续发展，部分妊娠物排出宫腔，还有部分残留于宫腔内或嵌顿于宫颈口处，或胎儿排出后胎盘滞留宫腔或嵌顿于宫颈口，影响子宫收缩，导致大量出血，甚至发生休克。妇科检查见宫颈口已扩张，宫颈口有妊娠物堵塞及持续性血液流出，子宫小于停经周数。

4. 完全流产（complete abortion） 指妊娠物已全部排出，阴道流血逐渐停止，腹痛逐渐消失。妇科检查宫颈口已关闭，子宫接近正常大小。

自然流产的临床过程简示见表 8-1。

此外，还有三种特殊类型的流产：

表 8-1 自然流产的转归

先兆流产 → 继续妊娠
先兆流产 → 难免流产 → 不全流产
难免流产 → 完全流产

5. 稽留流产（missed abortion） 指胚胎或胎儿已死亡滞留宫腔内未能自然排出者。早孕反应消失，有先兆流产症状或无任何症状，子宫不再增大反而缩小。妇科检查宫颈口未开，子宫较停经周数小，质地不软，未闻及胎心。

6. 复发性流产（recurrent spontaneous abortion，RSA） 是指同一性伴侣连续发生 3 次及 3 次以上的自然流产。早期复发性流产常见原因为胚胎染色体异常、免疫功能异常、黄体功能不全、甲状腺功能低下等；晚期复发性流产常见原因为子宫解剖异常、宫颈机能不全、自身免疫异常、血栓前状态等。

7. 流产合并感染（septic abortion） 流产过程中，若阴道流血时间长，有组织残留于宫腔内或非法堕胎，有可能引起宫腔感染，严重感染可扩展至盆腔、腹腔甚至全身，并发盆腔炎、腹膜炎、败血症及感染性休克。

（五）诊断

根据病史和临床表现即可确诊,有时需要进行辅助检查。

1. 病史 了解患者停经史、早孕反应、阴道流血、流血量及其持续时间、腹痛情况、有无阴道水样物及组织物排出等。

2. 体格检查 除血压、脉搏及体温外,应行妇科检查。

3. 辅助检查

（1）B 型超声检查:对确定流产类型和鉴别诊断有重要价值。

（2）妊娠试验:尿早早孕诊断试纸条法,可定性诊断。连续测定血 β-hCG 的水平,可了解流产的预后。

（3）清宫:可达到清除宫内妊娠物并止血的目的。刮出物应做病理检查。

（4）孕激素测定:血孕酮水平,能协助判断先兆流产的预后。

（六）鉴别诊断

首先,应鉴别流产的类型,鉴别要点见表 8-2。早期自然流产应与异位妊娠、葡萄胎、功能失调性子宫出血及子宫肌瘤等相鉴别。

表 8-2 各型流产的鉴别诊断

类型	病 史			妇 科 检 查	
	出血量	下腹痛	组织排出	宫颈口	子宫大小
先兆流产	少	无或轻	无	闭	与妊娠周数相符
难免流产	中→多	加剧	无	扩张	相符或略小
不全流产	少→多	减轻	部分排出	扩张或有组织物堵塞	小于妊娠周数
完全流产	少→无	无	全部排出	闭	正常或略大

（七）处理

应根据自然流产的不同类型进行相应处理。

1. 先兆流产 休息,禁止性生活,避免精神过度紧张和不良刺激。黄体功能不全者给予黄体酮 10~20mg,每日或隔日肌注 1 次。甲状腺功能低下者给予小剂量甲状腺素片口服。经过 2 周治疗,如果阴道流血停止,B 型超声提示胚胎存活,可继续妊娠。如果临床症状加重,B 型超声提示胚胎发育不良,β-hCG 持续不升或下降表明流产不可避免,应终止妊娠。

2. 难免流产 一旦确诊,应尽快使胚胎及胎盘组织完全排出,以达到有效止血。

3. 不全流产 一经确诊,应尽快行刮宫术或钳刮术,清除宫腔内残留组织。阴道大量出血伴休克者,应同时输血输液,并给予抗生素预防感染。

4. 完全流产 流产症状消失,B 型超声检查证实宫腔内无残留物,若无感染征象,不需特殊处理。

5. 稽留流产 胎盘组织机化,与子宫壁紧密粘连,致使刮宫困难。胚胎稽留宫内时间过长可发生凝血功能障碍。术前查血常规、血小板计数及凝血功能,并做好输血准备。凝血功能正常时,先口服炔雌醇 1mg,每日 2 次,连用 5 日,或苯甲酸雌二醇 2mg 肌内注射,每日 2 次,连用 3 日,可提高子宫肌对缩宫素的敏感性。子宫 <12 孕周行刮宫术,一次不能刮净,于 5~7 日

后再次刮宫。子宫 >12 孕周时,米非司酮加米索前列醇,或静脉滴注缩宫素,促使胎儿、胎盘排出。若出现凝血功能障碍,应尽早使用肝素、纤维蛋白原及输新鲜血、新鲜冰冻血浆等,待凝血功能好转后,再行刮宫。

6. 复发性流产 染色体异常夫妇,应于孕前进行遗传咨询,确定是否可以妊娠。夫妇一方或双方有染色体结构异常,必须在孕中期行产前诊断,并针对流产的病因进行相应处理。宫颈机能不全应在孕 14~18 周行宫颈环扎术。抗磷脂抗体阳性患者可在确定妊娠以后使用小剂量阿司匹林或低分子肝素。黄体功能不全者,应补充黄体酮制剂等。

7. 流产合并感染 控制感染的同时尽快清除宫内残留物。若阴道流血不多,先选用广谱抗生素 2~3 日,待感染控制后再行刮宫。若阴道流血量多,静脉滴注抗生素及输血的同时,清除宫腔内残留组织,使出血减少。术后应继续用广谱抗生素。若已合并感染性休克者,应积极进行抗休克治疗,病情稳定后再行彻底刮宫。若感染严重或盆腔脓肿形成,应行手术引流,必要时切除子宫。

病例分析

女性,26 岁,停经 40 天,阴道少量流血 3 天后,再次突然阴道出血增多,有血凝块,伴有阵发性腹痛。于晚上 10 点在家属陪伴下车入病房。面色苍白,脉搏 120 次 / 分,血压 80/60mmHg。妇科检查,阴道内多量血,宫颈口有组织并有活动性出血。尿妊娠试验阳性。诊断:不全流产;失血性休克。急诊查血常规、凝血功能、配血,补液抗休克治疗同时行清宫术。术中钳夹出胚胎组织及血凝块,出血逐渐停止。术后血压回升至 110/60mmHg,心率 82 次 / 分,观察一天,出院。

病例分析:

1. 根据患者的病史 ①有停经史;②阴道少量流血 3 天不伴有腹痛;③尿妊娠试验阳性,此为先兆流产阶段;④再次阴道出血伴有阵发性腹痛。说明先兆流产发展为难免或不全流产。

2. 体征 ①血压下降,心率增快;②阴道内多量血,宫颈口有组织并有活动性出血。再次入院的症状加体征,考虑为不全流产伴休克。应迅速抗休克同时清除宫腔内容物。

理论与实践

停经后阴道出血相关疾病:生育年龄的妇女,既往月经规律,出现停经首先考虑妊娠,停经后出血应考虑妊娠相关疾病,如流产、异位妊娠、滋养细胞疾病等。如果伴有持续性腹痛可能为异位妊娠破裂或流产,阵发性腹痛为宫内妊娠流产,外出血多时可能为不全流产或滋养细胞疾病。外出血与休克不符合时多为异位妊娠破裂。最可靠的鉴别诊断方法是 B 型超声检查。当超声发现宫腔内可见孕囊一般可排除异位妊娠和葡萄胎。当孕囊没有出现时难以鉴别,需要动态监测血 hCG 的变化和动态超声检查。如超声检查发现宫腔空虚,而附件区可见包块甚至有心管搏动时,要考虑异位妊娠。另外,当宫颈癌、宫颈息肉合并妊娠时也可表现为停经后出血,通过详细询问孕前有无接触性出血的病史、妇科检查及宫颈细胞学、组织学检查可诊断。

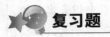 学习小结

　　妊娠不足 28 周、胎儿体重不足 1000g 而终止者,称为流产。流产的病因主要包括三大因素:①胚胎因素:是早期流产的主要原因;②母体因素:全身疾病、内分泌异常(甲状腺功能低下或亢进,黄体功能不全)、免疫功能异常、生殖器异常;③环境因素。早期流产时先出血,后宫缩痛再排出组织;晚期流产时先腹痛,类似足月分娩。流产的临床类型分为:①先兆流产:少量阴道流血、宫颈口未开、子宫大小与孕周相符;②难免流产:阴道流血增多,腹痛加重,宫颈口已扩张;③不全流产:大量出血,甚至发生休克,宫颈口已扩张,宫颈口有妊娠物堵塞及持续性血液流出,子宫小于停经周数;④完全流产:阴道流血停止,腹痛逐渐消失。还有三种特殊类型流产:⑤稽留流产:胚胎死亡没有自然排出宫腔,死亡时间过久可引起凝血机制改变;⑥复发性流产:反复自然流产在 3 次以上;⑦流产合并感染:阴道出血同时伴有发热或白细胞升高。流产的诊断依据停经后出血、腹痛等病史结合血 hCG、超声检查等。流产的处理:先兆流产保胎治疗;难免流产及时清除宫腔内容物;不全流产时抗休克同时清宫;完全流产观察情况;稽留流产应注意凝血功能并清宫;复发性流产找原因;感染性流产抗感染后清宫。

★ 复习题

1. 流产的临床类型。
2. 稽留流产的诊断和处理原则。
3. 不全流产容易发生在妊娠多少周?
4. 晚期复发性流产的处理?

第二节　异位妊娠

学习目标 ▮▮

1. 掌握异位妊娠的概念及输卵管妊娠的病因。
2. 熟悉输卵管妊娠的病理改变。
3. 掌握输卵管妊娠的临床表现及诊断。
4. 掌握输卵管妊娠的鉴别诊断。
5. 掌握输卵管妊娠的治疗原则。

　　受精卵在子宫体腔以外着床称为异位妊娠(ectopic pregnancy),习称宫外孕(extrauterine pregnancy)。异位妊娠根据受精卵在子宫体腔外种植部位不同而分为:输卵管妊娠、卵巢妊娠、腹腔妊娠、阔韧带妊娠、宫颈妊娠(图 8-1)。而以输卵管妊娠最常见。占异位妊娠 95% 左右,其中壶腹部妊娠最多见,约占 78%,其次为峡部、伞部,间质部妊娠较少见。

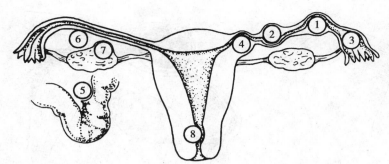

① 输卵管壶腹部妊娠
② 输卵管峡部妊娠
③ 输卵管伞部妊娠
④ 输卵管间质部妊娠
⑤ 腹腔妊娠
⑥ 阔韧带妊娠
⑦ 卵巢妊娠
⑧ 宫颈妊娠

图 8-1 异位妊娠的发生部位

（一）输卵管妊娠的病因

1. 输卵管炎症 是输卵管妊娠的主要病因，包括输卵管黏膜炎和输卵管周围炎。输卵管黏膜炎可使黏膜皱褶粘连，管腔变窄，或使纤毛功能受损，从而导致受精卵在输卵管内运行受阻而于该处着床；输卵管周围炎病变主要在输卵管浆膜层或浆肌层，阑尾炎、盆腔结核、腹膜炎及子宫内膜异位症、流产和分娩后感染可致输卵管周围粘连、输卵管扭曲、管腔狭窄、蠕动减弱，影响受精卵运行。

2. 输卵管妊娠史或手术史 曾有输卵管妊娠史，输卵管粘连分离术、再通术、伞端造口术及输卵管绝育术后瘘管形成或再通均使输卵管妊娠机会增加。

3. 输卵管发育不良或功能异常 输卵管过长、肌层发育差、黏膜纤毛缺乏、双输卵管、输卵管憩室或有输卵管副伞等，均可造成输卵管妊娠。

4. 其他 盆腔肿瘤的牵拉和压迫使输卵管变得细长、迂曲或管腔狭窄或部分堵塞；施行辅助生育技术后输卵管妊娠的发生率增加。内分泌异常、精神紧张也可导致输卵管蠕动异常或痉挛而发生输卵管妊娠。

（二）病理

1. 输卵管的变化 受精卵着床后，输卵管壁出现蜕膜反应，但由于输卵管管腔狭小，管壁较薄，蜕膜形成较差，不利于胚胎发育。由于胚胎滋养细胞能穿破输卵管小动脉，而小动脉压力较绒毛血管高，故血液自破口流入绒毛间，往往较早发生输卵管妊娠流产；同时，输卵管肌层不如子宫肌层厚与坚韧，胚胎滋养细胞容易侵入，甚至穿透输卵管壁而引起输卵管破裂。

（1）输卵管妊娠流产（tubal abortion）：多见于妊娠 8~12 周输卵管壶腹部妊娠。受精卵种植在输卵管黏膜皱襞内，由于蜕膜形成不完整，发育中的胚泡常向管腔突出，最终突破包膜而出血，胚泡与管壁分离，若整个胚泡剥离落入管腔，刺激输卵管逆蠕动经伞端排出到腹腔，形成输卵管妊娠完全流产，出血一般不多（图 8-2）。若胚泡剥离不完整，部分尚附着于输卵管壁，形成输卵管妊娠不全流产，滋养细胞继续侵蚀输卵管壁，导致反复出血。出血量和持续时间与残存在输卵管壁上绒毛多少有关。如果伞端堵塞血液不能流入盆腔，积聚在输卵管内，形成输卵管血肿或输卵管周围血肿。如果血液不断流出并积聚在直肠子宫陷窝，造成盆腔积血和血肿，量多时甚至流入腹腔。

（2）输卵管妊娠破裂（rupture of tubal pregnancy）：多见于妊娠 6 周左右输卵管峡部妊娠。受精卵着床于输卵管黏膜皱襞间，胚泡生长发育时绒毛向管壁方向侵蚀肌层及浆膜，最终穿破浆膜，形成输卵管妊娠破裂（图 8-3），输卵管肌层血管丰富，短期内可发生大量出血，使患者休克，

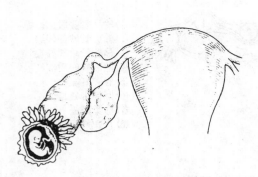
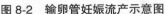
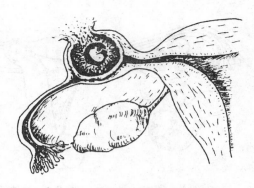

图 8-2　输卵管妊娠流产示意图　　　　　图 8-3　输卵管妊娠破裂示意图

出血量远较输卵管妊娠流产多,腹痛剧烈,也可反复出血,在盆腔与腹腔内形成积血和血肿,孕囊可自破裂口排入盆腔。输卵管妊娠破裂绝大多数为自发性,也可发生于性交或盆腔双合诊后。输卵管间质部妊娠和宫角妊娠虽不多见,但由于间质部管腔周围肌层较厚,血运丰富,因此破裂常发生于孕 12~16 周。一旦破裂,症状极严重,往往在短时间内出现休克。

（3）陈旧性宫外孕:输卵管妊娠流产或破裂,若长期反复内出血形成的盆腔血肿不消散,血肿机化变硬并与周围组织粘连,临床上称为陈旧性宫外孕。机化性包块可存在多年,甚至钙化形成石胎。

（4）继发性腹腔妊娠:无论输卵管妊娠流产或破裂,胚胎从输卵管排入腹腔内或阔韧带内,多数死亡,偶尔也有存活者。若存活胚胎的绒毛组织附着于原位或排至腹腔后重新种植而获得营养,可继续生长发育,形成继发性腹腔妊娠。

（5）持续性异位妊娠（persistent ectopic pregnancy）:输卵管妊娠保守性手术中未完全清除胚囊,或残留有存活的滋养细胞而继续生长,致术后血 β-hCG 不降或反而上升,异位妊娠症状与体征未好转,称为持续性异位妊娠。

2. **子宫的变化**　与正常妊娠一样,hCG 维持黄体生长,使甾体激素分泌增加,致使月经停止来潮,子宫增大变软,子宫内膜出现蜕膜反应。

若胚胎受损或死亡,蜕膜自宫壁剥离而发生阴道流血。有时蜕膜可完整剥离,随阴道流血排出三角形蜕膜管型;有时呈碎片排出。排出的组织见不到绒毛,组织学检查无滋养细胞。子宫内膜形态学改变呈多样性,若胚胎死亡已久,内膜可呈增生期改变;若胚胎死亡后部分深入肌层的绒毛仍存活,黄体退化迟缓,内膜仍可呈分泌反应。

（三）临床表现

1. **典型症状**　停经、腹痛、阴道流血。

（1）停经:除输卵管间质部妊娠停经时间较长外,多有 6~8 周停经史。有 20%~30% 患者无停经史,患者容易将不规则阴道流血误认为月经,或由于月经过期仅数日而不认为是停经。

（2）腹痛:是输卵管妊娠患者的主要症状,占 95%。在输卵管妊娠发生流产或破裂之前,由于胚胎在输卵管内逐渐增大,常表现为一侧下腹部隐痛或酸胀感。当发生输卵管妊娠流产或破裂时,突感一侧下腹部撕裂样疼痛,常伴有恶心、呕吐。若血液局限于病变区,主要表现为下腹部疼痛,当血液积聚于直肠子宫陷凹时,可出现肛门坠胀感。随着血液由下腹部流向全腹,疼痛可由下腹部向全腹部扩散,血液刺激膈肌,可引起肩胛部放射性疼痛及胸部疼痛。

（3）阴道流血:占 60%~80%。胚胎死亡后,常有不规则阴道流血,色暗红或深褐,量少呈点滴状,一般不超过月经量,少数患者阴道流血量较多,类似月经。阴道流血可伴有蜕膜管型或蜕膜碎片排出,系子宫蜕膜剥离所致。阴道流血一般常在病灶去除后方能停止。

(4)晕厥与休克:由于腹腔内出血及剧烈腹痛,轻者出现晕厥,严重者出现失血性休克。出血量越多越快,症状出现越迅速越严重,但与阴道流血量不成正比。

(5)腹部包块:输卵管妊娠流产或破裂时所形成的血肿时间较久者,由于血液凝固并与周围组织或器官(如子宫、输卵管、卵巢、肠管或大网膜等)发生粘连形成包块,包块较大或位置较高者,腹部可扪及。

2. 体征

(1)一般情况:腹腔出血较多时,可出现休克表现。

(2)腹部检查:下腹有明显压痛及反跳痛,尤以患侧为著,但腹肌紧张轻微。出血较多时,叩诊有移动性浊音。

(3)盆腔检查:阴道内常有来自宫腔的少许血液。输卵管妊娠未发生流产或破裂者,除子宫略大较软外,仔细检查可触及胀大的输卵管及轻度压痛。输卵管妊娠流产或破裂者,阴道后穹隆饱满,有触痛。将宫颈轻轻上抬或向左右摆动时引起剧烈疼痛,称为宫颈举痛或摇摆痛,此为输卵管妊娠的主要体征之一,是因加重对腹膜的刺激所致。内出血多时,检查子宫有漂浮感。子宫一侧或其后方可触及肿块,其大小、形状、质地常有变化,边界多不清楚,触痛明显。病变持续较久时,肿块机化变硬,边界亦渐清楚。输卵管间质部妊娠时,子宫大小与停经月份基本符合,但子宫不对称,一侧角部突出,破裂所致的征象与子宫破裂极相似。

(四)诊断

输卵管妊娠流产或破裂后,诊断多无困难。未发生流产或破裂时,临床表现不明显,需采用辅助检查方能确诊。

1. β-hCG 测定 尿或血 β-hCG 测定对早期诊断异位妊娠有重要作用。异位妊娠时,患者体内 hCG 水平较宫内妊娠低。

2. 超声检查 超声显像有助于明确孕囊种植部位和大小。阴道超声检查较腹部准确性高。异位妊娠的声像特点:宫腔内未探及妊娠囊,若宫旁探及异常低回声区,且见胚芽及原始心管搏动,可确诊异位妊娠;若宫旁探及混合回声区,子宫直肠窝有游离暗区,虽未见胚芽及胎心搏动,也应高度怀疑异位妊娠。由于子宫内有时可见到假妊娠囊(蜕膜管型与血液形成),有时被误诊为宫内妊娠。

3. 阴道后穹隆及腹腔穿刺 是一种简单可靠的诊断方法,适用于疑有腹腔内出血的患者。腹腔内出血最易积聚于直肠子宫陷凹,即使血量不多,也能经阴道后穹隆穿刺抽出血液。抽出暗红色不凝血液,说明有血腹症存在。陈旧性宫外孕时,可抽出小块或不凝固的陈旧血液。若穿刺针头误入静脉,则血液较红,将标本放置 10 分钟左右即可凝结。无内出血、内出血量很少、血肿位置较高或直肠子宫陷凹有粘连时,可能抽不出血液,因而阴道后穹隆穿刺阴性不能否定输卵管妊娠存在。

4. 腹腔镜检查 目前腹腔镜检查视为异位妊娠诊断的金标准,而且可以在确诊的情况下同时行微创手术治疗。适用于原因不明的急腹症鉴别及输卵管妊娠尚未破裂或流产的早期。有大量腹腔内出血或伴有休克者,禁做腹腔镜检查。

5. 子宫内膜病理检查 目前很少依靠诊断性刮宫协助诊断,诊刮仅适用于阴道流血较多的患者,目的在于排除同时合并宫内妊娠流产。

（五）鉴别诊断

输卵管妊娠应与流产、急性输卵管炎、急性阑尾炎、黄体破裂及卵巢囊肿蒂扭转鉴别,见表 8-3。

表 8-3 异位妊娠的鉴别诊断

	输卵管妊娠	流产	急性输卵管炎	急性阑尾炎	黄体破裂	卵巢囊肿蒂扭转
停经	多有	有	无	无	多无	无
腹痛	突然撕裂样剧痛,自下腹一侧开始向全腹扩散	下腹中央阵发性坠痛	两下腹持续性疼痛	持续性疼痛,从上腹开始,经脐周转至右下腹	下腹一侧突发性疼痛	下腹一侧突发性疼痛
阴道流血	量少,暗红色,可有蜕膜管型排出	开始量少,后增多,鲜红色,有小血块或绒毛排出	无	无	无或有如月经量	无
休克	程度与外出血不成正比	程度与外出血成正比	无	无	无或有轻度休克	无
盆腔检查	宫颈举痛,直肠子宫陷凹有肿块	宫口稍开,子宫增大变软	举宫颈时两侧下腹疼痛	无肿块触及,直肠指检右侧高位压痛	无肿块触及,一侧附件压痛	宫颈举痛,卵巢肿块边缘清晰,蒂部触痛明显
后穹隆穿刺	可抽出不凝血液	阴性	可抽出渗出液或脓液	阴性	可抽出血液	阴性
β-hCG	多为阳性	多为阳性	阴性	阴性	阴性	阴性
B 超	一侧附件低回声区,其内有妊娠囊	宫内可见妊娠囊	两侧附件低回声区	子宫附件区无异常回声	一侧附件低回声区	一侧附件低回声区,边缘清晰,有条索状蒂

（六）治疗

异位妊娠的治疗包括药物疗法和手术治疗。

1. 药物治疗

（1）化学药物治疗:主要适用于早期输卵管妊娠、要求保存生育能力的年轻患者。符合下列条件可采用:①无药物治疗的禁忌证;②输卵管妊娠未发生破裂或流产;③输卵管妊娠包块直径≤4cm;④血 β-hCG<2000U/L;⑤无明显内出血。可采用全身或局部用药。常用药为甲氨蝶呤(MTX)。治疗方案:全身用药 MTX 0.4mg/(kg·d),肌注,5 日为一疗程;若单次剂量肌注常用 50mg/m² 体表面积计算,在治疗第 4 日和第 7 日测血清 β-hCG,若治疗后 4~7 日血 β-hCG 下降 <15%,应重复剂量治疗,然后每周重复测血清 β-hCG,直至血 β-hCG 降至 5U/L,一般需 3~4 周。应用 MTX 治疗期间,应超声和 β-hCG 进行严密监护,并注意患者的病情变化及药物毒副反应。若用药后 14 日血 β-hCG 下降并连续 3 次阴性,腹痛缓解或消失,阴道流血减少或停止者为显效。若病情无改善,甚至发生急性腹痛或输卵管破裂症状,则应立即进行手术治疗。局部用药可采用在超声引导下穿刺或在腹腔镜下将甲氨蝶呤直接注入输卵管的妊娠囊内。

（2）中药治疗:中医学认为本病属血瘀少腹、不通则痛的实证。以活血化淤、消症为治则,但应严格掌握指征。在化学药物治疗的同时也可采用中药治疗。

2. 手术治疗 分为保守手术和根治手术。保守手术为保留患侧输卵管,根治手术为切除患侧输卵管。手术治疗适用于:①生命体征不稳定或有腹腔内出血征象者;②诊断不明确者;③异位妊娠有进展者(如血 β-hCG>3000IU/L 或持续升高、有胎心搏动、附件区大包块等);④随诊不可靠者;⑤药物治疗禁忌证或无效者。

(1) 保守手术:适用于有生育要求的年轻妇女,特别是对侧输卵管已切除或有明显病变者。根据受精卵着床部位及输卵管病变情况选择术式,若为伞部妊娠可行挤压将妊娠产物挤出;壶腹部妊娠行输卵管切开术,取出胚胎再缝合;峡部妊娠行病变节段切除及断端吻合。手术若采用显微外科技术可提高以后的妊娠率。输卵管妊娠行保守手术后,残余滋养细胞有可能继续生长,再次发生出血,引起腹痛等,称为持续性异位妊娠。及时给予甲氨蝶呤治疗,必要时需再手术。

(2) 根治手术:适用于无生育要求的输卵管妊娠内出血并发休克的急症患者。

(3) 腹腔镜手术:是近年治疗异位妊娠的主要方法。只要生命体征稳定,腹腔镜下可以施行输卵管妊娠的各种保守手术和根治手术。研究表明,与开腹手术相比,术后输卵管通畅性、宫内妊娠率及再次异位妊娠率均没有明显的差别。

(七) 其他部位的异位妊娠

1. 剖宫产疤痕部位妊娠(cesarean scar pregnancy,CSP) 是指有剖宫产史孕妇,胚胎着床于子宫下段剖宫产切口疤痕处,是一种特殊部位的异位妊娠。由于子宫峡部肌层较薄弱,加之疤痕缺乏收缩能力,CSP 在流产或刮宫时可发生致命的大出血。CSP 的临床表现:有子宫下段剖宫产史;此次停经后伴不规则阴道出血。经阴道超声是诊断 CSP 的主要手段。一旦确诊或高度怀疑应立即住院治疗,治疗方案个体化。

2. 子宫残角妊娠(pregnancy in rudimentary horn) 是指受精卵于子宫残角内着床并生长发育,多发生于初产妇。表现为除正常子宫外,尚可见一较小子宫,宫腔内有时可见内膜线。残角子宫肌壁多发育不良,不能承受胎儿生长发育,多数于妊娠 14~20 周发生肌层完全破裂或不完全破裂,引起严重内出血,症状与输卵管间质部妊娠破裂相似。确诊后应及早手术。

3. 卵巢妊娠(ovarian pregnancy) 是指受精卵在卵巢着床和发育,发病率为 1:7000~1:50 000。术前往往诊断为输卵管妊娠或误诊为卵巢黄体破裂。术中经仔细探查方能明确诊断,因此对于切除组织必须常规进行病理检查。

4. 腹腔妊娠(abdominal pregnancy) 指妊娠位于输卵管、卵巢及阔韧带以外的腹腔内,发病率约为 1:15 000,母体死亡率约为 5%,胎儿存活率仅为 1‰。

5. 宫颈妊娠(cervical pregnancy) 受精卵着床和发育在宫颈管内者称为宫颈妊娠,极罕见。主要症状为无痛性阴道流血或血性分泌物,流血量一般是由少到多,也可为间歇性阴道大量流血。检查发现宫颈显著膨大呈桶状,变软变蓝,宫颈外口扩张边缘很薄,内口紧闭,子宫体大小正常或稍大。超声检查显示宫腔空虚,妊娠产物位于膨大的宫颈管内。彩色多普勒超声可明确胎盘种植范围。治疗包括手术、药物、子宫动脉栓塞及必要时的子宫切除术。

病例分析

张某,31 岁,以"停经 35 天,阴道少量出血 3 天,腹痛 2 小时"主诉就诊。月经规律,5~7/28~30 天,3 年前行药物流产后因出血多、发热曾住院治疗,之后一直未孕。本次月经过期后查尿妊娠试验阳性,并出现少量阴道出血,医院就诊给予保胎治疗,严密观察,并嘱如有腹痛随时就诊。2 小时前突然感到右侧疼痛,半小时后伴有下坠感,1 小时前站起时感觉头晕,遂来医院就诊。查体:T 36.5℃,R 20 次 / 分,P 100 次 / 分,BP 95/65mmHg,意识清楚。妇科检查:阴道少量血迹,宫颈光滑,无活动性出血,宫颈举痛阳性,子宫前位,软,大小正常,活动,压痛可疑。左侧附件区(−),右侧压痛(+)。超声检查:子宫正常大小,子宫内膜稍厚,在右侧附件区可见一约 4.5cm 大小的低回声区,未见心管搏动。后穹隆穿刺阳性。随即查血常规,并配血。考虑诊断:右侧输卵管妊娠。手术准备好在全麻下行腹腔镜手术,术中见子宫表面正常,右侧输卵管增粗,表面紫色,有活动性出血。吸出盆腔积血约 600ml,行一侧输卵管切除术。术后 3 天出院。

病例分析:此患者是一例输卵管妊娠患者。曾经有流产后感染,可能导致输卵管周围炎而 3 年不孕。本次妊娠后主要症状:停经、出血、腹痛并伴有下坠,自觉头晕。体征:宫颈举痛(+)。辅助检查:超声右附件区有低回声区,后穹隆穿刺阳性。根据以上可以诊断。根据患者有血压下降的情况,积极手术治疗。术后病理显示输卵管妊娠。

▌▌理论与实践

急性腹痛常见的病因:①腹腔器官急性炎症:急性胃炎、肠炎、胰腺炎、胆囊炎等;②空腔脏器阻塞或扩张:肠梗阻、胆道结石、胆道蛔虫症、泌尿系结石梗阻;③脏器扭转或破裂:肠扭转、卵巢扭转、卵巢囊肿蒂扭转、肝脾破裂、异位妊娠破裂等;④腹膜炎症:多由肠穿孔引起;⑤胸腔疾病所致的腹部牵扯性腹痛:心绞痛、心肌梗死、肺梗死等。妇产科常见的急腹症主要是破裂与扭转,包括子宫残角破裂、输卵管妊娠破裂、黄体破裂、卵巢肿瘤蒂扭转、附件扭转、卵巢扭转等。接诊时应注意与以上疾病鉴别。

学习小结

异位妊娠习称宫外孕,其病因常见于:①输卵管炎症:是输卵管妊娠主要病因,包括输卵管黏膜炎和周围炎;②输卵管妊娠史或手术史;③输卵管发育不良或功能异常;④其他原因。输卵管妊娠的病理变化主要是:①输卵管妊娠流产:多见于妊娠 8~12 周输卵管壶腹部妊娠;②输卵管妊娠破裂:多见于妊娠 6 周左右输卵管峡部妊娠,短期内可发生大量出血,使患者休克;③陈旧性宫外孕;④继发性腹腔妊娠;⑤持续性异位妊娠:保守性手术后血 β-hCG 不降反而上升,异位妊娠症状与体征未好转。异位妊娠的临床表现:典型症状主要为停经后阴道不规则流血,可伴腹痛,严重时有晕厥、休克等。体征表现为:出血多时血压下降;腹部检查下腹有明显压痛、反跳痛,尤以患侧为甚;盆腔检查阴道后穹隆饱满,有触痛,宫颈举痛(+)。诊断依靠病史、超声检查、血 β-hCG、腹腔镜检查及子宫内膜活检。异位妊娠主要与急性输卵管炎、急性阑尾炎、黄体破裂、流产、卵巢囊肿蒂扭转相鉴别。治疗包括:①药物疗法:包括化学药物治疗(适用于早期输卵管妊娠,要求保存生育能力的年轻患者)及中药治疗;②手术治疗:分为保守手术和根治手术。

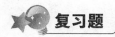 **复习题**

1. 输卵管妊娠的常见病因有哪些？
2. 输卵管妊娠的主要临床表现有哪些？
3. 输卵管妊娠的治疗原则是什么？

第三节 妊娠期高血压疾病

学习目标

1. 掌握妊娠期高血压疾病的概念及分类。
2. 了解子痫前期-子痫病因及高危因素。
3. 掌握子痫前期-子痫的基本病理生理变化。
4. 掌握子痫前期-子痫的诊断及处理。

妊娠期高血压疾病（hypertensive disorders in pregnancy）是妊娠与血压升高并存的一组疾病，包括妊娠期高血压、子痫前期、子痫、慢性高血压并发子痫前期、慢性高血压合并妊娠等（表8-4）。该组疾病严重影响母婴健康，是孕产妇和围产儿病率及死亡率的主要原因。其中妊娠期

表 8-4 妊娠期高血压疾病的分类及临床表现

分类		临 床 表 现
	妊娠期高血压	妊娠期首次出现收缩压≥140mmHg 和（或）舒张压≥90mmHg，并于产后 12 周内恢复正常；尿蛋白（−）；少数患者可伴有上腹部不适或血小板减少。产后方可确诊
妊娠诱发高血压病	轻度（子痫前期）	妊娠 20 周以后出现收缩压≥140mmHg 和（或）舒张压≥90mmHg，尿蛋白≥0.3g/24h 或随机尿蛋白（+）
	重度（子痫前期）	血压和尿蛋白持续升高，发生母体脏器功能不全或胎儿并发症。 （1）血压持续升高：收缩压≥160mmHg 和（或）舒张压≥110mmHg； （2）蛋白尿≥5.0g/24h 或随机蛋白尿≥（+++）； （3）持续性头痛或视觉障碍或其他脑神经症状； （4）持续性上腹部疼痛，肝包膜下血肿或肝破裂症状； （5）肝脏功能异常：肝酶 ALT 或 AST 水平升高； （6）肾脏功能异常：少尿（24h 尿量 <400ml 或每小时尿量 <17ml）或血肌酐 >106μmol/L； （7）低蛋白血症伴胸水或腹水； （8）血液系统异常：血小板呈持续性下降并低于 $100×10^9$/L；血管内溶血、贫血、黄疸或血 LDH 升高； （9）心力衰竭、肺水肿； （10）胎儿生长受限或羊水过少； （11）早发型即孕 34 周以前发病
	子痫	子痫前期孕妇发生不能用其他原因解释的抽搐

续表

分类		临 床 表 现
慢性高血压合并妊娠	慢性高血压并发子痫前期	高血压孕妇妊娠前无尿蛋白,妊娠后出现尿蛋白≥0.3g/24h;高血压孕妇妊娠前有尿蛋白,妊娠后尿蛋白明显增加或血压进一步升高或血小板<100×10^9/L
	妊娠合并慢性高血压	妊娠20周前收缩压≥140mmHg和(或)舒张压≥90mmHg(除外滋养细胞疾病),妊娠期无明显加重;或妊娠20周后首次诊断高血压并持续到产后12周后

高血压、子痫前期、子痫是妊娠诱发,终止妊娠后临床表现消失,是本组疾病中的主要类型。国外称子痫前期-子痫,国内过去称"妊娠期高血压综合征",是本节阐述的主要内容。

（一）高危因素

初产妇、孕妇年龄过小或大于40岁、多胎妊娠、子痫前期病史及家族史、慢性高血压、慢性肾炎、抗磷脂抗体综合征、糖尿病、肥胖(初次产检时体重指数≥35kg/m^2,国外报道妊娠期高血压疾病发病率约13.3%)、营养不良、低社会经济状况,均与妊娠期高血压疾病发病密切相关。

（二）病因

病因不明,有关学说如下:

1. 滋养细胞浸润异常 正常妊娠时,血管内皮型滋养细胞浸润至子宫螺旋动脉,使之发生广泛性血管内皮重铸,内皮细胞被滋养细胞取代,血管内径增宽。而子痫前期时,滋养细胞浸润过浅,只有蜕膜层血管内皮重铸,子宫肌层血管不发生这种改变,管腔内径只有正常妊娠的1/2,即为"胎盘浅着床",引起胎盘血流量灌注减少,引发子痫前期一系列的临床症状。

2. 免疫机制 妊娠期高血压疾病是一种同种异体移植排斥反应。妊娠成功有赖于胎儿-母体间的免疫平衡,一旦平衡失调可出现子痫前期和子痫。

3. 血管内皮细胞受损 炎性介质如肿瘤坏死因子、白细胞介素-6、极低密度脂蛋白等,可能促成氧化应激,导致类脂质氧化物持续生成,产生大量毒性因子,引起血管内皮损伤。

4. 遗传因素 目前多认为子痫前期、子痫属单基因隐性遗传,但多基因遗传也不能排除。子痫前期-子痫有较高的遗传倾向,有该病家族史的孕妇发病率几乎是普通孕妇发病率的3倍。研究发现血管紧张素原基因变异T$_{235}$的妇女,子痫前期的发生率较高。

5. 营养缺乏 已发现多种营养如低白蛋白血症、钙、镁、锌、硒等缺乏与子痫前期发生发展有关。

6. 胰岛素抵抗 近年研究发现妊娠期高血压疾病患者存在胰岛素抵抗,高胰岛素血症可导致NO合成下降及脂质代谢紊乱,影响前列腺素E$_2$的合成,增加外周血管的阻力,升高血压。

（三）病理生理变化及对母儿的影响

1. 基本病理生理变化 子痫前期-子痫的基本病理生理变化是全身小血管痉挛。小血管的痉挛使外周阻力增加、血压升高;同时痉挛导致血管内皮细胞损伤,血管通透性增加,体液及蛋白质外渗,引起蛋白尿、水肿和血液浓缩。由此而使脑、心、肝及肾等重要脏器严重缺血和凝血系统变化,导致心、肾衰竭、DIC,胎盘早剥及胎盘功能减退等,危及母儿生命。

2. 重要脏器的病理生理变化

（1）脑:脑部小血管短时间痉挛致脑组织缺血缺氧,可出现头晕、头痛;痉挛加重或持续时间较长时毛细血管通透性增加,脑水肿发生,可出现呕吐、剧烈头痛或抽搐;进一步加重引起脑出血,出现急性发作性头痛、呕吐、抽搐、昏迷甚至死亡。

(2) 肾脏:肾血管痉挛造成肾血流量和肾小球滤过率均下降。肾小球扩张、血管内皮细胞肿胀加之血管通透性增加,导致尿量减少和蛋白尿,蛋白尿的多少标志着肾功能损害的严重程度;进一步发展出现低蛋白血症,血浆肌酐、尿素氮、尿酸浓度升高,少尿等,出现肾衰竭。

(3) 肝脏:子痫前期时可出现肝脏轻度肿大,血浆中各种转氨酶和碱性磷酸酶升高,以及轻度黄疸。病情严重时可出现门静脉周围坏死,肝包膜下血肿,亦可发生肝破裂。临床表现为持续性上腹部疼痛,部分患者可出现 HELLP 综合征(溶血、肝酶升高、血小板减少)。

(4) 心血管:由于广泛性血管痉挛、毛细血管外渗等,子痫前期有效循环血容量减少、血液浓缩和血黏度增加。周围血管痉挛使心肌收缩力和射血阻力增加,心排出量明显减少,心血管系统处于低排高阻状态,使得心脏负担加重。冠状动脉痉挛、心肌缺血缺氧,出现间质水肿、心肌点状出血或坏死。肺血管痉挛,肺动脉高压,容易发生肺水肿。所以重度子痫前期患者容易发生急性肺水肿和心力衰竭。

(5) 血液:血液浓缩,血容量不足,红细胞比容升高;广泛的血管内皮细胞损伤,启动外源性或内源性的凝血机制,使得凝血因子缺乏或变异所致的高凝血状态。严重者可出现微血管病性溶血,并伴有红细胞破坏的表现。

(6) 子宫胎盘血流灌注:血管痉挛导致胎盘灌流下降。异常滋养层细胞侵入使螺旋动脉平均直径较正常孕妇明显缩小,加之内皮损害及胎盘血管急性动脉粥样硬化,使胎盘功能下降,胎儿生长受限,胎儿窘迫。若胎盘床血管破裂可致胎盘早剥,严重时母儿死亡。

(四) 子痫前期 - 子痫的临床表现

1. 体征 高血压、蛋白尿、水肿三联征是子痫前期 - 子痫最常见的临床表现。体征往往早于症状。妊娠期高血压时,仅有血压升高而无蛋白尿;子痫前期时高血压并蛋白尿,多数伴有水肿。根据血压、蛋白尿等而分为轻度和重度;子痫是在前两者基础上出现的抽搐。详细临床表现及诊断标准见表 8-4。

2. 症状 头痛、视物不清、上腹不适、呕吐、心慌、尿量减少等是疾病进展加重的表现,随时会发生子痫或多脏器衰竭,威胁母婴生命。一旦出现自觉症状,应高度重视。

重度子痫前期可发生子痫,但子痫也可发生于轻度子痫前期或血压升高不显著、无蛋白尿或水肿病例。子痫可发生于产前、产时及产后 48 小时。以产前子痫较多。

(五) 诊断

根据病史、临床表现、辅助检查即可作出诊断,同时应注意有无并发症及凝血机制障碍。

1. 病史 患者有本病的高危因素及上述临床表现,特别应注意有无头痛、视力改变、上腹不适等。

2. 高血压 同一手臂至少 2 次测量,收缩压≥140mmHg 和(或)舒张压≥90mmHg 定义为高血压。若血压较基础血压升高 30/15mmHg,但低于 140/90mmHg 时,不作为诊断依据,但须严密观察。对首次发现血压升高者,应间隔 4 小时或以上复测血压。测前被测者至少安静休息 5 分钟。

3. 尿蛋白 是指 24 小时尿液中蛋白含量≥300mg 或相隔 6 小时的两次随机尿液蛋白浓度为 300mg/L(定性 +)。尿蛋白在 24 小时内有明显波动,应留取 24 小时尿作定量检查。避免阴道分泌物或羊水污染尿液。泌尿系感染、严重贫血、心力衰竭和难产时,均可导致蛋白尿。

4. 水肿 不是本病的特有表现。

5. 辅助检查

（1）血液检查：包括全血细胞计数、血红蛋白含量、血细胞比容、血黏度、凝血功能，根据病情轻重可反复检查。

（2）肝肾功能测定：肝细胞功能受损可致 ALT、AST 升高，患者可出现白蛋白缺乏为主的低蛋白血症，白/球蛋白比值倒置。肾功能受损时，血清肌酐、尿素氮、尿酸升高，肌酐升高与病情严重程度相平行。尿酸在慢性高血压患者中升高不明显，因此可用于本病与慢性高血压的鉴别诊断。重度子痫前期与子痫应测定电解质与二氧化碳结合力，以早期发现酸中毒并纠正。

（3）尿液检查：应测尿比重、尿常规，当尿比重≥1.020 时说明尿液浓缩，尿蛋白检查在重度子痫前期患者应每日一次。

（4）眼底检查：视网膜小动脉的痉挛程度提示全身小血管痉挛之程度，可反映本病的严重程度。通常眼底检查可见视网膜小动脉痉挛、视网膜水肿、絮状渗出或出血，严重时可发生视网膜剥离。患者可出现视力模糊或失明。

（5）其他：视病情发展和诊治需要应酌情增加肝、胆、胰、脾、肾等脏器超声检查；动脉血气分析；心脏彩超及心功能测定；超声检查胎儿发育、脐动脉、子宫动脉等血流指数；必要时头颅 CT 或 MRI 检查。

（六）鉴别诊断

子痫前期应与慢性肾炎合并妊娠相鉴别，子痫应与癫痫、脑炎、脑肿瘤、脑血管畸形破裂出血、糖尿病高渗性昏迷、低血糖昏迷相鉴别。

（七）治疗

子痫前期治疗的目的是确保母婴安全、控制病情。

1. **妊娠期高血压**　严密监护、择期分娩。可在家休息，但血压较高或(和)伴有自觉症状时，应住院治疗，必要时按子痫前期处理原则治疗。

（1）休息：保证充足的睡眠，取左侧卧位，休息不少于 10 小时。左侧卧位可减轻子宫对腹主动脉、下腔静脉的压迫，使回心血量增加，改善子宫胎盘的血供。有研究发现左侧卧位 24 小时可使舒张压降低 10mmHg。

（2）镇静：对于精神紧张、焦虑或睡眠欠佳者可给予镇静剂。如地西泮 2.5~5mg，每日 3 次，或 5mg 睡前口服。

（3）密切监护母儿状态：应询问孕妇是否出现头痛、视力改变、上腹不适等症状。嘱患者每日测体重及血压，每 2 日复查尿蛋白。定期监测血液、胎儿发育状况和胎盘功能。血压继续增高，按轻度子痫前期治疗。

（4）间断吸氧：可增加血氧含量，改善全身主要脏器和胎盘的氧供。

（5）饮食：应包括充足的蛋白质、热量，不限盐和液体，但对于全身水肿者应适当限制盐的摄入。

2. **子痫前期**　应住院治疗，防止子痫及并发症发生。治疗原则为休息、镇静、解痉，有指征的降压、利尿，密切监测母胎状态、适时终止妊娠。

（1）休息：同妊娠期高血压。

（2）镇静：适当镇静可消除患者的焦虑和精神紧张，达到降低血压，缓解症状及预防子痫发作的作用。

1）地西泮（diazepam）：具有较强的镇静、抗惊厥、肌肉松弛作用，对胎儿及新生儿的影响较小。用法：2.5~5mg 口服，每日 3 次；或 10mg 肌肉注射或静脉缓慢推入（>2 分钟），可用于控制子痫发作和再次抽搐，必要时间隔 15 分钟后重复给药。1 小时内用药超过 30mg 可能发生呼吸抑制，24 小时总量不超过 100mg。

2）苯巴比妥：镇静时口服剂量为 30mg/ 次，3 次 / 天。控制子痫时肌肉注射 0.1g。

3）冬眠药物：冬眠药物可广泛抑制神经系统，有助于解痉降压，控制子痫抽搐。冬眠合剂由哌替啶 100mg 、氯丙嗪 50mg、异丙嗪 50mg 组成，通常以 1/3 或 1/2 量肌内注射，或以半量加入 5% 葡萄糖 250ml 内静脉滴注。由于氯丙嗪可使血压急骤下降，导致肾及子宫胎盘血供减少，导致胎儿缺氧，且对母儿肝脏有一定的损害作用，现仅应用于硫酸镁治疗效果不佳者。

4）其他镇静药物：苯巴比妥钠、异戊巴比妥钠、吗啡等，具有较好的抗惊厥、抗抽搐作用，可用于子痫发作时控制抽搐及产后预防或控制子痫发作。由于该药可致胎儿呼吸抑制，分娩 6 小时前宜慎重。

（3）解痉：首选药物为硫酸镁（magnesium sulfate）。

1）作用机制：①镁离子抑制运动神经末梢释放乙酰胆碱，阻断神经肌肉接头间的信息传导，使骨骼肌松弛；②镁离子刺激血管内皮细胞合成前列环素，抑制内皮素合成，降低机体对血管紧张素 Ⅱ 的反应，从而缓解血管痉挛状态；③镁离子通过阻断谷氨酸通道阻止钙离子内流，解除血管痉挛、减少血管内皮损伤；④镁离子可提高孕妇和胎儿血红蛋白的亲和力，改善氧代谢。

2）用药指征：①控制子痫抽搐及防止再抽搐；②预防重度子痫前期发展成为子痫；③子痫前期临产前用药预防抽搐。

3）用药方案：静脉给药结合肌内注射。

① 控制子痫：静脉用药：负荷剂量硫酸镁 2.5~5g，溶于 10% 葡萄糖 20ml 静推（15~20 分钟），或者 5% 葡萄糖 100ml 快速静滴，继而 1~2g/ 小时静滴维持。或者夜间睡眠前停用静脉给药，改为肌肉注射，用法：25% 硫酸镁 20ml+2% 利多卡因 2ml 深部臀肌注射。24 小时硫酸镁总量 25~30g，疗程 24~48 小时。

② 预防子痫发作（适用于子痫前期和子痫发作后）：负荷和维持剂量同控制子痫处理。用药时间长短依病情而定，一般每日静滴 6~12 小时，24 小时总量不超过 25g。用药期间每日评估病情变化，决定是否继续用药。

4）毒性反应：正常孕妇血清镁离子浓度为 0.75~1mmol/L，血清镁离子有效治疗浓度为 1.8~3.0mmol/L，超过 3.5mmol/L 即可出现中毒症状。首先表现为膝反射减弱或消失，继之出现全身肌张力减退、呼吸困难、复视、语言不清，严重者可出现呼吸肌麻痹，甚至呼吸、心跳停止，危及生命。

5）注意事项：用药前及用药过程中应注意以下事项：定时检查膝腱反射是否减弱或消失；呼吸不少于 16 次 /min；尿量每小时不少于 17ml 或每 24 小时不少于 400ml；硫酸镁治疗时需备钙剂，一旦出现中毒反应，停用硫酸镁并静脉缓慢推注（5~10 分钟）10% 葡萄糖酸钙 10ml。如患者同时合并肾功能不全、心肌病、重症肌无力等，则硫酸镁应慎用或减量使用；有条件时监测血镁浓度；产后 24~48 小时停药。

（4）降压药物：降压的目的是为了延长孕周或改变围产期结局。收缩压≥160mmHg 和（或）舒张压≥110mmHg 的重度高血压孕妇；原发性高血压、妊娠前已用降压药者，须应用降压药物。

而收缩压≥140mmHg 和(或)舒张压≥90mmHg 的非重度高血压孕妇酌情使用。降压药物选择的原则:对胎儿无毒副作用,不影响心搏出量、肾血浆流量及子宫胎盘灌注量,不致血压急剧下降或下降过低。目标血压:无并发脏器功能损伤,收缩压应控制在 130~155mmHg,舒张压应控制在 80~105mmHg;并发脏器功能损伤,则收缩压应控制在 130~139mmHg,舒张压应控制在80~89mmHg。降压过程力求下降平稳,不可波动过大,且血压不可低于 130/80mmHg,以保证子宫胎盘血流灌注。

1)拉贝洛尔(labetalol):为 α、β 肾上腺素能受体阻断剂,降低血压但不影响肾及胎盘血流量,并可对抗血小板凝集,促进胎儿肺成熟。该药显效快,不引起血压过低或反射性心动过速。用法:50~150mg 口服,3~4 次 / 日。静脉注射:初始剂量 20mg,10 分钟后如未有效降压则剂量加倍,最大单次剂量 80mg,直至血压控制平稳,每天最大总剂量 220mg。

2)硝苯地平(nifedipine):为钙离子通道阻滞剂。用法:10mg,每日 3 次口服,24 小时总量不超过 60mg。由于其降压作用迅速,一般不主张舌下含化,紧急时可舌下含服 10mg。

3)尼莫地平(nimodipine):二氢吡啶类钙离子通道阻滞剂。可选择性扩张脑血管。用法:20~60mg 口服,2~3 次 / 日;静脉滴注:20~40mg 加入 5% 葡萄糖溶液 250ml,每日总量不超过360mg。

4)尼卡地平(nicardipine):二氢吡啶类钙离子通道阻滞剂。用法:初始剂量 20~40mg,每日 3 次口服。静脉滴注 1mg/h 起,根据血压变化每 10 分钟调整剂量。

5)酚妥拉明(phentolamine):α 肾上腺素能受体阻滞剂。用法:10~20mg 溶入 5% 葡萄糖100~200ml,以 10μg/min 静脉滴注。

6)甲基多巴(methyldopa):可兴奋血管运动中枢的 α 受体,抑制外周交感神经而降低血压,妊娠期使用效果较好。用法:250mg 口服,每日 3 次。

7)硝酸甘油(nitroglycerin):可同时扩张动脉和静脉,主要用于合并心力衰竭和急性冠脉综合征时高血压急症的降压治疗。起始剂量 5~10μg/min 静脉滴注,每 5~10 分钟增加滴速至维持剂量 20~50μg/min。

8)硝普钠(sodium nitroprusside):强有力的速效血管扩张剂,扩张周围血管使血压下降。由于药物能迅速通过胎盘进入胎儿体内,并保持较高浓度,其代谢产物(氰化物)对胎儿有毒性作用,孕期仅适用于其他降压药物应用无效的高血压危象孕妇。产前应用不超过 4 小时。分娩期或产后血压过高,应用其他降压药效果不佳时,方考虑使用。用法为 50mg 加入 5% 葡萄糖溶液 500ml,以 0.5~0.8μg/(kg·min)静脉缓滴。用药期间,应严密监测血压及心率。

9)肾素血管紧张素类药物(ACEI)及血管紧张素 Ⅱ 受体拮抗剂(ARB):可导致胎儿生长受限、胎儿畸形、新生儿呼吸窘迫综合征、新生儿早发性高血压,妊娠期应禁用。

(5)扩容疗法:除非有严重的液体丢失(如呕吐、腹泻、分娩失血),一般不推荐扩容治疗。对于存在严重低蛋白血症者、贫血,酌情补充白蛋白、血浆或全血。

(6)利尿药物:子痫前期患者不主张常规应用利尿剂,仅当患者出现全身性水肿、肺水肿、脑水肿、肾功能不全、急性心力衰竭时,可酌情使用呋塞米等快速利尿剂,并根据红细胞压积等指标调整剂量。甘露醇主要用于脑水肿。严重低蛋白血症有腹水者应补充白蛋白后再应用利尿剂效果较好。

(7)适时终止妊娠:终止妊娠是治疗妊娠期高血压疾病的有效措施。

1)终止妊娠的指征:妊娠期高血压、轻度子痫前期的孕妇可期待至足月。重度子痫前期患者：①妊娠 <26 周经治疗病情不稳定者建议终止妊娠；②妊娠 26~28 周根据母胎情况及当地医院诊治能力酌情处理；③妊娠 28~34 周，如病情不稳定，经积极治疗 24~48 小时病情仍加重，促胎肺成熟后终止妊娠；如病情稳定，可考虑期待治疗，并建议转至具备早产儿救治能力的医疗机构；④妊娠 ≥34 周患者，胎儿成熟后可考虑终止妊娠；⑤妊娠 37 周后的重度子痫前期应终止妊娠。子痫：控制 2 小时后可考虑终止妊娠。

2）终止妊娠的方式：①引产：适用于病情控制后，宫颈条件成熟者。先行人工破膜，羊水清亮者，可给予缩宫素静脉滴注引产。第一产程应密切观察产程进展状况，保持产妇安静和充分休息。第二产程应以会阴后 - 侧切开术、胎头吸引或低位产钳助产缩短产程。第三产程应预防产后出血。产程中应加强母儿安危状况及血压监测，一旦出现头痛、眼花、恶心、呕吐等症状，病情加重，立即以剖宫产结束分娩。分娩期间应将血压控制在 ≤160/110mmHg。②剖宫产：适用于有产科指征者，宫颈条件不成熟，不能在短时间内经阴道分娩，引产失败，胎盘功能明显减退，或已有胎儿窘迫征象者。

3）早发型重度子痫前期延长妊娠的指征：①孕龄不足 32 周经治疗症状好转，无器官功能障碍或胎儿情况恶化，可考虑延长孕周。②孕龄 32~34 周，24 小时尿蛋白定量 <5g；轻度胎儿生长受限、胎儿监测指标良好；彩色多普勒超声测量显示无舒张期脐动脉血反流；重度子痫前期经治疗后血压下降；无症状、仅有实验室检查提示胎儿缺氧经治疗后好转者。

3. 子痫　是妊娠期高血压疾病最严重的阶段，是妊娠期高血压疾病所致母儿死亡的最主要原因，应积极处理。立即左侧卧位减少误吸，开放呼吸道，建立静脉通道。

（1）处理原则：控制抽搐，纠正缺氧和酸中毒，控制血压，抽搐控制后终止妊娠。

1）控制抽搐：硫酸镁是治疗子痫及预防复发的首选药物。当患者存在硫酸镁应用禁忌或硫酸镁治疗无效时，可考虑应用地西泮、苯妥英钠或冬眠合剂控制抽搐。子痫患者产后需继续应用硫酸镁 24~48 小时，至少住院密切观察 4 天。

①25% 硫酸镁 20ml 加于 25% 葡萄糖液 20ml 静脉推注（>5 分钟），继之用以 2~3g/h 静脉滴注，维持血药浓度，同时应用有效镇静药物，控制抽搐；②20% 甘露醇 250ml 快速静脉滴注降低颅压。

2）控制血压：脑血管意外是子痫患者死亡的最常见原因。当收缩压持续 ≥160mmHg，舒张压 ≥110mmHg 时要积极降压以预防心脑血管并发症。

3）纠正缺氧和酸中毒：面罩和气囊吸氧，根据二氧化碳结合力及尿素氮值，给予适量 4% 碳酸氢钠纠正酸中毒。

4）终止妊娠：抽搐控制后 2 小时可考虑终止妊娠。对于早发型子痫前期治疗效果较好者，可适当延长孕周，但须严密监护孕妇和胎儿。

（2）护理：保持环境安静，避免声光刺激；吸氧，防止口舌咬伤；防止窒息；防止坠地受伤；密切观察体温、脉搏、呼吸、血压、神志、尿量（应保留导尿管监测）等。

（3）密切观察病情变化：及早发现心力衰竭、脑出血、肺水肿、HELLP 综合征、肾衰竭、DIC 等并发症，并积极处理。

4. 产后处理（产后 6 周内）　产后子痫多发生于产后 24 小时直至 10 日内，故产后不应放松子痫的预防。重度子痫前期患者产后 24~48 小时仍应继续使用硫酸镁预防产后子痫。子痫前期患者产后 3~6 天仍可能反复出现高血压、尿蛋白等症状甚至加重，所以仍应每天监测血压及尿蛋白，若血压 ≥160/110mmHg 应继续给予降压治疗。

（八）预测

预测方法：

1. 孕 11~13^{+6} 周彩色多普勒测定子宫动脉血流指数预测子痫前期的发生。

2. 预测子痫前期的生化指标：尿酸测定；血液流变学实验；尿钙测定；可溶性 Fms 样酪氨酸激酶 1（sFlt-1）；可溶性 Endoglin（sEng）；胎盘生长因子等。

 病例分析

张某，23 岁，妊娠 24 周，水肿 1 月，发现血压升高 1 周，视力模糊 2 天。入院查体：Bp:170/120mmHg，P:110 次 / 分，全身水肿，宫底脐下 1 横指，胎心 140 次 / 分，移动性浊音阳性。迅速收入院，并进行血液检测及辅助检查。尿蛋白 +++，24 小时定量 6g，眼底检查动脉：静脉 =1：2，转氨酶轻度升高，人血白蛋白 26g/L，尿素氮 10.1mmol/L，每日尿量 800ml。超声检查胎儿大小约为 20 周。迅速给予镇静、解痉及降压、利尿及补充白蛋白，经与家属沟通，于入院后的 24 小时羊膜腔内引产。注射后 29 小时发动宫缩，阴道分娩，产后予以清宫。术后继续应用硫酸镁 24 小时，并促进子宫收缩药物，产后血压稳定于 150/100mmHg，产后尿量增加，病情平稳，于产后 7 天出院，门诊随诊，产后 42 天血压 120/90mmHg，仍继续服用降压药物。

分析：妊娠 20 周后，出现高血压、蛋白尿、水肿，考虑子痫前期。视力模糊，加之血压超过 160/110mmHg，24 小时尿蛋白 6g，应诊断为重度子痫前期，且发生妊娠 34 周前，属于早发型重度子痫前期。白蛋白 26g/L，说明有低蛋白血症，可加重水肿。

此类患者首先是镇静、解痉，并给予降压，由于存在脏器受损，血压应降至 130~139/80~89mmHg。过快过低的降压容易导致胎盘早剥。由于发生孕周较早，胎儿难以存活，且有脏器损害，与家属充分沟通后行腔内引产。引产过程中由于宫缩的刺激，防止子痫的发生，给予硫酸镁静滴。同时预防产后出血。产后 7 天出院并随访。

相关链接

妊娠期高血压疾病的命名：过去认为，此病是由于孕妇体内毒素引起，所以命名为"妊娠毒血症"，后来以主要病症来命名，如妊娠期高血压状态、妊娠期高血压、先兆子痫 - 子痫，70 年代国际妇产科联盟（FIGO）将其分类为妊娠水肿、妊娠期高血压、妊娠蛋白尿、先兆子痫和子痫。随后又认为水肿并非此病发病的必然过程，蛋白尿仅仅是病情加剧的表现，因此妊娠水肿和妊娠蛋白尿逐渐从分类中被删除。1983 年我国将其命名为妊高征。并制定新的分类标准：轻度妊高征、中度妊高征、重度妊高征、先兆子痫。2002 年美国国家高等教育大纲工作组根据 20 年的研究成果公布了"妊娠期高血压疾病"的命名、分类和诊治标准。我国于 2006 年采用此命名和分类，即妊娠期高血压疾病包括妊娠期高血压、子痫前期（轻度和重度）、子痫、慢性高血压并发子痫前期、慢性高血压合并妊娠。

理论与实践

蛋白尿的分类及产生机制:病理性蛋白尿分为肾前性、肾性及肾后性蛋白尿。本周蛋白尿、血红蛋白尿、肌红蛋白尿、溶菌酶尿等属肾前性蛋白尿。肾性蛋白尿见于肾小球或肾小管疾病,可因炎症、血管病(高血压病)、中毒(药物、重金属等)等原因引起。肾后性蛋白尿则见于肾盂、输尿管、膀胱、尿道的炎症、肿瘤、结石。动态观察尿蛋白结果对上述疾病的诊断、病情观察、判断疗效和及时了解是否出现药物副作用等均有一定意义。子痫前期时,肾小球因受到免疫炎症、毒素等的损害,引起肾小球毛细血管壁通透性增加。滤出较多的血浆蛋白,超过了肾小管重吸收能力所形成的蛋白尿,属于肾小球性蛋白尿。形成蛋白尿的机制除肾小球滤过膜的物理性空间构型改变导致"孔径"增大外,还与肾小球滤过膜的各层特别是足突细胞层的唾液酸减少或消失,以致静电屏障作用减弱有关。蛋白电泳检查漏出的蛋白质中白蛋白约占 70%~80%,β_2 微球蛋白可轻度增多。此型蛋白尿中尿蛋白含量常大于 2g/24h。

学习小结

妊娠期高血压疾病的分类为两部分(妊娠诱发和慢性高血压基础上的发生)五类。第一部分是妊娠诱发的高血压、蛋白尿或(和)水肿,包括妊娠期高血压、子痫前期、子痫;第二部分是慢性高血压基础上发生的妊娠,主要包括慢性高血压并发子痫前期和慢性高血压合并妊娠。两者的发病机制略有不同,我们主要学习第一部分。

子痫前期-子痫的高危因素有初产妇、孕妇年龄过小或大于 40 岁、多胎妊娠、子痫前期病史及家族史、慢性高血压、慢性肾炎、抗磷脂抗体综合征、糖尿病、肥胖、营养不良、低社会经济状况,均与妊娠期高血压疾病发病密切相关。其病理生理变化为全身小血管痉挛,内皮损伤以及局部缺血。全身各系统各脏器灌流减少,对母儿造成危害,甚至导致母儿死亡。临床表现为高血压、蛋白尿、伴有或不伴有水肿,有时有自觉症状。诊断主要依靠体征、症状、尿检查、辅助检查。

妊娠期高血压疾病的处理原则:休息、镇静、解痉,有指征的降压、扩容、利尿,密切监测母胎情况,适时终止妊娠。应根据病情轻重分类,进行个体化治疗。①解痉:首选药物为硫酸镁,使用前及使用过程的四点注意事项。②降压:降压药物选择的原则;目标血压;药物选择:拉贝洛尔、硝苯地平、尼莫地平、尼卡地平、酚妥拉明、甲基多巴、硝酸甘油等。③扩容:有指征的扩容。④利尿:有指征的利尿。⑤适时终止妊娠:终止妊娠的指征;终止妊娠的方式;子痫的处理。

复习题

1. 子痫前期-子痫的病理生理变化?
2. 使用硫酸镁解痉治疗时的注意事项及毒性反应?
3. 妊娠期高血压疾病降压治疗的目标血压是多少?

4. 子痫前期终止妊娠的指征？

5. 重度子痫前期利尿的原则是什么？

第四节 前 置 胎 盘

学习目标 ▕▏▶

1. 掌握前置胎盘的概念及分类。

2. 熟悉前置胎盘的病因。

3. 掌握前置胎盘的临床表现及诊断。

4. 掌握前置胎盘的处理原则及方法。

妊娠 28 周后，胎盘附着于子宫下段，下缘达到或覆盖宫颈内口，位置低于胎先露部，称为前置胎盘（placenta previa）。前置胎盘是妊娠晚期严重并发症之一，也是妊娠晚期阴道流血最常见的原因。

（一）病因

可能与下述因素有关：

1. 子宫内膜病变或损伤 多次流产及刮宫、产褥感染、剖宫产、子宫手术史、盆腔炎等引起子宫内膜损伤，是导致前置胎盘的常见因素。辅助生殖技术、促排卵药物改变了体内性激素水平，使子宫内膜与胚胎发育不同步更加明显等，导致前置胎盘的发生。

2. 胎盘异常 胎盘面积过大、副胎盘等延伸至子宫下段；膜状胎盘大而薄扩展到子宫下段造成前置胎盘。

3. 受精卵滋养层发育迟缓 受精卵到达子宫腔后，滋养层尚未发育到可以着床的阶段，继续向下移，着床于子宫下段而发育成前置胎盘。

（二）分类

根据胎盘下缘与宫颈内口的关系，分为 4 类（图 8-4）。

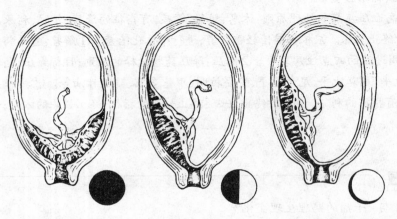

（1）完全性前置胎盘　（2）部分性前置胎盘　（3）边缘性前置胎盘

图 8-4 前置胎盘的类型

1. 完全性前置胎盘(complete placenta previa) 或称中央性前置胎盘(central placenta previa),胎盘组织完全覆盖宫颈内口。

2. 部分性前置胎盘(partial placental previa) 胎盘组织部分覆盖宫颈内口。

3. 边缘性前置胎盘(marginal placental previa) 胎盘下缘附着于子宫下段,下缘到达宫颈内口,但未超越宫颈内口。

4. 低置胎盘 胎盘位于子宫下段,胎盘边缘极为接近但未达到宫颈内口。

胎盘下缘与宫颈内口的关系可因宫颈管消失、宫口扩张而改变。如临产前为完全性前置胎盘,临产后因宫口扩张而成为部分性前置胎盘。前置胎盘类型可因诊断时期不同而各异。目前临床上均依据处理前最后一次检查结果决定分类。

另外,妊娠中期超声检查发现胎盘接近或覆盖子宫颈内口时,称为胎盘前置状态。有剖宫产史,此次为前置胎盘,且胎盘附着于子宫瘢痕处,发生胎盘植入的危险增加,产时出血多,处理不恰当可危及生命,此种情况称为"凶险性前置胎盘"。

(三)临床表现

1. 症状 典型症状为妊娠晚期或临产时,发生无诱因、无痛性反复阴道流血。由于妊娠晚期子宫下段逐渐伸展,宫颈管缩短;临产后宫缩使宫颈管消失成为软产道一部分,宫颈外口扩张,附着于子宫下段及宫颈内口的胎盘不能相应伸展而从其附着处剥离,血窦破裂出血。前置胎盘出血前无明显诱因,初次出血量一般不多,剥离处血液凝固后,出血停止;也有初次即发生致命性大出血而导致休克。由于子宫下段不断伸展,前置胎盘出血常反复发生,出血量也越来越多。阴道流血发生迟早、反复发生次数、出血量多少与前置胎盘类型有关。完全性前置胎盘初次出血时间多在妊娠 28 周左右,出血量多;边缘性前置胎盘出血多发生在妊娠晚期或临产后,出血量较少;部分性前置胎盘的初次出血时间、出血量及反复出血次数,介于两者之间。

2. 体征 患者一般情况与出血量有关,大量出血呈现面色苍白、脉搏增快微弱、血压下降等休克表现。腹部检查:子宫张力不高,无压痛,大小与妊娠周数相符。由于子宫下段有胎盘占据,影响胎先露部入盆,故胎先露高浮,常并发胎位异常。反复出血或一次出血量过多可使胎儿宫内缺氧,严重者胎死宫内。当前置胎盘附着于子宫前壁时,可在耻骨联合上方闻及胎盘杂音。临产时检查见宫缩为阵发性,间歇期子宫完全松弛。

(四)诊断

1. 病史 妊娠晚期无痛性阴道流血,且既往有多次刮宫、分娩史,子宫手术史,以及辅助生殖技术或高龄孕妇、双胎等病史,有上述症状及体征,对前置胎盘的类型可做出初步判断。

2. 辅助检查 B 型超声检查可清楚显示子宫壁、胎盘、胎先露部及宫颈的位置,并根据胎盘下缘与宫颈内口的关系,确定前置胎盘类型。前壁的胎盘,膀胱充盈有助诊断。阴道 B 型超声能更准确地确定胎盘边缘和宫颈内口的关系。但在已有阴道出血时应谨慎使用。B 型超声诊断前置胎盘时,必须注意妊娠周数。妊娠中期胎盘占据子宫壁一半面积,因此胎盘贴近或覆盖宫颈内口机会较多;妊娠晚期胎盘占据宫壁面积减少到 1/3 或 1/4,子宫下段形成及伸展增加宫颈内口与胎盘边缘间的距离,大部分胎盘可随宫体上移而成为正常位置胎盘。所以许多学者认为,妊娠中期 B 型超声检查发现胎盘前置者,不宜诊断为前置胎盘,而应为胎盘前置状态。

磁共振(MRI)对于胎盘位于子宫后壁及合并羊水较少的前置胎盘的诊断优于超声。

3. 产后检查胎盘和胎膜 对产前出血患者,产后应仔细检查胎盘胎儿面边缘有无血管断裂,可提示有无副胎盘;若前置部位的胎盘母体面有陈旧性黑紫色血块附着,或胎膜破口距胎

盘边缘距离 <7cm,则为前置胎盘。

（五）鉴别诊断

前置胎盘应与Ⅰ型胎盘早剥、脐带帆状附着、前置血管破裂、胎盘边缘血窦破裂、宫颈病变等产前出血相鉴别。结合病史,通过辅助检查及分娩后检查胎盘,一般不难鉴别。

（六）对母儿影响

1. 产时、产后出血 附着于前壁的胎盘行剖宫产时,当子宫切口无法避开胎盘,则出血明显增多。胎儿娩出后,子宫下段肌组织菲薄,收缩力较差,附着于此处的胎盘不易完全剥离,且开放的血窦不易关闭,故常发生产后出血,量多且难于控制。

2. 植入性胎盘 子宫下段蜕膜发育不良,胎盘绒毛穿透底蜕膜,侵入子宫肌层,形成植入性胎盘,使胎盘剥离不全而发生产后出血。

3. 产褥感染 前置胎盘剥离面接近宫颈外口,细菌易经阴道上行侵入胎盘剥离面,加之多数产妇因反复失血而致贫血、体质虚弱,容易发生产褥期感染。

4. 围产儿预后不良 出血量多可致胎儿窘迫,甚至缺氧死亡;为挽救孕妇或胎儿生命而提前终止妊娠,早产率增加,新生儿死亡率高。

（七）处理

原则是抑制宫缩、止血、纠正贫血和预防感染。根据阴道流血量、有无休克、妊娠周数、产次、胎位、胎儿是否存活、是否临产及前置胎盘类型等综合做出决定。

1. 期待疗法 适用于胎儿存活、妊娠 <34 周、胎儿体重 <2000g、阴道流血量不多、一般情况良好的孕妇。

(1) 一般处理:取侧卧位,卧床休息,血止后方可轻微活动;禁性生活、阴道检查及肛查;密切观察阴道流血量;一般不采用阴道 B 型超声检查。胎儿电子监护仪监护胎儿宫内情况,包括胎心率、胎动计数等;为提高胎儿血氧供应,每日间断吸氧,每次 20 分钟;采用口服或静脉用药、输血等纠正孕妇贫血。

(2) 药物治疗:必要时给予地西泮等镇静剂;在安全的前提下尽可能延长孕周,抑制宫缩(见本章第十一节"早产"),以提高围产儿存活率;出血时间久,应用广谱抗生素预防感染;估计孕妇近日需终止妊娠者,若胎龄 <34 周,给予促胎肺成熟。

妊娠 35 周以后,子宫生理性收缩频率增加,前置胎盘出血率随之上升,可适时终止妊娠。资料表明,孕 36 周以后择期终止妊娠时,围产儿结局明显好于等待至 36 周以上自然临产者。

如患者阴道流血多,怀疑凶险性前置胎盘,而当地无医疗条件处理,先建立静脉通道,输血输液,在消毒条件下用无菌纱布进行阴道填塞、腹部加压包扎以暂时压迫止血,迅速转送到上级医院治疗。

2. 终止妊娠

(1) 终止妊娠指征:①孕妇反复发生多量出血甚至休克者,无论胎儿成熟与否,为了母亲安全应终止妊娠;②胎龄达孕 36 周以上;胎儿成熟度检查提示胎儿肺成熟者;③胎龄在妊娠34~36 周,出现胎儿窘迫征象,或胎儿电子监护发现胎心异常者,若同时胎肺未成熟则经促胎肺成熟处理;④胎儿已死亡或出现难以存活的畸形,如无脑儿。

(2) 剖宫产指征:①完全性前置胎盘,持续大量阴道流血;②部分性和边缘性前置胎盘出血量较多,先露高浮,胎龄达孕 36 周以上,短时间内不能结束分娩,有胎心、胎位异常。术前积极纠正贫血、预防感染等,备血,做好处理产后出血和抢救新生儿的准备。

（3）阴道分娩：适用于边缘性前置胎盘、枕先露、阴道流血不多、无头盆不称和胎位异常，估计在短时间内能结束分娩者。可在备血、输液条件下人工破膜，破膜后，胎头下降压迫胎盘前置部分而止血，并可促进子宫收缩加快产程。若破膜后胎先露部下降不理想，仍有出血或分娩进展不顺利，应立即改行剖宫产术。

（八）预防

采取积极有效的避孕措施，减少子宫内膜损伤和子宫内膜炎的发生；避免多产、多次刮宫或引产，降低剖宫产率，预防感染；计划妊娠妇女应戒烟、戒毒，避免被动吸烟；加强孕期管理，按时产前检查及正确的孕期指导，做到对前置胎盘的早期诊断，正确处理。

病例分析

患者，25岁，主诉"停经30^{+1}周，阴道出血7小时"入院。既往月经规律，妊娠过程顺利，7小时前无明原因出现阴道出血，不伴有腹痛，量与月经量相当，来院后超声检查示：胎盘位于子宫后壁并覆盖宫颈内口，胎儿存活，未见明显畸形，臀位，羊水适量，胎儿大小相当于29周。孕产史：2年前孕70天自然流产一次，1年前因前置胎盘在妊娠7月时引产一次。入院后观察出血渐少，生命体征平稳，胎心音正常。于家属告知后给予抑制宫缩等治疗。

分析：①此患者属于妊娠晚期无痛性、无诱因的阴道出血，首先应考虑前置胎盘，给予超声检查，报告为中央性前置胎盘（覆盖宫颈内口，且患者出血较早）；胎位异常（臀位）。根据这几点肯定前置胎盘的诊断。②此患者有自然流产和前置胎盘的病史，一定要考虑有无前置胎盘植入的可能。③目前胎儿存活，且出血已经停止，可期待治疗。

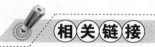 相关链接

凶险性前置胎盘：有剖宫产史的前壁前置胎盘，胎盘附着于子宫瘢痕处，容易发生植入导致产时产后大量出血，危及产妇生命。诊治要点：瘢痕子宫合并前置胎盘时，应高度重视，初步判定有无植入，估计胎儿成熟后，充分术前准备，择期手术；术前充分沟通；选择硬外麻，必要时改全麻；建立深静脉通道；腹部切口为纵切口；开腹后观察胎盘位置，有无子宫表面血管怒张，判定有无植入；采用子宫体部切口，娩出胎儿；胎盘植入时当即行子宫切除。

理论与实践

由于胎盘附着子宫下段处肌壁菲薄，无力收缩，易植入，易出血。所以剖宫产时子宫切口的选择原则上应避开胎盘。如胎盘附着于子宫后壁，选择子宫下段横切口；附着于侧壁，选择偏向对侧的子宫下段横切口；附着于前壁，根据胎盘边缘所在，选择子宫体部或"L型"切口娩出胎儿。如有怒张的血管等，考虑植入，应做好抢救失血性休克的准备，并根据植入面积和出血量决定子宫切除问题。

📖 **学习小结**

　　前置胎盘是妊娠晚期可危及母儿生命的严重并发症之一。其病因主要包括子宫内膜病变或损伤(多次刮宫、子宫内膜炎等)、胎盘异常(胎盘面积过大等)、受精卵滋养层发育迟缓。根据胎盘下缘与宫颈内口的关系,分为完全性前置胎盘、部分性前置胎盘、边缘性前置胎盘和低置胎盘,前置胎盘类型可因诊断时期不同而各异。应当依据处理前最后一次检查结果决定分类。前置胎盘的临床表现多为妊娠晚期无诱因、无痛性反复阴道流血,而阴道流血发生迟早、反复发生次数、出血量多少与前置胎盘类型有关。腹部检查:子宫张力不高,无压痛,大小与妊娠周数相符。胎先露高浮,常并发胎位异常。胎心音多存在。诊断依据病史、辅助检查、产后检查胎盘和胎膜。其中 B 型超声检查可清楚显示子宫壁、胎盘、胎先露部及宫颈的位置,并根据胎盘下缘与宫颈内口的关系,确定前置胎盘类型。前置胎盘应与Ⅰ型胎盘早剥、脐带帆状附着、前置血管破裂、胎盘边缘血窦破裂、宫颈病变等鉴别。处理原则是抑制宫缩、止血、纠正贫血和预防感染。根据阴道流血量、有无休克、妊娠周数、产次、胎位、胎儿是否存活、是否临产及前置胎盘类型等综合做出决定。

💡 **复习题**

1. 前置胎盘期待治疗的条件是什么?
2. 前置胎盘患者在什么情况下应剖宫产?
3. 简述前置胎盘的类型与临床表现的关系。
4. 前置胎盘应与哪些疾病进行鉴别?

第五节　胎 盘 早 剥

▶ **学习目标** ◀

1. 了解胎盘早剥的病因及发病机制。
2. 熟悉胎盘早剥的类型及病理变化。
3. 掌握胎盘早剥的临床表现、辅助检查。
4. 了解胎盘早剥的并发症。
5. 掌握胎盘早剥的防治原则。

　　妊娠 20 周后或分娩期,正常位置的胎盘在胎儿娩出前,部分或全部从子宫壁剥离称胎盘早剥(placental abruption)。它是妊娠晚期严重并发症之一。由于起病急、发展快,处理不当可危及母儿生命。国外报道发病率 1%~2%,国内报道 0.46%~2.1%。

(一)病因

尚不清楚,可能与下述情况有关:

1. **孕妇血管病变** 多发生于子痫前期、子痫、慢性高血压及慢性肾脏疾病的孕妇。因为其底蜕膜螺旋小动脉痉挛或硬化,引起远端毛细血管变性坏死甚至破裂出血,形成血肿,导致胎盘剥离。

2. **机械性因素** 腹部外伤、外转胎位术、脐带过短或绕颈(体)、胎先露下降时牵拉脐带发生胎盘早剥。

3. **宫腔内压力骤减** 如双胎妊娠分娩时第一胎儿娩出过快;羊水过多人工破膜后羊水流出过快,而使子宫骤然收缩,胎盘与子宫壁错位剥离。

4. **子宫静脉压突然升高** 孕妇长时间仰卧位或坐位时,使子宫静脉压升高,导致蜕膜静脉床破裂而胎盘早剥。

(二)病理

主要病理变化是底蜕膜出血并形成血肿,使胎盘从附着处分离。按病理类型可分为显性、隐性及混合性3种(图8-5)。如剥离面小,出血很快停止,临床多无症状。如继续出血,形成胎盘后血肿,胎盘剥离面随之扩大,血液冲开胎盘边缘沿胎膜与宫壁之间经宫颈管向外流出,称为显性剥离(revealed abruption)。如胎盘边缘仍附着于子宫壁或胎先露固定骨盆入口,血液积聚于胎盘与子宫壁之间,称隐性剥离(concealed abruption)。当出血达到一定程度时,血液终会冲开胎盘边缘及胎膜而外流,称为混合性出血(mixed bleeding)。偶有出血穿破胎膜溢入羊水中成为血性羊水。

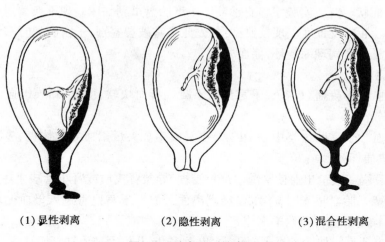

(1)显性剥离　　　　　　(2)隐性剥离　　　　　　(3)混合性剥离

图8-5 胎盘早剥的类型

胎盘早剥发生内出血时,血液积聚于胎盘与子宫壁之间,随着胎盘后血肿压力的增加,血液浸入子宫肌层,引起肌纤维分离、断裂甚至变性,当血液渗透至子宫浆膜层时,子宫表面呈现紫蓝色瘀斑,称子宫胎盘卒中(uteroplacental apoplexy),又称为库弗莱尔子宫(Couvelaire uterus)。卒中后子宫收缩力减弱,易产后大出血。

(三)临床表现及分度

根据病情严重程度,将胎盘早剥分为3度。

Ⅰ度:多发生于分娩期,胎盘剥离面小。主要症状:常无腹痛或伴有轻微腹痛,贫血体征不明显。腹部检查:子宫软,胎盘剥离处局部轻压痛,子宫大小与孕周相符,胎位、胎心音清楚。产后检查胎盘母体面血凝块诊断。

Ⅱ度:胎盘剥离面为胎盘面积1/3左右。主要症状:突发持续性腹痛、腰酸或腰背痛,疼痛程度与胎盘后积血量成正比。无或少量阴道出血,贫血程度与阴道出血量不符。腹部检查:子宫大于孕周、宫底可不断升高,胎盘附着处压痛明显(胎盘附着子宫后壁则不明显);宫缩有间歇,胎位可扪及,胎儿存活。

Ⅲ度:胎盘剥离面积超过胎盘的1/2,无凝血功能障碍为Ⅲa,有凝血功能障碍属Ⅲb。主要症状:突发持续腹痛,患者可恶心、呕吐、面色苍白、四肢湿冷、脉搏细数、血压下降等休克症状。休克程度与阴道出血量不符。腹部检查:子宫呈板样、压痛,胎位扪不清,胎心音多消失。

(四)辅助检查

1. B型超声检查 胎盘与宫壁之间液性低回声区;胎盘异常增厚或边缘裂开。若胎盘后血肿较大时,能见到胎盘胎儿面凸向羊膜腔。重型胎盘早剥时常伴胎心、胎动消失。当胎盘边缘已与子宫壁分离时,未形成胎盘后血肿,则见不到上述图像。有时胎盘附着于子宫后壁,受B超探头深度影响也有假阴性结果,故B型超声诊断胎盘早剥有一定的局限性。

2. 实验室检查 主要了解贫血程度与凝血功能。①血常规了解患者贫血程度;②凝血功能检查:血纤维蛋白原<250mg/L为异常,<150mg/L考虑凝血功能障碍;③重型胎盘早剥患者应检查肾功能与二氧化碳结合力。

(五)诊断与鉴别诊断

根据病史、症状、体征、实验室检查诊断。Ⅰ度胎盘早剥临床表现不典型:与前置胎盘相鉴别,B超可诊断。Ⅱ度及Ⅲ度表现较典型:与先兆子宫破裂鉴别,子宫破裂时宫缩强烈,下腹疼痛拒按,腹部可见子宫病理缩复环,伴血尿。

(六)并发症

1. 弥散性血管内凝血(DIC) 子宫出血不凝或凝血块软,皮肤、黏膜出血,伴有死胎时更易发生,病死率较高。

2. 产后出血 子宫胎盘卒中和DIC时更易发生。大量出血导致休克、多脏器功能衰竭、垂体及肾上腺皮质坏死。

3. 急性肾衰竭 大量出血使肾灌注严重受损,导致肾皮质或肾小管缺血坏死。

4. 羊水栓塞 胎盘早剥时,羊水可经剥离面开放的子宫血管进入母血循环,羊水中有形成分形成栓子,栓塞肺血管导致羊水栓塞。

5. 胎儿宫内死亡 如胎盘早剥面积大,出血多,胎儿可因缺血缺氧而死亡。

(七)治疗

1. 纠正休克 开放静脉通道、迅速补充血容量、改善血循环。最好输新鲜血,既可补充血容量,又能补充凝血因子,应使血细胞比容提到0.30以上,尿量>30ml/h。

2. 及时终止妊娠 胎儿娩出前,胎盘剥离会继续加重。一旦确诊Ⅱ度或Ⅲ度胎盘早剥,应及时终止妊娠。根据病情、胎儿状况、产程进展等决定分娩方式。

(1) 阴道分娩:Ⅰ度患者一般情况良好,宫口已扩张,估计短时间内能经阴道分娩者。可人工破膜使羊水流出而缩小子宫腔容积,用腹带裹紧腹部压迫胎盘,使其不再继续剥离。注意观察心率、血压、宫底高度、阴道流血量、胎儿状况,病情加重或胎儿窘迫时应剖宫产。

(2) 剖宫产:适用于:①Ⅱ度:不能在短时间内经阴道分娩者;②Ⅰ度:出现胎儿窘迫者;③Ⅲ度:病情恶化,胎儿已死,不能立即分娩者;④破膜后产程无进展者。剖宫产时注意促进子宫收缩,若出现难以控制的大出血,必要时行子宫次全切除术。

3. 并发症的处理

(1) 凝血功能障碍:在迅速终止妊娠、阻断促凝物质继续进入母血循环的基础上,纠正凝血功能障碍:

1) 补充凝血因子:及时、足量输入新鲜血及血小板,可同时输注纤维蛋白原。每升新鲜冰冻血浆含纤维蛋白原 3g,补充 4g 可使纤维蛋白原提高 1g/L。

2) 肝素:DIC 高凝阶段及早应用,禁止在有显著出血倾向或纤溶亢进阶段应用。

3) 抗纤溶药物:应在肝素化和补充凝血因子的基础上应用。常用药物有氨基己酸、氨甲环酸、氨甲苯酸等。

(2) 肾衰竭:患者尿量 <30ml/h,提示血容量不足,应补充血容量;若血容量已补足而尿量 <17ml/h,予呋塞米 20~40mg 静脉推注,必要时可重复用药,通常 1~2 日尿量可恢复正常。若尿量不增且尿素氮、肌酐、血钾进行性升高、二氧化碳结合力下降,提示肾衰竭。若出现尿毒症时,及时行透析治疗。

(3) 产后出血:胎儿娩出后及时促进宫缩、按摩子宫等处理。若仍有不能控制的子宫出血,或血不凝,应补充凝血因子,必要时切除子宫。

(八)预防

积极防治妊娠期高血压疾病,避免腹部外伤、性生活;避免长时间仰卧位。对高危患者不主张倒转术,人工破膜应在宫缩间歇期进行。

病例分析

某孕妇,女,30 岁,因"停经 35^{+1} 周,下腹痛伴阴道流血 3 小时"入院。曾因"阴道流血查因"住院,诊断"先兆早产"。近半个月出现双下肢水肿,今日午时 1 点半左右无诱因出现阴道流血,量多,伴轻度下腹痛,遂来急诊。查体:T 36.5℃,P 80 次 / 分,R 20 次 / 分,BP 160/90mmHg,心肺听诊未闻及异常,腹膨,可见一纵行手术疤痕,宫高 32cm,腹围 97cm,未扪及宫缩,胎心 140 次 / 分。阴道口可见多量血污。双下肢水肿 ++。B 超检查提示:胎盘旁不均质回声团,性质待定,胎盘早剥? 入院诊断:①孕 4 产 1 宫内孕 35^{+1} 周 LOA 单活胎未临产;②产前出血:胎盘早剥? ③重度子痫前期;④疤痕子宫。治疗:立即剖宫产术。术中见:羊水淡血性,娩出一男活婴,Apgar 评分 10 分,宫腔内见暗红色血凝块约 100g,术中出血 200ml。术后诊断:①孕 4 产 2 宫内孕 35^{+1} 周 LOA 男单活婴剖宫产;②胎盘早剥;③重度子痫前期;④疤痕子宫;⑤早产;⑥盆腔粘连。

分析:①胎盘早剥易发生于妊娠期高血压疾病患者;②临床表现多有腹痛,伴或不伴阴道出血;③轻度胎盘早剥子宫可无明显压痛或张力增高,而重度胎盘早剥常子宫硬如板状;④B 超常有胎盘异常声像提示;⑤根据病史、临床表现、体征高度怀疑胎盘早剥时需积极处理,以减少并发症的发生。

理论与实践

　　临床上常见一些不典型胎盘早剥,易被忽略,而导致胎儿窘迫、胎死宫内、产后出血等风险,所以我们需对此类型胎盘早剥提高警惕。故需注意以下几点:①高危因素:合并妊娠期高血压疾病者,先兆早产而长期卧床保胎者,羊水过多突然大量流水者,使用催产素者,腹部创伤或同房后阴道出血者;②破水时颜色为血性或淡血性者;③先兆早产按常规抑制宫缩治疗无效者;④无其他异常并发症突发的胎心改变;⑤B超显像胎盘较以前明显增厚者。

学习小结

　　胎盘早剥为妊娠 20 周后或分娩期发生的晚期妊娠严重并发症。胎盘早剥主要病理变化是底蜕膜出血并形成血肿,使正常位置的胎盘在胎儿娩出前自子宫壁剥离,可严重危及母儿生命。其病因多见于孕妇血管病变(常见妊娠期高血压疾病)、机械性因素、宫腔内压力骤减、子宫静脉压突然升高。根据病情严重程度,将胎盘早剥分为 3 度:①Ⅰ度:胎盘剥离面积多 <1/3,常无腹痛或伴有轻微腹痛,子宫大小与孕周相符;②Ⅱ度:胎盘剥离面积1/3 左右,突发持续性腹痛,无或少量阴道出血,子宫大于孕周,胎盘附着处压痛明显,宫缩有间歇;③Ⅲ度:胎盘剥离面积超过胎盘的 1/2,突发持续腹痛,血压下降等休克症状,子宫呈板样、胎心音多消失。无凝血功能障碍为Ⅲa,有凝血功能障碍属Ⅲb。B 型超声检查可协助胎盘早剥的诊断。胎盘早剥的防治原则:纠正休克;及时终止妊娠(确诊Ⅱ度或Ⅲ度胎盘早剥,及时终止妊娠,根据病情、胎儿状况、产程进展等决定分娩方式);并发症的处理。

复习题

1. 胎盘早剥与前置胎盘如何鉴别?
2. 胎盘早剥的处理原则?

第六节　双 胎 妊 娠

学习目标

1. 了解双胎妊娠的分类。
2. 熟悉双胎妊娠的诊断方法。
3. 掌握双胎妊娠的常见并发症。
4. 熟悉双胎妊娠的处理原则。

一次妊娠宫腔内有两个胎儿时,称为双胎妊娠(twin pregnancy),其孕产妇并发症及围产儿死亡率均高于单胎妊娠。

（一）分类

1. 双卵双胎(dizygotic twin) 由两个卵子分别受精形成双胎为双卵双胎。绒毛膜和羊膜形成两个独立的胎盘和胎囊,有时两个胎盘紧靠一起无法分开,但两者间血液循环互不相通。胎盘胎儿面有两个羊膜腔,中间隔有两层羊膜、两层绒毛膜。双卵双胎儿之性别及血型可以相同或不相同,但指纹、外貌、精神类型等多种表型不同。(图 8-6)

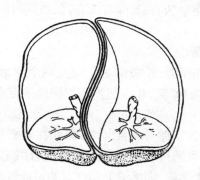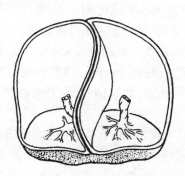

两个胎盘分开,两层绒毛膜,两层羊膜　　两个胎盘融合,两层绒毛膜已融合,两层羊膜

图 8-6　双卵双胎的胎盘及胎膜示意图

2. 单卵双胎(monozygotic twin) 由一个受精卵分裂而形成的双胎妊娠为单卵双胎。单卵双胎儿性别和血型相同,容貌极相似。由于受精卵在早期发育阶段发生分裂的时间不同,形成下述 4 种类型(图 8-7)。

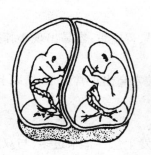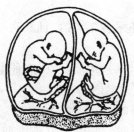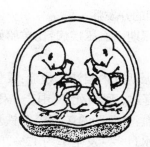

（1）发生在桑椹期前　　（2）发生在囊胚期　　（3）发生在羊膜囊已形成

图 8-7　受精卵在不同阶段形成单卵双胎的胎膜类型

（1）双羊膜囊双绒毛膜单卵双胎:分裂发生在桑椹期(早期胚泡),相当于受精后 3 日内,形成两个独立的受精卵、两个羊膜囊。两个羊膜囊之间隔有两层绒毛膜、两层羊膜,胎盘为两个或一个。

（2）双羊膜囊单绒毛膜单卵双胎:分裂发生在受精后第 4~8 日,胚胎发育处于胚泡期。胎盘为一个,两个羊膜囊之间仅隔有两层羊膜。

（3）单羊膜囊单绒毛膜单卵双胎:受精卵在受精后第 9~13 日分裂,此时羊膜囊已形成,两个胎儿共存于一个羊膜腔内,共有一个胎盘。

(4) 联体双胎:受精卵在受精第 13 日后分裂,此时原始胚盘已形成,机体不能完全分裂成两个,形成不同形式的联体儿,极罕见。

(二)诊断

1. 病史及临床表现 双卵双胎孕妇多有家族史,孕前曾用过促排卵药或接受体外受精多个胚胎移植。恶心、呕吐等早孕反应重。中期妊娠后体重增加迅速,腹部增大明显,下肢水肿、静脉曲张等压迫症状出现早而明显,妊娠晚期常有呼吸困难,活动不便。

2. 产科检查 子宫大于停经月份,妊娠中晚期腹部可触及多个小肢体或三个以上胎极;胎头较小,与子宫大小不成比例;不同部位可听到两个胎心,其间有无音区,或同时听诊,1 分钟两个胎心率相差 10 次以上。胎位多为纵产式。

3. B 型超声检查 对诊断及监护双胎有较大帮助。

(1) 常规检查:妊娠 35 日后,宫腔内可见两个妊娠囊;妊娠 6 周后,可见两个原始心管搏动。可筛查胎儿结构畸形,如联体双胎、开放性神经管畸形等。B 型超声还可帮助确定两个胎儿的胎位。

(2) 判断绒毛膜性:由于单绒毛膜性双胎特有的双胎并发症较多,因此在妊娠早期进行绒毛膜性判断非常重要。①在妊娠 6 至 10 周之间,可通过宫腔内孕囊数目进行绒毛膜性判断,如宫腔内有两个孕囊,为双绒毛膜双胎;如仅见一个孕囊,则单绒毛膜性双胎可能性较大。②妊娠 11 周至 13 周之间,可以通过判断胎膜与胎盘插入点呈"双胎峰"或者"T"字征来判断双胎的绒毛膜性。前者为双绒毛膜性双胎,后者为单绒毛膜性双胎。③妊娠早期之后,绒毛膜性的检测难度增加,此时可以通过胎儿性别、两个羊膜囊间隔厚度、胎盘是否独立做综合判断。若胎儿性别不一致,可以确诊为双卵双胎;如性别一致,可根据羊膜囊间隔厚度估计,如间隔厚度 >2mm 提示双羊膜囊双绒毛膜双胎,如间隔厚度 <2mm,提示双羊膜囊单绒毛膜双胎。

(三)并发症

1. 孕妇的并发症

(1) 妊娠期高血压疾病:比单胎妊娠多 3~4 倍,且发病早、程度重,容易出现心肺并发症及子痫。

(2) 妊娠期肝内胆汁淤积症:发生率是单胎的 2 倍,胆酸常高出正常值 10 倍以上,易引起早产、胎儿窘迫、死胎、死产,围产儿死亡率增高。

(3) 贫血:是单胎的 2.4 倍,与铁及叶酸缺乏有关。

(4) 羊水过多:发生率约 12%,单卵双胎常在妊娠中期发生急性羊水过多,与双胎输血综合征及胎儿畸形有关。

(5) 胎膜早破:发生率约达 14%,可能与宫腔内压力增高有关。

(6) 宫缩乏力:子宫肌纤维伸展过度,常发生原发性宫缩乏力,致产程延长。

(7) 胎盘早剥:是双胎妊娠产前出血的主要原因,可能与妊娠期高血压疾病发生率增加有关。第一胎儿娩出后,宫腔容积骤然缩小,是胎盘早剥另一常见原因。

(8) 产后出血:经阴道分娩的双胎妊娠平均产后出血量≥500ml,与子宫过度膨胀致产后宫缩乏力及胎盘附着面积增大有关。

(9) 流产:高于单胎 2~3 倍,与胚胎畸形、胎盘发育异常、胎盘血液循环障碍、宫腔内容积相对狭窄可能有关。

2. 围产儿的并发症

(1) 早产:约 50% 双胎妊娠并发早产,其风险约为单胎妊娠的 7~10 倍,多因胎膜早破或宫腔内压力过高及严重母儿并发症所致。

(2) 脐带异常:单羊膜囊双胎易发生脐带互相缠绕、扭转,可致胎儿死亡。脐带脱垂也是双胎常见并发症,多发生在双胎胎位异常或胎先露未衔接出现胎膜早破时,以及第一胎儿娩出后、第二胎儿娩出前,是胎儿急性缺氧死亡的主要原因。

(3) 胎头交锁及胎头碰撞:前者多发生在第一胎儿为臀先露、第二胎儿为头先露者,分娩时第一胎儿头部尚未娩出,而第二胎儿头部已入盆,两个胎头颈部交锁,造成难产;后者两个胎儿均为头先露,同时入盆,引起胎头碰撞难产。

(4) 胎儿畸形:双绒毛膜双胎和单绒毛膜双胎妊娠胎儿畸形的发生率分别为单胎妊娠的 2 倍和 3 倍。有些畸形为单卵双胎所特有,如联体双胎、无心畸形等。

3. 单绒毛膜双胎特有并发症

(1) 双胎输血综合征(twin to twin transfusion syndrome,TTTS):是双羊膜囊单绒毛膜单卵双胎的严重并发症。通过胎盘间的动 - 静脉吻合支,血液从动脉向静脉单向分流,使一个胎儿成为供血儿,另一个胎儿成为受血儿,造成供血儿贫血、血容量减少,致使生长受限、肾灌注不足、羊水过少,甚至因营养不良而死亡;受血儿血容量增多、动脉压增高、各器官体积增大、胎儿体重增加,可发生充血性心力衰竭、胎儿水肿、羊水过多。既往对于双胎输血综合征的诊断通常是通过产后检查新生儿,如果两个胎儿体重相差≥20%、血红蛋白相差 >50g/L,提示双胎输血综合征。

(2) 选择性胎儿生长受限(selective IUGR):亦为单绒毛膜性双胎特有的严重并发症。目前诊断主要是根据 FGR 胎儿体重估测位于该孕周第 10 百分位以下,两胎儿体重相差 25% 以上。

(3) 一胎无心畸形:亦称动脉反向灌注序列(twin reversed arterial perfusion sequence,TRAPS),为少见畸形,发生率为单绒毛膜妊娠的 1%。妊娠胎儿的 1:35 000。双胎之一心脏缺如,残留或无功能。最显著的特征是结构正常的泵血胎通过一根胎盘表面动脉 - 动脉吻合向寄生的无心胎供血。如不治疗,正常胎儿可发生心力衰竭而死亡。

(4) 单绒毛膜单羊膜囊双胎:此为极高危的双胎妊娠,由于两胎儿共用一个羊膜腔,两胎儿之间无胎膜分隔,因脐带缠绕和打结而发生宫内意外可能性较大。

(四) 处理

1. 妊娠期处理及监护

(1) 补充足够营养:进食含高热量、高蛋白质、高维生素以及必需脂肪酸的食物,注意补充铁、叶酸及钙剂,预防贫血及妊娠期高血压疾病。

(2) 防治早产:是双胎妊娠产前监护的重点。双胎妊娠孕妇应增加每日卧床休息时间,减少活动量。若先兆临产发生在 34 周以前,应给予宫缩抑制剂。一旦出现宫缩或阴道流水,应住院治疗。对可疑早产孕妇,可检测宫颈及阴道分泌物中的胎儿纤维连接蛋白,如阴性表明不需干预治疗;如阳性应考虑预防性使用宫缩抑制剂,并动态观察宫颈变化。

(3) 及时治疗妊娠期并发症:妊娠期应注意血压及尿蛋白变化,发现妊娠期高血压疾病及时治疗。妊娠 20 周开始每日口服元素钙 2g,可预防妊娠期高血压疾病。应注意孕妇的瘙痒症状,动态观察血胆酸及肝功能变化,发现妊娠期肝内胆汁淤积症应及早治疗。

(4) 监护胎儿生长发育情况:发现胎儿畸形,尤其是联体双胎,应及早终止妊娠。对双绒毛膜性双胎,定期(每 4 周一次)B 型超声监测胎儿生长情况。对单绒毛膜性双胎,应每 2 周 B 型超声监测胎儿生长发育以期早期排除是否出现特殊并发症等。

2. 终止妊娠指征

(1) 合并急性羊水过多,有压迫症状,孕妇腹部过度膨胀,出现呼吸困难等严重不适;

(2) 胎儿畸形;

(3) 孕妇患严重并发症不能继续妊娠,如子痫前期或子痫;

(4) 预产期已到尚未临产,胎盘功能减退者。

3. 分娩期处理 多数双胎能经阴道分娩。产程中应注意:①保证产妇足够的摄入量及睡眠,使产妇有良好的体力经历分娩;②严密观察胎心变化;③注意宫缩及产程进展,如宫缩仍乏力,可在严密监护下,给予低浓度缩宫素静脉滴注;④第二产程必要时行会阴侧-后切开,减轻胎头受压。第一胎儿娩出后,胎盘侧脐带必须立即夹紧,以防第二胎儿失血。助手应在腹部固定第二胎儿为纵产式,并密切观察胎心、宫缩,及时行阴道检查,以了解胎位、排除脐带脱垂、及早发现胎盘早剥。如无异常,可等待自然分娩,若等待15分钟仍无宫缩,可行人工破膜并静脉滴注低浓度缩宫素,促进子宫收缩。对有脐带脱垂、胎盘早剥者,立即产钳助产或臀牵引,迅速娩出胎儿。

双胎妊娠有下列情况之一者,应考虑剖宫产:①第一胎儿为臀先露、肩先露;②宫缩乏力致产程延长,经治疗效果不佳;③胎儿窘迫,短时间内不能经阴道结束分娩;④联体双胎孕周>26周;⑤严重妊娠并发症需尽快终止妊娠,如重度子痫前期、胎盘早剥等。

无论阴道分娩还是剖宫产,均应积极防治产后出血:①临产时应备血;②胎儿娩出前需建立静脉通路;③第二胎儿娩出后应立即使用宫缩剂,并使其作用维持到产后2小时以上。

病例分析

某患者,29岁,双胎,停经25周,门诊常规产前咨询。此患者因多年不孕而行辅助生育技术受孕,孕早期检查为双卵双胎,并定期产前随访,常规化验检查均未见异常。1天前系统超声检查发现其中一胎儿全身水肿,另一胎儿未见异常。进行凝血检查后充分沟通,并分别对两胎儿进行羊水穿刺行产前诊断。2周后结果显示两胎儿均未见染色体异常,且水肿胎儿死亡。继续妊娠至31^{+5}周时出现胎膜早破,且出现规律宫缩,8小时后自然娩出一体重1800g女活婴,及一浸软的死胎。出血不多,产后正常,48小时后出院。

病案分析:①病史,辅助生育技术的引用是导致双胎妊娠的主要原因。②早期超声检查确诊为双卵双胎。③双胎发生一胎儿异常时,必须行两个胎儿的染色体检查。尤其双卵双胎时,有条件者可行基因检查。④出现一胎儿死亡,在严密监测下可继续妊娠。⑤早产是双胎常见的并发症。

学习小结

双胎妊娠有单卵双胎和双卵双胎两种类型。单卵双胎又分为双羊膜囊双绒毛膜单卵双胎、双羊膜囊单绒毛膜单卵双胎、单羊膜囊单绒毛膜单卵双胎。其诊断依靠双胎家族史、B超检查、产科检查等。双胎妊娠孕妇在孕期发生贫血、妊娠期高血压疾病、早产、胎儿生长受限等的风险增大。需要结合超声等检查手段加强对双胎孕妇的孕期管理;明确终止妊娠的指征;产程中应注意监测,及时发现脐带脱垂、第二胎胎位异常、胎盘早剥、产后出血等母儿并发症。

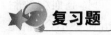复习题

1. 双卵双胎与单卵双胎如何鉴别?
2. 双胎常见的母体并发症有哪些?

第七节 羊水量异常

学习目标

1. 掌握羊水过多与羊水过少的概念。
2. 熟悉羊水过多与羊水过少的常见病因。
3. 掌握羊水过多与羊水过少的诊断标准。
4. 熟悉羊水过多与羊水过少的处理原则。

正常妊娠时羊水的产生与吸收处于动态平衡中。若羊水产生和吸收失衡,将导致羊水量异常。

一、羊水过多

妊娠期间羊水量超过 2000ml,称为羊水过多(polyhydramnios)。羊水过多的发生率约为 0.5%~1%。羊水量在数日内急剧增多,称为急性羊水过多;羊水量在数周内缓慢增多,称为慢性羊水过多。

(一)病因

约 1/3 羊水过多的原因不明,称为特发性羊水过多。2/3 羊水过多可能与胎儿畸形及妊娠合并症、并发症有关。

1. 胎儿疾病　包括胎儿结构畸形、胎儿肿瘤、神经肌肉发育不良,以及代谢性疾病、染色体或遗传基因异常等。明显的羊水过多多伴有胎儿畸形。神经系统和消化道畸形是最常见的胎儿结构畸形。神经系统畸形主要是无脑儿、脊柱裂等神经管缺陷及全前脑等。因脑脊膜暴露,脉络膜组织增殖,渗出液增加;抗利尿激素缺乏,导致尿量增多;中枢吞咽功能,胎儿无吞咽反射,导致羊水产生增加和吸收减少。消化道畸形主要是食管及十二指肠闭锁。胎儿不能吞咽羊水,导致羊水积聚而发生羊水过多。导致羊水过多的原因还有腹壁缺陷、膈疝、心脏畸形、先天性胸腹腔囊腺瘤、胎儿脊柱畸胎瘤等畸形,以及新生儿先天性醛固酮增多症(Batter 综合征)

等代谢性疾病。18-三体、21-三体、13-三体胎儿出现吞咽羊水障碍,也可引起羊水过多。

2. **多胎妊娠** 双胎妊娠羊水过多的发生率约为 10%,是单胎妊娠的 10 倍,以单绒毛膜双胎居多,还可能并发双胎输血综合征。两个胎儿间的血液循环相互沟通,受血胎儿的循环血量多,尿量增加,导致羊水过多。

3. **胎盘脐带病变** 胎盘绒毛血管瘤直径 >1cm 时,15%~30% 合并羊水过多。巨大胎盘、脐带帆状附着也能导致羊水过多。

4. **妊娠合并症** 妊娠期糖尿病的孕妇,羊水过多的发病率约 13%~36%。母体高血糖致胎儿血糖增高,产生高渗性利尿,并使胎盘胎膜渗出增加,导致羊水过多。母儿 Rh 血型不合,胎儿免疫性水肿、胎盘绒毛水肿影响液体交换,以及妊娠期高血压疾病、重度贫血,也可导致羊水过多。

(二)诊断

1. 临床表现

(1)急性羊水过多:较少见,多发生在妊娠 20~24 周。羊水急速增多,子宫于数日内明显增大,产生一系列压迫症状。孕妇自觉腹部胀痛,行动不便,表情痛苦,因横膈抬高,出现呼吸困难,甚至发绀,不能平卧。检查见腹壁皮肤紧绷发亮,严重者皮肤变薄,皮下静脉清晰可见。巨大的子宫压迫下腔静脉,影响静脉回流,出现下肢及外阴部水肿或是静脉曲张。子宫明显大于妊娠月份,胎位不清,胎心遥远或听不清。

(2)慢性羊水过多:较多见,多发生在妊娠晚期。数周内羊水缓慢增多,症状较缓和,孕妇多能适应,仅感腹部增大较快,临床上无明显不适或仅出现轻微压迫症状,如胸闷、气急,但能忍受。产检时宫高及腹围增加过快,测量子宫底高度及腹围大于同期孕周,腹壁皮肤发亮、变薄。触诊时感觉子宫张力大,有液体震颤感,胎位不清,胎心遥远。

2. 辅助检查

(1)B 超检查:是重要的辅助检查方法,不仅能测量羊水量,还可以了解胎儿情况,如无脑儿、脊柱裂、胎儿水肿及双胎等。B 超诊断羊水过多的标准有两个:①羊水最大暗区垂直深度(amniotic fluid volume,AFV):AFV≥8cm 诊断为羊水过多,其中 8~11cm 为轻度羊水过多,12~15cm 为中度羊水过多,>15cm 为重度羊水过多。②羊水指数(amniotic fluid index,AFI):以脐横线与腹白线作为标志线,将腹部划分为 4 个象限,4 个象限的羊水最大暗区垂直深度之和,即为羊水指数。AFI≥25cm 诊断为羊水过多,其中 25~35cm 为轻度羊水过多,36~45cm 为中度羊水过多,>45cm 为重度羊水过多。部分学者认为以 AFI 大于该孕周的 3 个标准差或大于第 97.5 百分位较为恰当。

(2)胎儿疾病检查:需排除胎儿染色体异常时,可做羊水细胞培养,或采集胎儿脐带血细胞培养。作染色体核型分析或荧光定量 PCR 法快速诊断,了解染色体数目、结构有无异常,排除三体型染色体异常。同时可行羊水生化检查,若为胎儿神经管畸形(无脑儿、脊柱裂)、上消化道闭锁等,羊水中的甲胎蛋白可明显升高,平均值超过同期正常妊娠平均值 3 个标准差以上,有助于诊断。胎儿的血型物质随胎儿尿液和肺泡液进入羊水,可通过测定羊水中胎儿血型,预测胎儿有无溶血性疾病。还可运用 PCR 技术检测胎儿是否感染细小病毒 B19、梅毒、弓形体、单纯疱疹病毒、风疹、巨细胞病毒等。

(3)其他检查:母体糖耐量试验,Rh 血型不合者检查母体抗体滴定度。

(三)对母儿的影响

1. 对母体的影响 羊水过多时子宫张力增高,孕妇易并发妊娠期高血压疾病。胎膜早破、早产发生率增加。突然破膜宫腔内压力骤然降低,易发生胎盘早剥。子宫肌纤维伸展过度可致产后子宫收缩乏力,产后出血发生率明显增多。

2. 对胎儿的影响 胎位异常、胎儿窘迫、早产增多。破膜时羊水流出过快可导致脐带脱垂。围产儿的病死率是正常妊娠的 7 倍。羊水过多的程度越重,围产儿的病死率越高。

(四)处理

取决于胎儿有无畸形、孕周大小及孕妇自觉症状的严重程度。

1. 合并胎儿畸形 应及时终止妊娠。方法有:①人工破膜引产:宫颈评分 >7 分者,破膜后多能自然临产,若 12 小时后仍未临产,可静脉滴注缩宫素诱发宫缩。破膜时需注意:行高位破膜,用穿刺针刺破胎膜 1~2 个小孔,使羊水缓慢流出,避免宫腔内压力骤然下降,以免发生胎盘早剥、血压骤降与休克;羊水流出过程中密切观察孕妇血压、心率变化。②经羊膜腔穿刺放出适量羊水后,可采用注入依沙吖啶等方法引产。

2. 合并正常胎儿 应寻找病因,积极治疗糖尿病、妊娠期高血压疾病等母体疾病。母儿血型不合者,必要时可以行宫内输血治疗。

(1) 对孕周 <37 周、胎肺不成熟者,应尽量延长妊娠期。自觉症状轻者,注意休息,取左侧卧位以改善子宫胎盘循环,必要时给予镇静剂。每周复查 B 超以便了解羊水指数及胎儿生长情况。自觉症状严重者,可经腹羊膜腔穿刺放出适量羊水,缓解压迫症状,并可通过放出的羊水做卵磷脂/鞘磷脂(L/S)比值、羊水泡沫试验等确定胎肺成熟度。在 B 超监测下,避开胎盘部位以 15~18 号腰椎穿刺针,放羊水速度不宜过快,每小时约 500ml,一次放羊水量不超过 1500ml;注意严格消毒预防感染,密切观察孕妇血压、心率、呼吸变化,监测胎心,酌情给予镇静剂,预防早产。必要时 3~4 周后再次放羊水,以降低宫腔内压力。

羊水量反复增长,自觉症状严重者,妊娠≥34 周,胎肺已成熟,可终止妊娠;如胎肺未成熟,可在羊膜腔内注入地塞米松 10mg 促胎肺成熟,24~48 小时后再考虑引产。

(2) 前列腺素合成酶抑制剂(如吲哚美辛)有抗利尿作用。妊娠晚期羊水主要由胎儿尿液形成,抑制胎儿排尿能使羊水量减少。用药期间每周做 1 次 B 超监测羊水量。需要注意的是,吲哚美辛可使胎儿动脉导管闭合,不宜长时间应用,孕周 >34 周者也不宜使用。

3. 分娩期应警惕脐带脱垂和胎盘早剥的发生。若破膜后子宫收缩乏力,可静脉滴注低浓度缩宫素加强宫缩,密切观察产程。胎儿娩出后及时应用缩宫素,预防产后出血发生。

║ 病例分析

某患者,29 岁,停经 28 周,腹胀 1 周多而来门诊检查,一般情况可,测血压正常,腹部膨隆,张力高,B 超检查提示胎儿小于妊娠月份,胎儿脑积水,羊水指数 28cm,入院考虑行引产术。检查各项指标正常后,行羊膜腔内引产术,注入药物前先放羊水适量,然后注入依沙吖啶 100mg,术后 24 小时发动宫缩,9 小时后宫口开全,为避免产道损伤,穿颅缩小颅骨径线,娩出一死婴,胎盘自娩,胎膜不完整,行宫腔探查后观察无出血,返回病房。分娩后 48 小时出院。

分析:羊水过多常见于合并胎儿畸形。主要表现腹胀加剧,孕妇不能平卧,出现此情况首先考虑羊水异常,应超声检查排除胎儿畸形。此患者胎儿为脑积水,确诊后应立即终止妊娠。

二、羊水过少

妊娠晚期羊水量少于 300ml 者,称为羊水过少(oligohydramnios)。羊水过少的发生率为 0.4%~4%。羊水过少严重影响围产儿预后,羊水量少于 50ml,围产儿病死率高达 88%,应高度重视。

(一)病因

常见原因有:

1. 胎儿畸形　以胎儿泌尿系统畸形为主,如 Meckel-Gruber 综合征、Prune-Belly 综合征、胎儿肾缺如(Potter 综合征)、肾小管发育不全、输尿管或尿道梗阻、膀胱外翻等引起少尿或无尿,导致羊水过少。染色体异常、脐膨出、膈疝、法洛四联症、水囊状淋巴管瘤(cystic hygroma)、小头畸形、甲状腺功能减低等也可引起羊水过少。

2. 胎盘功能减退　过期妊娠、胎儿生长受限和胎盘退行性变均能导致胎盘功能减退。胎儿慢性缺氧引起胎儿血液重新分配,为保障胎儿脑和心脏血供,肾血流量降低,胎儿尿生成减少,导致羊水过少。

3. 羊膜病变　某些原因不明的羊水过少与羊膜通透性改变,以及炎症、宫内感染有关。胎膜破裂,羊水外漏速度超过羊水生成速度,可导致羊水过少。

4. 母体因素　妊娠期高血压疾病可致胎盘血流减少。孕妇脱水、血容量不足时,孕妇血浆渗透压增高,使胎儿血浆渗透压相应增高,尿液形成减少。孕妇服用某些药物,如前列腺素合成酶抑制剂、血管紧张素转化酶抑制剂等有抗利尿作用,使用时间过长,可发生羊水过少。

(二)临床表现及诊断

1. 临床表现　羊水过少的临床症状多不典型。孕妇于胎动时感腹痛,胎盘功能减退时常有胎动减少。检查见宫高腹围较同期孕周小,合并胎儿生长受限更明显,有子宫紧裹胎儿感。子宫敏感,轻微刺激易引发宫缩。临产后阵痛明显,且宫缩多不协调。阴道检查时,发现前羊膜囊不明显,胎膜紧贴胎儿先露部,人工破膜时羊水流出极少。

2. 辅助检查

(1) B 超检查:是最重要的辅助检查方法。妊娠晚期羊水最大暗区垂直深度(AFV)≤2cm 为羊水过少,≤1cm 为严重羊水过少。羊水指数(AFI)≤5cm 诊断为羊水过少,≤8cm 为羊水偏少。B 超检查还能及时发现胎儿生长受限,以及胎儿肾缺如、肾发育不全、输尿管或尿道梗阻等畸形。

(2) 羊水量直接测量:破膜时以容器置于外阴收集羊水,或剖宫产时用吸引器收集羊水。本方法缺点是不能早期诊断。

(3) 电子胎儿监护:羊水过少者的胎盘储备功能减低,无应激试验(NST)可呈无反应型。分娩时主要威胁是胎儿窘迫,子宫收缩致脐带受压加重,出现胎心变异减速和晚期减速。

(4) 胎儿染色体检查:需排除胎儿染色体异常时,可做羊水细胞培养,或采集胎儿脐带血细胞培养。作染色体核型分析,荧光定量 PCR 法快速诊断。

(三)对母儿的影响

1. 对孕妇的影响　手术分娩率和引产率均增加。

2. 对胎儿的影响　羊水过少时,围产儿发病率和病死率明显增高。轻度羊水过少时,围产儿病死率增高 13 倍;重度羊水过少时,围产儿病死率增高 47 倍,死亡原因主要是胎儿缺氧和胎儿畸形。羊水过少如发生在妊娠早期,胎膜与胎体粘连造成胎儿畸形,甚至肢体短缺;如发生在妊娠中、晚期,子宫外压力直接作用于胎儿,引起胎儿肌肉骨骼畸形,如斜颈、曲背、手足畸形等;先天性无肾所致的羊水过少可引起 Potter 综合征(肺发育不全、长内眦赘皮襞、扁平鼻、耳大位置低、铲形手及弓形腿等),预后极差,多数患儿娩出后即死亡。

(四) 处理

根据胎儿有无畸形和孕周大小选择治疗方案。

1. 羊水过少合并胎儿畸形　一经确诊胎儿畸形,应尽早终止妊娠。可选用 B 超引导下经腹羊膜腔穿刺注入依沙吖啶引产。

2. 羊水过少合并正常胎儿　寻找与去除病因。增加补液量,改善胎盘功能,抗感染。嘱孕妇自行计数胎动,进行胎儿生物物理评分,B 超动态监测羊水量及脐动脉收缩期最高血流速度与舒张期最低血流速度(S/D)的比值,电子胎儿监护,严密监测胎儿宫内情况。

(1) 终止妊娠:对妊娠已足月、胎儿可以宫外存活者,应及时终止妊娠。合并胎盘功能不良、胎儿窘迫,或破膜时羊水少且胎粪严重污染者,估计短时间不能结束分娩的,应采用剖宫产术终止妊娠,以降低围产儿病死率。对胎儿贮备功能尚好,无明显宫内缺氧,人工破膜羊水清亮者,也可以阴道试产。若选择阴道试产,需密切观察产程进展,连续监测胎心变化。

(2) 增加羊水量期待治疗:对妊娠未足月,胎肺不成熟者,可行增加羊水量期待治疗,延长妊娠期。有学者采用羊膜腔灌注液体法,以降低胎心变异减速发生率、羊水粪染率及剖宫产率。与此同时,应选用宫缩抑制剂预防早产。

学习小结

羊水量异常包括羊水过多和羊水过少。妊娠期间羊水量超过 2000ml,称为羊水过多;妊娠晚期羊水量少于 300ml 者,称为羊水过少。羊水量异常的病因常见于:①胎儿疾病:包括胎儿畸形、胎儿肿瘤、神经肌肉发育不良、代谢性疾病、染色体或遗传基因异常等;②多胎妊娠导致羊水过多;③胎盘脐带病变;④妊娠合并症:如糖尿病常合并羊水过多,而妊娠期高血压疾病等多合并羊水过少。羊水过多时可出现压迫症状,宫高及腹围增加过快,腹壁皮肤发亮、变薄。胎位不清,胎心遥远。羊水过少时无明显症状,宫高小于妊娠月份。辅助检查包括:B 超测量羊水量并排除胎儿畸形;胎儿疾病检查;羊水过少时应行胎儿电子胎儿监护。羊水量异常的处理取决于胎儿有无畸形、孕周大小及孕妇自觉症状的严重程度;合并胎儿畸形及时终止妊娠;寻找母体病因。

复习题

1. 羊水量异常常见的病因有哪些?

2. 羊水过少合并胎儿正常时的治疗方法有哪些?

第八节 过 期 妊 娠

(一)概念

平时月经周期规则,妊娠达到或超过 42 周(≥294 日)尚未分娩者,称为过期妊娠(postterm pregnancy)。过期妊娠使胎儿窘迫、胎粪吸入综合征、过熟综合征、新生儿窒息、围产儿死亡、巨大儿以及难产等不良结局发生率增高,并随妊娠期延长而增加。

(二)病理

1. 胎盘　过期妊娠的胎盘病理有两种类型。一种是胎盘功能正常,除重量略有增加外,胎盘外观和镜检均与妊娠足月胎盘相似。另一种是胎盘功能减退。

2. 羊水　正常妊娠 38 周后,羊水量随妊娠推延逐渐减少,妊娠 42 周后羊水减少迅速,约 30% 减至 300ml 以下;羊水粪染率明显增高,是足月妊娠的 2~3 倍,若同时伴有羊水过少,羊水粪染率达 71%。

3. 胎儿　过期妊娠胎儿生长模式与胎盘功能有关,可分以下 3 种:

(1) 正常生长及巨大儿:胎盘功能正常者,能维持胎儿继续生长,约 25% 成为巨大儿,其中 5.4% 胎儿出生体重 >4500g。

(2) 胎儿过熟综合征(postmaturity syndrome):过熟儿表现出过熟综合征的特征性外貌,与胎盘功能减退、胎盘血流灌注不足、胎儿缺氧及营养缺乏等有关。典型表现为:皮肤干燥、松弛、起皱、脱皮,脱皮尤以手心和脚心明显;身体瘦长、胎脂消失、皮下脂肪减少,表现为消耗状;头发浓密,指(趾)甲长;新生儿睁眼、异常警觉和焦虑,容貌似"小老人"。因为羊水减少和胎粪排出,胎儿皮肤黄染,羊膜和脐带呈黄绿色。

(3) 胎儿生长受限:小样儿可与过期妊娠共存,后者更增加胎儿的危险性,约 1/3 过期妊娠死产儿为生长受限小样儿。

(三)对母儿影响

1. 对围产儿影响　除上述胎儿过熟综合征外,胎儿窘迫、胎粪吸入综合征、新生儿窒息及巨大儿等围产儿发病率及病死率均明显增高。

2. 对母体影响　产程延长和难产率增高,使手术产率及母体产伤明显增加。

(四)诊断

准确核实孕周,确定胎盘功能是否正常是关键。

1. 核实孕周

(1) 病史:①以末次月经第一日计算:平时月经规则、周期为 28~30 日的孕妇停经≥42 周尚未分娩,可诊断为过期妊娠。若月经周期超过 30 日,应酌情顺延。②根据排卵日推算:月经不规则、哺乳期受孕或末次月经记不清的孕妇,可根据基础体温提示的排卵期推算预产期,若排卵后≥280 日仍未分娩者可诊断为过期妊娠。③根据性交日期推算预产期。④根据辅助生育技术(如人工授精、体外受精 - 胚胎移植术)的日期推算预产期。

(2) 临床表现:早孕反应开始出现时间、胎动开始出现时间以及早孕期妇科检查发现的子宫大小,均有助于推算孕周。

(3) 实验室检查:①根据 B 型超声检查确定孕周,妊娠 20 周内,B 型超声检查对确定孕周有重要意义。妊娠 5~12 周内以胎儿顶臀径推算孕周较准确,妊娠 12~20 周以内以胎儿双顶径、股骨长度推算预产期较好。②根据妊娠初期血、尿 hCG 增高的时间推算孕周。

2. 判断胎儿安危状况

(1) 胎动情况:通过胎动自我监测,如胎动明显减少提示胎儿宫内缺氧。

(2) 电子胎儿监护:如无应激试验(NST)为无反应型需进一步做缩宫素激惹试验(OCT),若多次反复出现胎心晚期减速,提示胎盘功能减退,胎儿明显缺氧。

(3) B 型超声检查:观察胎动、胎儿肌张力、胎儿呼吸运动及羊水量。另外,脐血流仪检查胎儿脐动脉血流 S/D 比值,有助于判断胎儿安危状况。

(4) 羊膜镜检查:观察羊水颜色,若已破膜,可直接观察到流出的羊水有无粪染。

(五) 处理

由于孕 40 周以后胎盘功能逐渐下降,42 周以后,胎盘功能下降明显,对胎儿的影响也明显增加。国内的孕期保健指南推荐,孕 41 周以后,即应考虑终止妊娠,尽量避免过期妊娠。因此,近年来国内过期妊娠的发生率明显降低。临床上,应根据胎儿安危状况、胎儿大小、宫颈成熟度综合分析,选择恰当的分娩方式。

1. 促宫颈成熟(cervical ripening) 在宫颈不成熟情况下直接引产,阴道分娩失败率较高,反而增加剖宫产率。评价宫颈成熟度的主要方法是 Bishop 评分(见异常分娩)。一般认为,Bishop 评分≥7 分者,可直接引产;Bishop 评分 <7 分,引产前必须先促宫颈成熟。目前,常用的促宫颈成熟的方法主要有 PGE₂ 阴道制剂和宫颈扩张球囊。

2. 引产术(labor induction) 宫颈已成熟即可行引产术,常用的引产方法为静脉滴注缩宫素,诱发宫缩直至临产。胎头已衔接者,通常先人工破膜,1 小时后开始滴注缩宫素引产。人工破膜既可诱发内源性前列腺素的释放,增加引产效果,又可观察羊水性状,排除胎儿窘迫。

3. 产程处理 进入产程后,应鼓励产妇左侧卧位、吸氧。产程中最好连续监测胎心,注意羊水性状,必要时取胎儿头皮血测 pH,及早发现胎儿窘迫,并及时处理。过期妊娠时,常伴有胎儿窘迫、羊水粪染,分娩时应做相应准备。胎儿娩出后立即在直接喉镜指引下行气管插管吸出气管内容物,以减少胎粪吸入综合征的发生。有人认为,对于羊水过少、且黏稠者,在产程中可行羊膜腔输注,稀释羊水,避免脐带受压及胎粪吸入,但仍有争议。

4. 剖宫产术 过期妊娠时,胎盘功能减退,胎儿储备能力下降,需适当放宽剖宫产指征。

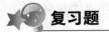

学习小结

过期妊娠是指平时月经周期规则,妊娠达到或超过 42 周尚未分娩者。过期妊娠常引起胎儿窘迫、胎粪吸入、过熟综合征、新生儿窒息、围产儿死亡、难产、巨大儿等,母体难产率增加,围产儿病率增加。诊断过期妊娠时应注意核对孕周,通过胎动、电子胎儿监护、B 型超声检查等判断胎儿安危状况,根据胎儿、母体情况给予促宫颈成熟、引产术、产程处理、剖宫产术等相关处理。

复习题

1. 过期妊娠的危害性?
2. 如何诊断过期妊娠?

第九节 死 胎

学习目标 ■▶

1. 掌握死胎的概念。
2. 熟悉死胎的病因。
3. 掌握死胎的处理原则。

妊娠 20 周后胎儿在子宫内或分娩过程中死亡,称为死胎。

(一)病因

1. 胎盘及脐带因素　如前置胎盘、胎盘早剥、脐带帆状附着、血管前置、急性绒毛膜羊膜炎、脐带过短、脐带根部过细、脐带打结、脐带扭转、脐带脱垂、脐带绕颈缠体等,胎盘大量出血或脐带异常,导致胎儿宫内缺氧。

2. 胎儿因素　如胎儿严重畸形、胎儿生长受限、胎儿宫内感染、严重遗传性疾病、母儿血型不合等。

3. 孕妇因素　严重的妊娠合并症、并发症,如妊娠期高血压疾病、抗磷脂抗体综合征、过期妊娠、糖尿病、慢性肾炎、心血管疾病、全身和腹腔感染、各种原因引起的休克等。子宫局部因素有子宫张力过大或收缩力过强、子宫肌瘤、子宫畸形、子宫破裂等,致局部缺血而影响胎盘、胎儿。

(二)临床表现

死胎在宫腔内停留过久,能引起母体凝血功能障碍。胎儿死亡后约 80% 在 2~3 周内自然娩出,若死亡后 3 周胎儿仍未排出,退行性变的胎盘组织释放凝血活酶进入母血循环,激活血管内凝血因子,引起弥散性血管内凝血(DIC),消耗血中纤维蛋白原及血小板等凝血因子。胎死宫内 4 周以上,DIC 发生机会明显增多,可引起分娩时的严重出血。

（三）诊断

孕妇自觉胎动停止，子宫停止增长，检查时听不到胎心，子宫大小与停经周数不符，B型超声检查胎心和胎动消失。胎儿死亡过久见颅板塌陷，颅骨重叠，呈袋状变形。

（四）处理

死胎一经确诊，应尽早引产，经羊膜腔注入依沙吖啶引产。或用地诺前列酮促宫颈成熟，再用缩宫素静脉滴注引产。应严密观察，防止并发症。产后仔细检查胎盘、脐带及胎儿，寻找死胎发生的原因。

胎儿死亡4周尚未排出者，应行凝血功能检查。若纤维蛋白原<1.5g/L，血小板<100×10^9/L时，可用肝素治疗，剂量为每次0.5mg/kg，每6小时给药一次。用药期间以试管凝血时间监测。一般用药24~48小时后，可使纤维蛋白原和血小板恢复到有效止血水平，然后再引产，并备新鲜血，注意预防产后出血和感染。

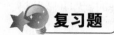 学习小结

死胎是指妊娠20周后胎儿在子宫内或分娩过程中死亡。其常见病因包括：胎儿因素、母体因素、胎盘与脐带因素。主要临床表现为：孕妇自觉胎动消失，腹部不再继续增大，乳房变小，腹部检查及B型超声检查无胎心及胎动。处理原则是：死胎一经确诊，应立即终止妊娠。产程中应严密观察，防止并发症。产后仔细检查胎盘、脐带及胎儿，寻找死胎发生的原因。

复习题

1. 死胎的概念？
2. 死胎死亡时间过久应注意的问题？

第十节 胎膜早破

学习目标

1. 掌握胎膜早破的概念。
2. 了解胎膜早破的病因。
3. 掌握胎膜早破的诊断方法。
4. 熟悉胎膜早破对母儿的影响。
5. 掌握胎膜早破的处理原则。

临产前发生胎膜破裂，称为胎膜早破（premature rupture of membrane，PROM）。未足月胎膜

早破(preterm premature rupture of membranes PPROM)是指发生在妊娠 20 周以后,未满 37 周;妊娠满 37 周后的胎膜早破,为足月胎膜早破。胎膜早破可引起早产、胎盘早剥、羊水过少、脐带脱垂、胎儿窘迫和新生儿呼吸窘迫综合征,孕产妇、胎儿感染率和围产儿病率及死亡率显著升高。

(一)病因

导致胎膜早破的因素很多,常是多因素相互作用的结果。

1. 生殖道感染　病原微生物上行性感染,可引起胎膜炎,细菌可以产生蛋白酶、胶质酶和弹性蛋白酶,这些酶可以直接降解胎膜的基质和胶质,使胎膜局部抗张能力下降而破裂。

2. 羊膜腔压力增高　双胎妊娠、羊水过多、巨大儿宫内压力增加,覆盖于宫颈内口处的胎膜自然成为薄弱环节而容易发生破裂。

3. 胎膜受力不均　头盆不称、胎位异常使胎先露部不能衔接,前羊膜囊所受压力不均,导致胎膜破裂。因手术创伤或先天性宫颈组织结构薄弱,宫颈内口松弛前羊膜囊楔入,受压不均;宫颈过短(<25mm)或宫颈机能不全,宫颈锥形切除,胎膜接近阴道,缺乏宫颈黏液保护,易受病原微生物感染,导致胎膜早破。

4. 营养因素缺乏　维生素 C、锌及铜,可使胎膜抗张能力下降,易引起胎膜早破。

5. 其他　细胞因子 IL-6、IL-8、TNF-α 升高,可激活溶酶体酶,破坏羊膜组织导致胎膜早破;羊膜穿刺不当、人工剥膜、妊娠晚期性生活频繁等均有可能导致胎膜早破。

(二)临床表现

多数患者突感有大量液体从阴道流出,有时可混有胎脂及胎粪,无腹痛。肛诊上推胎先露部,见阴道流液增加。阴道窥器检查见阴道后穹隆有羊水积聚或有羊水自宫口流出,即可确诊胎膜早破。伴羊膜腔感染时,阴道流液有臭味,并有发热、母胎心率增快、子宫压痛、白细胞计数增多、C- 反应蛋白、降钙素原(procalcitonin,PCT)升高。隐匿性羊膜腔感染时,无明显发热,但常出现母胎心率增快。流液后,常很快出现宫缩及宫口扩张。

(三)诊断

1. 临床表现　孕妇感觉阴道内有尿样液体流出,有时仅感觉外阴较平时湿润。

2. 检查　孕妇取平卧位,两腿屈膝分开,可见液体自阴道流出。诊断胎膜早破的直接证据为窥阴器暴露阴道,可见液体自宫颈流出或后穹隆积液中见到胎脂样物质。

3. 辅助检查

(1) 阴道液 pH 测定:正常阴道液 pH 为 4.5~5.5,羊水 pH 为 7.0~7.5。若 pH≥6.5,提示胎膜早破,准确率 90%。血液、尿液、宫颈黏液、精液及细菌污染可出现假阳性。

(2) 阴道液涂片检查:取阴道后穹隆积液置于载玻片上,干燥后镜检可见羊齿植物叶状结晶。

(3) 超声检查:羊水量减少可协助诊断。

(4) 胎儿纤维连接蛋白(fetal fibronectin,fFN)测定:fFN 是胎膜分泌的细胞外基质蛋白。当宫颈及阴道分泌物内 fFN 含量 >0.05mg/L 时,胎膜抗张能力下降,易发生胎膜早破。

(5) 胰岛素样生长因子结合蛋白 -1(IGFBP-1)检测:检测人羊水中 IGFBP-1 检测试纸,特异性强,不受血液、精液、尿液和宫颈黏液的影响。

(6) 羊膜腔感染检测:①羊水细菌培养;②羊水涂片革兰染色检查细菌;③羊水白细胞 IL-6 测定:IL-6≥7.9ng/ml,提示羊膜腔感染;④血 C- 反应蛋白 >8mg/L,提示羊膜腔感染。

4. 绒毛膜羊膜炎的诊断 绒毛膜羊膜炎是 PPROM 发生后的主要并发症。临床绒毛膜羊膜炎诊断依据包括:母体心动过速≥100 次 / 分、胎儿心动过速≥160 次 / 分、母体发热≥38℃、子宫激惹、羊水恶臭、母体白细胞计数≥15×10⁹/L、中性粒细胞≥90%。出现上述任何一项表现应考虑有临床绒毛膜羊膜炎,应尽快终止妊娠。

（四）对母儿影响

1. 对母体影响 破膜后,阴道内的病原微生物易上行感染,感染程度与破膜时间有关,超过 24 小时,感染率增加 5~10 倍。若突然破膜,有时可引起胎盘早剥。羊膜腔感染易发生产后出血。

2. 对胎儿影响 围产儿死亡率为 2.5%~11%。常诱发早产,早产儿易发生呼吸窘迫综合征。并发绒毛膜羊膜炎时,易引起新生儿吸入性肺炎,严重者发生败血症、颅内感染等危及新生儿生命。

（五）治疗

处理原则:妊娠 <24 周的孕妇应当终止妊娠。妊娠 28~35 周的孕妇若胎肺不成熟,无感染征象、无胎儿窘迫可以期待治疗;若胎肺成熟或有明显感染时,应立即终止妊娠。对胎儿窘迫者,妊娠 >36 周的孕妇,考虑终止妊娠。

1. 足月胎膜早破的处理 如果检查宫颈已成熟,可以进行观察,一般在破膜后 12 小时内自然临产。若 12 小时内未临产,可予以药物引产。

2. 未足月胎膜早破的处理

（1）期待疗法:适用于妊娠 28~35 周、胎膜早破不伴感染、羊水池深度≥3cm 者。

1）一般处理:绝对卧床,保持外阴清洁,避免不必要的肛门及阴道检查,密切观察产妇体温、心率、宫缩、阴道流液性状和血白细胞计数。

2）预防感染:破膜超过 12 小时,应给予抗生素预防感染,能降低胎儿及新生儿肺炎、败血症及颅内出血的发生率;也能大幅度减少绒毛膜羊膜炎及产后子宫内膜炎的发生。建议首先静脉应用抗生素 2~3 天,然后改口服抗生素维持。

3）抑制宫缩:见本章第十一节"早产"。

4）促胎肺成熟:见本章第十一节"早产"。

5）纠正羊水过少:羊水池深度≤2cm,<35 孕周,可行经腹羊膜腔输液,有助于胎肺发育;避免产程中脐带受压。

（2）终止妊娠

1）经阴道分娩:妊娠 35 周后,胎肺成熟,宫颈成熟,无禁忌证可引产。

2）剖宫产:胎头高浮,胎位异常,宫颈不成熟,胎肺成熟,明显羊膜腔感染,伴有胎儿窘迫,抗感染同时行剖宫产术终止妊娠,作好新生儿复苏准备。

（六）预防

1. 尽早治疗下生殖道感染 妊娠期应及时治疗滴虫性阴道炎、细菌性阴道病、宫颈沙眼衣原体感染、淋病奈氏菌感染等。

2. 加强围产期卫生宣教与指导 妊娠后期禁止性生活,避免突然腹压增加。

3. 注意营养平衡 补充足量的维生素、钙、锌及铜等营养素。

4. 治疗宫颈内口松弛 宫颈内口松弛者,妊娠 14~18 周行宫颈环扎术并卧床休息。

病例分析

　　某患者,33 岁,停经 32^{+5} 周,阴道流水 4 小时入院。既往月经规律,本次妊娠经过顺利。4 小时前突然感到有液体自阴道流出,随之来医院。体温 36.6℃,R 20 次 / 分,P 80 次 / 分,血压正常。宫底 29cm,腹围 91cm,胎心音 148 次 / 分,胎头位于耻骨联合上方。胎心监护有反应型,超声羊水指数 6.0cm。窥器检查见后穹隆有液体积聚,pH=7.2。急查血常规:WBC $4.5×10^9$/L,N 70%。给予期待治疗。动态观察 C 反应蛋白、血象、体温变化等。促胎肺成熟。

　　病案分析:①病史:停经 32^{+5} 周,4 小时前突然感到有液体自阴道流出;②检查:超声羊水指数 6.0cm。窥器检查见后穹隆有液体积聚,pH=7.2。根据病史和检查结果可以诊断未足月胎膜早破。③WBC $4.5×10^9$/L,N 70%,体温正常。根据现有的检查结果可以期待治疗。根据孕周应促胎肺成熟。此患者 12 小时后应给予广谱抗生素预防感染,并动态监测。

学习小结

　　胎膜早破是指临产前发生胎膜破裂。病因常见于生殖道感染、羊膜腔压力增高、胎膜受力不均、营养因素缺乏等。多数患者突感有大量液体从阴道流出,有时可混有胎脂及胎粪,无腹痛等其他产兆。检查可见液体自阴道流出,阴道液 pH≥6.5;阴道后穹隆积液干燥后镜检可见羊齿植物叶状结晶;超声可提示羊水量减少。胎膜早破对母体造成感染;围产儿死亡率为 2.5%~11%;常诱发早产,早产儿易发生呼吸窘迫综合征;并发绒毛膜羊膜炎时,易引起新生儿吸入性肺炎,严重者发生败血症、颅内感染等危及新生儿生命。处理上应根据孕周决定期待还是终止妊娠;根据有无感染征象决定终止妊娠及方式。

复习题

1. 未足月胎膜早破期待治疗的方法有哪些?
2. 胎膜早破的病因包括哪些?

第十一节　早　产

学习目标

1. 掌握早产的概念。
2. 熟悉早产病因。
3. 掌握早产的临床表现。
4. 掌握早产的诊断及鉴别诊断。
5. 掌握早产的处理。

早产(preterm birth)是指妊娠满 28 周至不足 37 周间分娩者。此时娩出的新生儿称为早产儿(preterm neonates),体重为 1000~2499g。各器官发育尚不够健全,出生孕周越小,体重越轻,其预后越差。

(一)分类及原因

早产按原因可分为 3 类:自发性早产、未足月胎膜早破早产和治疗性早产。

1. 自发性早产 最常见的类型,约占 45%。高危因素包括:早产史、妊娠间隔短于 18 个月或大于 5 年、早孕期有先兆流产(阴道流血)、宫内感染(主要为解脲支原体和人型支原体)、细菌性阴道病、牙周病、不良生活习惯(吸烟、酗酒)、贫困和低教育人群、孕期高强度劳动、子宫过度膨胀及胎盘因素(如羊水过多、多胎妊娠、前置胎盘、胎盘早剥、胎盘功能减退等),近年发现某些免疫调节基因异常可能与自发性早产有关。

2. 未足月胎膜早破早产 病因及高危因素包括:PPROM 史、体重指数 <19.8kg/m^2、营养不良、吸烟、宫颈机能不全、子宫畸形(如中隔子宫、单角子宫、双角子宫等)、宫内感染、细菌性阴道病、子宫过度膨胀、辅助生育技术受孕等。

3. 治疗性早产 由于母体或胎儿的健康原因不宜继续妊娠,在未足 37 周采取引产或剖宫产终止妊娠,即为治疗性早产。

本节主要阐述自发性早产和未足月胎膜早破早产。

(二)临床表现及诊断

自发性早产的主要临床表现是子宫收缩,最初为不规则宫缩,常伴有少许阴道流血或血性分泌物,以后可发展为规则宫缩,其过程与足月临产相似,胎膜早破较足月临产多。

宫颈管先逐渐消退,然后扩张。临床上,早产可分为先兆早产和早产临产两个阶段。先兆早产是指有规则或不规则宫缩,伴有宫颈管的进行性缩短。早产临产需符合下列条件:①出现规则宫缩(20 分钟≥4 次,或 60 分钟≥8 次),伴有宫颈的进行性改变;②宫颈扩张 1cm 以上;③宫颈展平≥80%。诊断早产应与妊娠晚期出现的生理性子宫收缩相区别。生理性子宫收缩一般不规则、无痛感,且不伴有宫颈管缩短和宫口扩张等改变。

(三)预测

早产预测的意义:①对有自发性早产高危因素的孕妇在 24 周以后定期预测,有助于评估早产的风险,及时处理;②对 20 周以后宫缩异常频繁的孕妇,通过预测可以判断是否需要使用宫缩抑制剂,避免过度用药。

预测早产的方法有:①阴道超声检查:宫颈长度 <25mm,或宫颈内口漏斗形成伴有宫颈缩短,提示早产风险增大;②阴道后穹隆分泌物胎儿纤维连接蛋白(fFN)检测:一般以 fFN>50ng/ml 为阳性,提示早产风险增加。若为阴性,则 1 周内不分娩的预测值达 97%,意义在于阴性。

(四)预防

积极预防早产是降低围产儿死亡率的重要措施之一。

1. 定期产前检查,指导孕期卫生,积极治疗泌尿道、生殖道感染,孕晚期节制性生活,以免胎膜早破。对早产高危孕妇,应定期行风险评估,及时处理。

2. 加强对高危妊娠的管理,积极治疗妊娠合并症及预防并发症的发生,减少治疗性早产率、提高治疗性早产的新生儿生存率。

3. 已明确宫颈机能不全者,应于妊娠 14~18 周行宫颈环扎术。

4. 对怀疑宫颈机能不全,尤其是孕中、晚期宫颈缩短者,可考虑选用下面措施:①黄体酮阴道制剂,100~200mg 每晚塞阴道内,可从 20 周用至 34 周,可明显减少 34 周前的早产率。②宫颈环扎术,适应于孕前已明确宫颈内口松弛者;曾有 2 次或 2 次以上晚期流产或早产史患者。可在孕 14~18 周行预防性宫颈环扎术。如孕中期以后超声检查提示宫颈短于 25mm 者,也可行应激性宫颈环扎术。如宫颈机能不全在孕中期后宫口已开张,甚至宫颈外口已见羊膜囊脱出,可采用紧急宫颈环扎术作为补救,仍有部分患者能延长孕周。③子宫托:近年有学者报道,用子宫托可代替环扎术处理孕中期以后宫颈缩短的宫颈机能不全患者,降低早产率的效果相似。

各种预防措施主要针对单胎妊娠,对多胎妊娠还没有充足的循证医学依据。

（五）治疗

治疗原则:若胎膜完整,在母胎情况允许的情况下尽量保胎至 34 周。

1. 卧床休息　宫缩较频繁,但宫颈无改变,阴道分泌物 fFN 阴性,不必卧床和住院,只需适当减少活动强度和避免长时间站立即可;宫颈已有改变的先兆早产者,需住院并相对卧床休息;已早产临产,则宜绝对卧床休息。

2. 促胎肺成熟治疗　对妊娠 34 周前,一周内有可能分娩的孕妇,应使用糖皮质激素促胎儿肺成熟。方法:地塞米松注射液 6mg 肌内注射,每 12 小时一次,共 4 次。妊娠 32 周后选用单程治疗。

3. 抑制宫缩治疗　可能延长孕龄,为促胎肺成熟治疗和宫内转运赢得时机。常用药物:

(1) β- 肾上腺素能受体激动剂(β-adrenergic receptor agonists):能抑制子宫平滑肌收缩。其副反应主要有母儿心率增快、心肌耗氧量增加、血糖升高、水钠潴留、血钾降低等,严重时可出现肺水肿、心衰,危急母亲生命,故对合并心脏病、高血压、未控制的糖尿病、并发重度子痫前期、明显产前出血等孕妇慎用或禁用。用药期间需密切监测生命体征和血糖情况。国内常用的药物有利托君(ritodrine)。

(2) 硫酸镁(magnesium sulfate):高浓度的镁离子直接作用于子宫平滑肌细胞,有较好抑制子宫收缩的作用。治疗 12 小时对胎儿脑神经损伤有保护作用。用法同妊娠期高血压疾病章节。

(3) 阿托西班(atosiban):是一种缩宫素的类似物,通过竞争子宫平滑肌细胞膜上的缩宫素受体,从而抑制由缩宫素所诱发的子宫收缩,其抗早产的效果与利托君相似。其副反应少,近年在欧洲国家广泛使用。

(4) 钙通道阻滞剂(calcium-channel blockers):是一类能选择性减少慢通道 Ca^{2+} 内流、干扰细胞内 Ca^{2+} 浓度、抑制子宫收缩的药物。常用药物为硝苯地平(nifedipine),因其有明显的降压作用,已用硫酸镁者慎用。

(5) 前列腺素合成酶抑制剂(prostaglandin inhibitors):能抑制前列腺素合成酶,减少前列腺素合成或抑制前列腺素释放,从而抑制宫缩。因其可通过胎盘,大剂量长期使用能使胎儿动脉导管提前关闭,导致肺动脉高压;且有使肾血管收缩,抑制胎尿形成,使肾功能受损,羊水减少的严重副作用,故此类药物仅在孕 32 周前短期(1 周内)选用。常用药物为吲哚美辛(indomethacin),初始剂量 50mg,每 8 小时口服一次,24 小时后改为 25mg,每 6 小时一次。用药过程中需密切监测羊水量及胎儿动脉导管血流。

4. 控制感染　感染是早产的重要原因之一,建议对未足月胎膜早破、先兆早产和早产临产患者做阴道分泌物细菌学检查,尤其是 B 族链球菌的培养。有条件时,可做羊水感染指标的相关检查。阳性者应根据药敏试验选用对胎儿安全的抗生素。如没有生殖道感染的证据,自发性早产者常规使用抗生素并没有益处。但对未足月胎膜早破者,则必须预防性使用抗生素。

5. **终止早产治疗指征** 下列情况,需终止早产治疗:①宫缩进行性增强,经过治疗无法控制者;②有宫内感染者;③衡量母胎利弊,继续妊娠对母胎的危害大于胎肺成熟对胎儿的好处;④孕周已达34周,如无母胎并发症,应该停用抗早产药,顺其自然,不必干预,只需密切监测胎儿情况即可。

6. **分娩期处理** 大部分早产儿可经阴道分娩,临产后慎用吗啡、哌替啶等抑制新生儿呼吸中枢的药物;产程中应给孕妇吸氧,密切观察胎心变化,可持续胎心监护;第二产程可作会阴后-侧切开,预防早产儿颅内出血等。对于早产胎位异常者,在权衡新生儿存活利弊基础上,可以考虑剖宫产。

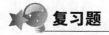
学习小结

　　早产是指妊娠满28周至不足37周间分娩者。早产按原因可分为3类:自发性早产、未足月胎膜早破早产和治疗性早产。先兆早产临床表现为有规则或不规则宫缩,宫颈管的进行性缩短。早产临产临床表现:①出现规则宫缩(20分钟≥4次,或60分钟≥8次),伴有宫颈的进行性改变;②宫颈扩张1cm以上;③宫颈展平≥80%。早产的预测方法有:①阴道超声测宫颈长度:<25mm,或宫颈内口漏斗形成伴有宫颈缩短,提示早产风险增大;②阴道后穹隆分泌物胎儿纤维连结蛋白检测:fFN>50ng/ml为阳性,提示早产风险增加。若为阴性,则1周内不分娩预测值为97%。早产的处理:①卧床休息;②促胎肺成熟治疗;③抑制宫缩治疗:β-肾上腺素能受体激动剂(常用利托君)、硫酸镁、阿托西班;④控制感染:阴道分泌物检查有感染者针对性使用抗菌素;对未足月胎膜早破者,必须预防性使用抗菌素;⑤终止早产治疗指征;⑥分娩期处理:预防新生儿窒息与颅内出血,必要时可以考虑剖宫产。

复习题

　1. 自发性早产的诊断与预测?
　2. 早产的处理原则及方法?

第十二节　妊娠期肝内胆汁淤积症

学习目标

　1. 熟悉妊娠期肝内胆汁淤积症的定义。
　2. 掌握妊娠期肝内胆汁淤积症对母儿的影响。
　3. 掌握妊娠期肝内胆汁淤积症的诊断标准与鉴别诊断。
　4. 掌握妊娠期肝内胆汁淤积症的处理原则。

　　妊娠期肝内胆汁淤积症(intrahepatic cholestasis of pregnancy,ICP)是妊娠中、晚期特有的并

发症,临床上以皮肤瘙痒和黄疸为特征,主要危害胎儿。本病具有复发性,本次分娩后可迅速消失,再次妊娠或口服雌激素避孕药时常会复发。

(一) 病因

目前尚不清楚,可能与以下因素有关。

1. 女性激素 妊娠期胎盘合成雌激素大幅增加,使得胆酸代谢障碍;雌激素可使肝细胞膜中胆固醇与磷脂比例上升,流动性降低,影响对胆酸的通透性,使胆汁流出受阻;雌激素作用于肝细胞表面的雌激素受体,改变肝细胞蛋白质合成,导致胆汁回流增加。ICP 多发生在妊娠晚期、双胎妊娠、IVF 卵巢过度刺激,以及既往使用口服复方避孕药者,即因其为高雌激素水平状态。

2. 遗传与环境因素 流行病学研究发现,ICP 发病率冬季高于夏季;智利和瑞典在内的世界各地 ICP 发病率明显不同,我国以江河流域发病率较高。在母亲或姐妹中有 ICP 病史的妇女中 ICP 发生率明显增高,其完全外显及母婴垂直传播的特性符合孟德尔优势遗传规律,表明遗传与环境因素在 ICP 发生中起一定作用。

总之,ICP 可能是多因素引起,其中遗传因素决定患者的易感性,而非遗传性因素决定 ICP 的严重程度。

(二) 对母儿的影响

1. 对孕妇的影响 ICP 患者脂溶性维生素 K 的吸收减少,致使凝血功能异常,导致产后出血,也可发生糖、脂代谢紊乱。

2. 对胎婴儿的影响 由于胆汁酸毒性作用使围产儿发病率和死亡率明显升高。可发生胎膜早破、胎儿窘迫、早产或羊水污染。此外,尚有胎儿生长受限、不能预测的胎儿突然死亡、新生儿颅内出血、新生儿神经系统后遗症等。

(三) 临床表现

1. 瘙痒 几乎所有患者首发症状为孕晚期发生无皮肤损伤的瘙痒,约 80% 患者在 30 周后出现,有的甚至更早。瘙痒程度不一,常呈持续性,白昼轻,夜间加剧。瘙痒一般先从手掌和脚掌开始,然后逐渐向肢体近端延伸甚至可发展到面部,但极少侵及黏膜,这种瘙痒症状常出现在实验室检查异常结果之前,平均约 3 周,亦有达数月者,瘙痒大多在分娩后 24~48 小时缓解,少数在 1 周或 1 周以上缓解。

2. 黄疸 10%~15% 患者出现轻度黄疸,部分病例黄疸与瘙痒同时发生,于分娩后数日内消退。同时伴尿色加深等高胆红素血症表现,ICP 孕妇有无黄疸与胎儿预后关系密切,有黄疸者羊水粪染、新生儿窒息及围产儿死亡率均显著增加。

3. 皮肤抓痕 四肢皮肤可见抓痕。

4. 其他症状 严重瘙痒时引起失眠、疲劳、恶心、呕吐、食欲减退及脂肪痢。

(四) 诊断

根据典型临床症状和实验室检查结果,ICP 诊断并不困难,但需排除其他导致肝功能异常或瘙痒的疾病。

1. 临床表现 孕晚期出现皮肤瘙痒、黄疸等不适。

2. 实验室检查

(1) 血清总胆汁酸(total bile acid,TBA)测定:是诊断 ICP 的最主要实验证据,也是监测病情及治疗效果的重要指标。无诱因的皮肤瘙痒及血清 TBA>10μmol/L 可诊断为 ICP,血清 TBA≥40μmol/L 提示病情较重。

（2）肝功能测定：大多数 ICP 患者的门冬氨酸转氨酶（AST）、丙氨酸转氨酶（ALT）轻至中度升高，为正常水平的 2~10 倍，ALT 较 AST 更敏感。部分患者血清胆红素轻 - 中度升高，很少超过 85.5μmol/L，其中直接胆红素占 50% 以上。血清 α- 谷胱甘肽转移酶水平上升是反映肝细胞损害快速而特异的指标。

（3）病理检查：在诊断不明而病情严重时可行肝组织活检。ICP 患者肝组织活检见肝细胞无明显炎症或变性表现，仅肝小叶中央区胆红素轻度淤积，毛细胆管胆汁淤积及胆栓形成。电镜切片发现毛细胆管扩张合并微绒毛水肿或消失。

（五）鉴别诊断

诊断 ICP 需排除其他能引起瘙痒、黄疸和肝功能异常的疾病。ICP 患者无发热、急性上腹痛等肝炎表现，其症状和实验室检查异常在分娩后很快消失。若患者出现剧烈呕吐、精神症状或高血压，应考虑妊娠期急性脂肪肝和子痫前期；血压正常无蛋白尿即减少了子痫前期性肝病的可能；转氨酶水平轻、中度升高应考虑妊娠合并肝炎，尤其是妊娠合并慢性型肝炎，如无症状慢性丙肝孕妇 ICP 发病率是正常孕妇的 20 倍。

（六）治疗

治疗目的是缓解瘙痒症状，恢复肝功能，降低血胆酸水平，注意胎儿宫内状况的监护，及时发现胎儿缺氧并采取相应措施，以改善妊娠结局。

1. 一般处理　适当卧床休息，取左侧卧位以增加胎盘血流量，给予吸氧、高渗葡萄糖、维生素类及能量既保肝又可提高胎儿对缺氧的耐受性。定期复检肝功能、血胆酸了解病情。

2. 药物治疗　能使孕妇临床症状减轻，胆汁淤积的生化指标和围产儿预后改善，常用药物有：

（1）熊去氧胆酸（ursodeoxycholic acid，UDCA）：推荐作为 ICP 治疗的一线用药，用于妊娠中晚期有症状的患者。服用后抑制肠道对疏水性胆酸重吸收，降低胆酸，改善胎儿环境从而延长胎龄。剂量为 15mg/(kg·d)，分 3 次口服，瘙痒症状和生化指标均可有明显改善。

（2）S- 腺苷蛋氨酸（S-adenosylmethionine，SAMe）：建议作为 ICP 临床二线用药或联合治疗药物。该药可通过甲基化对雌激素代谢物起灭活作用，刺激膜磷脂生存，调节 Na^+/K^+-ATP 酶的活性，增加膜通透性，防止雌激素升高所引起的胆汁淤积，可保护雌激素敏感者的肝脏，临床中可改善 ICP 的症状，延缓病情进一步的发展。用量为静脉滴注每日 1g，疗程 12~14 天；或口服 500mg，每日 2 次。

（3）地塞米松：可诱导酶活性，能通过胎盘减少胎儿肾上腺脱氢表雄酮的分泌，降低雌激素的产生减轻胆汁淤积；能促进胎肺成熟，避免早产儿发生呼吸窘迫综合征；可使瘙痒症状缓解甚至消失。但因长期使用有降低新生儿头围、降低出生体重，增加母儿感染率的风险，不能作为治疗 ICP 的常用药物。仅用于妊娠 34 周前，估计 7 日内分娩者，预防早产儿呼吸窘迫症的发生。一般用量为每日 12mg，连用 2 日。

3. 辅助治疗

（1）护肝治疗：在降胆酸治疗的基础上使用护肝药物，葡萄糖、维生素 C、肌苷等保肝药物可改善肝功能。

（2）改善瘙痒症状：炉甘石液、薄荷类、抗组胺药物、苯二氮䓬类药物对瘙痒有缓解作用，以薄荷类药物较为安全。

（3）维生素 K 的应用：为预防产后出血，在治疗中及时补充维生素 K，当伴发明显的脂肪痢或凝血酶原时间延长时,补充维生素 K,每日 5~10mg,口服或肌内注射。

(4) 中药:如茵陈、川芎等降黄药物治疗 ICP 有一定效果。

4. 产科处理 加强胎儿监护,把握终止妊娠时机,对降低围产儿死亡率具有重要意义。

(1) 产前监护:从孕 34 周开始每周行 NST 试验,必要时行胎儿生物物理评分,以便及早发现隐性胎儿缺氧。NST 基线胎心率变异消失可作为预测 ICP 胎儿缺氧的指标。但 NST 对 ICP 患者预测胎死宫内的价值有局限性。

(2) 适时终止妊娠:ICP 不是剖宫产指征。但因 ICP 容易发生胎儿急性缺氧及死胎,目前尚无有效的预测胎儿缺氧的监测手段,多数学者建议 ICP 妊娠 37~38 周引产,积极终止妊娠,产时加强胎儿监护。对重度 ICP 治疗无效,合并多胎、重度子痫前期等,可行剖宫产终止妊娠。

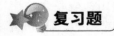
学习小结

妊娠期肝内胆汁淤积症是妊娠晚期出现以皮肤瘙痒和血中胆汁酸增高为主的病变。ICP 可能与女性激素、遗传环境因素等多因素有关。ICP 增加孕妇产后出血的发生,也可发生糖、脂代谢紊乱;使围产儿发病率和死亡率明显升高。临床表现为瘙痒、黄疸、四肢皮肤抓痕及其他症状。诊断依据:孕晚期出现皮肤瘙痒、黄疸等不适;血清胆酸升高;肝功能异常(转氨酶升高,直接胆红素明显升高)。ICP 的治疗主要在于:缓解瘙痒症状,恢复肝功能,降低血胆酸水平,注意胎儿宫内状况的监护,及时发现胎儿缺氧并采取相应措施,以改善妊娠结局。常用药物:熊去氧胆酸、S-腺苷蛋氨酸、地塞米松等。而加强胎儿监护,把握终止妊娠时机,对降低围产儿死亡率具有重要意义。

复习题

1. 如何诊断 ICP?

2. 治疗 ICP 常用的药物有哪些?

第十三节 妊 娠 剧 吐

学习目标 ▮▮▮

1. 掌握妊娠剧吐的临床表现。

2. 熟悉妊娠剧吐的危害性。

3. 掌握妊娠剧吐的治疗原则。

妊娠妇女妊娠 5~10 周频繁恶心呕吐,不能进食,排除其他疾病引发的呕吐,体重较妊娠前减轻≥5%、体液电解质失衡及新陈代谢障碍,需住院输液治疗者,称为妊娠剧吐(hyperemesis gravidarum），发生率 0.5%~2%。

（一）病因

至今病因尚不明确。鉴于早孕反应出现与消失的时间与孕妇血 hCG 值上升与下降的时间相一致，加之葡萄胎、多胎妊娠孕妇血 hCG 值明显升高，剧烈呕吐发生率也高，说明妊娠剧吐可能与 hCG 水平升高有关，但临床表现的程度与血 hCG 水平有时并不一定成正比。临床观察发现精神过度紧张、焦急、忧虑及生活环境和经济状况较差的孕妇易发生妊娠剧吐，提示此病可能与精神、社会因素有关。近年研究发现，妊娠剧吐可能与感染幽门螺旋杆菌有关。

（二）临床表现

多见于年轻初孕妇，停经 40 日左右出现早孕反应，逐渐加重直至频繁呕吐不能进食，呕吐物中有胆汁或咖啡样物质。严重呕吐引起失水及电解质紊乱，动用体内脂肪，其中间产物丙酮聚积，引起代谢性酸中毒。患者体重明显减轻，面色苍白，皮肤干燥，脉搏细数，尿量减少，严重时出现血压下降，引起肾前性急性肾衰竭。

妊娠剧吐可致两种严重的维生素缺乏症。①维生素 B_1 缺乏，可致 Wernicke 综合征，临床表现眼球震颤、视力障碍、共济失调、急性期言语增多，以后逐渐精神迟钝、嗜睡，个别发生木僵或昏迷。若不及时治疗，死亡率达 50%。②维生素 K 缺乏，可致凝血功能障碍，常伴血浆蛋白及纤维蛋白原减少，孕妇出血倾向增加，可发生鼻出血、骨膜下出血，甚至视网膜出血。

（三）诊断及鉴别诊断

根据病史、临床表现及妇科检查，不难确诊。其诊断至少应包括每日呕吐≥3 次，尿酮体阳性，体重较妊娠前减轻≥5%。

除依据临床表现外，对妊娠剧吐患者还应行临床化验检查以协助了解病情。

1. 尿液检查　测定尿量、尿比重、酮体，注意有无蛋白尿及管型尿。

2. 血液检查　测定红细胞数、血红蛋白含量、血细胞比容、全血及血浆黏度，以了解有无血液浓缩。动脉血气分析测定血液 pH、二氧化碳结合力等，了解酸碱平衡情况。还应检测血钾、血钠、血氯含量及肝肾功能。

3. 必要时应行眼底检查及神经系统检查。

妊娠剧吐主要应与葡萄胎及可能引起呕吐的疾病如肝炎、胃肠炎等相鉴别。

（四）治疗

对精神情绪不稳定的孕妇，给予心理治疗，解除其思想顾虑。患者应住院治疗，禁食，根据化验结果，明确失水量及电解质紊乱情况，酌情补充水分和电解质，每日补液量不少于 3000ml，尿量维持在 1000ml 以上。输液中应加入氯化钾、维生素 C 等，并给予维生素 B_1 肌肉注射。止吐剂一线用药为维生素 B_6 或维生素 B_6-多西拉敏复合制剂。对合并有代谢性酸中毒者，可给予碳酸氢钠或乳酸钠纠正。营养不良者，静脉补充必需氨基酸、脂肪乳。一般经上述治疗 2~3 日后，病情多可好转。若患者体重减轻大于 5%~10%，不能进食，可选择鼻饲管或中心静脉全胃肠外营养。孕妇可在呕吐停止后，试进少量流质饮食，若无不良反应可逐渐增加进食量，同时调整补液量。

多数妊娠剧吐的孕妇经治疗后病情好转可以继续妊娠，如果出现：①持续黄疸；②持续蛋白尿；③体温升高，持续在 38℃以上；④心动过速（≥120 次 / 分）；⑤伴发 Wernicke 综合征等，危及孕妇生命时，需考虑终止妊娠。

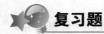 学习小结

　　妊娠剧吐病因不明,可能与 hCG 水平升高有关。其临床表现为早孕期逐渐加重的频繁呕吐、不能进食,严重时可引起失水及电解质紊乱、酸中毒等。如果剧吐严重,可导致两种严重的维生素缺乏症:①维生素 B_1 缺乏,可致 Wernicke 综合征;②维生素 K 缺乏,可致凝血功能障碍。其诊断至少应包括每日呕吐≥3 次,尿酮体阳性,体重较妊娠前减轻≥5%。应与肝炎、胃肠炎等鉴别。常用的化验:尿液检查、血液检查及必要时的眼底及神经系统检查。治疗包括:心理治疗;禁食、根据检查结果纠正水电解质紊乱及酸碱平衡;止吐、给予维生素 B_6、维生素 C 等综合治疗。当出现持续黄疸、持续蛋白尿、体温持续 38℃以上、心动过速、Wernicke 综合征时,终止妊娠。

复习题

1. 妊娠剧吐终止妊娠的指征?
2. 妊娠剧吐的临床表现?

(李雪兰)

第 九 章

妊娠期合并症

第一节 心 脏 病

学习目标 ▶▶▶

1. 了解妊娠、分娩及产褥期对心脏负荷的影响。
2. 熟悉心脏病对妊娠的影响。
3. 掌握妊娠合并心脏病的诊断及早期心衰的诊断与处理。

妊娠合并心脏病包括孕前已有心脏病及妊娠后发现或发生的心脏病。妊娠、分娩及产褥期均可能使心脏病患者的心脏负担加重而诱发心力衰竭，是导致孕产妇死亡的主要原因之一，妊娠合并心脏病的发生率为1%~4%，其中，先天性心脏病占35%~50%，位居第一。

病例分析

患者，女，37岁，第1胎，妊娠35周，做家务劳动后感胸闷气短，近1周夜间经常咳嗽、咳痰，不能平卧。查体：血压90/60mmHg，心率120次/分，口唇稍紫，心界向左扩大，心尖区可闻收缩期及舒张期雷鸣样杂音，双肺底闻及小水泡音，双下肢水肿(+)，该患者的诊断是：①孕$_1$产$_0$宫内妊娠35周LOA单活胎；②妊娠合并心功能衰竭。正确的处理：①可取半卧位休息；②吸氧（氧流速4~6L/min）；③限盐饮食；④纠正心律失常；⑤有感染倾向的应用抗生素等。给予强心、利尿，等待控制心功能衰竭后给予终止妊娠，如经系统治疗病情不能控制，应尽快剖宫产终止妊娠。

学习点：①加强产前检查、及时、早期预防和治疗妊娠期高血压疾病、贫血、低蛋白血症，可使发病率下降。②分娩期是妊娠患者心脏负荷增加量最重的时期，特别是第二产程，心衰发生率最高。故心功能Ⅲ级者主张剖宫产为宜。心功能Ⅰ级至Ⅱ级者应缩短产程，尽快结束分娩。③孕妇妊娠6周血容量开始增加，妊娠32~34周达高峰，产后由于子宫胎盘循环消失，水肿消退，回心血量增加，产后血容量迅速增加，故对以上孕产妇扩容、输液应慎重。④心衰一旦控制，胎儿存活情况下应积极终止妊娠。剖宫产为较好的处理方法。

(一) 妊娠、分娩对心脏病的影响

1. 妊娠期　从妊娠 6 周开始,孕妇的总血容量较非孕期增加,至 32~34 周达高峰,较孕前增加 30%~45%,平均增加 1450ml,此后维持在较高水平,产后 2~6 周逐渐恢复正常。心排出量自妊娠 10 周逐渐增加,至妊娠的 4~6 个月增加最多,临产后心排出量显著增加;心率于妊娠晚期休息时每分钟增加 10~15 次。这些变化明显增加心脏负担,使得心脏工作量加大。对于患有心脏病的患者,临床上可出现明显症状或发生心力衰竭。妊娠后期因膈肌升高,心脏向左上方移位,使大血管轻度扭曲,而血流量增加及血流速度的加快,可出现轻度的收缩期杂音,增加心脏病诊断难度。

2. 分娩期　此时心脏负担最重。每次子宫收缩时约有 250~500ml 的血液被挤入体循环,造成全身血容量增加,同时心排出量在每次子宫收缩时约增加 24%,这种心脏血流动力学的反复变化,容易诱发心力衰竭。第二产程时,产妇屏气,腹压增加,使原有左向右分流的先天性心脏病出现右向左分流,发生发绀。胎儿娩出后,腹压骤减,大量血液向内脏灌注,子宫迅速缩小,胎盘剥离,胎盘循环停止,子宫血窦内的血液约 500ml 进入体循环,此时血流动力学的急剧变化,极易发生心力衰竭。

3. 产褥期　产后 3 日内仍是心脏负担较重时期。除子宫收缩时的一部分血液进入体循环外,孕期潴留的组织间液也开始回流至体循环,因而也容易发生心衰。

从妊娠、分娩及产褥期对心脏的影响来看,妊娠 32~34 周、分娩期及产褥期的最初 3 日内,心脏负担最重,是患有心脏病孕产妇最危险的三个时期,极易发生心力衰竭或死亡。

(二) 心脏病对妊娠的影响

多数先天性心脏损害表现以多基因遗传为特征。因此,一些患有先天性心脏病的妇女可能会生育相似疾病的婴儿。患心脏病的孕妇由于妊娠使心功能恶化,可导致流产、死胎、早产、胎儿宫内窘迫、胎儿生长受限等。应用人工机械瓣膜置换的心脏病孕妇,由于必须进行抗凝治疗,可出现许多严重合并症,如血栓栓塞、抗凝引起的出血、流产等。发绀型心脏病孕妇全身情况通常较差,当低氧血症严重到使血细胞比容升高到 65% 时,妊娠 100% 以失败告终。由于妊娠晚期心脏负担的加重,分娩期血流动力学的急骤变化,孕妇的低氧血症容易导致胎儿宫内缺氧、死亡。因此,心脏病孕妇的手术产率明显增加,易导致孕妇心力衰竭,甚至死亡。

(三) 妊娠合并心脏病的种类

1. 先天性心脏病　由于心脏外科手术的发展,妊娠合并先天性心脏病患者相对增加,已占妊娠合并心脏病的 35%~50%。

(1) 左向右分流型先天性心脏病:包括房间隔缺损、室间隔缺损和动脉导管未闭。房间隔缺损是最常见的先天性心脏病。对妊娠的影响取决于缺损的大小,一般缺损面积 <1cm^2 者多无症状,多能耐受妊娠和分娩;若缺损面积较大,由于妊娠及分娩的多种因素影响出现右向左分流而发生发绀,极有可能发生心力衰竭。缺损面积 >2cm^2 者,最好孕前手术矫治后再妊娠。室间隔缺损时,若是小型缺损(缺损面积 <1.25cm^2),且既往无心力衰竭病史,也无其他并发症,妊娠期发生心力衰竭少见。如缺损大,常伴有肺动脉高压,妊娠的危险性大。对于动脉导管未闭,由于儿童期可手术治疗,所以妊娠合并动脉导管未闭者不多见,但若未手术治疗,伴有肺动脉高压时,应早期终止妊娠。未闭动脉导管口径较小,肺动脉压正常者,可继续妊娠至足月。

(2) 右向左分流的先天性心脏病:最常见的是法洛四联症及艾森曼格综合征。一般多有复杂的心血管畸形,这类患者不宜妊娠,若已妊娠,应尽早终止。经手术治疗后心功能为 Ⅰ ~ Ⅱ

级者,可在严密观察下继续妊娠。

(3) 无分流型先天性心脏病:主要包括肺动脉口狭窄、主动脉缩窄、马方综合征。严重肺动脉口狭窄(瓣口面积减少 60% 以上)宜于妊娠前行手术矫治。中、重度主动脉缩窄者即使经手术矫治,也应劝告避孕或在孕早期终止妊娠。患马方综合征妇女应劝其避孕,妊娠者若 B 型超声心动图发现主动脉根部直径 >40mm 时,应劝其终止妊娠。

2. 风湿性心脏病 由于广谱抗生素的应用,风湿热减少,风湿性心脏病发病率逐年下降。风湿性心脏病主要包括二尖瓣狭窄、二尖瓣关闭不全、主动脉瓣关闭不全及狭窄。其中,二尖瓣狭窄最多见,此类患者存在血流从左心房流入左心室时受阻,可发生肺淤血和肺水肿。对于狭窄严重并伴有肺动脉高压者,应在妊娠前手术矫治,已妊娠者宜早期终止。对于二尖瓣关闭不全者一般情况下能耐受妊娠。主动脉关闭不全者一般可以耐受妊娠,主动脉狭窄严重者应手术矫正后再考虑妊娠。

3. 妊娠期高血压疾病性心脏病 既往无心脏病史,在妊娠期高血压疾病的基础上突然发生以左心衰竭为主的全心衰竭,以重度子痫前期并发心衰多见。

4. 围产期心肌病 发生于妊娠期后 3 个月至产后 6 个月内的扩张性心肌病。临床表现主要为呼吸困难、心悸、咳嗽、端坐呼吸、胸痛、肝大、水肿等心力衰竭症状。25%~40% 患者出现相应器官栓塞症状。胸部 X 线摄片心脏普遍增大,肺淤血。心电图示左室肥大、ST 段及 T 波异常,可伴有各种心律失常。超声心动图显示心腔扩大,以左室、左房扩大为主,室壁运动普遍减弱,左室射血分数减低。治疗采取限盐饮食和利尿剂来减轻前负荷,应用肼屈嗪或其他血管扩张剂来减低后负荷。若未合并复杂性心律失常,可以应用具有正性肌力作用的地高辛。由于血栓栓塞的发生率较高,可以预防性使用肝素。曾患围产期心肌病,心力衰竭且遗留心脏扩大者,应避免再次妊娠。

5. 心肌炎 为心肌本身局灶性或弥漫性炎症病变。临床表现缺乏特异性,常有发热、咽痛、乏力、心悸、胸痛及呼吸困难等不适。检查可见与发热不相称的心动过速、心脏扩大、心电图 ST 段及 T 波异常改变及各种心律失常。急性心肌炎病情控制良好者,可在密切监护下妊娠。心功能严重受累者,妊娠期发生心衰的危险性很大。

(四) 诊断

1. 妊娠合并心脏病的诊断 许多正常妊娠的生理适应性改变使心脏病的诊断更加困难。正常妊娠时,有时会出现轻度心悸、气短、水肿、心动过速等症状,心尖搏动向左上移位,心浊音界轻度扩大。肺动脉区与心尖区有收缩期杂音等体征。中孕后经常出现下肢水肿。这些症状和体征都增加了诊断难度。

(1) 诊断方法:大多数心脏病的诊断方法是非侵入性的,对孕妇是安全无害的。包括心电图、超声心动图、胸部 X 线摄影。随着妊娠过程中横膈的升高,在心电图上会出现心电轴左偏,在下肢导联也可能出现轻微的 ST 段改变。胸部 X 线通常只能诊断较严重的心脏扩大,而超声心动图已广泛应用于诊断妊娠期心脏病,其准确程度可以对心脏的结构、功能进行非侵袭性评估。

(2) 诊断依据:①病史:妊娠前有心悸、气急或心力衰竭史,或体检曾被诊断有器质性心脏病,或曾有风湿热病史;有劳力性呼吸困难,经常性夜间端坐呼吸、咯血、经常性胸闷、胸痛等症状。②体征:有发绀、杵状指、持续性颈静脉怒张,心脏听诊有舒张期杂音或粗糙的 III 级以上全收缩期杂音。有心包摩擦音、舒张期奔马律、交替脉。③辅助检查:心电图有严重的心律失常,如心房颤动、心房扑动、III 度房室传导阻滞、ST 段及 T 波异常改变;X 线检查心脏显著扩大;超声心动图检查显示心腔扩大、心肌肥厚、瓣膜运动异常、心内结构异常。

2. 心脏病代偿功能分级

(1) 第一种主要依据主观症状,依据患者过去及现在的劳动能力丧失程度进行分级。主要分为以下四级:

Ⅰ级:一般体力活动不受限制,没有心脏病的症状,无心绞痛发作史。

Ⅱ级:一般体力活动稍受限,活动后心悸、轻度气短,休息时无症状。

Ⅲ级:一般体力活动显著受限,休息时无不适,轻微日常工作即感不适、心悸、呼吸困难,或既往有心力衰竭史。

Ⅳ级:不能进行任何体力活动,休息时仍有心悸、呼吸困难等心力衰竭表现。

(2) 第二种是根据客观检查手段来评估心脏病的严重程度,分级如下:

A 级:无心血管病的客观依据。

B 级:客观检查表明属于轻度心血管病患者。

C 级:客观检查表明属于中度心血管病患者。

D 级:客观检查表明属于重度心血管病患者。

其中轻、中、重没有做出明确规定,两种方法可单独应用,也可联合应用,如心功能Ⅱ级 C、Ⅰ级 B。

3. 早期心力衰竭的诊断　　出现以下症状和体征,考虑早期心力衰竭:①轻微活动后即出现胸闷、心悸、气短;②休息时心率超过 110 次 / 分,呼吸频率超过 20 次 / 分;③夜间常因胸闷而坐起呼吸,或到窗口呼吸新鲜空气;④肺底部出现少量持续性湿啰音,咳嗽后不消失。

4. 心脏病患者对妊娠耐受力的判断　　根据心脏病的类型、严重程度、心功能级别、是否手术矫治、孕期的监护、医院的医疗条件等来决定患者能否顺利度过妊娠、分娩及产褥期。

(1) 可以妊娠:心脏病变较轻、心功能Ⅰ~Ⅱ级、既往无心力衰竭病史,亦无其他并发症者。

(2) 不宜妊娠:心脏病变较重、心功能Ⅲ~Ⅳ级、既往有心力衰竭病史、有肺动脉高压、右向左分流型先天性心脏病、严重心律失常、活动性风湿热、心脏病并发细菌性心内膜炎、急性心肌炎等。或年龄在 35 岁以上,心脏病病程较长者,发生心力衰竭的可能性极大,不宜妊娠。若已妊娠,应在妊娠早期进行治疗性人工流产。

(五) 防治

心脏病孕产妇主要的死亡原因是心力衰竭和严重感染。其预后与有无正规产前保健密切相关。未经产前检查的心脏病孕妇,心力衰竭发生率和孕产妇死亡率较产前检查者高 10 倍左右。

1. 非妊娠期　　主要根据心脏病的种类、病变严重程度、心功能级别及具体的医疗条件等决定可否妊娠。

2. 妊娠期

(1) 不宜妊娠者:应在 12 周以前行人工流产,如有心力衰竭,应纠正心衰后再终止妊娠。如妊娠超过 12 周,应密切监护,积极防治心力衰竭,使之度过妊娠和分娩。如为顽固性心力衰竭,在严密监护下行剖宫取胎术。

(2) 可以妊娠者:应进行严格的孕期监护,预防心力衰竭、防止感染更是防治的重点。加强产前检查,妊娠 20 周前,每 2 周检查一次。妊娠 20 周后,尤其是妊娠 32 周后,根据病情需要应每周一次,发现有早期心力衰竭者,及早住院。对于妊娠期经过顺利者,也应在 36~38 周住院待产。

（3）预防心力衰竭

1）避免过劳及情绪激动，保证充足的休息，避免劳累和激动，每日至少睡眠 10 小时。

2）孕期适当控制体重　整个孕期体重增加不宜超过 12kg，高蛋白、高维生素、低盐、低脂肪饮食，16 周后，每日食盐量不宜超过 4~5g。

3）治疗各种引起心衰的诱因　预防感染，尤其是上呼吸道感染；纠正贫血；治疗心律失常；防治妊娠期高血压疾病和其他并发症与合并症。定期进行超声心动图检查，了解心脏功能情况。

（4）心力衰竭的治疗：与非孕期基本相同。用药需注意药物毒性反应，妊娠晚期心衰患者，原则上是待心衰控制后再行产科处理，放宽剖宫产指征，如严重心衰经内科各种措施未能奏效，可边控制心衰边急行剖宫产。

3. 分娩期　近年来由于外科麻醉技术的进步和剖宫产手术创伤的日益减少，对妊娠合并心脏病的剖宫产指征已逐渐放宽。

（1）阴道分娩：对心功能Ⅰ~Ⅱ级、胎儿不大、胎位正常、宫颈条件良好者，可考虑在严密监护下经阴道分娩，并且积极处理产程。第一产程时，鼓励安慰产妇，消除紧张情绪，必要时可给镇静剂，密切注意生命体征，注意心力衰竭的发生。若出现心力衰竭应采取半卧位，面罩吸氧，并给去乙酰毛花苷 0.4mg 加 25% 葡萄糖 20ml 缓慢静脉注射，必要时每隔 4~6 小时重复给药一次。第二产程时，应避免产妇向下屏气用力，利用侧切、胎吸、产钳等尽可能缩短产程。第三产程时，胎儿娩出后产妇腹部放置沙袋，以防腹压骤降诱发心力衰竭。利用按摩子宫、缩宫素等预防产后出血。子宫收缩乏力时可用缩宫素，禁用麦角新碱，输血输液时注意输注量及输注速度。

（2）剖宫产：对心功能Ⅲ~Ⅳ级，或有产科剖宫产指征者，均应剖宫产结束分娩。一般采用连续硬膜外麻醉，手术中注意麻醉平面不宜过高，严格限制液体量。对于不宜妊娠者，应同时行输卵管结扎术，术后预防产后出血。

4. 产褥期　产后 72 小时内，尤其 24 小时内仍是心力衰竭发生的危险时期。应继续严密观察生命体征变化，注意心衰发生；预防产后出血，控制液体速度及输液量；产后 1 周内继续使用广谱抗生素预防感染，无感染征象时停药；心功能Ⅲ级或Ⅲ级以上者不宜哺乳；不宜妊娠者，应于产后 1 周左右行绝育手术，有心力衰竭者，应充分控制心衰后择期手术。

5. 心脏病的手术问题　妊娠期尽量不做心脏手术。一般在幼年、孕前或延至分娩后再行心脏矫治手术。如果妊娠早期出现循环障碍症状，孕妇不愿行人工流产，内科治疗效果又不佳，且手术操作不复杂，可考虑手术治疗。

理论与实践

　　临床实践中有些先天性心脏病患者并无症状，常常被忽略，有些体检或晚期产检时发现，而导致心衰、胎儿窘迫、胎死宫内甚至孕产妇死亡。因此，临床中需要注意如下几点：①详细询问病史，排查高危因素；②注意观察早期症状与体征：对有心悸、气急或心力衰竭史，或体检曾被诊断有器质性心脏病，或曾有风湿热病史；有劳力性呼吸困难，经常性夜间端坐呼吸、咯血、经常性胸闷、胸痛等症状者要严密监控；对有发绀、杵状指、持续性颈静脉怒张，心脏听诊有舒张期杂音或粗糙的Ⅲ级以上全收缩期杂音，有心包摩擦音、舒张期奔马律、交替脉者应收住院观察。

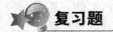**学习小结**

妊娠合并心脏病的诊断方法：包括心电图、超声心动图、胸部 X 线摄影。诊断依据：①病史：妊娠前有心悸、气急或心力衰竭史；有劳力性呼吸困难，经常性夜间端坐呼吸、咯血、经常性胸闷、胸痛等症状。②体征：有发绀、杵状指、持续性颈静脉怒张，心脏听诊有舒张期杂音或粗糙的Ⅲ级以上全收缩期杂音。③辅助检查：心电图有严重的心律失常，ST 段及 T 波异常改变；X 线检查心脏显著扩大；超声心动图检查显示心腔扩大、心肌肥厚、瓣膜运动异常。早期心力衰竭：症状为胸闷、心悸、气短，心率超过 110 次 / 分，呼吸频率超过 20 次 / 分；夜间常因胸闷而坐起呼吸；肺底部出现少量持续性湿啰音。心力衰竭的治疗原则：与非孕期基本相同，用药需注意药物毒性反应，妊娠期心衰患者，原则上是待心衰控制后再行产科处理，放宽剖宫产指征，如严重心衰经内科各种措施未能奏效，可边控制心衰边急行剖宫产。

复习题

1. 妊娠期心脏病对母胎有何影响？
2. 早期心力衰竭的诊断是什么？
3. 心脏病患者对妊娠的耐受力如何判断？

第二节　病毒性肝炎

学习目标

1. 了解妊娠对病毒性肝炎的影响及病毒性肝炎对妊娠的影响。
2. 熟悉病毒性肝炎在妊娠期、分娩期及产褥期的处理。
3. 掌握妊娠期病毒性肝炎的诊断与鉴别诊断。

（一）概论

病毒性肝炎是严重危害人类健康的传染病，主要包括甲型（HAV）、乙型（HBV）、丙型（HCV）、丁型（HDV）及戊型（HEV）5 种肝炎病毒，近年又发现庚型肝炎病毒和输血传播病毒。妊娠的任何时期都有被肝炎病毒感染的可能，以乙型肝炎病毒感染最常见。重症肝炎仍是我国孕产妇死亡的重要原因之一。

（二）妊娠对病毒性肝炎的影响

多数学者认为，妊娠本身并不增加肝炎病毒的易感性。但由于孕妇新陈代谢明显增加，营养物质消耗大，糖原储备降低；妊娠早期食欲减退，体内营养物质相对不足，蛋白质缺乏，使肝脏抗病能力下降；妊娠期肾上腺皮质、卵巢、胎盘产生大量雌激素等需要经肝脏灭活；胎儿代谢产物需要经母体解毒；尤其妊娠晚期的一些并发症及分娩、手术、出血、麻醉等，使肝脏受损及肝脏负担较非孕期明显加重。因此孕妇易患各型肝炎，也易使原有肝损害进一步加重。孕妇患肝炎后,最易转变为慢性,如丙型肝炎,也易发展成重症肝炎。

（三）病毒性肝炎对妊娠的影响

1. 对母体的影响　妊娠早期患急性肝炎可使妊娠反应加重;中晚期则使妊娠期高血压疾病发病率增高,可能与肝炎时对醛固酮的灭活能力下降有关;由于凝血因子合成功能减退,产后出血发生率增加,若为重症肝炎常并发 DIC,孕产妇死亡率明显升高。

2. 对胎儿及新生儿的影响　容易发生流产、早产、死胎和死产,新生儿死亡率明显升高。妊娠期患病毒性肝炎,胎儿可通过垂直传播而感染,尤以乙型肝炎母婴传播率较高。婴儿 T 淋巴细胞功能尚未完全发育,对 HBsAg 有免疫耐受,容易成为慢性携带状态。围产期感染的婴儿,有相当一部分将转为慢性病毒携带状态,以后容易发展为肝硬化或原发性肝癌。

3. 母婴传播　肝炎病毒的母婴传播情况因病毒的类型不同而异。甲肝病毒不能通过胎盘传给胎儿,所以妊娠期患甲肝不必行人工流产或引产,但分娩时因接触母体血液或受粪便污染可使新生儿感染。丙型肝炎母婴传播少见,只有当母体血清中检测到较高滴度的 HCV-RNA 时才可能发生。丁型肝炎母婴传播少见,戊型肝炎传播已有病例报道。乙肝病毒母婴传播是引起乙肝流行和形成表面抗原携带者的主要原因。母婴传播途径有三:①宫内传播:近年研究证明,宫内感染率为 9.1%~36.7%,传播机制尚不清楚,可能由于母血渗漏造成。②产时传播:是 HBV 母婴传播的主要途径。胎儿通过产道时吞咽含 HBsAg 的母血、羊水、阴道分泌物,或在分娩过程中子宫收缩使胎盘绒毛破裂,少量母血渗漏入胎儿循环,导致新生儿感染。目前没有足够证据证明剖宫产可降低母婴传播风险。③产后传播:主要通过产后的乳汁及母亲的分泌物感染。近年研究多认为,新生儿经主、被动免疫后,母乳喂养是安全的,但 HBsAg 与 HBeAg 同时阳性的母亲进行母乳喂养是否安全,目前尚缺乏充分证据。

（四）诊断

妊娠期病毒性肝炎的诊断与非妊娠期相同,但在妊娠期,尤其是在妊娠晚期诊断较困难。因为正常妊娠时肝组织学和肝功能可发生生理性改变,如肝脏可有轻度肿大,部分孕妇可出现肝掌,少数孕妇血清胆红素、谷丙转氨酶轻度升高;碱性磷酸酶、胆固醇可有不同程度升高;而血浆总蛋白、白蛋白值有所下降。因此,应根据流行病学,结合临床症状、体征及实验室检查结果进行综合判断。

1. 病史及临床表现　有与肝炎患者密切接触史,或有输血、注射血制品史等;有消化道症状如食欲减退、恶心、呕吐、腹胀、肝区痛及腹泻等,不能用妊娠反应或其他原因解释;全身症状有发热、乏力。检查可有黏膜、皮肤、巩膜黄染、肝大且有触痛、叩击痛。

2. 实验室检查　血清谷丙转氨酶升高,特别是数值很高(大于正常 10 倍以上)、持续时间较长时,如能除外其他原因,对病毒性肝炎有诊断价值。血清胆红素在 17μmol/L(1mg/dl)以上、尿胆红素阳性、凝血酶原时间的延长等均有助于诊断。凝血酶原时间百分活度(PTA)对判断疾病进展及预后有较大价值。PTA<40% 是诊断重型肝炎的重要指标之一(正常值为 80%~100%)。

3. 血清学及病原学检测及临床意义　感染甲型肝炎者,在潜伏期后期和急性早期用免疫电镜检测粪便中 HAV 颗粒。也可以检测血清中抗 HAV 抗体。抗 HAV-IgM 急性期患者发病第 1 周即可阳性,1~2 个月后阳性率下降,于 3~6 个月后消失,对早期诊断十分重要,特异性高。人体感染乙型肝炎病毒后,血液中可出现一系列有关的血清学标志物。HBsAg 阳性是 HBV 感染的标志,其滴度随病情恢复而下降。HBeAg 阳性和滴度反映 HBV 的复制及传染性的强弱。

如持续阳性提示转为慢性,在慢性 HBV 感染时 HBeAg 阳性常表示肝细胞内有病毒活动性复制。HBV-DNA 阳性表示体内存在 HBV 病毒在复制。

总之,凡妊娠期出现黄疸和无其他原因解释的消化道症状,血清谷丙转氨酶升高、胆红素升高、尿胆红素阳性时,如能排除其他原因引起的黄疸即可作出诊断,病原学检查可确诊并做出病原学分型。

4. 妊娠合并重症肝炎的诊断要点 ①出现严重的消化道症状,表现为食欲极度减退、频繁呕吐、腹胀、出现腹水;②黄疸迅速加深,起病急,起病一周时间内血清胆红素≥171μmol/L(10mg/dl),或每日上升 >17μmol/L;③肝脏进行性缩小,出现肝臭气味,肝功能明显异常,酶胆分离,白/球蛋白比倒置;④迅速出现精神、神经症状如嗜睡、烦躁不安、神志不清、昏迷等肝性脑病表现;⑤凝血功能障碍,全身有出血倾向,PTA<40%;⑥肝肾综合征。

(五)鉴别诊断

1. 妊娠期肝内胆汁淤积症 发生在妊娠中、晚期,以皮肤瘙痒和黄疸为特征。血清胆酸升高是妊娠期肝内胆汁淤积症的特异性实验室证据。在瘙痒症状出现或转氨酶升高前几周血清胆酸就已升高。肝功能检查门冬氨酸转氨酶、丙氨酸转氨酶轻至中度升高,为正常水平的 2~10 倍。血清胆红素升高,以直接胆红素为主。瘙痒、黄疸等症状和实验室检查异常在分娩后很快消失。

2. 妊娠急性脂肪肝 多发生于妊娠晚期,起病急,病情重,病情急骤发展,症状极似急性重型肝炎。起病时常有上腹部疼痛,恶心呕吐等消化道症状,进一步发展为急性肝功能衰竭,表现为凝血功能障碍、出血倾向、低血糖、黄疸、肝性脑病等。肝功能检查转氨酶升高,直接胆红素和间接胆红素均升高,但尿胆红素常阴性,可出现急性肾衰竭。B超可见到典型的脂肪肝声像图。

3. 妊娠期高血压疾病引起的肝损害 在高血压、蛋白尿和肾功能受损的基础上合并肝损害,常发生于重度子痫前期。HELLP 综合征是在妊娠期高血压疾病的基础上同时伴有溶血、肝酶升高、血小板减少。除高血压、蛋白尿等外,表现乏力、上腹疼痛不适、黄疸、视力模糊,有时并发子痫,有出血倾向和血管内溶血特征。

(六)处理

妊娠期病毒性肝炎的处理同一般病毒性肝炎,但应兼顾母婴安全。

1. 重症肝炎处理要点

(1)预防及治疗肝性脑病:限制蛋白摄入量,每日 <0.5g/kg;增加糖类,保持大便通畅,减少氨及毒素的吸收。口服新霉素或甲硝唑抑制大肠杆菌、减少游离氨及其他毒素的形成。为了减少肝细胞坏死及促使肝细胞再生,可用胰高血糖素 1~2mg 加胰岛素 6~12U 溶于 10% 葡萄糖液 500ml 内滴注,2~3 周为一疗程。人血白蛋白 10~20g,每周 1~2 次;新鲜血浆 200~400ml,每周 2~4 次。出现肝性脑病或有前驱症状时,给予醋谷胺,每日 600mg 溶于 5% 葡萄糖溶液 500ml 中静脉滴注或精氨酸 15~20g 静脉滴注以降低血氨,改善脑功能。六合氨基酸注射液 250ml,加等量的 10% 葡萄糖稀释后静滴,每日 1~2 次,能调整血清氨基酸比值,使肝性脑病患者清醒。

(2)治疗 DIC:一旦出现,应首先补充新鲜血、凝血酶原复合物、纤维蛋白原、抗凝血酶Ⅲ和维生素 K$_1$。肝素应在凝血功能监测下使用,剂量宜小不宜大,产前 4 小时至产后 12 小时内均不宜用肝素。

2. 产科处理

(1) 妊娠期：主要采用护肝、对症、支持疗法。常用护肝药物有腺苷蛋氨酸、还原型谷胱甘肽注射液、复方甘草甜素、丹参注射液、门冬氨酸钾镁等。必要时补充白蛋白、新鲜冰冻血浆、冷沉淀等血制品。治疗期间严密监测肝功能、凝血功能等指标。患者经治疗后若病情好转，可继续妊娠。治疗效果不好、肝功能及凝血功能指标继续恶化的孕妇，应考虑终止妊娠。

(2) 分娩期：分娩方式以产科指征为主，分娩前数日肌注维生素 K_1 20~40mg/d，准备好新鲜血。防止滞产，尽量缩短第二产程，防止产道损伤和胎盘残留，防止子宫收缩乏力引起产后出血。对于病情较严重者或血清胆汁酸明显升高的患者可考虑剖宫产。

重症肝炎积极控制 24 小时后迅速终止妊娠。由于过度的体力消耗可加重肝脏的负担，应以剖宫产结束分娩，手术尽可能减少出血及缩短手术时间。因妊娠合并重型肝炎常发生产时产后出血，是患者病情加重与死亡的主要原因之一。所以在必要时可剖宫产同时行子宫次全切除术。

(3) 产褥期：控制感染是防止肝炎病情恶化的关键，应使用对肝脏损害小的广谱抗生素。产褥期注意休息及营养，随访肝功能，不宜哺乳者应用生麦芽或外敷芒硝回奶，禁用对肝脏损害的药物如雌激素。

(七) 预防

预防方法因病毒类型而异，但总的原则是切断传播途径，综合预防。

1. 建立规章制度，预防住院患者的传染。粪便、分泌物、便盆和其他与肠道接触过的用具必须进行特殊处理。

2. 加强围产期保健，重视孕期监护，加强营养，摄取高蛋白、高糖类和高维生素食物，将肝功和肝炎病毒血清标志物检测列为常规检测项目，并定期复查。特别提醒医务人员对病毒性肝炎患者进行接产和手术时应戴双层手套。由于医务人员与肝炎患者的特殊接触，建议给每一个医务人员进行被动和主动免疫。

3. 对于有甲肝密切接触史的孕妇接触后 7 日内可肌注丙种球蛋白 2~3ml。新生儿出生时和出生后 1 周各注射 1 次丙种球蛋白预防感染。甲肝急性期禁止哺乳。

4. 患乙肝的妇女应至少在肝炎痊愈后半年，最好 2 年后妊娠。HBV 感染孕妇妊娠晚期注射乙型肝炎免疫球蛋白（HBIG）能否有效预防宫内感染，目前尚有争议。对 HBsAg 及 HBeAg 阳性的孕妇分娩时应注意隔离，避免产程延长、胎儿窘迫、羊水吸入、软产道裂伤。预防新生儿感染可以通过出生前筛查，我国新生儿出生后常规进行免疫接种。

对 HBsAg 阳性母亲的新生儿，应在出生后 24 小时内尽早注射乙型肝炎免疫球蛋白（HBIG），最好在出生后 12 小时内，剂量应≥100U，同时在不同部位接种 $10\mu g$ 重组酵母或 $20\mu g$ 中国仓鼠卵母细胞（CHO）乙型肝炎疫苗，在 1 个月和 6 个月时分别再次接种第 2 针和第 3 针乙型肝炎疫苗（0、1、6 方案），可显著提高阻断母婴传播的效果。新生儿在出生 12 小时内注射 HBIG 和乙型肝炎疫苗后，可接受 HBsAg 阳性母亲的哺乳。

5. 丙型肝炎无特效方法。对丙肝抗体阳性孕妇的婴儿，在 1 岁前注射免疫球蛋白可对婴儿起保护作用。

学习小结

妊娠期病毒性肝炎的诊断依据：①有与肝炎患者密切接触或输血、注射血制品史等病史；有消化道症状及相应体征等。②实验室检查：血清谷丙转氨酶、血清胆红素升高；尿胆红素阳性；凝血酶原时间延长；凝血酶原时间百分活度降低等。③血清学及病原学检测。诊断要点：①出现严重的消化道症状；②黄疸迅速加深，起病急；③肝脏进行性缩小；④迅速出现嗜睡、烦躁不安、神志不清、昏迷等肝性脑病表现；⑤凝血功能障碍；⑥急性肾衰竭。处理原则：妊娠期病毒性肝炎的处理同一般病毒性肝炎，但应兼顾母婴安全。产科处理：①妊娠期：主要采用护肝、对症、支持疗法，治疗效果不好、肝功能及凝血功能指标继续恶化的孕妇应终止妊娠。②分娩期：对于病情较严重者或血清胆汁酸明显升高的患者可考虑剖宫产。重症肝炎积极控制 24 小时后迅速终止妊娠。③产褥期：控制感染是防止肝炎病情恶化的关键，应使用对肝脏损害小的广谱抗生素。

复习题

1. 病毒性肝炎对母胎有何影响？
2. 重型病毒性肝炎的诊断要点是什么？

第三节 糖 尿 病

学习目标 ■▶

1. 了解妊娠对糖尿病的影响。
2. 熟悉糖尿病对母儿的危害。
3. 掌握妊娠期糖尿病筛查、诊断及处理。

病例分析

患者，女，35 岁，妊娠 38 周，自觉多饮多食多尿，查体：孕前体重 76kg，现体重 95kg，身高 158cm，血压 90/60mmHg，心率 100 次/分，患者自觉腹胀，难以平卧，夜休差，辅助检查：OGTT 5.3-11.6-10.3mmol/L，随机血糖 9.2mmol/L，B 超提示巨大儿，羊水过多。该患者的诊断：①孕₁产₀宫内妊娠 38 周 LOA 单活胎；②妊娠期糖尿病；③巨大儿；④妊娠合并羊水过多。正确的处理：建议终止妊娠。

学习点：①妊娠期糖尿病的患者其胎婴儿并发症明显增多，如巨大儿、死胎等。因母体代谢受阻胎儿产生酸中毒致宫内缺氧，损伤胎儿大脑。②妊娠期糖尿病是妊娠期最常见的合并症之一,对母儿危害较大,主要并发症有早产、羊水过多、妊娠期高血压疾病等,以及围产儿并发症如低血糖、高胆红素血症、巨大儿、窒息等,病死率较高。③门诊确诊为 GDM 者应尽早在医师的指导下开始有规律地饮食控制或胰岛素治疗,使血糖水平控制在理想状态,以减少孕妇合并症和防止巨大儿及新生儿并发症的发生,提高母婴生活质量。

糖尿病是一种较常见的内分泌代谢障碍性疾病。与妊娠相关的糖尿病包括:一种为原有糖尿病(diabetes mellitus,DM)的基础上合并妊娠,又称糖尿病合并妊娠(显性),包括 1 型和 2 型糖尿病;另一种为妊娠后发生或首次发现的糖尿病(隐性),称妊娠期糖尿病(gestational diabetes mellitus,GDM)。糖尿病孕妇中 80% 以上为妊娠期糖尿病,孕妇糖尿病对母儿均有较大危害。

(一)妊娠对糖尿病的影响

妊娠可使隐性糖尿病显性化,使既往无糖尿病的孕妇发生妊娠期糖尿病,使原有糖尿病患者的病情加重。妊娠期糖代谢的复杂变化,主要表现在:

1. 妊娠对葡萄糖的需求增加 胎儿能量的主要来源是通过胎盘从母体获取葡萄糖;孕期肾血流量及肾小球滤过率均增加,但肾小管对糖的再吸收率不能相应增加,导致部分孕妇排糖量增加,尿糖阳性;雌激素和孕激素增加母体对葡萄糖的利用。所以孕妇空腹血糖低于非孕妇,孕妇长时间空腹易发生低血糖和酮症酸中毒。

2. 胰岛素抵抗和分泌相对不足 到妊娠中晚期,孕妇体内抗胰岛素样物质增加,如胎盘生乳素、雌激素、孕激素、皮质醇和胎盘胰岛素酶等,使孕妇对胰岛素的敏感性随孕周增加而降低。为了维持正常糖代谢的水平,胰岛素需求量就必须相应增加,对于胰岛素分泌受限的孕妇,妊娠期不能维持这一生理代偿变化而导致血糖升高,使原有糖尿病加重或出现妊娠期糖尿病。

3. 妊娠期胰岛素用量的变化 孕早期空腹血糖较低,胰岛素用量比非孕期会有所减少,但也有例外。随着妊娠进展,抗胰岛素物质增加,胰岛素需要不断增加。分娩过程中体力消耗较大,同时进食量少,若不及时减少胰岛素用量容易发生低血糖。产后随着胎盘排出体外,胎盘分泌的抗胰岛素物质迅速消失,胰岛素用量应立即减少,否则容易出现低血糖休克。

(二)糖尿病对妊娠的影响

糖尿病对母儿的影响取决于糖尿病病情、有无并发症及孕期血糖控制情况。

1. 对孕妇的影响

(1)流产发生率增加:达 15%~30%,多发生在早孕期。妊娠前及妊娠早期的高血糖,常常影响胚胎的正常发育,严重者胚胎死亡、流产。所以糖尿病孕妇应在血糖控制正常后妊娠。

(2)易发生妊娠期高血压疾病:发生率为正常妇女的 3~5 倍。多见于糖尿病病程长、伴微血管病变及孕期血糖控制不佳者。尤其糖尿病并发肾脏病变时,妊娠期高血压疾病发生率高达 50% 以上。糖尿病孕妇一旦并发妊娠期高血压疾病,病情较难控制,对母儿极为不利。

(3)感染:糖尿病患者抵抗力下降容易合并感染,常由细菌和真菌引起,有时两者并发,最常见为泌尿系感染。

(4)羊水过多:发生率为 13%~36%。原因不明,可能与胎儿高血糖、高渗性利尿导致胎尿排出增多有关。

（5）难产、产道损伤、手术产率增高：由于巨大儿发生率增加所致。

（6）易发生酮症酸中毒：妊娠期糖尿病并发酮症的主要原因是高血糖及胰岛素相对或绝对不足，体内血糖不能被利用，体内脂解增加，酮体产生增多。少数因为早孕期恶心、呕吐，进食量少，而胰岛素用量未减少，引起饥饿性酮症。

（7）早产：羊水过多是引起早产原因之一。

2. 对胎儿的影响

（1）巨大儿：是妊娠期糖尿病最常见的并发症，发生率高达 25%~42%。而且与妊娠晚期血糖水平相关。

（2）胎儿畸形：妊娠合并显性糖尿病时胎儿畸形率明显升高，约为正常妊娠的 10 倍，胎儿常为多发畸形。

3. 对新生儿的影响

（1）新生儿呼吸窘迫综合征发生率增高：糖皮质激素促进肺Ⅱ型细胞表面活性物质合成及诱导释放，而高胰岛素血症具有拮抗糖皮质激素作用，使胎儿肺表面活性物质分泌减少，胎儿肺成熟延迟，使得新生儿呼吸窘迫综合征发生率增高。

（2）新生儿低血糖：由于胎儿高胰岛素血症存在，当新生儿脱离母体高血糖环境后，若不及时补充糖易发生新生儿低血糖。约 50% 的新生儿发生低钙血症，可能与低血镁有关。

（三）诊断

1. 糖尿病合并妊娠的诊断　病史：①妊娠前已确诊的糖尿病；②若妊娠前从未进行过血糖检查，但孕前或早孕期有多饮、多食、多尿，体重不升或下降，甚至出现酮症酸中毒。首次妊娠检查时如检验结果为：①糖化血红蛋白（GHbA1C）≥6.5%；②或空腹血糖（FPG）≥7.0mmol/L，空腹定义是至少 8 小时未摄入热量；③或 75g 葡萄糖 OGTT 2 小时血糖≥11.1mmol/L；④伴有典型的高血糖或高血糖危象症状，同时随机血糖≥11.1mmol/L，即可判断孕前就患有糖尿病。如果没有明确的高血糖症状，上述①～③需要次日复测确诊。

2. GDM 的筛查与诊断

（1）妊娠期糖尿病的高危因素：孕妇年龄≥35 岁，肥胖、糖尿病家族史、多囊卵巢综合征、早孕期空腹尿糖阳性、妊娠期糖尿病史、反复外阴阴道假丝酵母菌病、巨大儿分娩史、无明显原因的多次自然流产史、胎儿畸形史、死胎史以及足月新生儿呼吸窘迫综合征分娩史等；本次妊娠发现胎儿大于孕周、羊水过多。

（2）妊娠期糖尿病的诊断

1）孕妇具有 DM 高危因素或者医疗资源缺乏地区，建议妊娠 24~28 周首先检查 FPG。FPG≥5.1mmol/L，可以直接诊断为 GDM；而 4.4mmol/L ≤FPG<5.1mmol/L 者，应尽早做 75g 葡萄糖 OGTT；FPG<4.4mmol/L，可暂不行 75g OGTT。

2）有条件的医疗机构可在妊娠 24~28 周直接行口服葡萄糖耐量试验（OGTT）：FPG≥5.1mmol/L，1 小时≥10.0mmol/L，2 小时≥8.5mmol/L，一项以上达到或超过标准即可诊断 GDM。

口服葡萄糖耐量试验（OGTT）：空腹 8 小时，测定空腹血糖值后，饮用含 75g 葡萄糖的水 300ml，5 分钟内饮完，分别于服糖前、服糖后 1 小时、服糖后 2 小时抽取血标本，测定血糖值。

3）孕妇具有 GDM 高危因素，首次 OGTT 结果正常者，必要时在妊娠晚期重复 OGTT。

（四）妊娠合并糖尿病的分期

依据患者发生糖尿病的年龄、病程以及是否存在血管并发症等进行分期,有助于判别病情的严重程度及预后。

A 级：妊娠期出现或发现的糖尿病。

A1 级：空腹血糖 <5.3mmol/L,经饮食控制,餐后 2 小时血糖 <6.7mmol/L。这一级妊娠期糖尿病母儿合并症较低,产后糖代谢异常多能恢复正常。

A2 级：空腹血糖≥5.3mmol/L 或者经饮食控制,餐后 2 小时血糖≥6.7mmol/L,需加用胰岛素。A2 级妊娠期糖尿病母儿合并症的发生率较高,胎儿畸形发生率增加。

B 级：显性糖尿病,20 岁以后发病,病程小于 10 年,无血管病变。

C 级：发病年龄在 10~19 岁,或病程达 10~19 年,无血管病变。

D 级：10 岁以前发病,或病程≥20 年,或者合并单纯性视网膜病。

F 级：糖尿病性肾病。

R 级：有增生性视网膜病或玻璃体积血。

H 级：冠状动脉粥样硬化性心脏病。

T 级：有肾移植史。

（五）处理

维持血糖正常范围,减少母儿并发症,降低围产儿死亡率。

1. **妊娠前咨询** 糖尿病患者妊娠前进行全面体格检查,包括血压、心电图、眼底、肾功能,确定糖尿病的分级,决定能否妊娠。D、F、R 级糖尿病患者应避孕,若已妊娠,尽早终止。24 小时尿蛋白定量小于 1g、肾功能正常的糖尿病肾病者,或者增生性视网膜病变已接受治疗者,可以妊娠。准备妊娠的糖尿病患者,妊娠前应将血糖调整到正常水平。曾使用口服降糖药者,应在孕前改用胰岛素控制血糖。器质性病变轻,血糖控制良好的情况下,可在积极治疗密切监护下妊娠。

2. **妊娠期处理** 包括血糖控制和母儿监护。

（1）血糖控制：由于妊娠后母体糖代谢的特殊变化,故妊娠期糖尿病患者的血糖控制方法与非孕期不完全相同。

1）饮食与运动疗法：糖尿病患者在妊娠期饮食控制十分重要。部分妊娠期糖尿病孕妇仅需饮食控制即可维持血糖在正常范围。妊娠期间的饮食控制目标：保证母亲和胎儿必需的营养；维持血糖正常水平；预防酮症酸中毒；保持正常的体重增加。孕早期糖尿病孕妇需要热量与孕前相同。妊娠中期以后,每日热量增加 200kcal。其中糖类占 50%~60%,蛋白质占 20%~25%,脂肪占 25%~30%。

在没有并发症的情况下孕妇每天可累积 30 分钟的运动量,孕妇可以参加中等强度以下的运动,中等强度的运动指 3~4METs（MET：代谢当量,指一个人在没有任何活动的安静状态下时每分钟耗氧量）,大致相当于每公斤体重每小时消耗 1kcal,相当于快走 3~4 公里 / 小时的运动量。孕妇运动强度应该在最高心率的 60%~90%,最大摄氧量的 50%~85%。

2）胰岛素治疗：对饮食治疗不能控制的糖尿病,胰岛素是主要的治疗药物。根据血糖轮廓试验结果,结合孕妇个体胰岛素的敏感性,合理应用胰岛素。胰岛素用量个体差异较大。一般从小剂量开始,并根据病情、孕期进展及血糖值加以调整,力求控制血糖在正常水平。妊娠不同时期机体对胰岛素需求不同：①妊娠前已经应用胰岛素控制血糖的患者,妊娠早期因早孕反应进食量减少,根据血糖监测情况必要时减少胰岛素用量;②妊娠中、晚期因抗胰岛素激素分泌逐渐增多,胰岛素需要量常有增加。妊娠 32~36 周胰岛素用量达最高峰,妊娠 36 周后胰岛素用量稍下降,特别是在夜间。

3)酮症酸中毒的治疗:尿酮体阳性时,应立即检查血糖,因血糖高、胰岛素不足所并发的高血糖酮症,在监测血气、血糖、电解质,并给予相应治疗的同时,主张小剂量胰岛素 0.1U/(kg·h)持续静脉点滴,每 1~2 小时监测血糖一次。如果血糖 >13.9mmol/L,应将胰岛素加入生理盐水,若血糖≤13.9mmol/L 时,应用 5% 的葡萄糖氯化钠,直至酮体阴性。然后继续应用皮下注射胰岛素,调整血糖。补液和静点胰岛素治疗后,应注意监测血钾并及时补充钾。

4)妊娠期血糖控制满意标准:孕妇无明显饥饿感,空腹血糖控制在 3.3~5.3mmol/L;餐前 30 分钟:3.3~5.3mmol/L;餐后 2 小时:4.4~6.7mmol/L;夜间:4.4~6.7mmol/L。

(2)孕期监护:妊娠早期妊娠反应可能给血糖控制带来困难,应每周检查一次血糖及尿酮体至妊娠 10 周。妊娠中期每 2 周检查一次。因孕妇肾糖阈下降,尿糖不能准确反映孕妇血糖水平,孕期监测尿糖意义不大。每个月测定一次肾功能、糖化血红蛋白含量及眼底检查。妊娠 32 周以后应每周检查一次。妊娠期糖尿病确诊后,根据孕期血糖控制情况,决定是否复查。

3. 产时处理

(1)分娩时机:原则上在加强母儿监护、控制血糖的同时,尽量推迟终止妊娠的时间。妊娠前糖尿病及应用胰岛素治疗的 GDM 者,如血糖控制良好,严密监测下,妊娠 38~39 周终止妊娠;血糖控制不满意者及时收入院。血糖控制不满意,伴发子痫前期、羊水过多、胎盘功能不全,过去有死胎、死产史者,提前收入院,胎儿肺成熟后及时终止妊娠;

(2)分娩方式:糖尿病本身不是剖宫产的指征,有巨大儿、胎盘功能不良、胎位异常或其他产科指征者,应行剖宫产。糖尿病并发血管病变等,多需提前终止妊娠,并常需剖宫产。连续硬膜外麻醉和局部浸润麻醉对糖代谢影响小。

决定阴道分娩者,应制定产程中分娩计划,随时监测血糖、尿糖和尿酮体。密切监测宫缩、胎心变化,避免产程过长。应在 12 小时内结束分娩,产程 >16 小时易发生酮症酸中毒。

(3)产程中胰岛素的应用:阴道分娩时临产后仍采用糖尿病饮食,停用皮下注射正规胰岛素,予静脉输注 0.9% 氯化钠注射液加正规胰岛素,根据产程中测得的血糖值调整静脉输液速度。血糖 >5.6mmol/L,静滴胰岛素 1.25U/h;血糖 7.8~10.0mmol/L,静滴胰岛素 1.5U/h;血糖 >10.0mmol/L,静滴胰岛素 2U/h。

剖宫产者在手术前一日停止应用晚餐前精蛋白锌胰岛素,手术日停止皮下注射胰岛素,改为小剂量胰岛素持续静脉滴注。一般按 3~4g 葡萄糖加 1U 胰岛素比例配制葡萄糖注射液,并按每小时静脉输入 2~3U 胰岛素速度持续静脉滴注,每 3~4 小时测血糖一次,尽量使术中血糖控制在 6.67~10.0mmol/L。术后每 2~4 小时测一次血糖,直到饮食恢复。

(4)产后胰岛素应用:少数患者仍需胰岛素治疗,胰岛素用量应减少至分娩前的 1/3~1/2,并根据产后空腹血糖值调整用量。多数在产后 1~2 周胰岛素用量逐渐恢复至孕前水平。所有 GDM 孕妇产后 6~12 周,行 OGTT 检查,若仍异常者,可确诊为糖尿病合并妊娠。

4. 新生儿处理 新生儿生后易出现低血糖,出生后 30 分钟内进行末梢血糖测定,多数新生儿在生后 6 小时内血糖恢复至正常值;无论体重大小均按早产儿处理,注意保暖和吸氧等;提早喂糖水、开奶,动态监测血糖变化以便及时发现低血糖,必要时 10% 的葡萄糖缓慢静点;常规检查血红蛋白、血钾、血钙及镁、胆红素;密切注意新生儿呼吸窘迫综合征的发生;仔细检查新生儿,及时发现新生儿畸形。

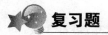

学习小结

　　糖尿病合并妊娠的诊断依据:首次妊娠检查时如发现:① GHbA1C≥6.5%;②或空腹血糖(FPG)≥7.0mmol/L;③或 75g 葡萄糖 OGTT 2 小时血糖≥11.1mmol/L;④伴有典型的高血糖或高血糖危象症状,同时随机血糖≥11.1mmol/L,即可判断孕前就患有糖尿病。妊娠期糖尿病诊断依据:①空腹血糖≥5.1mmol/L 者诊断为 GDM;②妊娠 24~28 周 75g OGTT 试验:空腹 PG≥5.1mmol/L,1 小时 PG≥10.0mmol/L ,2 小时 PG≥8.5mmol/L ,一项达到或超过上述标准即可诊断 GDM。处理原则:维持血糖正常范围,减少母儿并发症,降低围产儿死亡率。处理:①妊娠前咨询;②妊娠期处理:包括给予饮食治疗、胰岛素治疗、运动疗法等控制血糖,母胎监护;③产时处理;④新生儿处理。

复习题

　　1. 妊娠期糖尿病的诊断是什么?
　　2. 什么是口服葡萄糖耐量试验?
　　3. 妊娠期糖尿病治疗原则?

第四节　贫　　血

学习目标

　　1. 了解贫血对妊娠的影响。
　　2. 熟悉缺铁性贫血的预防与治疗。
　　3. 掌握缺铁性贫血临床表现及诊断。

　　贫血是妊娠期常见的合并症。由于妊娠期血容量增加,且血浆增加多于红细胞增加,致使血液稀释。标准是血红蛋白 <110g/L 及血细胞比容 <0.33 为妊娠期贫血。血红蛋白 >6g 为轻度贫血,血红蛋白 <6g 为重度贫血。最近 WHO 资料表明,50% 以上孕妇合并贫血,以缺铁性贫血最常见,巨幼红细胞性贫血较少见,再生障碍性贫血更少见。

一、缺铁性贫血

(一)缺铁性贫血(iron deficiency anemia)对妊娠的影响

　　轻度贫血对妊娠影响不大,重度贫血时,孕妇易发生贫血性心脏病、妊娠期高血压疾病或其所致心脏病、失血性休克、产褥感染,甚至危及生命。当孕妇患重度贫血时,胎盘的供氧和营养物质不足以补充胎儿生长需要,造成胎儿宫内生长受限、胎儿窘迫、早产或死胎。

(二) 诊断

1. 病史　既往有月经过多等慢性失血性疾病史;或长期偏食、孕早期呕吐、胃肠功能紊乱导致的营养不良等疾病史。

2. 临床表现　轻者无明显症状,重者可有乏力、头晕、心悸、气短、食欲缺乏、腹胀、腹泻。皮肤黏膜苍白、皮肤毛发干燥、指甲脆薄以及口腔炎、舌炎等。

3. 实验室检查

(1) 外周血象:为小红细胞低血红蛋白性贫血:血红蛋白 <110g/L;红细胞 <3.5×10^{12}/L;血细胞比容 <0.33;红细胞平均体积(MCV)<80fl,红细胞平均血红蛋白浓度(MCHC)<0.32;白细胞计数及血小板计数均在正常范围。

(2) 血清铁浓度:正常成年妇女血清铁为 7~27μmol/L。若孕妇血清铁 <6.5μmol/L,可以诊断为缺铁性贫血。

(3) 骨髓检查:诊断困难时可作骨髓检查,骨髓象为红细胞系统增生活跃,中、晚期幼红细胞增多。

(三) 治疗

1. 补充铁剂　血红蛋白在 60g/L 以上者,可以口服给药,例如硫酸亚铁 0.3g,每日 3 次,同时服维生素 C 0.3g,胃酸缺乏的孕妇可同时服用 10% 稀盐酸 0.5~2ml。妊娠后期重度缺铁性贫血或因严重胃肠道反应不能口服铁剂者,可用右旋糖酐铁或山梨醇铁,深部肌内注射。两种制剂分别含铁 25mg/ml 及 50mg/ml,首次给药应从小剂量开始,第 1 日 50mg,若无副反应,第 2 日可增至 100mg,每日 1 次肌注。治疗至血红蛋白恢复正常之后,至少继续服用铁剂治疗 3~6 个月。口服铁剂后有效者,3~4 天网织红细胞开始上升,2 周左右血红蛋白开始上升,如果无网织红细胞反应,血红蛋白不提高,应考虑是否有下列因素:药量不足、吸收不良、继续有铁的丢失且多于补充量、药物含铁量不足或诊断不正确等。

2. 输血　当血红蛋白 <60g/L、接近预产期或短期内需行剖宫术者,应少量多次输血,警惕发生急性左心衰竭。有条件者输浓缩红细胞。

3. 预防产时并发症　临产后备血,酌情给维生素 K_1、维生素 C 等;严密监护产程,防止产程过长,阴道助产以缩短第二产程;当胎儿前肩娩出后,肌注或静注宫缩剂,或当胎儿娩出后阴道或肛门置入卡前列甲酯栓 1mg,以防产后出血,出血多时应及时输血;产程中严格无菌操作,产后给广谱抗生素预防感染。

(四) 预防

1. 妊娠前积极治疗失血性疾病如月经过多等,以增加铁的贮备。

2. 孕期加强营养,鼓励进食含铁丰富的食物,如猪肝、鸡血、豆类等。

3. 妊娠 4 个月起常规补充铁剂,每日口服硫酸亚铁 0.3g。

4. 在产前检查时,每位孕妇必须检查血常规,尤其在妊娠后期应重复检查。做到早期诊断,及时治疗。

二、巨幼红细胞性贫血

巨幼红细胞性贫血是由叶酸和(或)维生素 B_{12} 缺乏引起 DNA 合成障碍所致的贫血。外周血呈大细胞高血红蛋白性贫血。其发病率国外报道为 0.5%~2.6%，国内报道为 0.7%。

（一）病因

妊娠期本病 95% 由于叶酸缺乏所致。少数患者因缺乏维生素 B_{12} 而发病，人体需要维生素 B_{12} 量很少，贮存量较多，单纯因维生素 B_{12} 缺乏而发病者很少。引起叶酸与维生素 B_{12} 缺乏的原因有：

1. 摄入不足或吸收不良　叶酸和维生素 B_{12} 存在于植物或动物性食物中，如果长期偏食、营养不良，则可引起本病。孕妇有慢性消化道疾病，可影响吸收，加重叶酸和维生素 B_{12} 缺乏。

2. 妊娠期需要量增加　正常成年妇女每日需叶酸 50~100μg，孕妇每日需 300~400μg，多胎孕妇需要量更多。造成孕期发病或病情明显加重。

3. 排泄增加　孕妇肾血流量增加，叶酸在肾内廓清加速，肾小管再吸收减少，叶酸从尿中排泄增多。

（二）对孕妇及胎儿的影响

严重贫血时，贫血性心脏病、妊娠期高血压疾病、胎盘早剥、早产、产褥感染等发病率明显增多。叶酸缺乏可导致胎儿神经管缺陷等多种畸形。胎儿宫内生长受限、死胎等的发病率也明显增加。

（三）临床表现与诊断

本病可发生于妊娠的任何阶段，多半发生于妊娠中、晚期，以产前 4 周及产褥早期为最多。

1. 血液系统表现　表现为乏力、头晕、心悸、气短、皮肤黏膜苍白等。部分患者因同时有白细胞及血小板的减少，因而出现感染或明显的出血倾向等。

2. 消化系统症状　食欲缺乏、恶心、呕吐、腹泻、舌炎、舌乳头萎缩等。

3. 神经系统症状　末梢神经炎常见，出现手足麻木、针刺、冰冷等感觉异常，少数病例可出现锥体束征、共济失调以及行走困难等。精神症状有健忘、易怒、表情淡漠、迟钝、嗜睡，甚至精神失常等。

4. 其他　低热、水肿、脾大等，严重者可出现腹腔积液或多浆膜腔积液。

（四）实验室检查

1. 外周血象　为大细胞性贫血，血细胞比容降低，红细胞平均体积（MCV）>100fl，红细胞平均血红蛋白含量（MCH）>32pg，大卵圆形红细胞增多、中性粒细胞核分叶过多，网织红细胞大多减少。约 20% 的患者同时伴有白细胞和血小板的减少。

2. 骨髓象　红细胞系统呈巨幼细胞增多，巨幼细胞系列占骨髓细胞总数的 30%~50%，核染色质疏松，可见核分裂。严重者可出现类红血病或类白血病反应，但巨核细胞数量不减少。

3. 叶酸和维生素 B_{12} 的测定　血清叶酸值 <6.8nmol/L（3ng/ml）、红细胞叶酸值 <227nmol/L（100ng/ml）提示叶酸缺乏。若叶酸值正常，应测孕妇血清维生素 B_{12}，若 <90pg 提示维生素 B_{12} 缺乏。

（五）治疗

叶酸每日 15mg 口服，每日 3 次，吸收不良者每日肌注叶酸 10~30mg，直至症状消失、血象恢复正常，改用预防性治疗量维持疗效。若治疗效果不显著，应检查有无缺铁，应同时补给铁剂。有神经系统症状者，单独用叶酸有可能使神经系统症状加重，应及时补充维生素 B_{12}。维生素 B_{12} 100~200μg 每日 1 次肌注，连续 14 天，以后每周 2 次，直至血红蛋白恢复正常。血红

蛋白 <60g/L 时,可少量间断输新鲜血或浓缩红细胞。分娩时避免产程延长,预防产后出血,预防感染。

（六）预防

加强孕期营养指导 改变不良饮食习惯,多食新鲜蔬菜、水果、瓜豆类、肉类、动物肝脏及肾脏等食物。对有高危因素的孕妇,应从妊娠 3 个月开始每日口服叶酸 0.5~1mg,连续 8~12 周。

三、再生障碍性贫血

再生障碍性贫血(aplastic anemia)简称再障,包括原发性(病因不明)与继发性(病因明确)再障两种情况,是由多种原因引起骨髓造血干细胞增殖与分化障碍,导致全血细胞(红细胞、白细胞、血小板)减少为主要表现的一组综合征。国内报道,妊娠合并再障的发生率为 0.03%~0.08%。

（一）再障对母儿的影响

目前认为妊娠不是再障的原因,但妊娠可使再障病情加剧。同时由于妊娠期间母体血液稀释,贫血加重,易发生贫血性心脏病,甚至造成心力衰竭。再障孕妇易发生妊娠期高血压疾病;出血及感染的几率增加;颅内出血、心力衰竭及严重的呼吸道、泌尿道感染或败血症增加,常是再障孕产妇的重要死因。孕期血红蛋白 >60g/L 对胎儿影响不大。分娩后能存活的新生儿一般血象正常,极少发生再障。血红蛋白≤60g/L 者对胎儿不利,可导致流产、早产、胎儿生长受限、死胎及死产等。

（二）临床表现及诊断

分急性型和慢性型,前者仅占 10% 左右。妊娠合并再障以慢性型居多,起病缓慢,主要表现为进行性贫血,少数患者以皮肤及内脏出血或反复感染就诊。贫血呈正常细胞型,全血细胞减少。骨髓象见多部位增生减少或重度减低,有核细胞甚少,幼粒细胞、幼红细胞、巨核细胞均减少,淋巴细胞相对增高。根据临床表现、血象三系减少、网织红细胞降低、骨髓增生低下,结合骨髓检查结果,再障的诊断基本可以确立。

（三）处理

再障患者在病情未缓解之前应避孕,若已妊娠,在妊娠早期应做好输血准备的同时行人工流产;妊娠中、晚期引产,出血和感染的机会明显增加,应在严密监护下继续妊娠直至足月分娩。妊娠期注意休息,继发性再障一定要祛除病因。孕期加强营养,间断吸氧,少量、间断、多次输入新鲜血。有明显出血倾向者,给予肾上腺皮质激素治疗,如泼尼松 10mg,每日 3 次口服,但皮质激素抑制免疫功能,易致感染,不宜久用。也可用蛋白合成激素,如羟甲烯龙 5mg,每日 2 次口服,有刺激红细胞生成的作用。在感染早期及时应用有效且对胎儿无影响的广谱抗生素,避免感染扩散。分娩期时以阴式分娩为宜。尽量缩短第二产程,防止用力过度,造成脑出血等重要脏器出血或胎儿颅内出血。可适当助产,但要防止产伤。产后仔细检查软产道,认真缝合伤口,防止产道血肿形成。有产科手术指征者,行剖宫产术。

分娩后继续支持疗法,应用宫缩剂加强宫缩,预防产后出血及广谱抗生素预防感染。

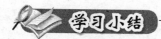 **学习小结**

　　缺铁性贫血的诊断依据:血红蛋白 <110g/L、红细胞计数 <3.5×10^{12}/L 或血细胞比容 <0.33。处理原则:①补充铁剂:血红蛋白在 60g/L 以上者,可以口服给药;②输血:当血红蛋白 <60g/L、接近预产期或短期内需行剖宫术者,应少量多次输血,警惕发生急性左心衰竭,有条件者输浓缩红细胞;③预防产时并发症:临产后备血,酌情给维生素 K$_1$、维生素 C 等;严密监护产程,阴道助产以缩短第二产程;当胎儿前肩娩出后,给予宫缩剂以防产后出血,出血多时应及时输血;产程中严格无菌操作,产后给广谱抗生素预防感染。

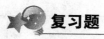 **复习题**

1. 缺铁性贫血的临床表现?
2. 缺铁性贫血的诊断与治疗是什么?

(刘国成)

第 十 章

妊娠合并性传播疾病

性传播疾病(sexually transmitted diseases,STD)是指可经性行为或类似性行为传播的一组传染病。目前,我国重点监测、需作疫情报告的 STD 有 8 种,包括:淋病、梅毒、艾滋病、非淋菌性尿道炎(宫颈炎)、尖锐湿疣、软下疳、性病性淋巴肉芽肿和生殖器疱疹。孕妇一旦感染性传播疾病,若不及时处理,可通过母儿传播使胎儿感染,导致流产、早产、死胎、死产或新生儿感染。

第一节 淋 病

淋病(gonorrhea)是由淋病奈瑟菌(简称淋球菌)引起的泌尿生殖系统化脓性感染,主要通过性交直接传播,可引起尿道炎、前庭大腺炎、盆腔炎,也可以表现为眼、咽、直肠的感染以及播散性淋病。淋病奈瑟菌主要侵犯黏膜,尤其对单层柱状上皮和移行上皮有特殊亲和力。

(一)病因

淋病奈瑟菌,是呈卵圆形或肾形的革兰阴性双球菌,常成双排列,人是淋病奈瑟菌的唯一天然宿主,淋病奈瑟菌离开人体不易生存,一般消毒剂易将其杀死。

(二)传播途径

1. 性接触传播　是成人感染的主要方式,淋病患者是其传染源。

2. 间接传播　通过接触染菌衣物、毛巾、床单、浴盆等物品及消毒不彻底的检查器械等被感染。为幼儿感染的主要方式。

3. 产道感染　新生儿通过患淋病母亲软产道时被感染。

(三)临床表现

潜伏期 3~5 日,约 50%~70% 妇女感染淋病奈瑟菌后无临床症状,但具有传染性。

　　淋病奈瑟菌感染最初引起宫颈管黏膜炎、尿道炎、前庭大腺炎,也称为无并发症淋病。宫颈管黏膜炎表现为阴道分泌物增多,脓性,外阴瘙痒或灼热感,偶有下腹痛。检查见宫颈充血水肿明显,有脓性分泌物从宫颈口流出,宫颈举痛,触之易出血。尿道炎表现为尿频、尿急、尿痛,排尿时尿道口灼热感。检查见尿道口红肿、触痛,经阴道前壁挤压尿道或尿道旁腺,可见脓性分泌物流出。若有前庭大腺炎,可见腺体开口处红肿、触痛、溢脓,若腺管开口阻塞可形成脓肿。

　　若无并发症淋病未经治疗或治疗不彻底,约 10%~20% 患者淋病奈瑟菌可沿黏膜上行感染盆腔脏器,引起子宫内膜炎、输卵管积脓、输卵管卵巢脓肿、盆腔腹膜炎、盆腔脓肿。患者多数在经期或经后 1 周内发病,起病急,突起高热、双侧下腹疼痛及肛门坠痛,伴寒战、头痛、恶心及白带增多。经期发病可出现经期延长,经量增多。体格检查下腹肌紧张、压痛及反跳痛。妇科检查可见脓性分泌物自宫颈口流出,宫颈充血、水肿、举痛;子宫稍大,压痛;双侧附件增厚、压痛。若输卵管卵巢脓肿形成,可触及附件囊性包块,压痛明显。

　　淋病奈瑟菌通过血循环传播,引起全身淋病奈瑟菌性疾病称播散性淋病。约 1%~3% 淋病可发生播散性淋病。常见于月经期或妊娠妇女。早期菌血症期可出现高热、寒战、皮损,不对称的关节受累以及全身不适、食欲减退等全身症状,晚期表现为永久损害的关节炎、心内膜炎、心包炎、胸膜炎等全身病变,病情严重,若不及时治疗可危及生命。根据临床表现和血液、关节液、皮损等处淋病奈瑟菌培养阳性可确诊。

(四) 淋病对妊娠、分娩、胎儿及新生儿的影响

　　妊娠期任何阶段及产褥期的淋病对母儿均有影响。妊娠早期感染淋病奈瑟菌可引起流产;晚期可引起绒毛膜羊膜炎而致胎膜早破、早产,胎儿感染易引起胎儿生长受限、胎儿窘迫,导致死胎、死产。产妇分娩后由于抵抗力差,若有产道损伤,易使淋病奈瑟菌扩散,引起子宫内膜炎、输卵管炎,严重者导致播散性淋病。妊娠期播散性淋病远较非妊娠期多见。约 1/3 新生儿通过患淋病产妇的软产道时可感染淋病奈瑟菌,出现新生儿淋菌性眼结膜炎、肺炎,病情严重者可发生淋菌败血症,增加围产儿死亡率。新生儿淋菌性结膜炎若不及时治疗,可发展成角膜溃疡、角膜穿孔而失明。

(五) 诊断

　　根据不良性接触史、临床表现及下列实验室检查可作出诊断。由于多数有淋病的孕妇无症状,而妊娠期淋病严重影响母儿健康,因此,对高危孕妇在产前检查时应取宫颈管分泌物行淋病奈瑟菌培养,以便及时诊断、及时治疗。

　　1. 分泌物涂片检查　取宫颈管或尿道口分泌物涂片,行革兰染色,急性期可见中性粒细胞内有革兰阴性双球菌。此法因对非急性期患者检出率低且有一定的假阳性,仅作为筛查手段。

　　2. 淋病奈瑟菌培养　为诊断淋病的金标准方法。取宫颈管分泌物送培养,分泌物应注意保湿、保温,立即接种,培养阳性率为 80%~90.5%。必要时可对培养的淋病奈瑟菌行糖发酵试验及直接免疫荧光染色检查确诊。

　　3. 核酸检测　PCR 及连接酶链反应(LCR)检测淋病奈瑟菌 DNA 片段,核酸检测方法具有较高的敏感性及特异性,但操作过程中应注意防止污染造成的假阳性。目前只能在具备一定条件的单位开展。

(六)治疗

治疗原则是及时、足量、规范应用抗生素。由于耐青霉素的菌株增多,目前选用的抗生素以第三代头孢菌素为主。因 20%~40% 合并沙眼衣原体感染,故可同时应用抗衣原体药物。孕期禁用喹诺酮及四环素类药物,性伴侣应同时治疗。

推荐大剂量单次给药方案:头孢曲松,125mg 单次肌内注射;或头孢克肟 400mg,单次口服;对不能耐受头孢菌素类药物者,可选用阿奇霉素 2g,单次肌内注射。合并衣原体感染的孕妇应同时使用阿奇霉素,1g 顿服或阿莫西林进行治疗。

淋菌性盆腔炎、播散性淋病:为保持足够治疗时间,应连续每日给药。头孢曲松钠 1.0g/d 肌注,24 小时 1 次,症状改善 24~48 小时后改为头孢克肟 400mg,口服,每日 2 次,连用 7 日。

新生儿处理:预防新生儿眼病。新生儿应用 0.5% 红霉素眼药膏,外用 1 次。无论是经阴道分娩或剖宫产,应在新生儿出生后立刻使用,理论上,一人一管,防止交叉使用。淋病性眼炎:头孢曲松钠 25~50mg/(kg·d)(单剂不超过 125mg)静脉或肌注,单次给药。

性伴侣的治疗:患者的性伴侣应进行检查及治疗。

(七)治愈标准

治疗结束后 2 周内,在无性接触史情况下符合下列标准为治愈:①临床症状和体征全部消失;②在治疗结束后 4~7 日,取宫颈管分泌物涂片及培养复查淋病奈瑟菌,连续 3 次阴性为治愈。

(八)预后

急性期淋病在早期经及时、正确治疗可以完全治愈,无合并症淋病经单次大剂量药物治疗,治愈率达 97%;若延误治疗或治疗不当,可产生合并症或播散性淋病。因此,在急性期应积极治疗。

📖 学习小结

　　淋病由淋病奈瑟菌引起,属革兰阴性双球菌,以性接触感染及间接感染为主要感染途径,胎儿经过产道时可被感染。妊娠期可引起流产、胎膜早破、早产,胎儿生长受限、胎儿窘迫,导致死胎、死产。产妇分娩后由于抵抗力差,若有产道损伤,易使淋病奈瑟菌扩散,引起子宫内膜炎、输卵管炎,严重者导致播散性淋病。新生儿感染引起淋病性眼炎,若不及时治疗,可发展成角膜溃疡、角膜穿孔而失明。根据病史、分泌物涂片找革兰阴性双球菌或培养检查淋病奈瑟菌可确诊。治疗原则是及时、足量、规范应用抗生素。可选用头孢曲松钠单次肌注。妊娠期忌用喹诺酮类或四环素类药物。新生儿应用 0.5% 红霉素眼膏或 1% 硝酸银液滴眼,头孢曲松钠肌注。

⭐ 复习题

1. 淋病对妊娠、分娩、胎儿及新生儿有哪些影响?
2. 试述妊娠合并淋病的治疗原则。

第二节　梅　毒

梅毒(syphilis)是由梅毒螺旋体(又称苍白密螺旋体)引起的侵犯多系统的慢性性传播疾病。主要通过性接触和血液传播。梅毒螺旋体几乎可累及全身各器官,产生各种严重症状和体征,并可通过胎盘传给胎儿,导致流产、死胎、死产、早产和胎传梅毒(或称先天梅毒)。

(一)传播途径

梅毒患者的皮损、血液、精液、乳汁和唾液中均有梅毒螺旋体存在,梅毒患者是梅毒唯一的传染源。其常见传播途径有以下几种:

1. 性接触传播　最主要的直接传播途径,占95%;未经治疗的患者在感染后1年内最具传染性,传染性随病期延长越来越小,病期超过4年者基本无传染性。

2. 垂直传播　患梅毒的孕妇,其梅毒螺旋体通过妊娠期的胎盘感染胎儿,导致先天梅毒。即使孕妇患梅毒的病期超过4年仍可通过本途径传播。新生儿在分娩通过软产道时可被感染,但不属于先天梅毒。

3. 其他途径　少数患者可通过间接感染,如医源性途径、接吻、握手、哺乳或接触污染的物品或输入含有传染性梅毒患者的血液而感染。

(二)分型及分期

根据传播途径不同,梅毒分为后天梅毒(获得性梅毒)及先天梅毒(胎传梅毒),前者指由性传播或其他途径而感染的梅毒,后者指宫腔内垂直传播而感染的梅毒。后天梅毒根据病程分为早期梅毒和晚期梅毒。早期梅毒包括一期梅毒、二期梅毒及早期潜伏梅毒,病程在2年以内;晚期梅毒包括三期梅毒及晚期潜伏梅毒,病程在2年以上。潜伏梅毒指凡有梅毒感染史,无临床症状或临床症状已消失,除梅毒血清反应阳性外,没有任何阳性体征,脑脊液正常者。

(三)梅毒对妊娠、胎儿及新生儿的影响

梅毒对妊娠、胎儿及新生儿的危害是严重的。妊娠合并早期梅毒,特别是未经治疗的一、二期梅毒,几乎100%传给胎儿。梅毒螺旋体在妊娠2周开始就可感染胚胎引起流产,妊娠16周以后通过胎盘播散到胎儿,引起肺、肝、脾、胰及骨等多器官损害,造成死胎、早产或死产。若胎儿幸存,娩出胎传梅毒儿(又称先天梅毒儿),患儿常早产,病情严重,表现为发育营养不良、消瘦、脱水、皮肤松弛,貌似老人,哺乳困难,哭声低弱嘶哑,躁动不安以及皮肤黏膜损害、梅毒性鼻炎、鞍鼻、骨梅毒、肝脾肿大、淋巴结肿大等。其病死率和致残率均很高。

(四)诊断

所有孕妇在怀孕后首次产科检查时作梅毒血清学筛查,首次产科检查最好在怀孕3个月内开始。梅毒高发地区孕妇或梅毒高危孕妇,在妊娠末3个月及临产前再次筛查。主要根据临床表现与实验室检查进行诊断。

诊断梅毒的实验室检查方法:①暗视野显微镜检查:早期梅毒皮肤黏膜损害处渗出物可查到活动的梅毒螺旋体。②血清学检查:非螺旋体试验,包括RPR、VDRL;螺旋体试验,包括螺旋体明胶凝集试验(TPPA)、荧光螺旋体抗体吸附试验(FTA-ABS)。③脑脊液检查:包括脑脊液非螺旋体试验、细胞计数及蛋白测定等。

一期梅毒的诊断根据接触史、潜伏期、硬下疳和硬性淋巴结炎等临床表现,结合实验室检查:皮肤黏膜损害处如硬下疳、梅毒疹渗出物或淋巴结穿刺液发现梅毒螺旋体,梅毒血清试验早期阴性,后期阳性。

二期梅毒的诊断主要依据接触史,典型临床表现(皮肤黏膜损害,如梅毒疹、扁平湿疣、脱发等),同时结合实验室检查:黏膜损害处发现梅毒螺旋体,梅毒血清试验强阳性。

三期梅毒的诊断主要依据接触史,典型临床表现(皮肤黏膜梅毒、骨梅毒、眼梅毒、神经梅毒及心血管梅毒等),同时结合实验室检查:非梅毒螺旋体抗原血清试验阳性,也可阴性,梅毒螺旋体抗原血清试验阳性,典型组织病理学表现等。神经梅毒脑脊液检查:淋巴细胞$\geq 10 \times 10^6$/L,蛋白量 >50mg/dl,VDRL 试验阳性。

先天梅毒的诊断主要依据患儿母亲梅毒接触史,典型临床表现,同时结合实验室检查:发现梅毒螺旋体或梅毒血清试验阳性。

（五）治疗

以青霉素治疗为主,用药要尽早、足量、规范。及时诊断和规范治疗妊娠合并梅毒,99% 的孕妇可获得健康婴儿。妊娠早期治疗有可能避免胎儿感染;妊娠中晚期治疗可使受感染胎儿在出生前治愈。梅毒患者妊娠时,已接受正规治疗和随诊,则无需再治疗。如果对上次治疗和随诊有疑问或本次检查发现有梅毒活动征象者,应再接受一个疗程治疗。

1. 孕妇早期梅毒(包括一、二期及早期潜伏梅毒)　首选青霉素:苄星青霉素 240 万 U,肌内注射,每周 1 次,共 2~3 次;或普鲁卡因青霉素 80 万 U,每日 1 次肌注,连续 10~14 日。

2. 孕妇晚期梅毒(包括三期及晚期潜伏梅毒或不能确定病期的潜伏梅毒及二期复发梅毒)　苄星青霉素 240 万 U,肌内注射,每周 1 次,共 3 次;或普鲁卡因青霉素 80 万 U,每日 1 次,肌内注射,连用 10~14 日。青霉素过敏者选用红霉素 500mg,每日四次口服,连续 14 日。

3. 先天梅毒　脑脊液异常者普鲁卡因青霉素 5 万 U/(kg·d)肌注,连续 10~14 天。脑脊液正常者苄星青霉素 5 万 U/(kg·d),单次肌注。青霉素过敏者选用红霉素 7.5~12.5mg/(kg·d),分 4 次口服,连续 30 日。

4. 产科处理　妊娠合并梅毒属高危妊娠。24~26 孕周时 B 超检查注意发现胎儿肝脾肿大、胃肠道梗阻、腹水、胎儿水肿、胎儿生长受限及胎盘变大变厚等胎儿先天梅毒征象。未发现胎儿异常者无需终止妊娠。驱梅治疗时注意监测和预防吉 - 海反应。分娩方式根据产科指征确定。在妊娠期已接受规范驱梅治疗并对治疗反应良好者,排除胎儿感染后,可以母乳喂养。

5. 性伴侣的治疗　性伴侣应进行梅毒的检查及治疗。

（六）随访

妊娠合并梅毒治疗后,在分娩前应行非螺旋体试验,每月一次。抗体高滴度患者治疗后 3 个月如非螺旋体抗体滴度上升或未下降 2 个稀释度,应予重复治疗。低抗体滴度患者(如 VDRL≤1∶2,RPR≤1∶4)治疗后非螺旋体抗体滴度下降通常不明显,只要治疗后非螺旋体抗体滴度无上升,一般无需重复治疗。分娩后按非孕妇梅毒随访。

📖 **学习小结**

梅毒病原体为苍白密螺旋体,通过性交直接传播,并可经胎盘、产道感染胎儿。梅毒初起时表现为硬下疳和硬性淋巴结炎,一般无全身症状。二期梅毒主要为皮肤黏膜损害,如梅毒疹、扁平湿疣、脱发。晚期梅毒侵犯机体多种组织、器官,累及神经和血管系统可致命。梅毒对妊娠及胎婴儿的危害是严重的。未经治疗的一、二期梅毒,几乎100%传给胎儿,引起流产、死胎、早产或死产。若胎儿幸存,娩出胎传梅毒儿(又称先天梅毒儿),病死率和致残率均很高。根据不洁性交史、临床典型症状及实验室检查找到病原体或血清学试验可确诊。及时诊断和规范治疗妊娠合并梅毒,99%的孕妇可获得健康婴儿。治疗以青霉素为首选,青霉素过敏者选用红霉素类药物口服。分娩方式根据产科指征确定。在妊娠期已接受规范驱梅治疗并对治疗反应良好者,排除胎儿感染后,可以母乳喂养。

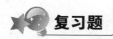

复习题

1. 试述梅毒对妊娠、胎儿及新生儿的影响。
2. 孕妇患梅毒的治疗方法有哪些?

第三节 尖 锐 湿 疣

尖锐湿疣(condyloma acuminate)是由人乳头瘤病毒(human papilloma virus,HPV)感染引起的鳞状上皮增生性疣状病变,在性传播疾病中,仅次于淋病居第二位。

(一)病因

目前发现HPV有100多个型别,其中30多个型别与生殖道感染有关。生殖道尖锐湿疣主要与低危型HPV6、HPV11有关,HPV感染的危险因素有过早性交、多个性伴侣、免疫力低下、高性激素水平、吸烟等。

(二)传播途径

主要的传播途径是经性交直接传播,尖锐湿疣患者的性伴侣中约60%发生HPV感染。少数通过污染的物品间接传播。HPV感染的孕妇所生新生儿可在通过产道时感染HPV。

(三)临床表现及诊断

常发生在外阴、大小阴唇、阴道前庭、尿道口、阴道及宫颈。尖锐湿疣初起为单个或多个淡红色小丘疹,顶端尖锐,呈乳头状突起,病灶逐渐增大增多,相互融合形成菜花状及鸡冠状团块。早期多无症状,偶伴外阴瘙痒,晚期白带增多和性交后出血。妊娠期患者疣体可过度增生成为巨大型尖锐湿疣,分娩时可引起大出血,分娩后缩小或自然消退。胎儿通过宫内感染或产道感染可引起新生儿呼吸道乳头瘤。

根据临床表现及辅助检查可确诊。主要辅助诊断方法如下:①细胞学检查:细胞学涂片中可见挖空细胞、角化不良细胞或角化不全及湿疣外底层细胞。②醋酸试验:在组织表面涂以3%~5%醋酸液,3~5分钟后组织变白为阳性,不变色为阴性。③阴道镜检查:阴道镜有助于发现亚临床病变,尤其对病变位于宫颈者。④病理检查:典型表现为表皮乳头瘤样增生伴角化不全,颗粒层和棘层上部细胞可有明显的空泡形成,胞质着色淡,核浓缩深染,核周围有透亮的晕(挖空细胞)为特征性改变;真皮浅层毛细血管扩张,周围常有较多炎性细胞浸润。⑤核酸检测:

可应用 PCR 及核酸 DNA 探针杂交检测 HPV。

（四）治疗

尚无根除 HPV 方法，治疗仅为去除外生疣体，改善症状和体征。

1. **妊娠 36 周前外生殖器尖锐湿疣**　可选用：①外用药物治疗：适于病灶小、位于外阴者，80%~90% 三氯醋酸或二氯醋酸外涂，每周 1 次，连续用药不宜超过 6 周；②物理或手术治疗：物理治疗有微波、激光、冷冻等。对数目多、面积广的尖锐湿疣可用手术切除。

2. **妊娠近足月或足月孕妇**　病变局限外阴者，仍可行冷冻或手术切除，可经阴道分娩。若病变广泛，均应剖宫产手术结束分娩。产后部分疣体可自然消退。

3. **性伴侣的处理**　性伴侣应进行尖锐湿疣的检查及治疗。

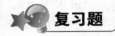

尖锐湿疣由感染人乳头瘤病毒发病，性接触传染为主要传播方式，其发病率仅次于淋病。病灶好发于外阴、大小阴唇、尿道口、阴道、宫颈及肛门周围，单个或多个淡红色小丘疹，顶端尖锐，呈乳头状突起，病灶逐渐增大增多，相互融合形成菜花状及鸡冠状团块。早期多无症状，偶伴外阴瘙痒，晚期白带增多和性交后出血。妊娠期患者疣体可过度增生成为巨大型尖锐湿疣，分娩时可引起大出血，分娩后缩小或自然消退。胎儿通过宫内感染或产道感染可引起新生儿呼吸道乳头瘤。典型病例，肉眼即可作出诊断。对体征不典型者，需进行辅助检查以确诊。治疗为局部应用药物，微波、激光或手术切除病灶。

复习题

孕妇患尖锐湿疣对分娩及新生儿有哪些影响？如何处理？

第四节　生殖道沙眼衣原体感染

女性生殖道沙眼衣原体（chlamydia trachomatis，CT）感染，是常见的性传播疾病。沙眼衣原体主要感染柱状上皮及移行上皮而不向深层侵犯，非孕期可引起宫颈黏膜炎、子宫内膜炎、输卵管炎，最后导致不孕或输卵管妊娠；孕期可通过宫内、产道感染胎儿或新生儿；亦可引起产褥感染。

（一）传播途径

成人主要经性交直接传播，很少经接触患者分泌物污染的物品等间接传播。若孕妇患沙眼衣原体感染，胎儿或新生儿可通过宫内、产道及产后感染，经产道感染是最主要的感染途径。

（二）临床表现

临床特点是无症状或症状轻微，患者不易察觉，病程迁延。宫颈管是衣原体最常见的感染部位，引起宫颈黏膜炎。70%~90% 衣原体宫颈黏膜炎无临床症状。若有症状则表现为阴道分泌物增加，呈黏液脓性，性交后出血或经间期出血。若伴有尿道炎，可出现排尿困难、尿急、尿频。检查见宫颈管脓性分泌物,宫颈管黏膜外翻,红肿,脆性增加。30%~40% 宫颈管炎上行引起子宫内膜炎,表现为下腹痛、阴道分泌物增多、阴道不规则少量出血。8%~10% 宫颈管炎可发展为输卵管炎。大多数输卵管炎为亚临床型,长期轻微下腹痛、低热,久治不愈。由于输卵管炎症、粘连及瘢痕形成,沙眼衣原体感染的远期后果可导致异位妊娠及不孕。

(三)对妊娠、胎儿及新生儿的影响

孕妇沙眼衣原体感染对妊娠有影响。衣原体可上行感染,引起蜕膜、绒毛膜炎,可导致流产、胎膜早破、早产。感染后引发的免疫应答反应及感染部位的局部炎症反应,阻碍母胎之间的营养物质输送,导致胎儿生长受限甚至死胎。孕妇沙眼衣原体感染可垂直传播致胎儿感染,但较少见。新生儿感染达 50%,主要表现为结膜炎与肺炎。

(四)诊断

由于沙眼衣原体感染无特征性临床表现,临床诊断较困难,常作如下检查:①细胞学检查:临床标本涂片后,行 Giemsa 染色,显微镜下在上皮细胞内可见包涵体,方法简便、价廉,但敏感性及特异性低;②沙眼衣原体培养:诊断沙眼衣原体感染的金标准,敏感性和特异高;③沙眼衣原体抗原检测:目前临床最常用的方法,包括直接免疫荧光法及酶联免疫吸附试验;④沙眼衣原体核酸检测:采用 PCR 及 LCR 检测沙眼衣原体 DNA,敏感性高;⑤血清抗体检测:方法有补体结合试验、ELISA 及免疫荧光法。

(五)治疗

细胞外的衣原体对抗生素不敏感,细胞内的衣原体对抗生素敏感,鉴于衣原体独特的发育周期,应选用具有良好的细胞穿透性的抗生素。此外,衣原体的繁殖周期较长,抗生素使用时间应较长或使用半衰期长的药物。

推荐方案:阿奇霉素 1g,单次顿服;红霉素 500mg,每日 4 次,连服 7 日;或琥乙红霉素 800mg,每日 4 次,连服 7 日。不能耐受红霉素时,应用阿莫西林 500mg,每日 3 次口服,连用 7 天。应同时治疗性伴侣。对新生儿的感染,可用红霉素 50mg/(kg·d),分 4 次口服,连服 10~14 日。衣原体结膜炎可用 0.5% 红霉素眼药膏或 1% 硝酸银液滴眼。

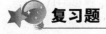

学习小结

生殖道沙眼衣原体 病原体为沙眼衣原体,主要经性交传播,胎儿或新生儿可通过宫内、产道及产后感染。临床特点是无症状或症状轻微,患者不易察觉,病程迁延。沙眼衣原体感染的远期后果可导致异位妊娠及不孕。孕妇沙眼衣原体感染对妊娠有影响,可引起流产、胎膜早破、早产、死胎及分娩低体重儿。新生儿感染主要表现为结膜炎与肺炎。行分泌物细胞学检查及组织培养或沙眼衣原体抗原、抗体检查可诊断。治疗可选用阿奇霉素或红霉素。新生儿的感染,可用红霉素,衣原体结膜炎可用 0.5% 红霉素眼药膏或 1% 硝酸银液滴眼。

复习题

妊娠合并沙眼衣原体感染对妊娠、胎儿及新生儿有哪些影响?如何治疗?

第五节　获得性免疫缺陷综合征

获得性免疫缺陷综合征（acquired immunodeficiency syndrome，AIDS），又称艾滋病，是由人免疫缺陷病毒（human immunodeficiency virus，HIV）感染引起的以严重免疫缺陷为主要特征的性传播疾病，临床上以淋巴结肿大、厌食、慢性腹泻、体重减轻、发热、乏力等全身症状起病，逐渐发展至多个器官出现机会性感染及罕见恶性肿瘤，最后导致死亡。艾滋病的传播速度快、病死率高，目前尚无有效的治愈方法，并成为人类主要的致死性传染病之一。

（一）传播途径

艾滋病患者及 HIV 携带者是本病的传染源。其主要传播途径有：①性接触传播：包括同性接触及异性接触。②血液传播：见于接受 HIV 感染的血液、血制品；接触 HIV 感染者的血液、黏液，接受器官移植；吸毒者共用注射器等。③母婴传播：也称围产期传播，即感染 HIV 的母亲通过胎盘传染给胎儿，或分娩时经软产道及出生后经母乳喂养感染新生儿。

（二）对妊娠、胎儿及新生儿的影响

大约82%HIV 感染的孕妇没有症状，妊娠期因免疫受抑制，加速 HIV 感染者从无症状期发展成艾滋病。孕妇感染 HIV 可经胎盘在宫内传播感染胎儿，25%~33% 新生儿感染 HIV。HIV 对胎儿及新生儿的危害极大，HIV 感染合并妊娠应终止妊娠。产后不宜哺乳。

（三）诊断

本病诊断主要依靠同性恋史、多性伴侣史、静脉药物依赖史、接受输血或血制品史等病史及实验室检查来确定，主要检查项目如下：① HIV 抗体检测：在 HIV 抗体初筛试验阳性后再做确诊试验，确诊试验阳性才能确定为 HIV 感染；②外周血淋巴细胞计数：作为 HIV 感染病情进展的衡量标志之一；③ CD_4^+T 淋巴细胞计数：衡量机体免疫功能的一个重要指标；④ CD_4/CD_8T 淋巴细胞比值 <1，主要由 CD_4^+T 淋巴细胞减少所致；⑤ $β_2$ 微球蛋白测定：艾滋病患者明显增高。

（四）孕妇处理

HIV 感染的孕妇，应在孕期、产时及产后治疗。

1. 妊娠期处理　HIV 感染合并妊娠应终止妊娠。如孕妇决定继续妊娠，应检测孕妇的免疫状态和处理条件致病性感染；密切监测及治疗妊娠期合并症；应用抗病毒药物，如核苷类反转录酶抑制剂（NRTI）齐多夫定（zidovudine，ZDV），500mg/d 口服，从妊娠 14~34 周直至分娩。其他抗病毒的核苷反转录酶抑制剂如去羟肌苷（DDI）、扎西他滨（DDC）、拉米夫定（3TC），蛋白酶抑制剂如沙奎那韦（SQV）、茚地那韦（IDV），非核苷反转录酶抑制剂如奈韦拉平（NVP）等，均可与 ZDV 联合应用。联合用药（鸡尾酒治疗法）可增加疗效。因用于孕妇的临床资料尚少，早孕期最好不用。用药者产后不宜母乳喂养。

2. 产时处理　由于 HIV 感染的孕妇血液、羊水及体液中均有病毒，因此产时母婴传播率最高。①主张满 38 周后择期剖宫产，若已临产或胎膜早破，则视产科情况而定。②产时抗病毒治疗：临产后 1 小时内静脉滴注 ZDV 2mg/kg。达负荷量后，以每小时 1mg/kg 速度静滴到分娩。同时口服 NVP 200mg。产程中不取胎儿头皮血，不作内监护以免增加新生儿感染 HIV 机会。③医务人员要做好自我防护，避免皮肤、黏膜直接接触患者的血及其他体液。

3. 产后处理　继续监测免疫状态和处理条件致病性感染，必要时抗病毒治疗。新生儿出生后 8~12 小时开始口服 ZDV 糖浆,每次 2mg/kg,6 小时一次,持续 6 周。

（五）预防

艾滋病目前还不能治愈,应注意预防:①普及艾滋病的预防知识;②确保安全的血液供应,禁用 HIV 污染的血制品、器官及体液,防止经血液制品传播 HIV;③ HIV 感染的女性应避免妊娠,所生婴儿应避免母乳喂养;④禁止静脉药瘾者共用注射器、针头;⑤严格消毒制度,应用一次性注射器,防止医源性感染;⑥遵守性道德,推广使用避孕套。

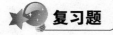
学习小结

　　获得性免疫缺陷综合征　又称艾滋病,是由人免疫缺陷病毒感染引起的以严重免疫缺陷为主要特征的性传播疾病,临床上以淋巴结肿大、厌食、慢性腹泻、体重减轻、发热、乏力等全身症状起病,逐渐发展至多个器官出现机会性感染及罕见恶性肿瘤,最后导致死亡。艾滋病的传播速度快、病死率高,目前尚无有效的治愈方法,成为人类主要的致死性传染病之一。传播途径有:①性接触传播;②血液传播;③母婴传播。妊娠期因免疫受抑制,加速 HIV 感染者从无症状期发展成艾滋病。HIV 对胎儿及新生儿的危害极大,孕妇感染 HIV 可经胎盘传播感染胎儿,应终止妊娠。如继续妊娠,应检测孕妇的免疫状态和处理条件致病性感染;密切监测及治疗妊娠期合并症;应用抗病毒药物。主张满 38 周后择期剖宫产,产时抗病毒治疗。产后继续监测免疫状态和处理条件致病性感染,必要时抗病毒治疗。新生儿从分娩后 8~12 小时开始抗病毒治疗,持续 6 周。产后不宜母乳喂养。HIV 抗体检测是诊断的重要手段。目前尚无治愈方法,重在预防。

复习题

　　试述获得性免疫缺陷综合征合并妊娠的处理原则。

（叶　元）

第十一章

遗传咨询、产前筛查、产前诊断

学习目标

1. 熟悉遗传咨询和产前诊断的概念、对象和产前诊断方法。
2. 熟悉唐氏综合征的产前筛查方法。

出生缺陷(birth defects)是指出生前已经存在(在出生前或出生后数年内可以发现)的结构或功能异常,其产生原因包括遗传、环境以及两者的共同作用。30%~40% 的出生缺陷是有已知病因的,包括染色体异常,单基因缺陷,多因素的疾病和致畸剂的暴露。60%~70% 是原因未明的。出生缺陷的预防分为三级:一级预防是受孕前干预,防止出生缺陷胎儿的发生;二级预防为产前干预,在出生缺陷胎儿发生之后,通过各种手段检出严重缺陷的胎儿,阻止其出生;三级预防是出生后干预,在缺陷儿出生之后,及时检测诊断,给予适当的治疗,防止致残。遗传咨询、产前遗传学筛查和产前诊断是出生缺陷一级和二级预防的主要方法。

第一节　遗　传　咨　询

遗传咨询(genetic counseling),是由经过遗传学训练的专业人员对咨询者就其提出的家族中遗传性疾病的基本情况(包括发病原因、诊断、预后和处理措施)、遗传方式和再发风险、有关疾病的诊断和防治方法等问题予以解答,并就咨询者提出的婚育问题提出医学建议(包括产前诊断、生育方法的改变等)。

(一)遗传咨询的对象

遗传咨询的对象包括:①遗传病或先天畸形的家族史或生育史;②子女有不明原因智力低下;③不明原因的反复流产、死胎、死产或新生儿死亡;④孕期接触不良环境因素及患有某些慢性病;⑤常规检查或常见遗传病筛查发现异常;⑥其他需要咨询情况,如婚后多年不育,或孕妇年龄≥35 岁;⑦父母是遗传病携带者;⑧近亲婚配。

(二)人类遗传病的分类

人类遗传性疾病分 5 类:①染色体病;②单基因遗传病;③多基因遗传病;④体细胞遗传病;⑤线粒体遗传病。体细胞遗传病和线粒体遗传病多发生在成人,目前尚无产前诊断方法,不在本节讨论。

1. 染色体病　是导致新生儿出生缺陷最多的一类遗传性疾病。染色体异常包括染色体数目异常和结构异常两类。绝大多数由亲代的生殖细胞染色体畸变引起,极少部分由父母一方染色体平衡易位引起,根据核型分析可判断子代的遗传风险。目前对先天性染色体疾病尚无有效的治疗方法。因此,主要的处理原则是争取早期诊断,及时终止妊娠,达到优生优育的目的。染色体病的分类如下:

(1) 常染色体疾病:常见的有以下几种:①21-三体(唐氏综合征):最常见的染色体异常疾病,总发生率是新生儿活胎的 1/800,其发生率与母体年龄密切相关,临床表现多种多样,其中以特殊面容(鼻梁低、眼距宽、伸舌)、通贯掌和智力发育障碍最为突出;②18-三体(Ewards 综合征):占出生的 1/3500,其特征是胎儿生长受限,单脐动脉,握拳时重叠指,摇椅足,18-三体可以影响任何器官,几乎 95% 会有心脏畸形;③13-三体(Patau 综合征):占出生的 1/5000,患儿的畸形和临床表现要比 21-三体严重得多,严重的中枢神经系统畸形,常有唇腭裂、特殊的心脏和泌尿系统畸形,预后差,出生后一个月内死亡率达 82%,幸存者均患严重智力障碍和其他各种畸形;④5p-猫叫综合征(cri-du-chat 综合征):是由于 5 号染色体丢失了一个片段所致,又名"5号染色体部分缺失综合征",占出生的 1/20 000,婴儿期间猫叫般的哭声是该病的主要特征,但这一奇特的症状随着患者年龄增长会逐渐不明显,直至消失,最常见的临床表现是智力低下,童年期肌张力过低,到成年期则转变为肌张力过高,"满月脸",两眼距过宽,外眼角往下倾斜。

(2) 性染色体异常:常见的有以下几种:①47,XXY(Klinefelter 综合征):最常见的性染色体异常,占男性活产婴儿的 1/1000,临床表现有很大的不同,男性表型,但为女性脂肪分布和乳房发育,正常的阴毛和腋毛,脸部毛发稀少,常表现为男性不育或第二性征发育不完善,智力中下,有语言学习障碍以及心理社会适应障碍;②45,XO(Turner 综合征):占出生活胎的 1/2500(但占早期流产的 25%),女性,个矮,蹼颈,原发性闭经,肾异常,心脏缺损(主动脉缩窄);③47,XYY:占男性活产的 1/1000,其表型通常不明显,有时很难与正常男性相鉴别,通常有生育功能。

2. 单基因遗传病　许多遗传病的染色体外观正常,但染色体上的基因发生突变,由单个基因突变引起的疾病叫单基因病。其遗传方式遵循孟德尔法则,可分为常染色体显性或隐性遗传、性连锁显性或隐性遗传等。这类单基因病较少见,但由于疾病可遗传,危害很大。根据家族中的发病情况可以推算出子女的发病风险。

3. 多基因遗传病　人类一些遗传性状或某些遗传病的遗传基础不是一对基因,而是几对基因,这种遗传方式称为多基因遗传(polygenic inheritance)。多基因病是有一定家族史,但没有单基因遗传中所见到的系谱特征的一类疾病,往往是许多基因和环境因素相互作用的结果。其遗传特点有:①畸形显示从轻到重的连续过程,病情越重,说明有越多的基因缺陷;②常有性别差异,如足内翻多见于男性,腭裂多见于女性;③累加效应。

(三) 遗传咨询步骤

1. 明确诊断　正确的诊断是遗传咨询的基础。遗传性疾病的诊断过程与普通疾病一样,也是通过采集病史、症状、体征、实验室检查(包括生化、染色体、基因等)及其他辅助检查资料进行诊断,遗传性疾病诊断与普通疾病诊断的不同之处在于前者更注重家族史,需进行家系调查,进行系谱分析,明确是否存在遗传性疾病。

遗传性疾病与先天性疾病及家族性疾病是有区别的。遗传性疾病是指因受精卵中的遗传物质(染色体、DNA)异常或生殖细胞所携带的遗传信息异常所引起的子代的性状异常,具有垂直传递和终生性特征,常为先天性的,也可后天发病。完全由遗传因素决定、出生时就患病的,如先天唐氏综合征、多指(趾)、先天性聋哑、血友病等;出生一段时间后才发病的,如假肥大型肌营养不良多在儿童期发病,慢性进行性舞蹈病多在中年期才出现疾病的表现;遗传因素与环境因素共同作用才发病的如哮喘病。先天性疾病是未出生之前或生下来就存在的疾病,可以是遗传病,如脑积水、无脑儿、脊柱裂、先天性无肛门等;但也包括母体环境因素引起的胎儿疾病,如先天性梅毒。家族性疾病指同一家族中两个以上成员患相同疾病,常为遗传病,但也可能是相同不良环境因素引起的非遗传病,如缺碘引起的甲状腺功能低下所导致的孩子智力低下。故需收集患者详细的病史资料,了解夫妇双方三代直系血亲相关疾病状况。若咨询者为近亲结婚,对其遗传性疾病的影响应作正确的估计。近亲结婚是指夫妇有共同祖先,有血缘关系,当一方为某种致病基因的携带者,另一方很可能也是携带者,婚后所生的子女中常染色体隐性遗传病发生率将会明显升高。同时,根据其临床表现进行系统的体格检查和实验室检查,以明确诊断。

在遗传咨询中,常常遇到有死胎或新生儿死亡病史,但欠缺相关资料,在进行这种遗传咨询时往往比较困难,故要求临床医生保留死胎或新生儿死亡留下的照片、X 光片,进行大体解剖和细胞培养。对于多发畸形的胎儿,通常要求作细胞培养,进行核型分析。了解孕妇孕期情况,是否接触过不良因素,如病毒感染、酒精和非法药物等病史,新生儿出生后的处理情况记录等对咨询都有帮助。

2. 确定遗传方式,评估遗传风险　根据遗传性疾病的类型和遗传方式,可以预测该疾病患者子代再发风险率。各种致畸因素对胚胎或胎儿的影响则应根据致畸因素的毒性、接触方式、剂量、持续时间以及胎龄等因素,综合分析其对胚胎、胎儿的影响作出判断。由于受多种遗传和环境因素的影响,多基因疾病的再发风险只能以经验风险率表示,除特殊情况,单个散发性患多基因疾病胎儿在一个家庭出现后,其再发风险通常在 3%~5%。

3. 提出医学建议　预防遗传病,产前诊断并不是唯一的选择,因此,在进行遗传咨询时,应向咨询者提出各种医学建议供其选择。在面临遗传病的较高风险时,通常有如下选择:

(1) 不能结婚:①直系血亲和三代以内旁系血亲;②男女双方均患相同的遗传性疾病,或男女双方家系中患相同的遗传性疾病;③严重智力低下者,常有各种畸形,生活不能自理,男女双方均患病无法承担家庭义务及养育子女,其子女智力低下概率也大,故不能结婚。

(2) 暂缓结婚:可以矫正的生殖器畸形,在矫正之前暂缓结婚,畸形矫治后再结婚。

(3) 可以结婚,但禁止生育:①男女一方患严重的常染色体显性遗传性疾病,如强直性肌营养不良、先天性成骨发育不全等,目前尚无有效的治疗方法。子女发病率高,且产前不能作出诊断。②男女双方均患严重的相同的常染色体隐性遗传病,如男女均患白化病,若致病基因相同,子女发病率几乎 100%。③男女一方患严重的多基因遗传病,如精神分裂症、躁狂忧郁性精神病、原发性癫痫等,又属于该病的高发家系,后代再现风险率高,若病情稳定,可以结婚,但不能生育。④双方为遗传性中度智力障碍或者一方为遗传性严重智力障碍。

(4) 限制生育:对于产前能够作出准确诊断或植入前诊断的遗传病,可在获取确诊报告后对健康胎儿作选择性生育。对产前不能作出诊断的 X 连锁隐性遗传可在作出性别产前诊断后,选择性生育。

(5) 人工授精:夫妇双方都是常染色体隐性遗传病的携带者;或者男方为常染色体显性遗

传病患者;或男方为能导致高风险、可存活出生畸胎的染色体平衡易位携带者等,采用健康捐精者的精液人工授精,可以预防遗传病的发生。

(6) 捐卵者卵子体外受精,子宫内植入:适用于女方为常染色体显性遗传病患者,或可导致严重畸形的染色体平衡移位携带者等情况。

(7) 领养孩子:对一些高风险的夫妇,领养不失为一较好的选择。

4. **帮助咨询者实施各项选择** 在咨询者接受医学建议,做出某种选择后,应帮助他们实施这些选择。如咨询者选择产前诊断,应帮助其联系作产前诊断的医疗机构,如决定保留患病胎儿,应帮助其作好心理调整或到相关心理医生,待患儿出生后,应介绍其到相应专科接受治疗。

(四) 遗传咨询类别

常分为婚前咨询、孕前咨询、产前咨询和一般遗传咨询。

1. **婚前咨询** 常包括以下三类:①男女双方或一方,或亲属中有遗传病的困扰;②男女双方或一方经婚前医学检查(包括询问病史、家系调查、家谱分析和全面的医学检查)确诊患遗传病;③男女双方有一定的亲属关系。需帮助回答能否结婚、能否生育,推算出影响下一代优生的风险度等具体问题,常常是防治遗传性疾病延续的第一关。

2. **孕前咨询** 孕前咨询及检查对优生优育起着至关重要的作用,主要表现在以下几个方面:①可以增加夫妇生育健康婴儿的机会;②可以对患有特殊疾病或有高危因素的妇女进行识别;③可以对正常育龄夫妇进行营养、预防接种、职业环境等方面的指导。对于神经管缺陷高发的地区,如果在孕前开始补充叶酸,可降低 70% 先天性神经管畸形的发生。

3. **产前咨询** 已妊娠的男女在分娩前进行咨询,主要咨询的内容有:①夫妻一方或家属曾有遗传病儿或先天畸形儿,下一代的再发风险以及能否预测和防治;②曾生育过智力低下或残疾儿,或患儿因病早夭,询问再发风险;③妊娠期间,尤其在妊娠前 3 个月接触过放射线、化学物质、服用过药物或感染过风疹、弓形虫等病原体,是否会导致畸形。

4. **一般遗传咨询** 针对遗传学中一般问题进行咨询。主要咨询的内容有:①本人或亲属所患的疾病是否是遗传病,该病是否累及本人及其子女;②夫妻一方已确诊为遗传病,询问治疗方法及疗效;③性别畸形能否结婚,能否生育,如何处理;④生育过畸形儿是否为遗传性疾病,能否影响下一代;⑤夫妻多年不孕或习惯性流产,是否有遗传因素,希望获得生育指导;⑥夫妻一方接受放射线、化学物质或有害生物因素影响,是否会影响下一代。

(五) 遗传咨询原则

在遗传咨询过程中要遵循下述原则:

1. **正确的诊断原则** 在咨询中不仅要了解属于何种遗传病,同时还要知道属于该种遗传病的哪种亚型,在遗传病的诊断中应该注意到遗传病的一因多效性。为获得准确诊断,尽可能搜集证据,除要了解有关病例资料外,还须尽可能多地获得其他资料,如死者照片、尸检报告、医院记录以及以往基因诊断为携带者检测报告等,这些均可能为诊断提供肯定或否定的信息。流产、死胎等不良分娩史也有重要的意义。

2. **非指令性咨询的原则** 在遗传咨询的选择中,往往没有绝对正确方案,也没有绝对错误方案。因此,非指令性咨询的原则一直是医学遗传咨询遵循的原则,同时也被世界卫生组织遗传咨询专家委员会所认可。在 2003 年我国卫生部颁布的《产前诊断管理办法》中明确提出医生可以提出医学建议,患者及其家属享有知情同意,自主选择权。

3. 尊重患者的原则　忧虑、有罪感、羞耻感等是咨询者在咨询过程中常见的现象,在对疾病不了解和等待诊断结果期间更是如此。因此,在咨询过程中,必须将咨询者本人的利益放在第一位,针对所暴露出的疑问,有目的地予以解释,最大限度地减少咨询者及其家属的忧虑。

4. 其他　还应遵守告知真相、守密和信任、无伤害性原则、夫妇同时参加遗传咨询、选择恰当的遗传咨询时机和保持联系原则。

 病例分析

　　一对年轻的新婚夫妇及其父母均表型正常,而女方有一个患有白化病的弟弟,现这位妇女已妊娠8周,夫妻双方害怕会生育白化病的患儿,请给予咨询。

　　分析:

　　1. 明确诊断　首先应证实女方弟弟是否确为白化病患者,如果证实,则其父母应为杂合子携带者。

　　2. 估计发病风险　这对夫妇的女方为携带者的概率为2/3,男方为携带者的概率可从我国白化病人群发病率得出(携带者的频率约为1/70),估计该夫妇生育患儿的风险如下图谱所示:

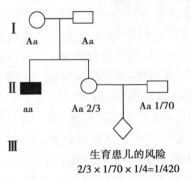

生育患儿的风险
2/3 × 1/70 × 1/4=1/420

　　3. 提出指导方案　这对夫妇生育白化病患儿的风险并不高。此时,一方面应向求诊者说明生育患儿的风险性,一方面应告知他们在早孕期可行绒毛活检,以确定胎儿基因型是否正常。若为患儿则可选择流产,若为正常则可继续妊娠。

　　4. 扩大家庭咨询及随访　可对女方家系进行检查,确定是否还有携带者,并对他们进行咨询。

第二节　产前筛查

　　产前筛查(prenatal screen)是采用简便、经济、无创的检查方法,对发病率高、病情严重的遗传性疾病(如唐氏综合征)或先天畸形(神经管畸形等)进行产前筛查,检出子代具有出生缺陷高风险的人群,筛查出可疑者再进一步明确诊断,是防治出生缺陷的重要步骤。

遗传筛查方案应符合下述标准：①被筛查疾病在人群中，应有较高发病率并严重影响健康，筛查后能落实明确的诊断服务；②筛查方法应是非创伤性、容易实施且价格便宜；③筛查方法应统一，易推广；④易为被筛查者接受，被筛查者应自愿参与，做到知情选择；⑤为被筛查者提供全部有关的医学信息和咨询服务。

产前筛查试验不是确诊试验，筛查阳性结果意味患病风险升高，并非诊断疾病；阴性结果提示风险无增加，并非正常。因此，被筛查者要充分理解筛查中的假阳性和假阴性，以及它们之间的内在联系。目前临床上开展的产前筛查疾病有：唐氏综合征、神经管畸形和胎儿结构畸形筛查等。

（一）唐氏综合征筛查

以唐氏综合征为代表的染色体疾病是产前筛查的重点。唐氏综合征的筛查方案很多，根据检查方法分为孕妇血清学筛查和超声检查，根据筛查时间分为孕早期筛查和孕中期筛查。

1. **妊娠早期筛查** 妊娠早期行唐氏综合征筛查有很多优势，阳性结果孕妇可以选择绒毛取样进行染色体核型分析以确诊，早期终止异常妊娠。妊娠早期唐氏综合征筛查方法包括孕妇血清学筛查和超声颈部透明层厚度（nuchal translucency，NT）及胎儿鼻骨检查。常用的孕妇血清学检查指标有游离 β-hCG 和妊娠相关蛋白 A（PAPP-A）。与正常孕妇相比，唐氏综合征胎儿的母血清游离 β-hCG 水平下降，PAPP-A 上升，NT 增厚。妊娠早期血清二联筛查，假阳性率约 5%，唐氏综合征检出率 60%；单独采用 NT 筛查，唐氏综合征的检出率可以达到 75%；联合应用血清生化筛查和 NT 的筛查，唐氏综合征检出率可提高至 90%。

值得注意的是，NT 筛查唐氏综合征的效率与超声测量方法密切相关，英国胎儿基金会已发布 NT 测量的标准。目前国内临床上多以 NT 厚度 ≥3mm 定义唐氏筛查高危孕妇，但实际上由于 NT 正常范围是随着胎儿孕周和顶臀径增加而变化的，如果一个 11 周的胎儿 NT 值为 2.5mm 则可能不正常，但对于一个 13 周的胎儿 NT 值为 2.5mm 则很可能是正常的胎儿，因此如同生化指标一样，应该根据孕周校正 NT 测量值。

2. **妊娠中期筛查** 妊娠中期血清学筛查通常采用三联法，即甲胎蛋白（AFP）、绒毛膜促性腺激素（hCG）或游离 β-hCG 和游离雌三醇（μE_3），也有些单位采用 AFP 和 hCG/ 游离 β-hCG 二联筛查。与正常孕妇相比，唐氏综合征患儿的母血清 AFP 水平降低、hCG 升高、μE_3 降低。实验室常用的中位数倍数（multiples of the median，MoM）是指孕妇生化指标与正常年龄对照组孕妇血清中位数之比，例如一位 29 岁的孕妇孕 17 周测得血清 AFP 浓度为 182ng/ml，而同一一地区里 29 岁正常孕妇 17 周时的血清 AFP 浓度中位数为 65ng/ml，那么此孕妇血清 AFP 浓度是 [（182ng/ml）/（65ng/ml）]=2.8MoM。唐氏综合征风险度是根据血清筛查指标的变化，结合孕妇年龄和体重等其他影响筛查指标的因素经计算机分析得出的。

目前绝大多数产前诊断中心的唐氏综合征风险率都以 1:250 作为切割值（cutoff），也有少数单位将其定为 1:270，如果风险率大于或等于切割值（即分母小于或等于 250），称为唐氏筛查高危孕妇，高危孕妇建议产前诊断。假阳性率约 5%，孕中期三联筛查能检出 60%~75% 唐氏综合征，二联筛查唐氏综合征的检出率为 60% 左右。

妊娠中期母血清筛查在对唐氏综合征进行筛查的同时，还可以筛查出生育 18- 三体的高危孕妇。与正常孕妇相比，18- 三体胎儿的母血清 AFP、hCG 和 μE_3 水平都下降，与唐氏综合征筛查一样，18- 三体风险也是进行复杂统计后计算出的综合风险。孕中期三联筛查 18- 三体风险率以 1∶250 作为切割值,能检出 60%~70% 的 18- 三体。

3. 染色体病的高危因素　在根据上述血清学和超声等方法判断胎儿发生染色体病风险度的过程中,还要考虑使胎儿发生畸形风险增加的高危因素。

(1) 孕妇年龄 >35 岁的单胎妊娠,妊娠中期发生 21- 三体综合征风险为 1∶280,发生非整倍体畸形风险为 1∶132;妊娠晚期发生 21- 三体风险为 1∶384,发生非整倍体畸形风险为 1∶204。

(2) 孕妇年龄 >31 岁双卵双胎妊娠,其中一胎发生 21- 三体的风险比单胎高。根据 1997 年 Meyer 等计算,孕妇年龄在 31 岁时,妊娠中期一胎发生 21- 三体的风险为 1∶190。

(3) 前一胎常染色体三体史。曾妊娠一次常染色体三体的妇女,再次妊娠发生染色体畸形风险约为 1∶100 或更高(根据年龄计算)。

(4) 前一胎 X 染色体三体(47,XXX 或 47,XXY)者,多余 X 染色体可能来自母系或父系,因此,再次发生染色体非整倍体畸形风险也为 1∶100。前一胎为 47,XYY 或 45,XO 者,再次妊娠发生畸形风险没有增加,因多余 Y 染色体来自父系,父系错误很少重复。

(5) 夫妇一方染色体易位。子代发生异常风险应根据异常染色体位置、父母性别差异等具体分析。实际发生存活的异常胎儿风险多低于理论的风险,因部分异常胎儿流产或死亡。在平衡易位中,子代发生异常的风险为 5%~30%。不孕患者存活子代中发生异常的风险为 0~5%,这些异常易导致胚胎发育停滞或死胎。

(6) 夫妇一方染色体倒位。子代发生染色体异常风险取决于异常染色体位置、倒位染色体大小等。

(7) 前一胎染色体三倍体。复发风险为 1%~1.5%。

(8) 妊娠早期反复流产。非整倍体畸形是妊娠早期流产的主要原因之一,发生染色体畸形风险增高。同时,夫妇染色体畸形(如易位、倒置)也可导致妊娠早期流产。因此,建议检测夫妇染色体。

(9) 夫妇非整倍体异常。21- 三体或 47,XXX 女性和 47,XXY 男性具有生育能力,30% 风险出现非整倍体的子代。男性为 21- 三体或 47,XXY 者往往不孕。

(10) 产前超声检查发现胎儿存在严重结构畸形。该胎儿发生染色体畸形风险大大提高,不管孕妇年龄或血清学筛查是否异常。

(二)神经管畸形筛查

1. 血清学筛查　约 95% 神经管畸形患者没有该疾病家族史,但绝大部分患者的血清和羊水中 AFP 水平升高,血清 AFP 可作为神经管畸形(NTD)的筛查指标。筛查应在妊娠 14~22 周进行,阳性率为 3%~5%,敏感性至少 90%,阳性预测值为 2%~6%。影响孕妇血清 AFP 水平的因素包括孕龄、孕妇体重、种族、糖尿病、死胎、多胎、胎儿畸形、胎盘异常等。2003 年,美国妇产科医师协会(The American College of Obstetricians and Gynecologists,ACOG)建议所有孕妇均应在妊娠中期进行血清学的 AFP 检查。目前母体血清 AFP 筛查 NTD 常以 2.0MoM 或 2.5MoM 为切割值,其敏感性高,可以检测 80%~90% 的开放性脊柱裂,90% 以上的无脑儿,75%~90% 开放性腹壁裂,但对于闭合性神经管缺损,母体血清 AFP 水平通常不升高。

2. 超声筛查　99% 神经管畸形可通过妊娠中期超声检查获得诊断。有学者认为孕妇血清 AFP 升高、超声检查正常的患者不必检查羊水 AFP。3%~5% 神经管畸形患者因非开放性畸形,羊水 AFP 水平在正常范围。

（三）胎儿结构畸形筛查

胎儿结构畸形筛查指中、晚期妊娠系统胎儿超声检查,是筛查胎儿畸形、监测胎儿生长发育的重要手段,主要在妊娠18~24周进行,建议在此期间对所有孕妇常规进行一次系统胎儿超声检查,胎儿畸形的产前超声检出率约为50%~70%。有条件者可在妊娠晚期30周左右再进行一次超声检查,观察有些至孕晚期才表现出来的胎儿畸形。《产科超声检查技术指南(试行)》规定:妊娠18~24周时超声应当检查出的致死性胎儿畸形包括无脑儿、严重脑膨出、严重开放性脊柱裂、严重腹壁缺损及内脏外翻、单腔心、致命性软骨发育不良。事实上随着超声仪器分辨率的提高和检查者技术水平的提高,可检出的胎儿畸形种类明显增加,孕妇及家属对超声检查的期望值也越来越高,医生要注意向其解释超声检查的局限性,减少医疗纠纷。胎儿畸形漏诊的主要原因有以下三种:①受孕周、羊水、胎位和母体腹壁薄厚等多种因素的影响,一些器官可能无法显示或显示不清;②部分胎儿畸形产前超声检出率低,如小的室间隔缺损和房间隔缺损、闭合性脊柱裂、指/趾异常、耳畸形、食管闭锁、肛门闭锁和外生殖器畸形等;③部分胎儿畸形目前还不能为超声所检出,如甲状腺缺如、先天性巨结肠等。

第三节 产 前 诊 断

产前诊断(prenatal diagnosis)又称宫内诊断(intrauterine diagnosis)或出生前诊断(antenatal diagnosis),是指在胎儿出生之前应用各种先进的检测手段,如影像学、生物化学、细胞遗传学及分子生物学等技术,了解胎儿在宫内的发育状况,例如观察胎儿有无畸形,分析胎儿染色体核型,监测胎儿的生化项目和基因等,对先天性和遗传性疾病作出诊断,为胎儿宫内治疗(手术、药物、基因治疗等)及选择性流产创造条件。

（一）产前诊断的对象

1. 35岁及以上的高龄孕妇。
2. 原因不明的反复流产、死胎、畸胎或有新生儿死亡史的孕妇。
3. 夫妇一方有染色体异常携带者。
4. 夫妇一方有先天性代谢疾病,或已生育过病儿的孕妇。
5. 孕妇可能为某种性连锁隐性遗传病基因携带者。
6. 夫妇双方为地中海贫血基因携带者。
7. 生育过染色体异常儿的孕妇。
8. 产前筛查的高危孕妇。
9. 本次妊娠有羊水过多、羊水过少、胎儿发育异常或可能有畸形的孕妇。
10. 妊娠早期接触过可能导致胎儿先天性缺陷物质者。

（二）产前诊断常用的方法

1. 观察胎儿的结构 利用超声、胎儿镜、磁共振成像等,观察胎儿结构有无畸形。
2. 染色体核型分析 利用羊水、绒毛、脐血进行胎儿细胞培养,检测胎儿染色体疾病。
3. 基因检测 利用DNA分子杂交、限制性内切酶、聚合酶链反应技术、原位荧光杂交、基因测序等技术,检测胎儿基因的核苷酸序列,诊断胎儿基因疾病。
4. 检测基因产物 利用羊水、羊水细胞、绒毛细胞或血液,进行蛋白质、酶和代谢产物检测,诊断胎儿神经管缺陷、先天性代谢疾病等。

（三）产前诊断的疾病

1. **染色体病** 包括染色体数目异常和结构异常两类。染色体数目异常包括整倍体(如一倍体、二倍体或三倍体等)和非整倍体(如 21- 三体、18- 三体、13- 三体、47,XXX 综合征、45,XO 综合征等);结构异常包括染色体部分缺失、易位、倒位、环形染色体等。绝大多数染色体病在妊娠早期即因死胎、流产而被淘汰,仅少数染色体异常胎儿可维持至分娩。

2. **性连锁遗传病** 以 X 连锁隐性遗传病居多,如红绿色盲、血友病等。致病基因在 X 染色体上,携带致病基因男性必定发病,携带致病基因女性为携带者,生育男孩可能一半患病,一半健康者;生育女孩表型均正常,但可能一半为携带者。

3. **单基因病** 多为常染色体隐性遗传,如地中海贫血。

4. **遗传性代谢缺陷病** 多为常染色体隐性遗传病。因基因突变导致某种酶缺失,引起代谢抑制、代谢中间产物累积而出现临床表现。除极少数疾病在早期用饮食控制法(如苯丙酮尿症)、药物治疗(如肝豆状核变性)外,至今尚无有效治疗方法,故开展遗传性代谢缺陷病的产前诊断极为重要。

5. **先天畸形** 特点是有明显结构改变,如无脑儿、脊柱裂、唇腭裂、先天性心脏病、髋关节脱臼等。

（四）产前诊断取材技术

目前常见的产前诊断取材技术包括介入性和非介入性两大类。

1. **羊膜腔穿刺术** 一般在妊娠 16~21 周进行。在超声引导下羊水穿刺的并发症很少见,在 16~18 周操作时,与操作相关的流产率据报道约为 1/270,约 1%~2% 孕妇发生阴道少量流血或羊水泄漏,绒毛膜羊膜炎发生率 <0.1%,导致流产风险为 0.5% 左右。早期羊膜腔穿刺术会造成更高的流产率,不应该进行此项操作。

2. **绒毛取样**(chorionic villus sampling,CVS) 常在妊娠 10~13 周进行,流产率较羊膜腔穿刺高,约 1%~2%,可能会有母体细胞的污染,在≤9 周行 CVS 会增加胎儿肢体缺损的风险。

3. **经皮脐血穿刺技术** 优点是快速取得胎儿核型分析,对胎儿的几种血液学、免疫学和酸碱参数进行测量,也能进行胎儿输血。估计操作相关的流产率为 1%~5%。该法特点有:①快速核型分析:胎儿血细胞培养 48 小时后,即可进行染色体核型分析,可避免绒毛或羊水细胞中假嵌合体现象或培养失败;②胎儿血液系统疾病的产前诊断:如溶血性贫血、自身免疫性血小板减少性紫癜、血友病、地中海贫血等;③可对胎儿各种贫血进行宫内输血治疗。

4. **胎儿组织活检** 可用于一些家族性遗传病的产前诊断。

5. **胚胎植入前诊断** 在胚胎植入前取 1 个细胞(或多个)进行基因分析。某些遗传性疾病可采用体外受精方法,在植入前进行遗传学诊断,以减少人工流产率和预防遗传病的目的。目前报道能做植入前诊断的疾病包括囊性纤维变性、脆性 X 综合征、假肥大型营养不良症、常见的染色体数目异常、地中海贫血等。目前使用植入前诊断技术,包括聚合酶链反应和荧光原位杂交,可使植入前诊断准确性达 90% 以上。但植入后的胚胎在发育过程中可能受有害的外环境影响,仍可发生染色体镶嵌体异常,故对作过植入前诊断的病例主张在妊娠期行羊水或绒毛取样作产前诊断。

6. **无创产前 DNA 检测** 1997 年首次在孕妇血循环发现胎儿游离 DNA,是无创产前检查的基础。无创产前 DNA 检测只需要抽取孕妇静脉血,利用高通量 DNA 测序技术对母体外周血中的游离 DNA 进行测序,并将测序结果进行生物信息分析,从而推测胎儿患唐氏综合征、18- 三体和 13- 三体的风险,适用于 12 周以上的孕妇。该方法被认为是一种"近似于诊断的高精准度筛查",然而由于该方法仍存在假阳性和假阴性,且在孕妇有染色体异常、多胎等情况下不适用。故其临床应用价值有待于进一步评估。

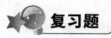

学习小结

　　遗传咨询是预防遗传性疾病中十分重要的环节,专业人员针对遗传咨询对象的问题予以解答并提出医学建议,以降低遗传性疾病的发生率。掌握遗传咨询的对象,遗传咨询的步骤是:明确诊断,确定遗传方式,评估遗传风险,提出医学建议和帮助咨询者实施各项选择。遗传咨询分为婚前咨询、孕前咨询、产前咨询和一般遗传咨询,而对于结婚及生育方面的医学建议尤其重要。目前对唐氏综合征及神经管畸形的产前筛查开展较广泛,唐氏综合征是产前筛查的重点,筛查出的高危孕妇应进行产前诊断,产前诊断的取材技术主要包括羊膜腔穿刺术、绒毛取样和经皮脐血穿刺技术。

复习题

1. 遗传咨询的对象、类别及原则?
2. 唐氏综合征筛查有哪些方法?
3. 产前诊断的指征?

（王晨虹）

第十二章

异常分娩

学习目标 ▌▌▌

1. 掌握产力异常的临床表现、诊断及处理原则,熟悉产力异常的分类及其对母儿的影响,了解产力异常的病因。
2. 熟悉产道异常的检查方法及对母儿的影响,了解产道异常的分类。
3. 掌握臀先露的诊断方法,熟悉胎位异常的分类、临床表现及处理原则,了解胎位异常的病因及对母儿的影响。
4. 熟悉巨大胎儿及胎儿宫内生长受限的诊断标准,了解胎儿发育异常的影响因素。

正常分娩取决于产力、产道、胎儿和心理四因素的相互适应,若任何一个或一个以上因素发生异常而影响分娩进程,称为异常分娩(abnormal labor),俗称难产(dystocia)。即异常分娩包括产力异常、产道异常、胎儿异常及心理异常。

第一节　产力异常

子宫收缩力是分娩进程中最重要的产力,贯穿于分娩全过程,具有节律性、对称性、极性及缩复收缩等特点。无论何种原因使上述特点发生改变,如失去节律性、极性或收缩过强、过弱,均称为子宫收缩力异常,简称产力异常。产力异常主要包括子宫收缩乏力及子宫收缩过强两种,每种又有协调性与不协调性之分。

一、子宫收缩乏力

(一) 病因

1. **头盆不称或胎位异常**　胎儿先露部下降受阻,不能紧贴子宫下段及宫颈,影响神经垂体与盆底神经丛间神经反射弧的有效刺激及反射性的子宫收缩。

2. **子宫因素**　子宫畸形、子宫肌瘤或子宫肌纤维过度伸展(如巨大胎儿)等,均可影响子宫收缩的对称性及极性,导致子宫收缩乏力。

3. **精神因素**　产妇过分担忧分娩阵痛及胎儿安危,对分娩过程有恐惧心理;或临产前过早兴奋、临产后进食及睡眠少、体力消耗大等均可导致子宫收缩乏力。

4. 内分泌失调　胎儿-胎盘单位内分泌、自分泌与旁分泌功能调节失衡,使临产后产妇体内雌激素、前列腺素以及缩宫素受体的合成等不足,进而影响子宫下段与宫颈的成熟致子宫收缩乏力。

5. 药物因素　在产程早期使用大剂量解痉、镇静、镇痛剂,如硫酸镁、哌替啶、吗啡、巴比妥及前列腺素拮抗剂等,可直接抑制子宫收缩。

（二）临床表现及诊断

1. 协调性子宫收缩乏力　特点是子宫收缩具有正常的对称性、节律性及极性,但收缩力弱,尤其缩复作用差,宫缩时宫腔内压仍小于 15mmHg,致宫口不能如期扩张、胎先露不能如期下降,使产程延长,甚至停滞。根据宫缩乏力发生时期分为:①原发性宫缩乏力:指产程一开始就出现宫缩乏力,因发生在潜伏期,此期的宫缩乏力除可受镇静、宫缩抑制剂作用影响外,尚需排除子宫畸形可能;②继发性宫缩乏力:表现为初始子宫收缩正常,产程进展到活跃期以后宫缩强度转弱,使产程延长或停滞,多伴胎位或骨盆等异常。

2. 不协调性子宫收缩乏力　特点是宫底两角的起搏点不同步或起搏讯号来自多处,致宫缩丧失正常的对称性、节律性,尤其是极性,甚至宫缩强度下段强而上段弱,收缩波逆转,不能产生向下的合力,致宫内压随宫缩而升高,但先露不降、宫颈无法扩张,属无效宫缩。

两种宫缩乏力的共性特征是产程进展缓慢或停滞,其诊断标准如下:①潜伏期延长(prolonged latent phase):指潜伏期超过 16 小时;②活跃期延长(protracted active phase):指活跃期超过 8 小时,当活跃期宫颈扩张速度初产妇 <1.2cm/h、经产妇 <1.5cm/h 时,提示活跃期延长;③活跃期停滞(arrested active phase):指活跃期宫颈停止扩张达 4 小时以上;④第二产程延长(protracted second stage):指初产妇超过 2 小时(硬膜外麻醉无痛分娩时以超过 3 小时为标准)、经产妇超过 1 小时;⑤胎头下降延缓(protracted descent):在宫颈扩张的减速期及第二产程胎头下降最快,若此阶段胎头下降速度初产妇 <1cm/h,经产妇 <2cm/h,称为胎头下降延缓;⑥胎头下降停滞(arrested descent):减速期后胎头下降停止 >1 小时,称为胎头下降停滞;⑦滞产(prolonged labor):总产程超过 24 小时称为滞产。

（三）对母儿的影响

1. 对产妇的影响　产程延长可直接影响产妇的休息及进食,加上体力消耗或过度换气,可致产妇精神疲惫、全身乏力,严重者引起产妇脱水、酸中毒或低钾血症的发生。第二产程延长可因产道受压过久而致产后排尿困难,尿潴留,甚至发生尿瘘或粪瘘。同时,乏力亦是产后出血的主要原因,并使产褥感染率及手术产率增加。

2. 对胎儿的影响　产程长使胎头及脐带等受压机会增加,手术助产易致新生儿产伤,使新生儿窒息、颅内出血及吸入性肺炎等危险增加。

（四）处理

1. 协调性子宫收缩乏力

(1) 第一产程:对潜伏期出现的宫缩乏力,首先要与假临产相鉴别,后者应用强镇静剂后可使宫缩消失;另外,要排除可引起宫缩乏力的各种全身及局部因素。对宫颈 Bishop 评分(表 12-1)低于 7 分者,可先促宫颈成熟治疗。

1) 一般处理:应从预防宫缩乏力着手,解除产妇对分娩的心理顾虑与紧张情绪,指导其休息与饮食及大小便等。疑有潜伏期延长时,首选治疗性休息,可用哌替啶 100mg 肌注或地西泮

10mg 静推。破膜 12 小时以上可使用抗生素预防感染。

2）加强宫缩：加强宫缩的处理一定是在密切观察胎心变化的前提下进行。具体处理有物理方法及应用外源性缩宫药：①物理方法：对排尿困难有尿潴留者实施导尿利于胎先露下降扩张宫颈；对宫颈已扩张 3cm 以上、胎头已衔接者行人工破膜术，使胎头直接压迫、扩张宫颈及阴道，引起反射性子宫收缩。②药物：首选缩宫素，从 2.5mU/min 开始静脉滴注，直至出现规律有效宫缩；对瘢痕子宫者不宜应用缩宫素。患者对缩宫素的反应与用药前子宫的收缩活性、敏感性、宫颈状态及孕周有关。用缩宫素催产时，应注意调节进药速度与给药浓度并密切观察产程进展及胎心变化；一旦出现激惹性宫缩（指 10 分钟内有 5 次以上宫缩）或宫缩持续时间超过 1 分钟以上或胎心率明显下降时，均应停用缩宫素。对于宫颈扩张缓慢及宫颈水肿时，可用地西泮促宫颈平滑肌松弛，软化宫颈，促进宫口扩张，常用 10mg 静注，与缩宫素联合应用，效果更佳。若活跃期后经积极调整产力试产 2~4 小时，产程仍无进展者，应进一步查找原因，并及时处理。

表 12-1　Bishop 宫颈成熟度评分法

评分	宫口开大（cm）	宫颈管消退（%）（未消退为 2~3cm）	先露位置（坐骨棘水平 =0）	宫颈质地	宫口方向
0	0	0~30	−3	硬	朝后
1	1~2	40~50	−2	中	居中
2	3~4	60~70	−1,0	软	朝前
3	≥5	≥80	+1, +2	—	—

（2）第二产程：若头盆相称出现宫缩乏力，可静脉滴注缩宫素加强宫缩，指导产妇屏气用力，争取经阴道自然分娩；若伴胎儿窘迫应尽早结束分娩，S≥+3 者，产钳助产；否则，应剖宫产分娩。

（3）第三产程：胎肩娩出后可立即将缩宫素 10~20U 加入 25% 葡萄糖 20ml 内静脉注射，预防产后出血。对产程长、胎膜早破及手术产者，应给予抗生素预防感染。

2. 不协调性子宫收缩乏力　重点是调节子宫收缩，使之恢复正常的节律性和极性。可给予哌替啶 100mg 肌注，经充分休息多能恢复协调性宫缩，但对伴明显胎儿窘迫者则不宜应用强镇静剂，而应尽早剖宫产。在子宫收缩恢复为协调性之前，绝对禁用缩宫药物，以免加重病情。

二、子宫收缩过强

（一）临床表现及诊断

1. 协调性子宫收缩过强　特点是子宫收缩的节律性、对称性和极性均正常，但收缩力过强、过频（10 分钟内宫缩≥5 次），宫腔压力≥60mmHg。宫口扩张速度≥5cm/h（初产妇）或 10cm/h（经产妇），若无产道梗阻，常在短时间内结束分娩，使总产程不足 3 小时，称为急产（precipitous labor）。

2. 不协调性子宫收缩过强

（1）子宫痉挛性狭窄环：特点是子宫局部平滑肌痉挛性不协调收缩形成一环形狭窄，持续不放松，常见于子宫上、下段交界处及胎体狭窄部，以胎颈、胎腰多见。临床上常表现为产妇持续性腹痛,烦躁不安,宫颈扩张缓慢,胎先露部下降停滞,胎心时快时慢。产程表现常有产力好、产道无狭窄、头盆相称而产程进展缓慢现象,第三产程常造成胎盘嵌顿。此环与病理缩复环的区别是不随宫缩上升(图 12-1)。

(2) 强直性子宫收缩:常见于缩宫药使用不当。特点是子宫收缩失去节律性,呈持续性、强直性收缩。产妇因持续性腹痛常有烦躁不安、腹部拒按表现,常不易查清胎位及胎心。若合并产道梗阻,可形成病理缩复环。

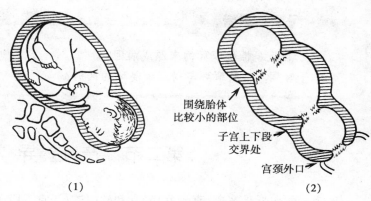

图 12-1　子宫痉挛性狭窄环
(1)狭窄环围绕胎颈;(2)狭窄环容易发生的部位

围绕胎体比较小的部位
子宫上下段交界处
宫颈外口

(二) 对母儿的影响

1. 对产妇的影响　无论急产还是强直宫缩均易造成软产道裂伤,同时宫缩过强使宫内压增高,有发生羊水栓塞的危险。子宫局部形成痉挛性狭窄环使产程延长、胎盘嵌顿,增加产后出血、感染及手术产的机会。

2. 对胎儿的影响　急产及强直宫缩使子宫胎盘血流减少,子宫痉挛性狭窄环使产程延长,均易致胎儿窘迫及新生儿窒息,重者直接导致胎死宫内及死产。

(三) 处理

应以预防为主,有急产史(包括家族史)者应提前入院,临产后慎用缩宫药及其他可促进宫缩的产科处置,包括灌肠、人工破膜等操作。一旦发生强直宫缩,在给产妇吸氧同时立即给予宫缩抑制剂,如 25% 硫酸镁 20ml 加入 5% 葡萄糖 20ml 缓慢静脉注射,哌替啶 100mg 肌内注射(适于 4 小时内不会分娩者),在抑制宫缩同时密切观察胎儿安危,若宫缩缓解、胎心正常,可待自然分娩或经阴道手术助产;若宫缩不缓解,已出现胎儿窘迫或已形成病理缩复环者,应尽早剖宫产;若已胎死宫内,则缓解宫缩后阴道助产处理死胎。

理论与实践

1. 子宫下段的形成　作为宫体的一部分,位于宫体下端与宫颈衔接处的子宫峡部,其上端为解剖学内口,下端为组织学内口;其前壁缺乏浆膜层,由膀胱子宫返折腹膜覆盖,肌层相对薄弱,以环行肌纤维为主,有括约宫颈内口并使子宫成角作用;子宫峡部非孕时长仅约 1cm,妊娠足月及临产后肌纤维可高度伸展使峡部长达 7~10cm,即形成子宫下段。

2. 生理缩复环与子宫下段的关系　临产后以子宫下段的上端分界将宫体分为能缩复收缩的子宫上段(upper uterine segment or active segment)及被动扩张的子宫下段(lower uterine segment or passive segment)。由于子宫上段缩复收缩,使其宫壁随产程进展逐渐增厚;而子宫下段因被动扩张伸展变薄,有时可在宫腔的内表面上、下段之间形成环行隆起,即形成生理缩复环。生理缩复环偶可嵌顿胎体狭窄处(如胎儿颈部),阻碍产程进展。

问题与思考 ●●●

1. 子宫痉挛性狭窄环的来源或病因?
2. 子宫痉挛性狭窄环与病理缩复环的区别?

第二节 产道异常

产道异常包括骨产道(真骨盆)异常和软产道(子宫下段、宫颈、阴道及骨盆底的软组织)异常。以骨产道异常多见,包括骨盆径线过短或形态异常。

一、骨产道异常

(一)分类

1. 骨盆入口平面狭窄　以扁平骨盆为代表,其骨盆入口平面前后径狭窄,即骶耻外径 <18cm、真结合径 <10cm。根据形态变异又将扁平骨盆分为两种:①单纯扁平骨盆:骨盆入口呈横扁圆形,骶岬向前下突出,骶凹存在,髂棘间径与髂嵴间径比例正常(图 12-2);②佝偻病性扁平骨盆:骨盆入口呈肾形,骶岬向前突出,骶凹消失,骶骨下段变直后移、尾骨前翘,髂骨外展使髂棘间径≥髂嵴间径,坐骨结节外翻使耻骨弓角度及坐骨结节间径增大(图 12-3)。

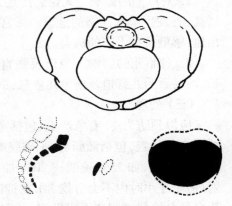

图 12-2　单纯扁平骨盆

2. 中骨盆及出口平面狭窄　①漏斗骨盆:以中骨盆及出口平面狭窄为特征,由于骨盆壁向下内收使坐骨棘间径 <10cm,坐骨切迹 <2 横指,耻骨弓角度 <90°,坐骨结节间径 <8cm,其与后矢状径之和 <15cm,常见于男型骨盆(图 12-4);②横径狭窄骨盆:又称类人猿型骨盆,特点是骨盆各平面横径均狭窄,入口平面呈纵椭圆形,主要因中骨盆及出口平面横径狭窄影响分娩(图 12-5)。

3. 骨盆三个平面均狭窄　当骨盆各径线均比正常值小 2cm 或以上,且形态正常时,称均小骨盆,常见于身材矮小、体形匀称的妇女(图 12-6)。

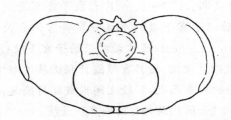
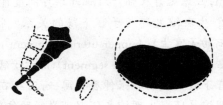

图 12-3　佝偻病性扁平骨盆

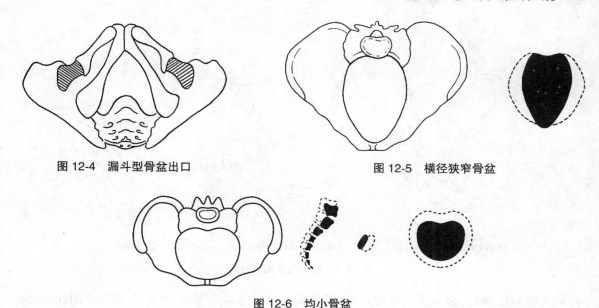

图 12-4 漏斗型骨盆出口

图 12-5 横径狭窄骨盆

图 12-6 均小骨盆

4. 畸形骨盆 指骨盆完全丧失正常形态及对称性的畸形狭窄,包括骨软化症骨盆、偏斜骨盆及骨外伤所致畸形骨盆等。此类骨盆的共性特征是骨盆两侧的侧斜径(一侧的髂后上棘与对侧髂前上棘间径)或侧直径(同侧髂后上棘与髂前上棘间径)之差 >1cm(图 12-7,图 12-8)。

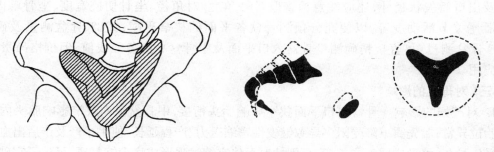

图 12-7 骨软化症骨盆

(二)诊断

1. 病史 询问产妇既往是否曾患佝偻病、骨结核、小儿麻痹症及骨外伤等,经产妇更应详细询问既往分娩史。

2. 全身检查 注意身高、脊柱及下肢残疾情况以及米氏菱形窝是否对称等。身高 <145cm 者易合并均小骨盆,脊柱侧突或跛行者可伴偏斜骨盆畸形。

3. 腹部检查 初产妇呈尖腹、经产妇呈悬垂腹型者往往提示可能有骨产道异常。对腹形正常者在通过宫高、腹围、胎头双顶径等检查充分预测胎儿大小,并查清胎位的基

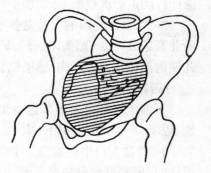

图 12-8 偏斜骨盆

础上,临产后还应充分估计头盆是否相称,即行胎头跨耻征检查(图 12-9)。其方法:产妇排尿后仰卧,两腿伸直,检查者一手放在耻骨联合上方,另一手向骨盆腔方向推压胎头,如胎头低于耻骨联合平面,称胎头跨耻征阴性,表示头盆可能相称;若胎头与耻骨联合在同一平面,

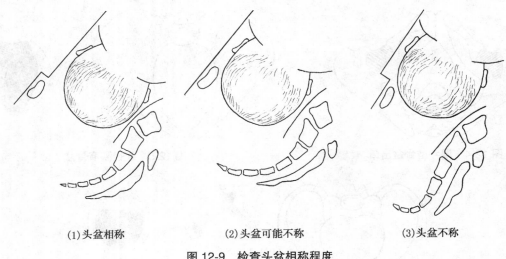

(1)头盆相称   (2)头盆可能不称   (3)头盆不称

图 12-9　检查头盆相称程度

称胎头跨耻征可疑,表示头盆可能不称;若胎头高于耻骨联合平面,称胎头跨耻征阳性,表示头盆不称。头盆不称提示有骨盆相对或绝对狭窄可能,但头盆是否相称还与骨盆倾斜度和胎方位相关,不能单凭一次检查武断地做出临床诊断,必要时可动态观察并参考产程进展等做出最终诊断。

4. **骨盆测量**　①产科骨盆测量:除外测量髂棘间径、髂嵴间径、骶耻外径、坐骨结节间径及出口后矢状径外,还应注意检查耻骨弓角度、对角径、坐骨切迹宽度、坐骨棘内突程度及骶尾关节活动度等,以便充分预测骨盆各平面的狭窄程度;②CT 骨盆测量及磁共振(MRI)骨盆测量:可直接精确测量骨盆入口平面及中骨盆平面各径线值,但价格昂贵,国内很少应用。

(三) 对母儿的影响

1. **对产妇的影响**　骨盆入口平面狭窄影响胎头衔接,中骨盆平面狭窄影响胎头内旋转,可致胎位异常;胎先露下降受阻多导致继发性宫缩乏力、产程延长,使手术产及产后出血增多;产道受压过久,可形成尿瘘或粪瘘;个别情况下伴宫缩过强形成病理缩复环,可致子宫破裂;因滞产行阴道诊次数增多,增加了产褥感染机会。

2. **对胎儿的影响**　骨盆狭窄使胎头高浮或胎膜早破,使脐带先露及脱垂机会增多,易致胎儿窘迫及死亡;胎头内旋转及下降受阻,在产道受压过久加上手术助产增多,也增加了新生儿颅内出血及其他产伤、感染机会。

(四) 处理

目前绝对性骨盆狭窄已少见,临床较多见的是相对性骨盆狭窄。必须根据骨盆狭窄的类别、程度、产力、胎位和胎儿大小等因素,综合决定分娩方式。

1. **骨盆入口平面狭窄**　①当骶耻外径 16.5~17.5cm,真结合径 8.5~9.5cm,胎头跨耻征可疑阳性时,属轻度骨盆狭窄。若产妇一般状况好,产力正常,而胎儿不大(体重 <3000g),胎位、胎心正常时,应给予阴道试产机会,试产时间以 2~4 小时为宜;若产程无进展或伴胎儿窘迫,则应及时剖宫产分娩。②若骶耻外径≤16cm、真结合径≤8.0cm,属绝对性入口狭窄,足月活胎多不能入盆经阴道分娩,应行剖宫产术。

2. **中骨盆及出口平面狭窄**　中骨盆平面狭窄主要影响胎头俯屈及内旋转,易致持续性枕横位及枕后位。若宫口开全,胎头双顶径已达坐骨棘水平或以下,多能转至枕前位自然分娩,个别情况下需手转胎头阴道助产。若宫口开全已 1 小时以上,产力好而胎头双顶径仍在棘平以上,或伴胎儿窘迫,则应剖宫产。骨盆出口平面狭窄原则上不能阴道试产。当出口横径与后矢状径之和 >15cm 时,先露部可后移利用后三角娩出,若两者之和 ≤15cm 时,多需行剖宫产术(图 12-10)。

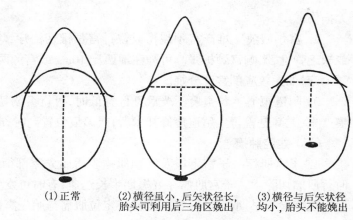

(1)正常　　(2)横径虽小,后矢状径长,胎头可利用后三角区娩出　　(3)横径与后矢状径均小,胎头不能娩出

图 12-10　骨盆出口横径与后矢状径的关系

3. 均小骨盆　在胎儿小,产力好,且胎位、胎心正常情况下可以试产;若合并头盆不称、胎儿窘迫时,应行剖宫产术。

二、软产道异常

(一) 先天发育异常

1. 阴道横隔　多见于阴道中、上段,横隔中央或侧方有一小孔,易被误认为宫颈外口,但该孔并不随产程进展而开大,若横隔厚阻碍胎先露下降,需剖宫产分娩,横隔薄者在确认后可将横隔"X"形切开,胎盘娩出后再用可吸收线缝合残端。

2. 阴道纵隔　伴有双子宫、双宫颈者,纵隔多被推向对侧,胎儿能顺利娩出;若发生于单宫颈者,可在分娩时切断挡在胎先露前方的纵隔,产后用可吸收线缝合残端;若孕前诊断,亦可先行矫形术、手术切除或电刀切除阴道纵隔。

3. 阴道包块　包括阴道囊肿、肿瘤和阴道尖锐湿疣。阴道壁囊肿较大时,阻碍胎先露下降,可行囊肿穿刺抽出其内容物,待产后再行处理。阴道内肿瘤阻碍胎先露下降而又不能经阴道切除者,均应行剖宫产术,原有病变待产后再处理。较大或范围广的阴道尖锐湿疣可阻塞产道,阴道分娩可能造成严重的阴道裂伤,以行剖宫产术为宜。

(二) 软产道瘢痕

1. 子宫下段瘢痕　对曾行剖宫产的产妇,需根据前次剖宫产术式、剖宫产指征、术后有无感染、术后再孕间隔时间、既往剖宫产次数以及本次妊娠临产后产力、产道及胎儿相互适应情况等决定分娩方式。一般情况下,若前次剖宫产切口为子宫下段横切口,术后再孕间隔时间超过两年且胎儿体重适中时,阴道试产成功率高,但若前次术式为子宫纵切口则不宜试产,因子宫上段纵切口处于临产后为主动收缩部分,而子宫下段纵切口易上延至子宫上段,试产时均易破裂。综合上述若前次剖宫产为子宫体部纵切口或 T 形切口、术后有感染、剖宫产指征为骨盆狭窄、剖宫产次数≥2 次、巨大儿、本次妊娠有剖宫产指征如胎位异常、前置胎盘等,均不宜阴道分娩。疤痕子宫破裂时多无子宫破裂的先兆症状,多为无症状破裂或仅在再次剖宫产时见前次瘢痕已分离,仅约 10% 瘢痕破裂时伴有疼痛及出血。若产前或试产过程中发现子宫破裂,应立即剖宫产同时修复子宫破口,必要时需切除子宫止血或消除感染灶,术中必须探查膀胱有无损伤。

2. 宫颈瘢痕　难产宫颈裂伤或曾行宫颈锥切治疗,均可使宫颈局部形成瘢痕、挛缩狭窄或缺乏弹性,影响宫颈扩张。可静注地西泮 10mg 或宫旁两侧注入 0.5% 利多卡因 10ml 软化宫颈治疗,如无效应剖宫产分娩。

3. 阴道瘢痕　若瘢痕不严重且位置低时,可行会阴切开术(episiotomy)后阴道分娩;若瘢痕严重,尤其是曾行生殖道瘘修补术者,或瘢痕位置高时,应行剖宫产术。

(三) 盆腔肿瘤

1. 子宫肌瘤　子宫下段及宫颈肌瘤阻碍胎先露部衔接及下降时,应行剖宫产术,并可同时行肌瘤切除术。子宫肌瘤在妊娠期生长迅速,有时可发生红色变性等急腹症,故应在妊娠早期行超声检查早期诊断,分娩前再检查定位肌瘤与胎先露部的关系,若不阻碍产道可经阴道分娩,产后肌瘤可萎缩变小,必要时手术切除。产后手术可避免产时手术失血过多等不利因素。

2. 卵巢肿瘤　偶有卵巢肿瘤深陷盆腔阻碍胎先露部衔接下降者,应行剖宫产同时切除肿瘤。妊娠合并卵巢肿瘤时,因卵巢随子宫提升而在妊娠期容易发生蒂扭转、恶变、破裂等急腹症,一旦确诊应尽早剖腹探查,施术时间宜在妊娠 12 周后、20 周前,以防将卵巢妊娠黄体误诊为肿瘤,同时可避开早孕胚胎器官发生期及胎儿快速生长期,有利于腹壁切口愈合并使对胚胎及胎儿的干扰降至最低限度。

3. 宫颈癌　癌肿质硬而脆,经阴道分娩易致裂伤出血及癌肿扩散,应行剖宫产术。详见第二十章第二节。

第三节　胎位异常

胎位异常包括胎头位置异常、臀先露、肩先露及复合先露等胎位异常,其中以胎头位置异常最常见。

一、持续性枕后位、枕横位

临产后凡胎头以枕后位或枕横位衔接,经充分试产,胎头枕部仍位于母体骨盆后方或侧方,不能转向前方致使分娩发生困难者,称为持续性枕后位(persistent occiput posterior position)或持续性枕横位(persistent occiput transverse position)。

(一) 病因

1. 骨盆异常　男型骨盆与类人猿型骨盆其入口平面呈前窄后宽,利于胎头以枕后位或枕横位衔接,同时中骨盆狭窄又阻碍胎头内旋转,易致持续性枕后位或持续性枕横位;而扁平骨盆易致枕横位衔接,伴胎头俯屈不良时亦影响内旋转,使胎头枕横位滞产。

2. 其他　子宫收缩乏力、前置胎盘、子宫下段或宫颈肌瘤、胎儿过大或过小以及胎儿发育异常等均可影响胎头俯屈及内旋转,造成持续性枕后位或枕横位。

(二) 诊断

1. 临床表现　枕后位衔接使胎儿脊柱与母体脊柱相贴,影响胎头俯屈及下降,不能有效扩张宫颈,易致宫缩乏力。同时胎儿枕部直接压迫直肠,使产妇过早屏气用力而消耗体力,致第二产程腹肌收缩乏力使胎头下降延缓或停滞。

2. 腹部检查　胎背偏向母体的后方或侧方,前腹壁易触及胎儿肢体,且在胎儿肢体侧易闻及胎心。

3. 肛门及阴道检查　枕后位时盆腔后部空虚,胎头矢状缝位于骨盆斜径或前后径上,但前囟位于骨盆前方,后囟位于骨盆后方。持续性枕横位时矢状缝与骨盆横径一致,前、后囟门分别位于骨盆的两侧方,因胎头俯屈差,前囟常低于后囟(图 12-11)。

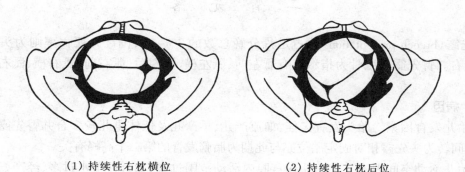

（1）持续性右枕横位　　　　　（2）持续性右枕后位

图 12-11　持续性枕后位、枕横位

4. B 型超声检查　通过探测胎头枕部及眼眶方位亦可明确诊断。

（三）分娩机制

在无头盆不称的情况下,多数枕后位及枕横位在强有力的宫缩与肛提肌收缩的合力作用下,可使胎头枕部向前旋转 90°~135° 成为枕前位自然娩出。如不能自然转为枕前位者,可有以下分娩机制:

1. 枕后位　左或右枕后位内旋转时向后旋转 45° 成正枕后位,其分娩方式有两种:①当胎头俯屈较好,胎头继续下降至前囟抵达耻骨联合下时,以前囟为支点自会阴前缘先娩出胎头枕部,随后胎头仰伸再自耻骨联合下相继娩出胎头额、鼻、口、颏;②当胎头俯屈较差时,往往胎头额部先拨露,当鼻根抵达耻骨联合下缘时,以鼻根为支点,胎头俯屈,使胎头前囟及顶枕部相继娩出会阴前缘,随后胎头仰伸自耻骨联合下娩出鼻、口及颏。除少数产力好、胎儿小可正枕后位自然娩出外,多数需产钳或胎头吸引器助产分娩。

2. 枕横位　内旋转受阻或枕后位仅向前旋转 45° 成为持续性枕横位时,多需用手或胎头吸引器将胎头转成枕前位分娩。

（四）对母儿的影响

1. 对母体的影响　易致继发性宫缩乏力及第二产程延长,若产道受压过久可致产后膀胱麻痹尿潴留及生殖道瘘;阴道助产增多,也增加了产道裂伤、产后出血及感染的机会。

2. 对胎儿的影响　产程延长及手术助产增多,易致胎儿窘迫、新生儿窒息及产伤等。

（五）处理

1. 第一产程　临产后应详细检查胎位及骨盆情况,充分预测头盆是否相称,并密切观察产程进展及胎心变化。一定要防止产妇过早屏气用力,以防宫颈水肿及体力消耗,并取胎背对侧卧位,促进胎头俯屈、下降及向前内旋转,给予其充分试产机会。

2. 第二产程　发现胎头下降延缓或停滞时,及时行阴道检查尽早确定胎方位,可指导产妇配合宫缩屈髋加腹压用力,以此方式减小骨盆倾斜度、增加胎轴压,使胎头先露部充分借助肛提肌的收缩转至枕前位,亦可在宫缩时上推前囟侧胎头先露助其充分俯屈,解除枕横位嵌顿后使其顺利完成向前内旋转;必要时可手转胎头行低位产钳或胎头吸引器阴道助产分娩。若虽经充分试产,双顶径仍在坐骨棘以上,应剖宫产。

3. 第三产程 应做好新生儿复苏抢救准备,同时防治产后出血及感染。

二、臀 先 露

臀先露(breech presentation)约占足月分娩总数的 3%~4%,围产儿死亡率则为头先露的 3~8 倍左右。臀先露以骶骨为指示点有骶左前、骶左横、骶左后、骶右前、骶右横、骶右后 6 种胎方位。

(一) 病因

1. 胎儿发育因素 胎头发育欠佳,如流产儿、早产儿及低体重儿较多合并臀先露。妊娠 28~32 周间转为头先露相对固定胎位亦与此期为胎脑发育的第二个高峰有关。

2. 胎儿活动空间因素 ①胎儿在宫腔内活动范围过大(如合并羊水过多、经产妇腹壁过度松弛);②胎儿在宫腔内活动范围受限(如子宫畸形、双胎妊娠、羊水过少及脐带过短等);此外,合并前置胎盘、子宫下段或宫颈肌瘤以及骨盆狭窄等也易发生臀先露。

(二) 分类

根据胎儿双下肢所取的姿势不同将臀先露分为三种:

1. 完全臀先露(混合臀先露) 胎儿双髋关节及双膝关节均屈曲,先露为胎儿臀部及双足。

2. 单臀先露(腿直臀先露) 胎儿双髋关节屈曲、双膝关节伸直,先露为胎儿臀部。

3. 不完全臀先露 以一足或双足、一膝或双膝、或一足一膝为先露。

(三) 诊断

1. 临床表现 妊娠晚期胎动时孕妇常有季肋部受顶胀痛感,临产后因胎足及胎臀不能充分扩张宫颈及刺激宫旁、盆底神经丛,容易导致宫缩乏力及产程延长。胎足先露时容易发生胎膜早破及脐带脱垂。

2. 腹部检查 子宫呈纵椭圆形,在宫底部可触及圆而硬、有浮球感的胎头,在耻骨联合上方则触到不规则、软而宽的胎臀,胎心在脐左或右上方胎背处听诊清楚。

3. 肛门及阴道检查 盆腔内空虚、触不到胎头,当宫口扩张 2cm 以上胎膜已破时,可触及胎臀、外生殖器、肛门及胎足等。此时需与面先露区别:面先露时口与两颧骨呈三角形,手指入口可触及齿龈,还可触及下颌骨;而肛门与两坐骨结节呈直线排列,同时手指入肛门有环状括约感,指套可沾有胎便。当触及胎足时尚需与胎手相鉴别(图 12-12)。

4. B 型超声检查 在宫底部探及胎儿头部回声反射及纵行胎儿脊柱反射即可明确诊断臀先露。

(四) 分娩机制

现以骶右前臀先露为例,分述如下:

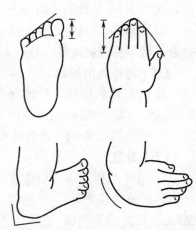

图 12-12 胎足与胎手的鉴别

1. 胎臀娩出 临产后,胎臀以粗隆间径衔接于骨盆入口右斜径上。骶骨位于右前方,胎臀逐渐下降,前髋下降稍快,当其抵达盆底遇到阻力时,即向母体的右前方向行 45° 内旋转,使前髋达耻骨联合后方、粗隆间径与母体骨盆出口前后径一致、胎儿骶骨位于母体右侧。胎臀继续下降,胎体适应产道侧屈,后髋先自会阴前缘娩出,胎体稍伸直,使前髋自耻骨弓下娩出。随即,双腿双足相继娩出。当胎臀及下肢娩出后,胎体行外旋转,胎背转向前方或右前方。

2. 胎肩娩出 当胎体行外旋转时,双肩径衔接于骨盆入口的右斜径或横径上,当双肩径下降达盆底时,前肩向右作 45° 内旋转,使之转至耻骨弓下,胎体顺产道侧屈,使后肩及其上肢先自会阴前缘娩出,再侧伸使前肩及其上肢娩出。

3. 胎头娩出 当胎肩通过会阴时,胎头矢状缝衔接于骨盆入口的左斜径或横径上,当胎头枕骨达盆底时向左前方作内旋转,使枕骨朝向耻骨联合,当枕骨下凹抵达耻骨弓下时,以此为支点,胎头俯屈,使颏、面、额相继自会阴前缘娩出,最后枕部自耻骨联合下娩出。

(五) 对母儿的影响

1. 对母体的影响 臀先露时其先露部分形状不规则,对前羊膜囊压力不均匀,易致胎膜早破及产褥感染;无论阴道助产或剖宫产均使母亲手术产增多。

2. 对胎儿的影响 胎膜早破易致早产或脐带脱出、受压,致胎儿窘迫甚至胎死宫内;后出胎头使脐带受压于胎头与盆壁之间,易发生新生儿窒息、颅内出血或死产;臀位助产术尚有导致臂丛神经损伤及骨折等危险。

(六) 处理

1. 妊娠期 若妊娠 30 周后仍为臀先露者应积极纠正。方法有:①胸膝卧位(图 12-13),每日 2~3 次,每次 15 分钟,连做一周后复查,该体位可使胎臀退出盆腔,以利胎儿借助重心的改变自然完成头先露的转位;②用激光照射或艾灸至阴穴,每日一次,每次 15~20 分钟,5~7 次一疗程;③外转胎位术,适用于用上述方法无效、腹壁松弛孕妇,外转胎位术有诱发胎膜早破、胎盘早剥、脐带缠绕及早产等危险,应慎用。

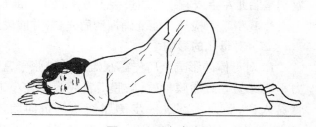

图 12-13 胸膝卧位

2. 分娩期 临产初期应根据产妇年龄、胎产次、骨盆及胎儿大小、胎儿是否存活、臀先露的种类,以及有无并发症等,选择正确的分娩方式。

(1) 剖宫产:凡有骨盆狭窄或软产道异常、临床预测胎儿体重 >3500g、胎儿窘迫、高龄初产、妊娠合并症、B 型超声见胎头过度仰伸、有脐带先露或膝先露、有难产史、不完全臀先露、瘢痕子宫等,均应行剖宫产术。

(2) 阴道分娩:一旦决定阴道分娩则作如下处理:

1) 第一产程:尽可能防止胎膜过早破裂,取侧卧位,不灌肠、少做肛查和阴道检查;一旦破膜,立即听胎心,检查有无脐带脱垂,如发现有脐带脱垂,宫口未开全,胎心好,应立即行剖宫产术,抢救胎儿,如无脐带脱垂,继续严密观察胎心及产程进展。当宫缩时,如在阴道口见到胎足、宫口尚未开全,为使宫颈扩张充分,应消毒外阴后用无菌巾以手掌在宫缩时堵住阴道口,使胎儿屈膝屈髋、促其臀部下降,起到充分扩张宫颈和阴道的作用,有利于胎儿娩出。

2) 第二产程:应导尿排空膀胱,初产妇应做会阴侧切。有 3 种分娩方式:①自然分娩:胎儿完全自然娩出,极少见,仅见于经产妇、胎儿小、宫缩强、产道正常者;②臀位助产术:胎儿自然娩出至脐部以后,由接产者协助胎肩及胎头娩出;③臀位牵引术:胎儿全部由接产者牵出。此手术对胎儿损伤大,一般情况应禁止使用。臀位分娩时应注意自脐部娩出后,一般应在 2~3 分钟内娩出胎头,一般应于 8 分钟内结束分娩,以免因脐带受压而致死产,胎头娩出时不应猛力牵拉,以免造成颅内出血或臂丛神经损伤。

3）第三产程:应积极抢救新生儿及预防产后出血。

三、肩 先 露

胎体纵轴与母体纵轴相垂直,胎体横卧于骨盆入口之上,先露部为肩,称为肩先露（shoulder presentation）。发生率约占妊娠足月分娩总数的0.25%。以肩胛骨为指示点,有肩左前、肩左后、肩右前、肩右后 4 种胎方位。病因同臀先露。

（一）诊断

1. 腹部检查　子宫呈横椭圆形,宫底高度低于妊娠周数,耻骨联合上方空虚,宫体横径增宽,一侧可触及圆而硬的胎头,对侧则可触到胎臀。肩前位时,胎背朝前,触之平坦;肩后位时则可触及不规则的小肢体。胎心在脐周两侧最清楚。

2. 肛门及阴道检查　肩先露时肛门检查很难查清胎先露内容,确切的判断需在胎膜已破、宫口开大的情况下行阴道检查方能确诊。阴道检查可触及胎儿手、臂、肩胛骨、肋骨及腋窝等,通过肩胛骨及腋窝指向可判断胎头、胎背方向。如果胎手已脱出阴道口外,可用握手方法鉴别是胎儿左手或右手。通过握手方法也可帮助判断胎方位。

3. B 型超声检查　能准确探清肩先露,并能确定胎方位。

（二）对母儿的影响

1. 对母体的影响　肩先露很难有效扩张子宫下段及宫颈,易致宫缩乏力;对前羊膜囊压力不均又易导致胎膜早破,破膜后宫腔容积缩小,胎体易被宫壁包裹、折叠,随着胎肩被挤入骨盆入口,胎儿颈部进一步侧屈使胎头折向胎体腹侧,嵌顿在一侧髂窝,胎臀则嵌顿在对侧髂窝或折叠在宫腔上部,胎肩先露侧上肢则脱垂入阴道,形成所谓忽略性横位,即嵌顿性肩先露(图 12-14),直接阻碍产程进展,导致产程停滞,此时如宫缩过强,则可形成病理缩复环,有子宫破裂的危险;妊娠足月无论活胎或死胎均无法经阴道自然娩出,因此绝对增加了母体手术产及术中术后出血、感染等风险,是对母体最不利的一种胎位。

2. 对胎儿的影响　胎膜早破同时先露不能有效衔接,可致脐带及上肢脱垂,直接增加胎儿窘迫甚至死产机会。妊娠足月活胎均需手术助产,若处理不及时,如形成嵌顿性肩先露时,增加了手术助产的难度,使分娩损伤机会增加。故肩先露也是对胎儿最不利的胎位。

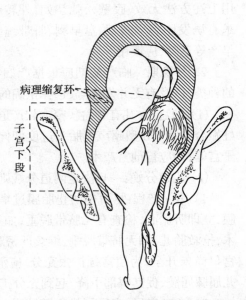

图 12-14　嵌顿性肩先露及病理缩复环

（三）处理

1. 妊娠期　定期产前检查，及时发现并纠正胎位异常，纠正方法同臀先露。若纠正失败，应提前住院。

2. 分娩期　应根据胎产次、胎儿大小、胎儿是否存活、宫颈扩张程度、胎膜是否破裂以及有无并发症等，综合判断决定分娩方式。一般处理原则：

（1）初产妇足月活胎：无论宫口扩张程度及胎膜是否破裂，应行剖宫产术。

（2）经产妇足月活胎：一般情况下首选剖宫产分娩；若胎膜已破，羊水未流尽，宫口开大5cm 以上，胎儿不大，亦可在全身麻醉下行内转胎位术，以臀先露分娩；若双胎妊娠阴道分娩时，第一胎儿娩出后未及时固定第二胎儿胎位，由于宫腔容积骤减使第二胎儿变成肩先露时，则应立即行内转胎位术使第二胎儿转成臀先露娩出。

（3）伴先兆子宫破裂或破裂者，不论胎儿死活，为抢救产妇生命，均应做剖宫产术；子宫已破裂或宫腔感染重者应切除子宫。

（4）胎儿已死，又无先兆子宫破裂者，可在全麻下行断头或除脏术。术后常规检查宫颈等软产道有无裂伤，及时给予修补，并预防产后出血及产褥感染。

第四节　胎儿发育异常

一、巨 大 胎 儿

胎儿体重达到或超过 4000g 者，称为巨大胎儿（macrosomia）。发生率占妊娠足月分娩总数的 7%，是近年引起相对性头盆不称及肩难产的常见原因之一。

（一）高危因素

1. 糖尿病　妊娠合并糖尿病时巨大胎儿发生率约增加 3 倍，与母体内过高的血糖持续通过胎盘进入胎儿体内，刺激胎儿产生过高的胰岛素及胰岛素样生长因子有关。

2. 营养与孕妇体重　孕期营养过剩或营养失衡如摄入过多高脂、高糖饮食又缺乏锻炼者易生育巨大胎儿。母亲肥胖者，更易将相同基因组遗传给胎儿，使其发育超重。

3. 遗传因素　巨大胎儿发生率有种族差异，且父母身材高大者巨大胎儿发生率高。

4. 环境因素　高原空气稀薄、缺氧及炎热地区巨大胎儿发生率相对偏低。

5. 产次　有文献报道胎儿体重随母亲产次增多而增加，即经产妇易生育巨大胎儿。

6. 过期妊娠　约25% 过期妊娠但胎盘功能正常者，其胎儿体重 >4000g，即过期妊娠时巨大胎儿发生率明显高于正常足月妊娠。

7. 羊水过多　羊水过多者巨大胎儿发生率亦高于羊水过少者。

（二）对母儿的影响

1. 对母体的影响　①手术产率增加：巨大胎儿易发生头盆不称、宫缩乏力及产程延长等并发症，其双肩径大于双顶径时肩难产发生率增加，使剖宫产、阴道助产手术产率增加；②产后出血及感染风险增加：手术助产、宫缩乏力及产程延长以及巨大胎儿使子宫过度扩张、胎盘面积大等因素均增加了产后继发性宫缩乏力出血及软产道裂伤出血与感染可能。

2. 对胎儿的影响 巨大胎儿强行经阴道娩出尤其发生肩难产时,增加新生儿颅内出血、锁骨骨折、臂丛神经损伤及麻痹等产伤机会,以及新生儿窒息及死产危险。

（三）诊断

1. 病史及临床表现 可有巨大儿分娩史、糖尿病史,妊娠后期常有呼吸困难、两肋部胀痛等症状。

2. 腹部检查 腹部明显膨隆,宫高 >35cm,胎体较大,胎头高浮,闻及一个胎心音。

3. B 型超声检查 胎头双顶径达 10cm、股骨长 >8cm 等提示可能为巨大胎儿。同时,可排除双胎妊娠、羊水过多及胎儿畸形等。

（四）处理

1. 妊娠期 对所有孕妇尤其有巨大儿分娩史或糖尿病家族史者,应定期检查孕妇血糖,发现孕妇有糖尿病时应积极治疗。加强孕期保健,指导孕妇合理营养,适度运动,避免孕期超重。加强孕期监护,准确判定胎龄与孕龄,避免过期妊娠。

2. 分娩期 分娩方式的选择取决于头盆相称的程度。若估计胎儿体重≥4000g 且合并糖尿病者,建议剖宫产终止妊娠;若未合并糖尿病者,可阴道试产,但需放宽剖宫产指征。巨大胎儿不仅头径偏大,而且颅骨骨化往往良好,其经产道变形能力亦差。故临产后如发现头盆不称,或试产中发现胎头下降受阻、胎位异常,或高龄初产、过期产等,均应行剖宫产术。若无头盆不称,第二产程亦应做好头位阴道助产及可能发生肩难产的助产准备。具体解除胎儿前肩在耻骨联合下嵌顿的主要技术包括:耻骨上加压法与屈髋法联合应用助娩胎肩、行旋肩法或先牵出后臂娩出后肩法助娩胎肩等,在紧急情况下通过切断一侧或双侧胎儿锁骨以缩小双肩径,解决肩难产。产后应积极预防产后出血及产褥感染。

3. 新生儿处理 应做好新生儿复苏准备。仔细全面查体,注意有无臂丛神经麻痹等产伤发生。预防低血糖,及早开奶。必要时补充钙剂,防治低钙血症发生。

二、胎儿生长受限

出生体重低于同胎龄应有体重第 10 百分位数以下或低于其平均体重 2 个标准差的新生儿称为小于孕龄儿（small for gestation age,SGA）。分为三种情况:

1. 正常的 SGA（normal SGA） 胎儿结构及多普勒血流评估均未发现异常。

2. 异常的 SGA（abnormal SGA） 存在结构异常或者遗传性疾病的胎儿。

3. 胎儿生长受限（fetal growth restriction,FGR） 指无法达到其应有生长潜力的 SGA。严重的 FGR 被定义为胎儿的体重小于第 3 百分位,同时伴有多普勒血流的异常。

胎儿分娩时的体重小于 2500g 称为低出生体重儿。

（一）高危因素

胎儿发育分三个阶段,第一阶段（妊娠 17 周前）:伴随胎儿器官发生及分化为主的生长特点,以细胞快速增生为主,在 15 周时其生长速率平均增长约 5g/d;第二阶段（妊娠 17 周~32 周）:胎儿的生长以细胞增生与细胞肥大兼顾,生长速率提升至 15~20g/d;第三阶段（妊娠 32 周之后）生长速率则达到 30~35g/d,并以细胞肥大为主。因此,胎儿早期的生长取决于胎儿自身的遗传特质,而中晚期的生长与环境关系密切。高危因素包括:①母体身材矮小;②母体营养不良;

③母胎感染;④胎儿先天畸形;⑤胎儿染色体异常(如 13、18、21-三体儿等);⑥母体合并妊娠期合并症与并发症以及合并胎盘、脐带异常等。

(二)分类

1. **内因性均称型 FGR** 属于原发性胎儿生长受限,一般发生在胎儿发育的第一阶段,具有头围、体重及身长等发育相称,但各测量值均小于同孕龄正常儿的特点。其病因包括基因或染色体异常、病毒感染、接触放射性物质及其他有毒物质。胎儿无缺氧表现。胎儿出生缺陷发生率高,围产儿死亡率高,预后不良。产后新生儿经常会出现脑神经发育障碍,伴小儿智力障碍。

2. **外因性不均称型 FGR** 属继发性胎儿生长受限,胚胎早期发育正常,至妊娠晚期才受到有害因素影响,如合并妊娠期高血压疾病等所致的慢性胎盘功能不全。新生儿不仅头围、体重及身长等发育不均称,均小于同孕龄正常测量值,且呈营养不良或过熟儿特征。胎儿在分娩期对缺氧的耐受力下降,易导致新生儿脑神经受损。出生后躯体发育正常,易发生低血糖。

3. **外因性均称型 FGR** 为上述两型的混合型。其病因有母儿双方因素,多因缺乏重要生长因素,如叶酸、氨基酸、微量元素或有害药物影响所致,在整个妊娠期间均产生影响。新生儿身长、体重、头径均小于该孕龄正常值,外表有营养不良表现。胎儿少有宫内缺氧,但存在代谢不良。新生儿的生长与智力发育常常受到影响。

(三)诊断

1. 子宫长度、腹围值连续 3 周测量均在第 10 百分位数以下者,为筛选 FGR 指标,预测准确率达 85% 以上。

2. 胎儿发育指数 = 子宫长度(cm)−3 × (月份 +1),指数在 −3 和 +3 之间为正常,小于 −3 提示可能为 FGR。

3. 妊娠晚期孕妇每周增加体重 0.5kg。若体重增长停滞或增长缓慢时,可能为 FGR。

4. **B 型超声检查** ①胎儿测头围与腹围比值(HC/AC):比值小于正常同孕周平均值的第 10 百分位数,即应考虑可能为 FGR;②测量胎儿双顶径(BPD):发现每周增长 <2.0mm,或每 3 周增长 <4.0mm,或每 4 周增长 <6.0mm,妊娠晚期双顶径每周增长 <1.7mm,均应考虑有 FGR 的可能;③羊水量与胎盘成熟度:多数 FGR 有羊水过少、胎盘老化的 B 型超声图像;④彩色多普勒超声检查:妊娠晚期脐动脉 S/D>3,脐动脉舒张期血流缺失或倒置,应考虑有 FGR 的可能。

(四)处理

1. **寻找病因** 明确孕妇有无合并症、感染;排除胎儿先天畸形等。

2. **妊娠期治疗** 治疗越早效果越好,妊娠 32 周前开始疗效佳,妊娠 36 周后疗效差。治疗原则是:积极寻找病因、补充营养、改善胎盘循环,加强胎儿监测、适时终止妊娠。

(1)一般治疗:卧床休息,均衡膳食,吸氧等。

(2)药物治疗:临床上常通过静脉营养给予母体补充氨基酸、能量合剂及葡萄糖,但实际治疗效果并不理想。可考虑加用能改善子宫胎盘血流的药物,如 β-肾上腺素激动剂、硫酸镁、丹参等。

3. **胎儿安危状况监测** 因 FGR 胎儿耐受力差,易发生胎儿窘迫,甚至胎死宫内等。故从确诊为 FGR 开始或在妊娠 28~30 周以后就要胎儿监护。多普勒血流正常的胎儿通常为每周 1

次。如果多普勒血流发现异常,需要更加严密监护,直至胎儿分娩。

4. 产科处理

(1) 继续妊娠指征:胎儿状况良好,胎盘功能正常,妊娠未足月、孕妇无合并症及并发症者,可以在密切监护下妊娠至足月,但不应超过预产期。

(2) 终止妊娠指征:①治疗后 FGR 无改善,胎儿停止生长 3 周以上;②胎盘老化,伴有羊水过少等胎盘功能低下表现;③NST、胎儿生物物理评分及胎儿血流测定等提示胎儿缺氧;④妊娠合并症、并发症病情加重,继续妊娠将危害母婴健康或生命者,均应尽快终止妊娠,一般在妊娠 34 周左右考虑终止妊娠,若孕周未达 34 周者,应促胎肺成熟后再终止妊娠。

(3) 分娩方式选择:应适当放宽剖宫产指征。

1) 阴道产:胎儿情况良好,胎盘功能正常,胎儿成熟,Bishop 宫颈成熟度评分≥7 分,羊水量及胎位正常,无其他禁忌者,可经阴道分娩;若胎儿难以存活,无剖宫产指征时予以引产。

2) 剖宫产:胎儿病情危重,产道条件欠佳,阴道分娩对胎儿不利,应行剖宫产结束分娩。

(五) 防治

胎儿生长受限尚缺乏孕期敏感特异诊断方法。应注重受孕期及妊娠期保健,开展孕期筛查,尤其对高危人群更应尽早明确孕龄,关注孕期体重与子宫长度的变化,积极防治各种妊娠合并症与并发症,积极开展产前筛查与诊断,针对病因进行治疗。

学习小结

综上所述,导致异常分娩的因素错综复杂,但各种因素作用的共性环节仍然是产力、产道、胎儿及产妇精神心理因素等方面,而且各因素间有一定的内在联系与相互影响,如产道异常时可致产力及胎位异常,但通过调整产力及纠正异常胎位,使两者能适应产道的相对狭窄,仍有可能正常分娩。产力与胎位间亦可相互影响,如宫缩乏力可致持续性枕后位或枕横位,反之后者也可导致继发性宫缩乏力。现将难产主要因素及相互影响归纳如图 12-15 所示。

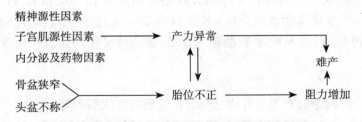

图 12-15　难产主要因素及其相互影响示意图

考虑巨大儿者应早期发现孕妇是否有糖尿病并积极治疗,根据其头盆相称的程度决定分娩方式,预防新生儿低血糖。胎儿生长受限者应积极寻找病因、补充营养、改善胎盘循环,加强胎儿监测、适时终止妊娠。

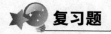 **复习题**

1. 潜伏期延长的诊断标准是？
2. 活跃期产程延长与停滞的诊断标准？
3. 妊娠晚期如何诊断臀先露？

（郑桂英）

第十三章

分娩期并发症

第一节 子 宫 破 裂

病例分析

初产妇,29 岁,孕 41 周临产,规律宫缩已 12 小时仍未结束分娩。查体:胎心正常,宫缩间歇耻骨联合上方有压痛,宫口近开全,S=0,导尿发现肉眼血尿。考虑患者先兆子宫破裂,急诊剖宫产术。麻醉成功后可见脐下有环状凹陷,术中发现孕妇子宫下段菲薄。娩出胎儿重 4100g,Apgar 评分 8 分。术中出血 400ml,术后恢复可。

分析:①本孕妇发生先兆子宫破裂,考虑为巨大胎儿形成梗阻性难产,而其较强宫缩导致,子宫破裂临床也多见于疤痕子宫、宫缩剂使用不当等。②本孕妇较典型的症状为在宫缩间歇仍有耻骨联合上方压痛,有病理缩复环,伴肉眼血尿。肉眼血尿也可见于活跃期晚期或第二产程进展时间较长,膀胱受胎头长时间压迫所致,需与之鉴别。③发生先兆子宫破裂若抢救及时,出血不多,胎儿多能存活,预后良好。④临床可见疤痕子宫患者无明显先兆子宫破裂症状而发生子宫破裂或不完全子宫破裂,需高度警惕。

子宫体部或子宫下段在妊娠晚期或分娩期发生裂开,称为子宫破裂(rupture of uterus)。子宫破裂是分娩期最严重并发症之一,直接危及母、儿生命,发生率为分娩总数的 1/1000~1/16 000。

(一) 病因

1. 子宫因素 子宫原有瘢痕,如既往有剖宫产、子宫肌瘤剜除、宫颈内口环扎及子宫穿孔或子宫畸形矫形修补等手术史;子宫肌壁本身的病理改变,如子宫肌壁先天性发育不良(肌壁薄或发育不对称)、前置胎盘种植部位组织脆弱;或下段及宫颈肿瘤阻碍胎先露下降等,若同时伴子宫上段强烈的缩复收缩,均可致子宫破裂。

2. 骨盆因素　骨盆狭窄阻碍胎先露下降并合并宫缩过强时,易致子宫破裂。

3. 胎儿因素　巨大胎儿或过熟儿、脑积水或连体畸形、胎先露异常或胎方位异常,均可因胎儿因素导致头盆不称而形成梗阻性难产,如若处理不当,可致子宫破裂。

4. 其他因素　宫缩剂使用不当及分娩时手术创伤,如宫口未开全时行产钳助产或肩先露行内转胎位术、断头术等手术操作不慎及困难的人工剥离胎盘术等。

(二)临床表现及诊断

1. 先兆子宫破裂　常见于梗阻性难产时,随着子宫强有力收缩,子宫上段缩复愈来愈厚,而下段则逐渐变薄,使子宫上下段间形成明显的环状凹陷,此凹陷可上升达脐平,使子宫外观呈葫芦状(图13-1),形成病理缩复环(pathologic retraction ring)。此时产妇常出现烦躁不安、下腹疼痛难忍及排尿困难等症状;触诊子宫下段有明显压痛,两侧圆韧带

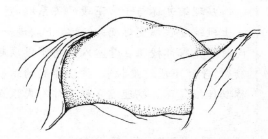
图13-1　先兆子宫破裂时的腹形

亦因牵拉而呈条索状可被触及,并可导出肉眼血尿;因强直宫缩可使胎儿供血受阻,胎心加快或减慢,阴道检查胎先露常嵌顿于骨盆入口处,可有较大产瘤或明显颅骨重叠。

2. 子宫破裂

(1) 完全子宫破裂:即子宫肌层及浆膜层全层裂开,子宫腔与腹腔直接相通。常表现为上述过程继续进展,产妇突然感觉下腹部撕裂样剧烈疼痛,随后强烈的子宫阵缩消失,疼痛暂时缓解,但因羊水、血液及胎儿进入腹腔,很快又感到全腹疼痛及出现呼吸急促、脉搏加快并微弱、血压下降等休克征象,阴道可有不定量的鲜血流出。腹部检查全腹有压痛及反跳痛,腹壁下可清楚扪及胎体,但胎动、胎心消失,子宫缩小位于胎体一侧;阴道检查可见已开大的宫口缩小,先露回缩触不清,甚至可触及子宫裂口。子宫体部瘢痕破裂多为完全性子宫破裂,多无先兆破裂的典型症状。

(2) 不完全子宫破裂:指子宫肌层全层或部分破裂,但浆膜层保持完整,子宫腔与腹腔不相通。不完全破裂时,症状较轻,可无休克,但子宫破口处有明显压痛;若裂口在子宫侧壁累及子宫动脉时可形成阔韧带或腹膜后血肿,亦可因出血量多而引起休克症状,同时血肿处压痛明显。子宫下段剖宫产的瘢痕子宫可无先兆破裂经过而在妊娠末期破裂,多为不完全子宫破裂。

(三)处理

1. 先兆子宫破裂　对任何进入产程的产妇均应高度重视有无先兆子宫破裂征象,发现子宫下段有明显压痛时,应仔细检查有无头盆不称及其他异常;一旦发现病理缩复环或肉眼血尿症状,应立即制止宫缩,如肌注哌替啶100mg等,并尽早剖宫产分娩。

2. 子宫破裂　一经确诊子宫破裂,无论胎儿是否存活,均应积极纠正休克同时尽早手术治疗。术中根据产妇状态及子宫破裂时间、部位、破裂程度以及有无感染等,决定处理子宫的手术方式(子宫修补、次全切除术或全切除术),手术止血同时消除感染灶,术后继续抗感染治疗。

(四)预防

预防子宫破裂,应重点放在预防先兆子宫破裂阶段。

1. 加强产前检查,及时发现骨盆狭窄、胎位异常及胎儿畸形;高度重视子宫手术史,凡瘢痕子宫者应提前住院待产,正确掌握剖宫产指征,对前次剖宫产指征为骨盆狭窄、术式为子宫体部切口、子宫下段切口有切口撕裂、术后感染愈合不良者,均应行剖宫产终止妊娠。

2. 临产后应严密观察产程,及时发现并处理头盆不称所致梗阻性难产;严格掌握宫缩药的使用指征及应用原则,避免人为造成宫缩过强。

理论与实践

　　病理缩复环与子宫下段的关系:当产道狭窄、胎先露部下降受阻而子宫收缩过强时,子宫上段缩复收缩变厚变短、子宫下段进一步伸展变薄,使生理缩复环上移(甚至可达脐平),同时胎先露部梗阻在骨盆入口将下段顶起、膀胱亦因被动向上牵移及受压可出现水肿及尿潴留,子宫下段过度拉长、被动隆起的结果,使子宫上、下段间出现明显的环状凹陷,将此环称病理缩复环。病理缩复环可伴有肉眼血尿及明显的下段压痛等症状,是子宫即将破裂的征象。

问题与思考 ●●●

1. 如何区分子宫生理缩复环与病理缩复环?
2. 剖宫产切口为何选择子宫下段?

第二节　产后出血

病例分析

　　经产妇,30岁,2小时前足月顺产一女婴。分娩室观察2小时时发现产妇表情淡漠,查宫底位于脐上2指,质软。立即按压宫底压出近1000ml积血,经持续按摩宫体及静滴缩宫素等治疗后好转。诊断:产后出血。

　　分析:①该患者产后出血的原因是子宫收缩乏力,其为产后出血最常见的原因。②针对此患者最有效地措施即为按摩子宫及应用宫缩剂,患者大多预后较好。③阴道分娩的产妇出现面色苍白、表情淡漠,而无明显阴道外出血时,首先要按压宫底查看是否有宫腔积血;若产后仍诉肛门坠胀感,需仔细检查是否有阴道血肿。

　　胎儿娩出后24小时内阴道流血量>500ml者,称为产后出血(postpartum hemorrhage)。产后出血为分娩期常见并发症,居产妇死因的首位,发生率达2%~3%。

（一）病因

1. **子宫收缩乏力**　是产后出血的主要原因,约占产后出血总数的 70% 以上。导致宫缩乏力的全身性因素有:产程长使产妇过度疲劳,精神过度紧张或产后情绪极度低落,临产后使用镇静剂或解痉剂过多以及产妇合并全身急慢性疾病等。局部因素包括:子宫肌壁过度膨胀、肌纤维过度伸展影响肌纤维缩复,如巨大胎儿、多胎妊娠或羊水过多时;胎盘因素,如前置胎盘附着子宫下段或胎盘附着部位有子宫肌瘤或胎盘早剥形成子宫胎盘卒中均因胎盘附着处子宫肌壁的缩复功能差而影响底蜕膜血窦的闭合而出血。

2. **胎盘因素**　①胎盘剥离不全:见于胎儿娩出后过早地揉挤子宫或牵拉脐带以及宫缩乏力时;②胎盘全部剥离而滞留:常见于子宫及腹肌收缩乏力及膀胱过度充盈压迫子宫下段时;③胎盘嵌顿:指胎盘已完全剥离但嵌顿于子宫下段形成的挛缩环上方,常发生于滥用宫缩剂或不恰当进行产科操作后;④胎盘粘连:指胎盘部分或全部粘连于子宫壁上,不能自行剥离但可人工剥离,全部粘连时不出血,部分粘连则易引起出血;⑤胎盘植入:指由于子宫蜕膜层发育不良或完全缺如,胎盘绒毛直接植入子宫肌层内而不能人工剥离者,根据胎盘植入面积分为完全性及部分性植入胎盘两种;⑥胎盘小叶或副胎盘残留。

3. **软产道裂伤**　因胎儿过大、急产、阴道助产不当等引起,常发生于会阴、阴道及宫颈等处。会阴裂伤按其裂伤程度分为 4 度:Ⅰ度:指会阴皮肤及阴道入口黏膜撕裂,未达肌层;Ⅱ度:指裂伤已达会阴体肌层,累及阴道后壁黏膜;Ⅲ度:指裂伤累及肛门外括约肌;Ⅳ度:指裂伤累及直肠阴道隔、直肠壁及黏膜者。宫颈裂伤多在两侧,个别可裂至子宫下段,引起严重出血。

4. **凝血功能障碍**　约占产后出血总数的 1%,可由全身性疾病如重症病毒性肝炎、白血病、再生障碍性贫血及血小板减少性紫癜等引起;也可继发于产科特有的一些疾病,如妊娠期高血压疾病、重型胎盘早剥、羊水栓塞及胎死宫内滞留过久时,后者一旦诱发凝血功能障碍,常很快发展为弥散性血管内凝血(DIC),不易止血,导致难以控制的产后出血。

（二）临床表现及诊断

根据阴道流血发生时间、流血量、流血特点及流血与胎儿、胎盘娩出关系等,综合分析,方能作出病因学诊断。

1. **胎盘娩出前出血**　①胎盘滞留出血常呈间歇性,血色暗红,并常伴血块同时排出;②软产道裂伤所致出血则为持续性,血色鲜红,且宫体轮廓清,宫缩良好。失血表现明显,伴阴道疼痛而阴道流血不多,应考虑隐匿性软产道损伤,如阴道血肿。

2. **胎盘娩出后出血**　胎盘娩出后应首先检查胎盘、胎膜是否完整,如不完整,及时取出缺损部分。如胎盘、胎膜完整仍有产后出血,则可能为:①子宫收缩乏力出血:出血亦呈间歇性、色暗等特点,腹部检查宫体柔软,轮廓不清,按压宫底可一次性排出大量宫腔积血及血块;②凝血功能障碍出血:在排除胎盘滞留及软产道裂伤的同时,子宫收缩良好,宫体轮廓清,而出血又经久不凝时,往往为凝血功能障碍所致。凝血功能障碍时,血象凝血功能检查常有相应的异常改变,同时出血可贯穿发生在胎儿及胎盘娩出前后,如见红时胎膜与宫壁剥离等微小的创面就可引起较多的出血,可伴注射针孔出血等全身出血倾向,亦可加重前三种原因出血,或因前三种原因致产后出血休克诱发 DIC,导致顽固的、难以纠正的继发性凝血功能障碍,而致产妇死亡。

此外,子宫收缩乏力与胎盘滞留常互为因果关系,应警惕隐性出血倾向,即在胎盘娩出前后,阴道未见流血,但产妇出现口渴、出冷汗或打哈欠、恶心、心悸等症状,腹部检查见宫底升高,宫体增大、柔软,按压宫底可有大量血液、血块涌出,可伴产妇血压下降等休克征象。

（三）处理

原则是制止出血、防治休克及预防感染。针对产后出血的原因进行处理,当多种原因互为因果导致严重出血时,须及时抓住主要原因及恶化环节,综合处理。

1. 子宫收缩乏力

（1）去除引起子宫收缩乏力的原因:应准确判断产妇是否临产,尽量避免产妇过早兴奋与疲劳,预防产程延长及产妇衰竭,尤其要避免第三产程延长。

（2）按摩子宫:有节律地按摩子宫,刺激子宫收缩,直至宫缩恢复正常为止。分为:①腹壁按摩子宫;②腹部-阴道双手按摩子宫(图13-2)。

（3）应用宫缩剂:药物首选:①缩宫素:可用缩宫素 10~20U 直接肌注、静注或静脉滴注;②前列腺素类药物:米索前列醇 200μg 舌下含服;或卡前列甲酯栓 1mg 置入阴道或直肠内。

（4）宫腔纱布填塞:将特制宽 6~8cm、长 1.5~2m、4~6 层大纱条自宫底开始由内向外填塞宫腔,起到压迫止血作用。此法用于按摩子宫及药物缩宫止血无效时,但须于 24 小时后取出纱布,取出前静脉滴注缩宫素并给予抗生素预防感染。

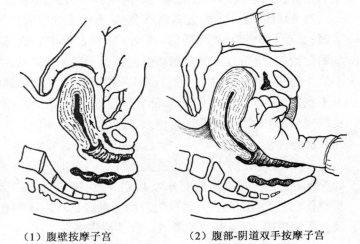

（1）腹壁按摩子宫　　（2）腹部-阴道双手按摩子宫

图 13-2　按摩子宫方法

（5）结扎盆腔血管或子宫加压缝合:经上述处理无效,仍出血不止时,为抢救产妇生命,可手术结扎子宫动脉或髂内动脉;若剖宫产术中子宫收缩乏力出血,可直接行子宫 B-Lynch 缝合(即子宫加压缝合)。

（6）髂内动脉或子宫动脉栓塞术:经股动脉穿刺插入导管至髂内动脉或子宫动脉,注入明胶海绵颗粒栓塞动脉,栓塞剂在 2~3 周后被吸收,血管复通。

（7）切除子宫:经积极治疗无效,出血可能危及产妇生命时,应行子宫次全切除术或子宫全切除术。

2. 胎盘滞留　①胎盘已剥离而滞留:若有膀胱充盈时,应先导尿解除尿潴留对子宫下段的压迫,以利胎盘自然娩出;②胎盘粘连及胎盘小叶或副胎盘残留:可行人工剥离胎盘术,若手取胎盘残留部分困难者,可用海绵钳或大号钝刮匙钳取残留部分;③胎盘嵌顿:可先肌注阿托品 0.5mg 或 1‰肾上腺素 1ml 松解痉缩环,如无效则可乙醚麻醉下手取胎盘;④植入性胎盘:切忌强行手取,在明确诊断后原则上应行子宫次全切除术。

3. 软产道裂伤　应立即缝合裂伤创口,缝合止血同时还原正常解剖。

4. 凝血功能障碍　应先消除诱因,排除子宫收缩乏力、胎盘滞留及软产道裂伤等原因引起的出血。尽早输新鲜全血,补充血小板、纤维蛋白原等凝血因子。若并发 DIC 则按 DIC 处理。

（四）预防

应加强孕前保健与咨询,对可疑凝血功能障碍患者应建议治愈后再受孕;应高度重视孕期监护,及时检出具有产后出血隐患的高危孕妇,加强产前检查、保健的同时,加强分娩监护,及时处理产程中出现的各种异常。

第三节　羊 水 栓 塞

 病例分析

　　初产妇,26 岁,双胎妊娠孕 36 周见红入院。经与产妇及家属沟通后决定剖宫产分娩,术中顺利娩出一男一女两成熟新生儿。胎儿娩出后手取胎盘时见胎盘面积大,部分附着子宫后壁下段。在缝合子宫切口时,产妇突发呼吸困难,随即血压下降,虽经积极抢救,仍以产妇猝死结束手术。尸检提示:肺小动脉内有羊水成分的栓塞。诊断:羊水栓塞。

　　分析:①该患者发生羊水栓塞的原因为:双胎而胎盘面积过大尤其附着子宫下段后壁,羊水挤入胎膜与宫壁胎盘边缘血窦间,引起过敏性休克等一系列反应。②羊水栓塞临床表现为产妇突然发生寒战、呼吸困难等症状,甚至惊叫一声后血压消失,于几分钟内迅速死亡。③羊水栓塞发生率极低,但一旦发生,足月产妇的死亡率可高达 80%。

　　羊水栓塞(amniotic fluid embolism,AFE)系指在分娩过程中,羊水进入母体血循环后引起的肺栓塞、休克、弥散性血管内凝血、肾衰竭及骤然死亡等一系列严重症状的综合征。为极其严重的分娩期并发症,发生在足月分娩者产妇死亡率可高达 70%~80%。发生率约为 1/20 000。

　　近年研究认为,羊水栓塞主要是过敏反应,建议命名为"妊娠过敏反应综合征"。

　　(一)病因

　　羊水进入母体血循环的确切机制尚不清楚,可能为:高位破膜或胎盘边缘的胎膜破裂将羊水挤入胎膜与宫壁胎盘边缘血窦间,宫缩过强或强直性子宫收缩使羊水挤入已破损的小静脉血管内,前置胎盘或胎盘早剥使母体血窦开放等均是羊水侵入的途径。因此,经产妇及产程中宫缩过强或急产、合并胎膜早破、前置胎盘、胎盘早剥及子宫破裂、胎盘面积过大尤其附着子宫下段后壁以及剖宫产术等均为发生羊水栓塞的高危因素。

　　(二)病理生理

　　1. 过敏性休克　　羊水中的胎儿有形物质对母体构成致敏原,进入母血循环后引起过敏性休克。

　　2. 肺动脉高压　　羊水中的毳毛、胎脂、上皮细胞及胎粪等有形颗粒可直接形成栓子,或羊水中促凝物质诱发血液凝固形成微血栓,使肺小血管堵塞、狭窄;同时,栓塞又引起反射性迷走神经兴奋,导致肺血管和支气管痉挛、分泌亢进,进而导致肺动脉高压及肺通气障碍,引起急性肺水肿及右心衰竭,如未及时纠正,左心回心血量减少,左心搏出量减少,加上呼吸性酸中毒,加重休克、甚至死亡。

　　3. 弥散性血管内凝血　　妊娠期母血中Ⅱ、Ⅴ、Ⅶ、Ⅷ、Ⅸ、Ⅹ等凝血因子及纤维蛋白原明显增加,血液呈高凝状态,羊水中含有丰富的促凝物质,羊水进入母血后易引起弥散性血管内凝血,消耗大量凝血因子;同时羊水中又含纤溶激活酶,激活纤溶系统,使血液由高凝状态迅速转入纤溶状态。

4. 肾衰竭　休克、肺通气障碍及心衰等直接导致全身缺氧、肾缺血缺氧及微血栓形成,致少尿、无尿或血尿,引起急性肾功衰竭。

(三) 临床表现及诊断

产程中或分娩前后短时间内,产妇突然发生寒战、呼吸困难、躁动等症状,有 30% 直接表现为抽搐症状,随后出现发绀及血压下降。有肺水肿者可咳粉红色泡沫样痰,肺部听诊可闻及湿啰音,随即出现休克及昏迷。发病急骤者,甚至惊叫一声后血压消失,于几分钟内迅速死亡。约 1/3 在半小时内猝死于过敏性休克,另 1/3 于 1 小时内死于心、肺功能衰竭,其他 1/3 渡过此两期幸存者可出现凝血功能障碍及肾衰竭表现,如血不凝或少尿、尿毒症等,甚至在纠正休克、控制出血后,仍可死于肾衰。

根据上述临床表现结合下列辅助检查可作出诊断。主要辅助检查包括:①胸部 X 线摄片可见肺水肿形成的点、片状浸润阴影,可伴右心扩大;②抽取下腔静脉血涂片,镜下可查到羊水中的有形成分存在;③凝血功能检查有相应异常改变;④尸检证实在肺小动脉或毛细血管内有羊水成分的栓塞。

(四) 防治

羊水栓塞发病突然、病情进展凶险,很难防范。从病史上要高度重视有前置胎盘、胎盘早剥或胎盘边缘血窦破裂以及急产、宫缩过强产妇;剖宫产时在娩出胎儿及胎盘前吸净羊水;产程中密切关注产妇的病情变化。一旦发病,迅速组织抢救:①急性休克期:以纠正呼吸循环衰竭为主,首先给予正压吸氧及抗过敏治疗,可静脉滴注氢化可的松 100~200mg 加于 5%~10% 葡萄糖注射液 50~100ml 中快速静脉滴注,再用 300~800mg 加于 5% 葡萄糖注射液 250~500ml 中静脉滴注,日达 500~1000mg;或先静注地塞米松 20mg,后静脉滴注 20mg;其次在扩容同时解除肺动脉高压,扩容可输血、输液,解除肺动脉高压首选罂粟碱 30~90mg 溶于 25% 葡萄糖 20ml 内缓慢静注,日量不超过 300mg,心率慢者可用阿托品 1mg 加入 10%~25% 葡萄糖液 10ml 中,每 15~30 分钟静脉推注 1 次,直至面部潮红、症状缓解为止,心率 >120 次/分慎用;合并右心衰竭、心率快时则应改用氨茶碱 250mg 加入 25% 葡萄糖 20ml 中缓慢静注,必要时可重复使用 1~2 次/24 小时;治疗心衰亦可用毛花苷丙 0.2~0.4mg 加入 25% 葡萄糖 20ml 中静注;在强心、扩容抗休克同时,亦可应用血管活性药物,并注意纠正酸中毒等。②纠正弥散性血管内凝血:已发生血不凝时,应积极补充凝血因子,如输新鲜血、纤维蛋白原及血小板等,并可应用抗纤溶药物。③防治肾衰竭:已纠正休克并补足血容量,仍有少尿时,可用呋塞米 20~40mg 静注或 20% 甘露醇 250ml 静脉滴注。④产科处理:病情好转后尽快终止妊娠,第一产程者可考虑剖宫产分娩,第二产程者可根据情况阴道助产。⑤产后用肾毒性小的广谱抗生素预防感染。

第四节　脐带先露与脐带脱垂

胎膜未破时脐带位于胎先露部前方或一侧称为脐带先露 (presentation of umbilical cord);而将胎膜破裂后脐带脱出于宫颈口外称为脐带脱垂 (prolapse of umbilical cord)。为罕见但可严重危及胎儿安危的妊娠晚期及分娩期并发症。

（一）病因

常发生于臀先露、胎儿过小、羊水过多、脐带过长或低置胎盘以及胎膜破裂时胎头高浮等情形。

（二）对母儿的影响

1. 对产妇的影响　增加剖宫产率及手术助产率。

2. 对胎儿的影响　脐带先露发生在胎先露部未衔接、胎膜未破时,一过性的压迫先露的脐带可导致胎心率异常。若胎先露部已衔接、胎膜已破者,脐带受压于胎先露部与骨盆之间,引起胎儿缺氧,甚至胎心完全消失。若脐带血循环阻断超过 7~8 分钟,则胎死宫内。因此无论妊娠期还是分娩期发现胎心突然变化或胎心消失,首先需排除脐带受压可能。

（三）诊断

胎膜已破出现胎心率异常,应立即行阴道检查,了解有无脐带脱垂和脐带血管有无搏动。胎先露部旁或其前方以及阴道内触及脐带者,或脐带脱出于外阴者,即可确诊。胎膜未破,于胎动、宫缩后胎心率突然变慢,改变体位、上推胎先露部后迅速恢复者,应考虑有脐带先露的可能,临产后应行胎心监护。B 超及彩色多普勒超声等有助于明确诊断。

（四）治疗

1. 脐带脱垂　发现脐带脱垂,胎心尚好,胎儿存活者,应尽快娩出胎儿。如宫口开全,胎头已入盆,行产钳术;臀先露行臀牵引术。若宫口未开全,产妇应立即行头低臀高位,将胎儿先露部上推,严密监测胎心同时尽快行剖宫产术。

2. 脐带先露　经产妇、胎膜未破、宫缩良好者,取头低臀高位,严密监测胎心,等待抬头衔接,宫口逐渐扩张,胎心持续良好者,可经阴道分娩。初产妇、足先露或肩先露者,应行剖宫产术。

（五）防治

做好孕期保健、加强孕期与分娩监护,及时发现胎儿发育与胎位异常,及时检出脐带、胎盘及羊水等异常,及时防治胎膜早破等均有助于预防脐带脱垂严重并发症的发生。当高度怀疑有脐带前置时经阴道行彩色多普勒超声检查,有助于及时发现脐带脱垂隐患,及早行剖宫产分娩以保证分娩安全。

▎▎理论与实践　🖉

　　临床上正确识别子宫峡部及子宫下段的意义:非孕期子宫峡部括约宫颈内口的功能,有助于避免生殖道逆行感染及精子入侵致敏;妊娠期子宫峡部逐渐伸展形成子宫下段,有助于宫腔容积的扩容,利于胎儿的生长发育;临产后子宫下段的形成有助于宫颈管的漏斗化及胎先露部下降衔接经阴道娩出。同时子宫下段的形成利于剖宫产切口的选择,使剖宫产切口可避开膀胱、输尿管及子宫血管密集区,有助分娩安全。但胎盘若附着子宫下段,则易致胎盘早剥、胎盘前置、羊水栓塞及产后出血等并发症的发生。

问题与思考 ●●●

　　1. 剖宫产术中如何预防羊水栓塞？
　　2. 产后出血的治疗为何首选缩宫素？

学习小结

　　产后出血仍然高居我国产妇死因的首位,剖宫产率的升高又增加了子宫破裂的风险,而羊水栓塞常与产后出血及子宫破裂等相伴发生,病情凶险,很难救治;脐带脱垂则是危及胎儿生命的直接隐患。准确、及时诊断固然重要,预防在先仍为最明智的选项。因此,应熟练掌握上述疾病的诊断与治疗,应重视孕期监护与保健,更要重视分娩全过程的监护与诊断,并做好预防与抢救的预案准备。

复习题

　　1. 产后出血的诊断标准是什么？
　　2. 子宫破裂前出现的葫芦状腹形即为病理缩复环,诊断病理缩复环应按压此环上方有无压痛？说法是否正确？
　　3. 羊水栓塞的抢救应首选何药？为什么？

(郑桂英)

第十四章

胎儿窘迫与新生儿窒息

学习目标 ▮▮▮

1. 了解胎儿窘迫的概念、原因、分类。
2. 掌握胎儿窘迫的临床表现。
3. 熟悉胎儿窘迫的处理。
4. 熟悉新生儿窒息复苏步骤及方法。

第一节 胎 儿 窘 迫

胎儿窘迫(fetal distress)是胎儿在子宫内因缺氧和酸中毒危及其健康和生命的综合症状,发病率为 2.7%~38.5%。急性胎儿窘迫多数发生在分娩期;慢性胎儿窘迫常发生在妊娠晚期,在临产后往往表现为急性胎儿窘迫。

(一)病因

1. **母体血液含氧量不足及子宫胎盘循环障碍** 可引起胎盘血氧含量降低及胎盘灌注不足。常见的因素有:①妊娠合并各种严重的心、肺疾病,或伴有心、肺功能不全;②重度妊娠期贫血;③急性失血及休克,如前置胎盘大出血、胎盘早剥等;④孕妇应用麻醉药及镇静剂过量,抑制呼吸;⑤缩宫素使用不当,引起过强宫缩;⑥产程延长;⑦孕妇精神过度紧张,交感神经兴奋,血管收缩,胎盘供血不足;⑧长时间仰卧位低血压。

2. **子宫胎盘血管异常** 患妊娠期高血压疾病、妊娠合并慢性高血压、慢性肾炎、糖尿病时,子宫胎盘血管痉挛、硬化、狭窄,使绒毛间隙灌注不足。

3. **胎盘气体交换障碍** 如过期妊娠时绒毛变性、钙化、梗死,胎盘有效气体交换面积减少。

4. **脐带异常** 如脐带绕颈、真结、扭转、脱垂、脐带过短,使脐带血管受压、血运受阻,导致胎儿窘迫。

5. **胎儿因素** 胎儿严重的心血管畸形、各种原因的溶血均可导致胎儿窘迫。

(二)临床表现

1. **急性胎儿窘迫** 主要发生在分娩期。多因脐带异常、前置胎盘、胎盘早剥、宫缩过强、产程延长及休克等引起。

（1）胎心率异常：缺氧早期，胎心率代偿性加快，>160bpm；缺氧严重时胎心率 <110bpm。胎儿电子监护可出现周期性晚期减速、周期性变异减速、正弦波图形；胎心率 <100bpm，基线变异≤5bpm，伴周期性晚期减速提示胎儿缺氧严重，可随时胎死宫内。

（2）羊水胎粪污染：胎粪污染是胎儿成熟的胃肠道的表现，或者是由于脐带受压而引起的迷走神经刺激的结果。10%~20% 的分娩中会出现羊水胎粪污染，仅羊水胎粪污染不是胎儿窘迫的征象。出现羊水胎粪污染时，如果胎心监护正常，不需要进行特殊处理；但当胎心监护图形异常时，胎粪的出现则与胎儿酸中毒、不良围产儿预后可能有关，需积极处理。

（3）胎动异常：缺氧初期为胎动频繁，后期减弱及次数减少，进而消失。

（4）酸中毒：取胎儿头皮血进行血气分析，如果 pH<7.2（正常值 7.25~7.35），PO_2<10mmHg（正常值 15~30mmHg），PCO_2>60mmHg（正常值 35~55mmHg），可诊断为酸中毒。

2. 慢性胎儿窘迫　主要发生在妊娠末期，往往延续到临产并加重。多因妊娠期高血压疾病、慢性肾炎、糖尿病、严重贫血及过期妊娠等所致。

（1）胎动减少或消失：胎动减少为胎儿缺氧的重要表现，胎动小于 10 次 /12 小时为胎动减少，胎动消失 24 小时后胎心消失，应予警惕。

（2）胎儿电子监护非正常：出现 Ⅱ 类或 Ⅲ 类图形。

（3）胎儿生物物理评分低下：≤4 分提示胎儿窘迫，6 分为胎儿可疑缺氧。

（4）脐动脉多普勒超声血流异常：疑有胎儿生长受限或胎盘病变的孕妇，出现脐动脉舒张末期血流减少、脐血流指数升高提示有胎盘灌注不足，若出现舒张末期血流缺失或反向血流，提示随时有胎死宫内的危险。

（5）胎盘功能低下：连续监测 24 小时尿 E_3 值在 10mg 以下；尿 E/C 比值 <10；妊娠特异 β_1 糖蛋白（SP_1）<100mg/L；胎盘生乳素 <4mg/L，均可提示胎盘功能不良。

（三）处理

1. 急性胎儿窘迫　应采取果断措施，改善胎儿缺氧状态。

（1）一般处理：左侧卧位；吸氧；纠正脱水、酸中毒及电解质紊乱。

（2）病因治疗：针对病因治疗，若为缩宫素使用不当引发的不协调子宫收缩过强，应立即停用缩宫素，也可用硫酸镁肌肉注射或静脉滴注抑制宫缩。如果羊水过少引起脐带受压，可行 B 超引导下羊膜腔穿刺，以 5~10ml/min 的速度输入 37℃生理盐水或乳酸钠林格注射液 250ml。

（3）尽快终止妊娠

1）宫口未开全：出现下列情况之一，应立即行剖宫产术。①胎心基线变异消失伴胎心基线 <110bpm，或伴频繁晚期减速，或伴频繁重度变异减速；②胎心监护示正弦波图形；③胎儿头皮血 pH<7.20。

2）宫口开全：胎头双顶径达坐骨棘平面以下，应尽快阴道助产分娩。

2. 慢性胎儿窘迫　应针对病因，视孕周、胎儿成熟度及胎儿窘迫程度决定处理方式。

（1）一般处理：左侧卧位。吸氧每日 2~3 次，每次 30 分钟。积极治疗妊娠合并症及并发症。

（2）期待疗法：孕周小，胎儿娩出后存活可能性小，尽量在胎儿安全的前提下保守治疗以期延长胎龄，同时用地塞米松促胎肺成熟，等待胎儿肺成熟后终止妊娠。但须注意随时有胎死宫内可能，应与家属沟通。

（3）终止妊娠：如果妊娠近足月或足月，胎动减少，胎儿电子监护出现胎心基线率异常伴基线波动异常、OCT 出现周期性晚期减速或周期性变异减速，胎儿生物物理评分≤3 分者，均应以剖宫产终止妊娠为宜。无论采取何种分娩方式,均应做好新生儿抢救的必要准备。

> **病例分析**
>
> 　病历摘要:某患者,28 岁,G_2P_1,妊娠 40 周,因阴道流水半小时入院。检查:羊水清,头先露,未衔接,胎心 135 次／分。肛查:胎膜已破,宫口扩张 2cm。胎心监护正常。按胎膜早破常规处理,取臀高位,密切观察,此后出现宫缩:30 秒／5~10 分钟。半小时后突然出现胎心增快为 170 次／分钟,羊水浊、深绿色。立即消毒行阴道检查,宫口仍扩张 2cm,胎头 S^{-2},宫颈口外有一索条状软组织、可搏动,立即还纳、检查者手保持不动、堵住宫口、轻轻上推胎头,急推入手术室,局麻剖宫产,娩出一男婴,体重 3700g,Apgar 评分 7′10′10′。术后诊断:①G_2P_2 宫内妊娠 40 周 LOA;②胎膜早破;③脐带脱垂;④胎儿窘迫。
>
> 　分析:①该病例诊断胎儿窘迫的依据:胎心 170 次／分,羊水Ⅱ°污染。②发生原因:脐带脱垂。③处理:因不规律宫缩,宫口扩张 2cm,胎头 S^{-2},不能短时间内分娩,故立即剖宫产。④经验:脐带脱垂是急性胎儿窘迫的主要原因之一。胎膜早破、先露未衔接,随时有可能脐带脱垂,应警惕。

第二节　新生儿窒息

新生儿窒息是指出生后无自主呼吸或未能建立规律呼吸,以低氧血症、高碳酸血症和酸中毒为主要病理生理改变的疾病。其发生率可高达 3%~10%,是新生儿死亡的主要原因,它的复苏关系到新生儿的存活和以后的生命质量。

(一)病因

1. 胎儿窘迫　新生儿窒息多为胎儿宫内窘迫的延续。

2. 呼吸道阻塞　产时羊水、黏液或胎粪吸入;此外,如食道闭锁、喉蹼、肺发育不全、先心病等均可发生新生儿窒息。

3. 呼吸中枢抑制或损伤

(1) 药物影响:产程中使用麻醉药、镇痛药如乙醚、吗啡可抑制胎儿呼吸中枢,且越接近胎儿娩出时使用对新生儿影响越大。

(2) 胎儿脑缺氧或颅内出血:滞产或手术产如胎头吸引术助产可引起胎儿颅内出血、损伤呼吸中枢,使新生儿不能建立正常呼吸。

(二)临床表现及诊断

国内外均用 Apgar 评分(详见第六章"正常分娩")对新生儿窒息进行诊断。根据出生后 1 分钟评分将新生儿窒息分为轻度与重度两种。Apgar 评分 4~7 分,为轻度窒息,相当于处于原发性呼吸改变阶段,抢救及时则预后良好。Apgar 评分 0~3 分为重度窒息,相当于继发性呼吸改变阶段,预后差。

Apgar 评分应在出生后 1 分钟、5 分钟和 10 分钟各评一次,如婴儿需复苏,15、20 分钟仍需评分。

1 分钟 Apgar 评分反映在宫内情况，是出生当时情况，而 5 分钟以后的评分则反映复苏效果，与预后关系密切，对预测新生儿发病率和死亡率有一定价值。

Apgar 评分指标的心率及呼吸是客观指标，其余三项指标客观标准较难掌握，易有误差，但要弄清这五项指标的逻辑关系，即呼吸为基础，肤色最灵敏，心率是最终消失的指标。在临床上恶化顺序为肤色→呼吸→肌张力→反射→心跳，复苏有效的顺序为心率→反射→肤色→呼吸→肌张力；肌张力恢复越快预后越好。

（三）复苏步骤及方法

复苏方案：用英文缩写第一个字母，组成 ABCDE 方案。A（airway）清理呼吸道，保持通畅；B（breathing）建立呼吸；C（circulation）建立有效循环；D（drugs）药物复苏；E（evaluation）评估。A 是根本，B 是关键，E 贯穿于整个复苏过程中。呼吸、心率和皮肤颜色是窒息复苏评价的三大体征。

复苏步骤和程序：要按如下顺序进行：最初评估—初步复苏—正压人工通气—胸外心脏按压—药物治疗。大多数经过 A 和 B 步骤即可复苏，少数则需要 A、B 及 C 步骤，仅极少数需 A、B、C 及 D 步骤才可复苏。

1. 初步复苏

（1）保暖：应贯彻复苏过程的始终，以减少新生儿为适应环境需产热时的氧耗。

（2）摆好体位：使颈部轻微伸仰。

（3）清理呼吸道：胎头一娩出立即用手挤出新生儿口、咽、鼻中的分泌物。胎体完全娩出后，用吸球或吸管清理分泌物，先口咽后鼻腔。过度吸引可能导致喉痉挛和迷走神经性心动过缓，并使自主呼吸出现延迟。应限制吸管的深度和吸引时间（不超过 10 秒），吸引器的负压不应超过 100mmHg。当羊水有胎粪污染时，新生儿一娩出先评估有无活力，有活力时，继续初步复苏；如无活力，采用胎粪吸引管进行气管内吸引。呼吸道通畅后，方可刺激啼哭。

（4）快速擦干全身。

（5）触觉刺激：经上述处理后婴儿仍无呼吸，可拍打足底 1~2 次或沿长轴快速摩擦腰背皮肤刺激呼吸。

2. 正压人工通气

（1）触觉刺激后如出现正常呼吸，再评估心率，如心率≥100 次/分，再评估肤色，如红润或仅手足青紫可观察。

（2）如无规律呼吸或心率<100 次/分，应立即用复苏气囊进行面罩正压通气，通气频率 40~60 次/分，吸气呼气比为 1:2，压力 2~3kPa，以可见胸廓运动和听诊呼吸音正常为宜。

（3）30 秒后，再评估心率，如心率≥100 次/分，出现自主呼吸可评估肤色，吸氧或观察。

（4）如无规律性呼吸或心率<100 次/分，需进行气管插管正压通气。

考虑到潜在的氧化损伤，应避免过度用氧，特别在早产儿复苏时。早产儿开始给 30%~40% 的氧进行正压通气，如果有效通气 90 秒心率不增加或氧饱和度增加不满意，应当考虑将氧浓度提高到 100%。

3. 胸外心脏按压　如气管插管正压通气 30 秒后，心率<60 次/分，应同时进行胸外心脏按压。频率为 100~120 次/分，按压深度为 2~3cm，或胸廓前后径的 1/3。常用的方法有：

（1）单手胸外心脏按压法：用右手食、中指指尖放于患儿胸骨中下 1/3 交界处，即双乳头连线稍下方向下按压,按压时指尖不要离开按压点,否则要重新定位。小儿背部应有硬物支撑,以使胸外按压能够有效。

(2)双手法:双手拇指放于胸骨中下 1/3 交界处,余四指围绕患儿胸部抱住背部,按压频率与深度同单手法。

胸外心脏按压常与正压通气同时进行,按 3∶1 比例,即 90 次/分按压和 30 次/分呼吸,达到每分钟约 120 个动作。当胸外心脏按压 30 秒重新评估,心率仍 <60 次/分,除继续胸外按压外,考虑使用肾上腺素。

4. 药物治疗

(1)肾上腺素:心搏停止或在 30 秒的正压通气和胸外按压后,心率持续 <60 次/分可经气管滴入 0.5~1ml/kg 或脐静脉注入 0.1~0.3ml/kg 的 1∶10 000 肾上腺素。必要时 3~5 分钟重复 1 次。

(2)扩容剂:有低血容量、怀疑失血或休克的新生儿对其他复苏措施无反应时,考虑扩充血容量。推荐使用生理盐水。大量失血则需要输入与患儿交叉配血阴性的同型血或 O 型红细胞悬液。

生理盐水的用法:首次剂量为 10ml/kg,经外周静脉或脐静脉缓慢推入(>10 分钟)。在进一步的临床评估和观察反应后可重复注入 1 次(表 14-1)。

5. 复苏后处理 对防止并发症,改善预后十分重要。

(1)支持治疗:包括保温、加强营养、保持水电解质平衡等。

(2)各脏器功能的监测:注意监测呼吸、心血管、中枢神经、消化、泌尿及血液等系统的功能变化。

(3)预防感染:可用广谱且对肾损害小的抗生素,并监测有无感染体征,主要是肺部感染及脐部感染。

(4)对新生儿状况及预后进行评估:在复苏过程中注意时时进行新生儿 Apgar 评分。预后与窒息的程度、时间及窒息的种类、对复苏的反应等因素有关。

学习小结

从胎儿获得氧供的途径概括胎儿窘迫的病因:母体血液含氧量不足及子宫胎盘循环障碍;子宫胎盘血管异常;胎盘气体交换障碍;脐带异常。诊断要点:胎心率异常、羊水胎粪污染、胎动异常、酸中毒。急性胎儿窘迫的处理应解除病因;必要时尽快终止妊娠。慢性胎儿窘迫应针对病因,视孕周、胎儿成熟度及胎儿窘迫程度决定处理方式。新生儿窒息约有 2/3 是胎儿窘迫的延续。用 Apgar 评分对新生儿窒息进行诊断,4~7 分为轻度窒息,抢救及时则预后良好;0~3 分为重度窒息,预后差。新生儿复苏应遵循 ABCDE 方案。程序是:清理呼吸道—触觉刺激—正压人工通气—胸外心脏按压—药物治疗。

表 14-1　新生儿窒息复苏流程图

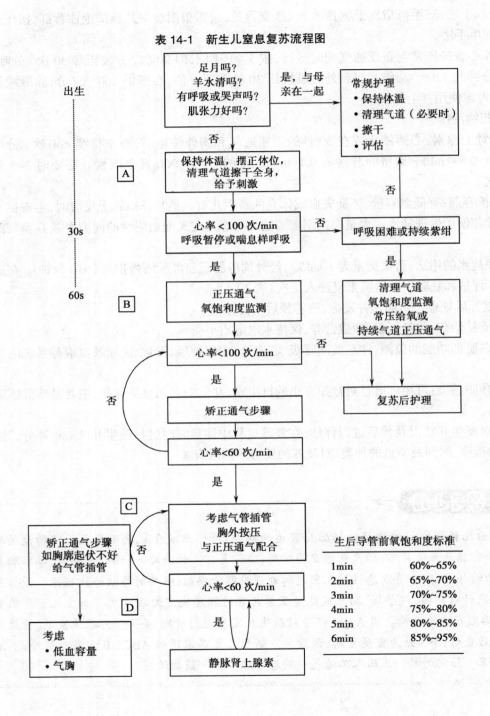

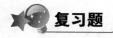

理论与实践

　　近年来国际上对有关新生儿窒息复苏的理论和实践研究有了很大的进展。

　　关于对羊水胎粪污染的处理。过去认为,胎粪吸入可引起吸入性肺炎,采用的方法是胎头娩出后立即对胎儿气道进行吸引清理。但近年研究显示,此方法不能减少胎粪吸入综合征和其他呼吸系统疾病的发生,因此,新生儿一娩出先评估有无活力。有活力时,继续初步复苏;如无活力,采用胎粪吸引管进行气管内吸引。

　　有关用氧的推荐。过去新生儿复苏时正压人工呼吸用 100% 氧,近年来发现空气复苏能得到与纯氧复苏相近的效果,而且空气复苏减少了机体的氧化应激反应,避免了由于高氧血症所造成的损害。开始时足月儿可用空氧混合仪(或空气),早产儿给 30%~40% 的氧,效果不满意,应当考虑将氧浓度提高到 100%。

　　在药物治疗方面。碳酸氢钠的高渗性和产生二氧化碳的特性可对心肌和大脑功能有害,在一般的心肺复苏过程中不鼓励使用碳酸氢钠,如在对其他治疗无反应时或严重代谢性酸中毒时使用。纳洛酮需两个指征同时出现可用:正压人工呼吸使心率和肤色恢复正常后,仍出现严重的呼吸抑制;母亲分娩前 4 小时有注射麻醉药史。在注射纳洛酮前必须建立和维持充分的人工呼吸。

复习题

1. 简述胎儿窘迫的诊断要点。
2. 简述新生儿复苏程序。

　　　　　　　　　　　　　　　　　　　　　　　　　　　　　　　　　　　　　(晋丽平)

第十五章

异常产褥

第一节 产 褥 感 染

产褥感染(puerperal infection)是指分娩及产褥期生殖道受病原体侵袭而引起局部或全身的感染。产褥感染是产褥期最常见的严重并发症,发病率约为 6%。产褥病率(puerperal morbidity)是指分娩 24 小时后的 10 日内,每日用口表测量 4 次体温,间隔时间 4 小时,有 2 次达到或超过 38℃。造成产褥病率的原因以产褥感染为主,但也包括生殖道以外的乳腺炎、呼吸系统感染、泌尿系统感染、血栓静脉炎等。产后出血、妊娠合并心脏病、严重的妊娠期高血压疾病、产褥感染仍是我国导致孕产妇死亡的四大原因。

(一)病因

1. 病原体种类 孕期及产褥期生殖道内有大量需氧菌、厌氧菌、真菌、衣原体及支原体等寄生,许多非致病菌在特定环境下可以致病。

(1)需氧菌:①链球菌:是外源性产褥感染的主要致病菌。以 β-溶血性链球菌致病性最强,能产生致热外毒素与溶组织酶,引起严重感染,病变迅速扩散,严重者可致败血症。②杆菌:以大肠杆菌属、克雷伯氏菌属、变形杆菌属多见。是菌血症和感染性休克最常见的病原菌。它寄生在阴道、会阴、尿道口周围,在不同环境对抗生素敏感性有很大差异。③葡萄球菌:主要致病菌是金黄色葡萄球菌和表皮葡萄球菌。金黄色葡萄球菌多为外源性感染,容易引起伤口严重感染,可对青霉素产生耐药性。表皮葡萄球菌存在于阴道菌群中,引起的感染较轻。

(2)厌氧菌:通常为内源性感染,一般始于皮肤黏膜屏障的损害。主要特征为化脓。①球菌:以消化链球菌和消化球菌最常见。当产道损伤、胎盘残留、局部组织坏死缺氧时,细菌迅速繁殖而致病,多与需氧菌混合感染,阴道分泌物可出现恶臭气味。②杆菌属:常见的有脆弱类杆菌,多与需氧菌和厌氧性球菌混合感染,形成局部脓肿,可引起化脓性血栓静脉炎。③梭状芽孢杆菌:主要是产气荚膜梭菌,产生外毒素,毒素可溶解蛋白质而能产气及溶血。产气荚膜梭菌引起的感染,轻者为子宫内膜炎、腹膜炎、败血症,重者引起溶血、黄疸、血红蛋白尿、急性肾衰竭、循环衰竭、气性坏疽而死亡。

(3) 支原体和衣原体:有致病作用的为解脲支原体、人型支原体和沙眼衣原体,均可在女性生殖道内寄生,可引起生殖道感染。其感染多无明显症状,临床表现轻微。

2. 感染途径

(1) 内源性感染:正常孕妇生殖道或其他部位寄生的病原体,多数并不致病,当抵抗力降低或细菌繁殖能力增强等感染诱因出现时可致病。

(2) 外源性感染:由被污染的衣物、用具、各种手术器械、物品等接触患者后可造成感染。

3. 感染诱因 分娩可降低或破坏女性生殖道的防御功能和自净作用,增加病原体侵入生殖道的机会。产妇体质虚弱、营养不良、孕期贫血、妊娠晚期性生活、孕期卫生不良、胎膜早破、羊膜腔感染、慢性疾病、产科手术操作、产程延长、产前产后出血过多、胎盘残留等均可成为产褥感染的诱因。

(二) 病理与临床表现

发热、腹痛、异常恶露是产褥感染的三大主要症状。

1. 急性外阴、阴道、宫颈炎、剖宫产伤口感染 分娩时会阴部损伤或手术产导致感染。表现为局部灼热、疼痛、下坠,脓性分泌物刺激尿道口出现尿痛、尿频。伤口红肿、发硬、针孔流脓、伤口裂开,压痛明显。阴道与宫颈感染表现为黏膜充血、溃疡、脓性分泌物增多。感染部位较深时,可引起阴道旁结缔组织炎和盆腔结缔组织炎。剖宫产腹部伤口感染常发生于术后第4~7天,抗生素治疗体温持续不退,伤口疼痛,局部红肿、硬结甚至渗出,严重者组织坏死,伤口全层裂开。

2. 急性子宫内膜炎、子宫肌炎 病原体经胎盘剥离面侵入,扩散到子宫蜕膜层称子宫内膜炎,侵入子宫肌层称子宫肌炎。子宫内膜炎常伴有子宫肌炎,表现为高热、头痛、白细胞增高等感染症状。子宫内膜炎患者恶露增多有臭味;子宫肌炎则子宫复归不良,腹部有压痛,尤其是宫底部。

3. 急性盆腔结缔组织炎、急性输卵管炎 病原体沿宫旁淋巴和血行达宫旁组织,出现急性炎症反应而形成炎性包块,同时波及输卵管,形成输卵管炎。产妇表现为寒战、高热、腹胀,下腹痛。严重者侵及整个盆腔形成"冰冻骨盆"。

4. 急性盆腔腹膜炎及弥漫性腹膜炎 炎症继续发展,可形成盆腔腹膜炎,继而发展成弥漫性腹膜炎,患者全身症状加重,下腹部有明显的压痛、反跳痛。若感染灶化脓,可在子宫直肠凹形成局限性脓肿,疼痛可达数月,若脓肿波及肠管与膀胱,可出现腹泻、里急后重、排尿困难。

5. 血栓性静脉炎 多为厌氧菌感染所致。盆腔内血栓静脉炎以单侧居多,多见于产后1~2周,表现为寒战、高热,症状可持续数周或反复发作,可同时伴有下腹部持续疼痛,由于病变较深,多无肯定的阳性体征,局部检查不易与盆腔结缔组织炎鉴别。下肢血栓静脉炎是盆腔静脉炎向下扩展或继发于周围结缔组织炎所致,表现为弛张热,下肢持续性疼痛,有时可触及硬索状有压痛的静脉,使血液回流受阻,引起下肢水肿,皮肤发白,习称"股白肿"。病变轻时无明显阳性体征,彩色超声多普勒检查可协助诊断。

6. 脓毒血症及败血症 当感染血栓脱落进入血循环可引起脓毒血症,出现肺、脑、肾脓肿或肺栓塞而致死。若细菌大量进入血循环并繁殖形成败血症,可危及生命。

（三）诊断与鉴别诊断

1. 病史　详细询问病史及分娩经过,对产后发热者排除引起产褥病率的其他疾病。

2. 全身及局部检查　仔细检查腹部、盆腔及会阴伤口,确定感染的部位和严重程度。

3. 辅助检查　①血清C-反应蛋白检测有助于早期诊断感染。②B型超声、彩色超声多普勒、CT、磁共振等检查,可明确是否有脓肿形成、血栓性静脉炎。③确定病原体对产褥感染诊断与治疗非常重要,方法有病原体培养、分泌物涂片检查、病原体抗原和特异抗体检测。

4. 鉴别诊断　主要与上呼吸道感染、急性乳腺炎、泌尿系统感染等相鉴别。

（四）治疗

1. 一般治疗　产妇宜取半卧位,利于恶露引流或炎症局限于盆腔。加强营养,给予足够的维生素,若有严重贫血可输血。注意纠正水、电解质紊乱。

2. 抗生素治疗　抗生素使用原则:根据临床表现及临床经验选用广谱抗生素,待细菌培养和药敏试验结果再作调整;应选用同时作用革兰阳性菌和阴性菌、需氧菌和厌氧菌的广谱抗生素;给药时间和途径要恰当;给药剂量充足。要考虑药物对哺乳的影响。

3. 胎盘胎膜残留处理　经有效抗感染同时清除宫内残留物,急性感染伴发高热者需有效控制感染后再清宫,动作需轻柔,避免因刮宫引起感染扩散及子宫穿孔。

4. 引流通畅　盆腔脓肿可经腹或后穹隆切开引流。会阴部感染应及时拆除伤口缝线,有利引流。

5. 血栓静脉炎的治疗　卧床休息,抬高患肢。积极控制感染。对经大剂量抗生素治疗后体温仍持续不降者,可加用肝素,即150U/(kg·d)肝素加入5%葡萄糖注射液500ml静脉滴注,每6小时一次,体温下降后改为每日2次,连用4~7日,用药期间监测凝血功能。同时还可口服双香豆素、阿司匹林或双嘧达莫等,也可用活血化瘀中药治疗。

6. 手术治疗　当子宫感染严重,经积极治疗无效,出现不能控制的出血、败血症或脓毒血症时,应及时行子宫切除术,以清除感染源抢救患者生命。

（五）预防

1. 加强孕期保健,临产前2个月内避免盆浴和性生活。

2. 加强对孕产妇的管理,避免交叉感染。

3. 严格无菌操作,待产室、产房及各种器械均应定期消毒,减少不必要的肛门及阴道检查及手术操作。

4. 认真观察并处理好产程,避免产程过长及产后出血。产后仔细检查软产道,及时发现和处理异常情况。

5. 产褥期应保持会阴清洁,每日擦洗2次。

6. 必要时预防性应用抗生素预防感染。

第二节　晚期产后出血

分娩24小时后,在产褥期内发生的子宫大量出血,称晚期产后出血(late puerperal hemorrhage)。以产后1~2周发病最常见,也有迟至产后2个月余发病者。阴道流血可为少量或中等量,持续或间断;也可表现为一次性急骤大量流血,同时有血凝块排出。产妇多伴有寒战、低热,且常因失血过多导致严重贫血或失血性休克。

(一)病因与临床表现

1. 胎盘、胎膜残留 是引起产后出血的最常见的原因。多发生于产后 10 日左右。黏附在宫腔内的残留胎盘组织发生变性、坏死、机化,形成胎盘息肉,当坏死组织脱落时,暴露基底部血管,引起大量出血。临床表现为血性恶露持续时间延长,以后反复出血或突然大量流血。检查发现子宫复旧不全,宫颈口松弛,有时可触及残留组织。

2. 蜕膜残留 蜕膜多在产后 1 周内脱落,随恶露排出。若蜕膜剥离不全或剥离后长时间残留,可影响子宫复旧,继发子宫内膜炎症,引起晚期产后出血。临床表现与胎盘残留不易鉴别,宫腔刮出物病理检查可见坏死蜕膜,但不见绒毛。

3. 子宫胎盘附着面感染或复旧不全 正常情况下,胎盘娩出后,子宫胎盘附着部位随子宫体积缩小而迅速缩小,血管有血栓形成,继而血栓机化,出现玻璃样变,血管上皮增厚,管腔变窄、堵塞。胎盘附着部边缘有内膜向内生长,底蜕膜深层的残留腺体和内膜亦重新生长,使子宫内膜得以修复,此过程需 6~8 周。若胎盘附着面感染,影响创面修复和子宫复旧,表面血栓脱落致使血窦重新开放引起子宫大量出血,多发生在产后 2 周左右,表现为突然大量阴道流血,检查发现子宫大而软,宫颈口松弛,阴道及宫颈口有血块堵塞。

4. 剖宫产术后子宫伤口裂开 多见于子宫下段剖宫产横切口两侧端,多发生于术后 2~3 周。近年广泛展开子宫下段横切口剖宫产,横切口裂开引起大出血应引起重视。引起切口愈合不良造成出血的原因主要有:①子宫切口感染;②切口选择过低或过高;③缝合技术不当;④子宫下段横切口两端切断子宫动脉向下斜行分支,造成局部供血不足;术中止血不良,形成血肿。

5. 肿瘤 产后子宫滋养细胞肿瘤、子宫黏膜下肌瘤等均可引起晚期产后出血。

(二)诊断

1. 病史与体征 详问病史,询问剖宫产指征和术式,术后恢复是否顺利。患者多有产后恶露不净、有臭味,反复或突然阴道大量流血史。全身检查应排除血液系统疾病,患者可有贫血,甚至休克的表现。双合诊检查子宫增大、软,宫口松弛,内有血块或组织。若并发感染,子宫有压痛。

2. 辅助检查 血、尿常规,了解感染与贫血情况。宫腔分泌物培养或涂片检查,了解感染情况及病原体种类。B 形超声检查了解宫腔内有无残留物、子宫切口愈合状况等。若有宫腔刮出物,应送病理检查。血 β-hCG 测定,有助于排除胎盘残留及绒毛膜癌。

(三)治疗

1. 少量或中等量阴道流血,应给予广谱抗生素、子宫收缩剂及支持疗法。

2. 疑有胎盘、胎膜、蜕膜残留或胎盘附着部位复旧不全者,应行刮宫术,操作应轻柔,防止宫壁损伤或子宫穿孔,备血并做好开腹手术的准备。刮出物应送病理检查,以明确诊断。术后继续给予抗生素及子宫收缩剂。

3. 疑有剖宫产术子宫切口裂开,仅少量阴道流血应住院,给予广谱抗生素及支持疗法,密切观察病情变化;若多量阴道流血,可作剖腹探查。若切口周围组织坏死范围小,炎症反应轻微,可作清创缝合及髂内动脉、子宫动脉结扎止血或行髂内动脉栓塞术。若组织坏死范围大,酌情作低位子宫次全切除术或子宫全切除术。

4. 若系肿瘤引起的阴道流血,应做相应处理。

(四)预防

1. 正确处理第三产程,应仔细检查胎盘、胎膜,若怀疑有残留,应及时取出;不能排除胎盘残留时,应探查宫腔。术后应用抗生素预防感染和子宫收缩剂。

2. 剖宫产术时要合理选择切口,避免子宫下段横切口两侧角部撕裂;提高缝合技术;严格无菌操作,术后应用抗生素预防感染。

第三节　产褥期抑郁症

产褥期抑郁症(postpartum depression,PPD)是指产妇在产褥期内出现抑郁症状,是产褥期精神综合征中最常见的一种类型。国外报道发生率高达 30%。通常在产后 2 周出现症状,产后 4~6 周症状明显。表现为易激惹、淡漠、焦虑、沮丧和对自身及婴儿健康过度担忧,不愿与人交流,甚至与丈夫也会产生隔阂。部分产妇还可表现为对生活厌倦、对家庭缺乏信心,平时对事物反应迟钝,注意力不易集中,食欲、性欲均明显减退。亦可伴有头晕、头痛、胃部不适、心率加快、呼吸增加、便秘等症状。有的产妇失去生活自理及照料婴儿的能力,有时还会陷入错乱或嗜睡状态;有的产妇甚至出现伤婴或自杀行为。

(一)诊断

产褥期抑郁症至今尚无统一的诊断标准。美国精神学会(1994)在《精神疾病的诊断与统计手册》一书中,制定了产褥期抑郁症诊断标准,详见表 15-1。

表 15-1　产褥期抑郁症的诊断标准

1. 在产后 2 周内出现下列 5 条或 5 条以上的症状,必须具备(1)(2)两条
(1) 情绪抑郁
(2) 对全部或多数活动明显缺乏兴趣或愉悦
(3) 体重显著下降或增加
(4) 失眠或睡眠过度
(5) 精神运动性兴奋或阻滞
(6) 疲劳或乏力
(7) 遇事均感毫无意义或有自罪感
(8) 思维能力减退或注意力不集中
(9) 反复出现想死亡的想法
2. 在产后 4 周内发病

产褥期抑郁症早期诊断困难,产后进行自我问卷调查(如 Edinburgh 产后抑郁评分系统)对于早期发现和诊断产褥期抑郁症很有帮助。

(二)治疗

通常需要治疗,包括心理治疗及药物治疗。

1. **心理治疗**　对产褥期抑郁症非常重要,包括心理支持、咨询与社会干预等。通过心理咨询,解除致病的心理因素。心理治疗的关键是:①增强患者的自信心,提高患者的自我价值意识;②根据患者的个性特征、心理状态、发病原因给予个体化的心理辅导,解除致病的心理因素。

2. 药物治疗　适用于中重度抑郁症及心理治疗无效患者。选用抗抑郁症的药物以不进入乳汁为佳,首选 5- 羟色胺再吸收抑制剂。目前常用的药物如下:

(1) 5- 羟色胺再吸收抑制剂:①氟西汀:20mg/d,分 1~2 次口服,根据病情可增加至 80mg/d。②盐酸帕罗西汀:20mg/d,一次口服,连续用药 3 周后,根据病情增减剂量,可以 10mg 递增,最终至 50mg,体弱者 40mg,每日 1 次。肝肾功能不全患者慎用。注意不宜骤然停药。③盐酸舍曲林:50mg/d,逐渐增至 100~200mg/d,常用剂量为每日 50~100mg,最大剂量为每日 150~200mg(此量不得连续应用超 8 周以上)。需长期应用者,需用最低有效量。

(2) 三环类抗抑郁药:阿米替林:50mg/d,分 2 次口服,逐渐增至 150~250mg/d,最高剂量一日不超过 300mg,维持量一日 50~150mg。

(三)预防

产褥期抑郁症的发生,受社会因素、心理因素及妊娠因素的影响。因此,加强对孕妇的精神关怀,利用孕妇学校等多种渠道普及有关妊娠、分娩常识,减轻孕妇对妊娠、分娩的紧张、恐惧心情,完善自我保健,对于预防产褥期抑郁症有积极意义。

(四)预后

产褥期抑郁症预后良好,约 70% 患者于 1 年内治愈,仅极少数患者持续 1 年以上。再次妊娠约有 20% 复发率。其第 2 代的认知能力可能受到一定影响。

学习小结

产褥感染是指产褥期内生殖道受病原体侵袭而引起局部或全身的感染。因孕期及产褥期生殖道内有大量需氧菌、厌氧菌、真菌、衣原体及支原体等非致病菌,在特定环境下可致病。发热、腹痛、异常恶露是产褥感染的三大主要症状。可表现为:急性外阴、阴道、宫颈炎、剖宫产伤口感染;急性子宫内膜炎、子宫肌炎;急性盆腔结缔组织炎、急性输卵管炎;急性盆腔腹膜炎及弥漫性腹膜炎;血栓性静脉炎;脓毒血症及败血症。通过病史、体征及病原体培养、B 超等相关辅助检查明确诊断,予以伤口切开引流、抗生素的针对性应用等治疗。

晚期产后出血常见于:胎盘、胎膜残留;蜕膜残留;子宫胎盘附着面感染或复旧不全;剖宫产术后子宫伤口裂开;肿瘤等原因。临床多表现为子宫出血、增大、压痛等。治疗应针对其病因给予促进子宫收缩、抗感染、刮宫、剖腹探查等。

产褥期抑郁症是产褥期精神综合征中最常见的一种类型,早期发现和诊断产褥期抑郁症,积极针对性治疗,包括心理治疗及药物治疗,以提高产妇及家庭的生活质量。

复习题

1. 产褥感染的临床表现?
2. 晚期产后出血的病因与临床表现及处理?

(王晨虹)

第十六章

妇科病史及检查

病史采集、体格检查是妇科疾病诊断的主要依据和妇科临床实践的基本技能。在书写妇科病史时,首先应熟悉有关妇科病史的采集方法,并通过实践,逐步掌握妇科特有的盆腔检查技术及常用特殊检查方法、突出妇科疾病常见症状的鉴别要点。

第一节 妇 科 病 史

(一)病史采集方法

采集病史时,医师应诚恳、耐心和语言亲切,认真听取患者的陈述,同时要观察患者的情绪变化;采集病史应有目的性,不可遗漏关键性内容,但也要避免暗示和主观臆测。必要时可以启发或询问的方式调整、集中患者陈述内容。切忌在采集病史时以指责或粗鲁的态度打断患者讲话。医师要使用通俗易懂的语言同患者交流,少用医学专业术语。要注意保护患者的隐私。不能口述的危重患者可询问其家属或亲友;院外转诊患者要索阅其病情介绍;对未婚患者行直肠 - 腹部诊和相应的化验检查,明确病情后再补充询问与性生活有关的问题。

(二)病史内容

1. 一般项目　包括患者姓名、性别、年龄、籍贯、职业、民族、婚姻、住址、入院日期、病史记录日期、病史陈述者、可靠程度。若非患者陈述,应注明陈述者与患者的关系。

2. 主诉　指患者本次就诊的主要症状(或体征)及持续时间。要求通过主诉能初步估计疾病的大致范围。力求简明扼要,通常不超过 20 个字。妇科临床常见症状有外阴瘙痒、白带增多、阴道流血、闭经、下腹痛、下腹包块及不孕等。若患者有停经、阴道流血及腹痛 3 种主要症状,应按其发生时间的顺序书写为:停经 × 日后,阴道流血 × 日,腹痛 × 日。若患者无任何自觉症状,仅系妇科普查时发现 ××,主诉应写为:普查发现"××"× 日。

3. 现病史　指本次疾病的发生、演变、诊疗等方面的详细内容,是病史的主要组成部分,以主要症状为核心,应按时间顺序详细书写。除此以外,还要对伴随症状及其出现的时间、特点和演变过程及其与主要症状之间的相互关系仔细叙述。在现病史中也要包括与疾病有鉴别意义的主要阴性症状。情绪、精神、食欲、体重变化及大小便等发病以来的一般情况另起一段记录。

4. 既往史　是指患者过去的健康和疾病情况。内容包括以往一般健康状况、疾病史、传染病史、预防接种史、手术外伤史、输血史、药物过敏史。为防止遗漏,可按全身各系统依次询问,如曾患某疾病,要记录疾病名称、患病时间、诊疗及转归情况。

5. 月经史　包括初潮年龄、月经周期及经期持续时间、经量、经期伴随症状。如 14 岁初潮,月经周期 26~30 日,经期持续 4~5 日,可简写为 $14\dfrac{4\text{-}5}{26\text{-}30}$。经量可问经期每日或每个经期使用卫生巾的数量,有无血块,经前和经期有无不适(如乳房胀痛、水肿、精神抑郁或易激动等),有无痛经及疼痛部位、性质、程度以及痛经起始和消失时间。常规询问和记录末次月经日期(LMP)、经量及持续时间。若其流血情况不同于以往正常月经,还应追问前次月经日期(PMP)。已绝经患者应询问绝经年龄,绝经后有无阴道流血、白带增多或其他不适。

6. 婚育史　婚次及每次结婚年龄,是否近亲结婚(直系血亲及三代旁系血亲),男方健康状况,有无性病史及双方同居情况等。生育史包括足月产、早产、流产次数及现存子女数量和健康状况。记录分娩方式,有无难产史,新生儿出生情况,有无产后出血或产褥感染史。末次分娩或流产日期和经过。现采用何种计划生育措施及其效果。

7. 个人史　生活和居住情况,出生地和曾居留地区,有无烟、酒和毒品嗜好。

8. 家族史　父母、兄弟、姐妹、子女及家族其余成员中有无遗传性疾病、肿瘤、糖尿病及其他各种先天异常。

第二节　体格检查

体格检查在完成病史采集后进行,应包括全身检查、腹部检查和盆腔检查。除病情危急外,应按下列顺序进行。记录时要按次序准确记录各项具体内容,注意不能遗漏与疾病有关的重要体征及有鉴别意义的阴性体征。

(一)全身检查

常规测量体温、脉搏、呼吸和血压,必要时测量体重和身高。其他检查内容包括患者神志、精神状况、面容、体态、全身发育及毛发分布情况、皮肤、浅表淋巴结(特别是锁骨上和腹股沟浅淋巴结)、头、颈(注意甲状腺有无肿大)、乳房(注意发育、皮肤有无凹陷,有无包块及分泌物)、心、肺、脊柱及四肢。

(二)腹部检查

是妇科体格检查的重要组成部分,在盆腔检查前进行。视诊了解腹部有无隆起,腹壁是否有瘢痕、静脉曲张、腹壁疝、腹直肌分离、妊娠纹等。扪诊腹壁厚度,肝、脾、肾有无增大及压痛,腹部有无压痛、反跳痛或肌紧张,是否扪有包块。有包块者要描述包块的部位、大小(单位:cm)、形状、质地、活动度、表面是否光滑、有无压痛。叩诊时注意鼓音或浊音分布范围,有无移动性浊音。听诊时应了解肠鸣音情况。若合并妊娠,应检查腹围、子宫底高度、胎位、胎心及胎儿大小等。

（三）盆腔检查

通常又称为妇科检查，包括外阴、阴道、宫颈、宫体及双侧附件。

1. 注意事项

（1）检查前应与患者适当沟通取得患者的信任、理解与配合；检查时动作轻柔、仔细。

（2）检查前排空膀胱和大便。

（3）取膀胱截石位检查。让患者臀部置于台缘，头略抬高，两手平放于躯体旁。检查者面向患者，站在患者两腿间。

（4）经期不宜盆腔检查。必须检查者，检查前应先消毒外阴，并使用无菌手套和器械，防止发生感染。

（5）无性生活的女性只做直肠-腹部诊，禁止阴道窥器检查和双合诊检查。必须检查时，应在本人及其监护人签订同意书后方可用食指放入阴道扪诊。

2. 检查方法及步骤

（1）外阴部检查：观察外阴发育，有无畸形、充血、溃疡、皮肤黏膜色泽、萎缩或肿块；观察阴毛多少和分布情况等。然后分开小阴唇，暴露前庭、尿道口、阴道口及处女膜。未婚者的处女膜多完整未破，其中有小孔；已婚者的阴道口能容两指通过，经产妇的处女膜仅余残痕或有会阴侧切瘢痕。检查时让患者用力向下屏气，了解有无阴道前后壁膨出、子宫脱垂或尿失禁等。

（2）阴道窥器检查：只适用于已婚患者。未婚者未经本人同意，禁止窥器检查。检查方法如下：

1）放置和取出：将阴道窥器两叶表面涂润滑剂后轻柔插入。若取阴道分泌物作细胞涂片或宫颈细胞学检查时不用润滑剂，以免影响涂片质量。放置窥器时，先分开两侧小阴唇，显露阴道口，将准备好的阴道窥器斜行沿阴道侧后壁缓慢插入阴道内（图16-1），然后向后向上推进，并逐渐转正、张开窥器的两叶，直至完全充分暴露宫颈、阴道壁和穹隆部（图16-2）。若阴道壁松弛，无法暴露宫颈时，可调整阴道窥器中部螺丝，使其两叶可张开达最大限度。取出窥器前旋转窥器仔细观察阴道各壁，待合拢窥器两叶后再取出。

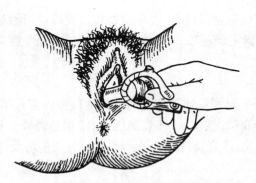 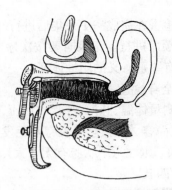

图 16-1 沿阴道侧后壁放入阴道窥器图　　　图 16-2 暴露宫颈

2）视诊

① 检查阴道：观察阴道前后壁和侧壁黏膜颜色、皱襞多少及有无溃疡、赘生物或囊肿，是否有阴道纵隔或横隔等先天畸形等；观察阴道内分泌物的量、色泽、性状及气味。白带异常者应作涂片或培养检查查找滴虫、假丝酵母菌、淋菌等。

② 检查宫颈：观察宫颈大小、颜色、外口形状、有无撕裂、外翻、腺囊肿、息肉、柱状上皮异位和出血，宫颈管内有无出血或分泌物。若需行宫颈刮片和宫颈管分泌物涂片可于此时采集标本。

(3) 双合诊：是全面了解并掌握阴道、宫颈、宫体、输卵管、卵巢、子宫韧带和宫旁结缔组织，以及盆腔内其他组织器官和盆壁情况的常用手段；是盆腔检查中最重要的项目。检查者用一手的两指或一指放入阴道，另一手在腹部配合检查，称为双合诊（图16-3）。

(4) 三合诊：是经腹部、阴道、直肠三者联合检查。检查者戴手套后一手食指放入阴道，中指放入直肠，另一只手在腹部配合进行检查（图16-4）。

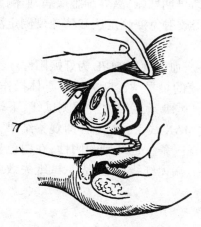 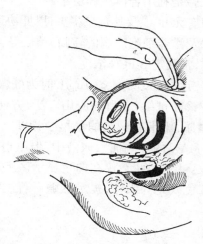

图 16-3　双合诊检查子宫　　　　　图 16-4　三合诊检查

通过三合诊可扪清后倾或后屈子宫的大小，发现子宫后壁、直肠子宫陷凹、宫骶韧带或双侧盆腔后部的病变，尤其是癌肿与盆壁间的关系，扪诊阴道直肠隔、骶骨前方或直肠内有无异常等，因此，三合诊是对双合诊的不足的重要补充。

(5) 直肠-腹部诊：检查者戴手套后一手食指伸入直肠，另一手在腹部配合检查，称为直肠-腹部诊。用于无性生活、阴道闭锁或因其他原因不宜进行双合诊的患者。

进行双合诊、三合诊或直肠-腹部诊时，除应按常规操作外，还应注意：①如两指放入阴道患者感疼痛不适时，可用单手指替代双指进行检查；②三合诊时，在将中指伸入肛门时，可嘱患者同时用力向下屏气，使肛门括约肌自动放松，可减轻患者疼痛不适感；③若患者腹肌紧张，可边检查边与患者交谈，可嘱患者张嘴呼吸而使腹肌放松；④当检查者无法查明盆腔内解剖关系时，最好不应强行扪诊，一般待下次重新检查，多能获得满意结果。

3. 记录　完成盆腔检查后，应将检查结果按解剖部位先后顺序记录：

外阴：发育情况及婚产式（未婚、已婚或经产式）。有异常发现时应详细描述。

阴道：是否通畅，黏膜情况，分泌物量、色、性状以及有无异味。

宫颈：大小、硬度、有无撕裂、柱状上皮异位、息肉、腺囊肿，有无接触性出血、举痛和摇摆痛等。

宫体：位置、大小、硬度、表面情况、活动度、有无压痛等。

附件：有无块物、增厚及压痛。若有块物，记录其位置、大小、硬度、表面情况、活动度、有无压痛及与子宫、盆壁关系。左右两侧情况分别记录。

第三节 妇科常用特殊检查

一、妊 娠 试 验

妊娠试验是利用合体滋养层细胞产生的人绒毛膜促性腺激素(hCG)的免疫学特点,检测受检者体内有无 hCG 及其含量多少,以此协助诊断早期妊娠、滋养细胞疾病、监测异位妊娠保守治疗效果及滋养细胞疾病的转归、预后等。常用放射免疫测定法和酶免疫测定法。在测定 hCG 浓度时,常测定 β-hCG 浓度。

血 hCG 定量免疫测定 <3.1μg/L 时为妊娠阴性。血浓度 >25U/L 为妊娠阳性。

早早孕诊断试纸:是目前应用广泛、方便、快捷的早早孕诊断方法。具体操作步骤:留取被检妇女晨尿,用带有试剂的早早孕诊断试纸条(试纸条上端为对照测试线,下端为诊断反应线)标有 MAX 的一端插入尿液中,但不得超过 MAX 线。1~5 分钟即观察结果,超过 10 分钟结果无效。结果判断:仅在白色显示区上端呈现一条红色线判为阴性;在白色显示区上下呈现两条红色线判为阳性,提示妊娠。若试纸条上端无红线出现,表示试纸失效或测试方法失败。

二、女性生殖道细胞学检查

生殖道细胞包括阴道、宫颈管、子宫、输卵管上皮细胞。因取材的方便,临床上常通过对阴道上段、宫颈阴道部的脱落细胞检查来反映女性生殖道的生理及病理变化。阴道上皮细胞受卵巢激素的影响而呈周期性变化。因此,检查阴道脱落细胞既可反映体内性激素水平,又可对女性生殖道恶性肿瘤进行初步筛查,但对肿瘤的诊断需要进一步病理组织学证实才能确诊。

(一) 涂片种类及标本的采取

采取标本前 24 小时内禁止性生活、阴道检查、灌洗及用药,取材用具必须干燥无菌。

1. 阴道涂片 目的是了解卵巢或胎盘功能。对已婚妇女,从阴道侧壁上 1/3 处轻轻刮取分泌物和细胞少许,薄而均匀地涂于玻片上,置入 95% 酒精内固定。在取标本时切勿用力,以免将深层细胞混入。对无性生活妇女,可用卷紧的无菌棉签蘸生理盐水润湿后伸入阴道在其侧壁的上 1/3 处轻轻卷取细胞,薄而均匀地在玻片上涂片并固定。

2. 宫颈刮片 是早期宫颈癌筛查的重要方法。常在宫颈外口鳞 - 柱上皮交接处,以宫颈外口为圆心,用木质铲形刮板,轻轻刮取一周取出刮板,在玻片上向一个方向涂片。若白带过多,应先用无菌干棉球轻轻拭去,再刮取标本。取标本时用力要轻,以免损伤引起出血。因刮片法所取细胞不全,制片粗劣,现多推荐涂片法。

3. 宫颈管涂片 目的是了解宫颈管情况,对疑为宫颈管癌或绝经后的妇女可行此项检查。先将宫颈表面分泌物拭净,用小型刮板进入宫颈管内,轻刮一周作涂片。现多使用特制"细胞刷"获取宫颈管上皮细胞。将"细胞刷"置于宫颈管内,于宫颈外口上方 10mm 左右,旋转 360°取出,旋转"细胞刷"将附着于其上的细胞均匀地涂于玻片上或洗脱于保存液中或立即固定。"细胞刷"刮取的细胞收集率高、可重复制片,取材效果优于棉拭子。

4. 宫腔吸片　对疑有宫腔内恶性病变者,可采用宫腔吸片检查。此方法较阴道涂片及诊刮阳性率高,但宫腔吸片标本中可能含有输卵管卵巢或盆腹腔上皮细胞成分。将塑料管轻轻放入宫底部,上下左右移动吸取标本。在放入和取出吸管时,须注意停止抽吸,以免将颈管内容物吸入。另外,还可通过宫腔灌洗获取细胞。此检查虽简单,取材效果好,与诊刮相比,患者痛苦小,易于接受,特别适合于绝经后出血妇女,但取材不够全面。

(二)生殖道脱落细胞的内分泌检查

阴道鳞状上皮细胞的成熟程度与体内雌激素水平成正相关。雌激素水平越高,阴道细胞越成熟,因此,阴道鳞状上皮细胞的表层、中层及底层各层细胞的比例直接反映体内雌激素水平。临床上常用 4 种指数代表体内雌激素水平:①成熟指数(maturation index,MI):为阴道细胞学卵巢功能检查最常用的一种,按底层/中层/表层顺序写出,若底层细胞百分率高称左移,提示不成熟细胞增多,即雌激素水平降低;若表层细胞百分率高称右移,表示雌激素水平升高。一般有雌激素影响的涂片,基本上无底层细胞。②致密核细胞指数(karyopyknotic index,KI):该指数越高,表示上皮越成熟。③嗜伊红细胞指数(eosinophilic index,EI):该指数越高,提示上皮细胞越成熟。④角化指数(cornification index,CI):用以表示雌激素的水平。

常用于以下疾病:

1. 闭经　阴道脱落细胞检查若呈正常周期性变化,提示闭经原因在子宫及其以下部位;若无周期性变化,伴血 FSH 升高,提示病变在卵巢;若表现不同程度雌激素低落,或持续雌激素轻度影响,提示闭经是垂体或以上或其他全身性疾病引起。

2. 功能失调性子宫出血　无排卵性功能失调性子宫出血:涂片表现为中至高度雌激素影响,也可呈较长期处于低至中度雌激素影响。雌激素水平高时 MI 右移显著,但当雌激素水平下降时,出现阴道流血;排卵性功能失调性子宫出血者涂片表现周期性变化,MI 明显右移,排卵期呈高度雌激素影响,排卵后,细胞堆积和皱褶较差或持续时间短。

3. 流产

(1)先兆流产:黄体功能不足者表现为 EI 在孕早期增高,治疗后 EI 下降提示好转;若再度增高,且细胞开始分散,流产可能性大。若先兆流产而涂片正常,表明黄体功能不足不是流产的病因,用孕激素治疗无效。

(2)稽留流产:涂片呈 EI 升高,出现圆形致密核细胞,细胞分散,舟形细胞少而多边形细胞增多。

4. 生殖道感染性疾病

(1)细菌性阴道病:涂片可见细胞核呈豆状核,核破碎和核溶解,上皮细胞核周有空晕,细胞质内有空泡。常见的病原体为乳杆菌、球菌、加德纳尔菌和放线菌等。

(2)衣原体性宫颈炎:涂片可见感染细胞肥大多核,化生的细胞胞质内有球菌样物及嗜碱性包涵体。

(3)病毒性感染:以单纯疱疹病毒Ⅱ型(HSV-Ⅱ)和人乳头状瘤病毒(HPV)感染多见。①HSV 感染:感染细胞核增大,染色质结构呈"水肿样"退变,染色质很细,散布在整个胞核中,呈淡的嗜碱性染色,均匀,犹如玻璃状,细胞多呈集结状,有许多胞核为早期表现,晚期见嗜伊红染色的核内包涵体,周围呈一清亮晕环;②HPV 感染:涂片见挖空细胞、不典型角化不全细胞及反应性外底层细胞。典型的挖空细胞表现为上皮细胞内有 1~2 个增大的核,核周有透亮空晕环或致密的透亮区,为 HPV 感染鳞状上皮细胞后典型的细胞学改变。

(三)生殖道脱落细胞与妇科肿瘤

生殖道恶性肿瘤细胞的特征:主要为细胞异形性明显,细胞质减少,染色较浓,若变性则内有空泡或出现畸形。细胞核增大,核浆比例失常;核大小不等,形态不规则,核深染且深浅不一;核膜明显增厚、不规则,染色质分布不均,颗粒变粗或凝聚成团;因核分裂异常,可见双核及多核;核畸形,核仁增大变多以及出现畸形裸核。癌细胞可单独或成群出现但排列紊乱。早期癌涂片背景干净清晰,晚期癌涂片背景见成片坏死细胞、红细胞及白细胞等。

临床工作中,阴道细胞学诊断的报告通常采用分级诊断和描述性诊断两种形式。目前多数医院应用 TBS 分类法及其描述性诊断,尚有部分医院采用巴氏 5 级分类法。

1. 巴氏分类法　其阴道细胞学诊断标准如下:

巴氏Ⅰ级:为正常阴道细胞涂片。

巴氏Ⅱ级:炎症。细胞核普遍增大,淡染或有双核,可见核周晕或细胞质内空泡。一般属良性改变或炎症。个别细胞核异质明显,但又不支持恶性。临床分为ⅡA 及ⅡB。ⅡB 是指个别细胞核异质明显,但又不支持恶性;其余为ⅡA。

巴氏Ⅲ级:可疑癌。主要是核异质,可见核大深染,核形不规则或双核。性质尚难肯定。

巴氏Ⅳ级:高度可疑癌。细胞有恶性特征,但在涂片中恶性细胞较少。

巴氏Ⅴ级:癌。有典型的多量癌细胞。

2. TBS 分类法　为了使生殖道细胞学诊断报告与组织病理学术语统一,有利于临床,1988年美国制定阴道细胞学 TBS(the Bethesda system)命名系统。国际癌症协会于 1991 年正式采用了 TBS 分类法。TBS 描述性诊断报告主要包括以下内容:

(1)感染

1)原虫:滴虫或阿米巴原虫阴道炎。

2)细菌:①球杆菌占优势,查见线索细胞,提示细菌性阴道炎;②杆菌形态提示放线菌感染;③衣原体感染:形态提示衣原体感染,建议临床进一步证实;④其他。

3)真菌:①形态提示念珠菌感染;②形态提示纤毛菌(真菌样菌);③其他。

4)病毒:①形态提示疱疹病毒感染;②形态提示巨细胞病毒感染;③形态提示 HPV 感染(HPV 感染包括鳞状上皮轻度不典型增生,应建议临床进一步证实);④其他。

(2)反应性细胞的改变:细胞对炎症、损伤、放疗和化疗、宫内节育器、激素治疗的反应性改变;萎缩性阴道炎;其他。前 3 种情况下亦可出现修复细胞或不典型修复细胞。

(3)鳞状上皮细胞异常:①不明确诊断意义的不典型鳞状上皮细胞(ASCUS);②低度鳞状上皮细胞内病变(LSIL),与 CINⅠ术语符合;③高度鳞状上皮细胞内病变(HSIL):包括 CINⅡ级、CINⅢ级和原位癌;④鳞状细胞癌;若明确组织类型,则按下述报告:角化型鳞癌、非角化型鳞癌、小细胞型鳞癌。

(4)腺上皮细胞异常:①不典型腺上皮细胞(AGC):宫颈管和子宫内膜 AGC;②腺原位癌(AIS);③腺癌:若可能,则判断来源:颈管、子宫内膜或子宫外。

（5）其他恶性肿瘤细胞：原发于子宫颈和子宫体的不常见肿瘤及转移癌。

三、宫颈活组织检查

宫颈活组织检查是取宫颈病灶或可疑部位小部分组织作病理学检查，以明确病变性质。临床常用于宫颈疾病的诊断。

1. 适应证

（1）宫颈脱落细胞学检查巴氏Ⅲ级或Ⅲ级以上；虽为巴氏Ⅱ级但经抗感染治疗后仍为Ⅱ级；TBS分类鳞状细胞异常者。

（2）阴道镜检查反复可疑阳性或阳性者。

（3）疑有宫颈癌或慢性特异性炎症，需明确诊断者。

2. 方法　患者取膀胱截石位，阴道窥器暴露宫颈，揩净宫颈黏液及分泌物，消毒宫颈。用活检钳在宫颈口鳞-柱交接部或病变处取材。可疑宫颈癌者可在3、6、9、12点钟位等多点取材。临床已明确为宫颈癌，只为确定病理类型或浸润程度时可仅作单点取材。在阴道镜检指引下行定位取材，或在宫颈阴道部涂以碘溶液，选择不着色区取材可提高取材准确性。取下的各组织块应含足够间质。宫颈局部压迫止血24小时。

四、诊断性刮宫

以刮取子宫内膜或内膜病变组织进行病理诊断为目的，是临床了解子宫内膜病变和判断卵巢功能较常用的辅助诊断方法。若同时疑有宫颈管病变，需对子宫颈管及宫腔分别进行刮宫，简称分段诊刮。

1. 适应证

（1）一般诊断性刮宫：①子宫异常出血或阴道排液；②月经异常；③了解排卵；④疑有子宫内膜结核者；⑤因宫腔组织残留或子宫长时间多量出血者。

（2）分段诊断性刮宫：分段诊刮多在出血时进行，适用于绝经后子宫出血或疑有子宫内膜癌，或了解宫颈管是否同时被累及。

2. 操作方法

（1）一般诊断性刮宫：与子宫内膜活组织检查基本相同，一般不需麻醉。对子宫颈内口较紧者，酌情给予镇痛剂、局麻或静脉麻醉。

（2）分段诊断性刮宫：先不探查宫腔深度，以免将子宫颈管组织带入宫腔混淆诊断。用小刮匙自子宫颈内口至外口顺序刮子宫颈管一周，将所刮取组织置纱布上，然后刮匙进入宫腔刮取子宫内膜。刮出子宫颈管黏膜及宫腔内膜组织分别装瓶、固定，送病理检查。

3. 注意事项　①对不孕症行诊刮，应在月经前1~2日或月经来潮6小时内进行，以判断其有无排卵；②如疑为子宫内膜增生症者，应于月经前1~2天或月经来潮6小时内刮宫；疑为子宫内膜剥脱不全时，则应于月经第5~7日刮宫；不规则出血者随时可以刮宫；③疑子宫内膜结核者，应于经前1周或月经来潮6小时内诊刮。刮宫前先行抗结核治疗，刮宫时要特别注意刮子宫两角部；④疑为内膜癌者随时可行诊刮，刮出组织若肉眼检查高度疑为癌组织时，只要已够病理检查，不必刮除全部组织。

五、输卵管通畅检查

输卵管通畅检查用于了解输卵管是否通畅，了解宫腔和输卵管腔的形态及输卵管的阻塞部位。输卵管通液术、子宫输卵管造影术是常用方法。还可采用腹腔镜直视下输卵管通液检查、宫腔镜下经输卵管口插管通液检查和宫腔镜、腹腔镜联合检查等方法。

1. 适应证

(1) 输卵管通液术(hydrotubation)：①不孕症疑有输卵管阻塞者；②评价输卵管绝育术、输卵管再通术或输卵管成形术的效果；③对输卵管黏膜轻度粘连的治疗。

(2) 子宫输卵管造影(hysterosalpingography，HSG)：①了解输卵管是否通畅及其形态、阻塞部位；②了解宫腔形态和完整性，确定有无子宫畸形及类型，有无宫腔粘连、子宫黏膜下肌瘤、子宫内膜息肉及异物；③不明原因的习惯性流产，了解宫腔内口是否松弛；④内生殖器结核非活动期。

2. 禁忌证

(1) 输卵管通液术：①内外生殖器炎症；②月经期或有阴道流血；③可疑妊娠；④严重全身性疾病不能耐受手术；⑤体温高于37.5℃。

(2) 子宫输卵管造影：碘过敏者，有输卵管通液术禁忌者。

3. 方法

术前准备：月经干净3~7日，术前3日禁性生活。患者排空膀胱。术后2周禁盆浴及性生活，酌情给予抗生素预防感染。

(1) 输卵管通液术：患者取膀胱截石位，经双合诊了解子宫位置及大小，消毒外阴、阴道后铺无菌孔巾。暴露宫颈，消毒阴道穹隆及宫颈，以宫颈钳钳夹宫颈前唇。沿宫腔方向置入宫颈导管，缓慢推注液体，压力不超过160mmHg。观察推注时阻力大小、注入的液体是否经宫颈回流、患者疼痛等。结果评定：①顺利推注20ml生理盐水无阻力，压力维持60~80mmHg以下，或开始稍有阻力，随后阻力消失，无液体回流，患者无不适感，提示输卵管通畅；②若勉强注入不足5ml即受阻，同时患者感下腹胀痛，停注后液体又回流到注射器中，表示输卵管阻塞；③若再经加压注射，又能逐渐推进，表示输卵管原有轻度粘连且已被分离。

(2) 子宫输卵管造影：术前作碘过敏试验，试验阴性者方可造影。患者取膀胱截石位，消毒外阴、阴道，铺无菌孔巾。双合诊检查子宫位置及大小。以阴道窥器扩张阴道，充分暴露宫颈，再次消毒阴道穹隆及宫颈，用宫颈钳钳夹宫颈前唇，探查宫腔。将40%碘化油注入宫腔，在X线透视下观察碘化油流经输卵管及宫腔情况并摄片。24小时后再摄盆腔平片，观察腹腔内碘化油弥散情况。注入碘化油后子宫角圆钝，输卵管不显影，考虑输卵管痉挛，肌注阿托品0.5mg，20分钟后再透视、摄片；或停止操作，下次摄片前先使用解痉药物。

(3) 宫腔镜输卵管口插管通液术：以5%葡萄糖液作为膨宫介质，宫腔镜直视下找准输卵管开口，将外径1.4~1.6mm的医用塑料管插入输卵管开口约2~3mm，先试用酚红或亚甲蓝注入，观察有无染液向宫腔回流，以判断输卵管通畅度。

六、阴道后穹隆穿刺

阴道后穹隆顶端与腹腔最低部位直肠子宫陷凹贴接,腹腔内的积血、积液、积脓易积存于该处,故常选择经阴道后穹隆穿刺术(culdocentesis)对抽出物进行肉眼观察、化验、病理检查,是妇产科临床常用的辅助诊断方法。

1. 适应证　①疑有腹腔内出血时;②疑盆腔内有积液、积脓时,或盆腔脓肿的穿刺引流及局部注射药物;③B型超声引导下行卵巢子宫内膜异位囊肿或输卵管妊娠部位注药治疗;④B型超声引导下经阴道后穹隆穿刺取卵。

2. 禁忌证　①盆腔严重粘连,直肠子宫陷凹被粘连块状组织完全占据,并已凸向直肠;②疑有肠管与子宫后壁粘连,穿刺易损伤肠管或子宫;③异位妊娠准备采用非手术治疗时应避免穿刺,以免引起感染。

3. 方法　外阴、阴道常规消毒;用宫颈钳夹持宫颈后唇向前牵引,暴露阴道后穹隆;用长针头接注射器,于后穹隆中央部或稍偏病侧,经阴道后穹隆穿刺与宫颈平行而稍向后的方向刺入约2~3cm,有落空感时抽取,若为肿块,则与最突出或囊感最显著部位穿刺;吸取完毕,拔针,若有渗血,可压迫片刻,停止流血后取出阴道窥器。

七、腹腔镜检查

1. 适应证　常用于生殖器发育异常、肿瘤、炎症、异位妊娠、子宫内膜异位症、子宫穿孔、原因不明的下腹痛、不孕症等的诊断。

(1) 诊断性腹腔镜:①子宫内膜异位症的诊断和分期;②腹盆腔肿块诊断;③不明原因的腹痛和盆腔痛;④不孕的诊断;⑤代替二次探查手术。

(2) 手术性腹腔镜:应根据术者的技术条件及设备条件,选择手术适应证。包括:①有适应证实施经腹手术的各种妇科良性疾病;②早期子宫内膜癌分期手术和早期宫颈癌根治术;③中晚期宫颈癌化放疗前后腹膜淋巴结取样;④计划生育节育手术,如异位宫内节育器取出、绝育术等。

2. 禁忌证

(1) 绝对禁忌证:①严重的心、肺疾患;②凝血功能障碍;③绞窄性肠梗阻;④大的腹壁疝或膈疝者;⑤结核性腹膜炎、腹腔广泛粘连;⑥弥漫性腹膜炎或腹腔内大出血者。

(2) 相对禁忌证:①盆腔巨大包块超过脐水平者;②妊娠>16周;③晚期卵巢癌。

八、宫腔镜检查

宫腔镜检查(hysteroscopy)采用膨宫介质扩张宫腔,借助纤维导光束和透镜将冷光源经宫腔镜导入宫腔内,直视下观察宫颈管、宫颈内口、宫内膜及输卵管开口的生理病理改变。可在直视下行宫腔内的组织活检及手术操作。

1. 适应证

(1) 宫腔镜检查适应证:①异常子宫出血;②疑有宫腔粘连或畸形;③IUD的定位及取出;

④宫腔占位性病变的诊断;⑤子宫造影异常;⑥不明原因不孕;⑦复发性流产。

(2) 宫腔镜治疗适应证:①宫腔粘连分离;②子宫内膜息肉;③子宫黏膜下肌瘤;④子宫内膜增生过长;⑤子宫纵隔切除;⑥子宫内异物的取出等;⑦输卵管阻塞,输卵管插管通液、注药。

2. 禁忌证

(1) 绝对禁忌证:①急性生殖道感染;②心、肝、肾衰竭急性期及其他不能耐受手术者;③近期(3个月内)有子宫穿孔史或子宫手术史者。

(2) 相对禁忌证:①宫颈瘢痕,扩张困难者;②宫颈裂伤或松弛,无法扩宫者;③月经期及活动性子宫出血;④宫颈恶性肿瘤;⑤近期有子宫穿孔或子宫手术史。

九、阴道镜检查

阴道镜检查(colposcopy)是利用阴道镜经强光源照射将宫颈阴道部上皮放大 10~40 倍直接观察,以了解肉眼看不到的较微小病变,并在可疑部位行定位活检,以提高确诊率。

阴道镜检查的适应证:①宫颈细胞学检查 LSIL 及以上、ASCUS 伴高危型 HPV-DNA 阳性或 AGC 者;②HPV-DNA 检测 16 或 18 型阳性者;③宫颈锥切术前确定切除范围;④接触性出血,疑宫颈病变者;⑤肉眼观察可疑癌变,指导可疑病灶活检;⑥外阴、阴道尖锐湿疣的诊断;⑦阴道腺病、阴道恶性肿瘤的诊断;⑧外阴、阴道和宫颈病变治疗后随访。

学习小结

采集妇产科病史时,医师应诚恳、认真听取患者、家属或亲友的陈述,采集病史应有目的性,不可遗漏关键性内容。要注意保护患者的隐私。全面了解本次疾病的发生、演变、诊疗等方面的详细内容,以主要症状为核心,应按时间顺序详细书写出现病史。在现病史中还要对伴随症状及其出现的时间、特点和演变过程及其与主要症状之间的相互关系仔细叙述。完整、全面、系统地询问妇产科病史的其他内容并仔细记录。在完成病史采集后应进行体格检查,应包括全身检查、腹部检查和盆腔检查。记录时要按次序准确记录各项具体内容,注意不能遗漏与疾病有关的重要体征及有鉴别意义的阴性体征。

妊娠试验利用人绒毛膜促性腺激素(hCG)的免疫学特点,检测受检者体内有无 hCG 及其含量多少,以此协助诊断早期妊娠、滋养细胞疾病、监测异位妊娠保守治疗效果及滋养细胞疾病的转归、预后等。常用放射免疫测定法、酶免疫测定法、早早孕诊断试纸等方法进行。生殖道细胞学检查包括阴道、宫颈管、子宫、输卵管上皮细胞学的检查。临床上常通过对阴道上段、宫颈阴道部的脱落细胞检查来了解女性生殖道的生理及病理变化。脱落细胞既可反映体内性激素水平,又可对女性生殖道恶性肿瘤进行初步筛查,但对肿瘤的明确诊断需要进一步病理组织学证实。宫颈、宫颈管、子宫内膜活组织检查是取相应病灶或可疑部位小部分组织作病理学检查,以明确病变性质,临床常用于宫颈、宫颈管、子宫内膜疾病的诊断,但它们用于临床各自有其适应证。输卵管通畅检查用于了解输卵管是否通畅,了解宫腔和输卵管腔的形态及输卵管的阻塞部位。输卵管通液术、子宫输卵管造影术是常用方法。还可采用腹腔镜直视下输卵管通液检查、宫腔镜下经输卵管口插管通液检查和宫腔镜、腹腔镜联合检查等方法。阴道后穹隆顶端与腹腔最低部位直肠子宫陷凹贴接,腹腔内的积血、积液、积脓易积存于该处,故常选择经阴道后穹隆穿刺术对抽出物进行肉眼观察、化验、病理检查,是妇产科临床常用的辅助诊断或对疾病鉴别诊断的方法。腹腔镜检查常用于生殖器发育异常、肿瘤、炎症、异位妊娠、子宫内膜异位症、子宫穿孔、原因不明的下腹痛、不孕症等的诊断。宫腔镜检查是借助现代技术手段在直视下观察宫颈管、宫颈内口、宫内膜及输卵管开口的生理病理改变,还可在直观视下行宫腔内的组织活检及手术操作。

 复习题

1. 结合妇产科理论知识,试以"25 岁已婚 3 年不育,未避孕的妇女阴道不规则出血 16 天伴右下腹痛 3 小时"为主诉写一份妇产科病历的现病史。

2. 试述什么人群适合子宫颈活组织检查术?

3. 试述子宫腔内检查的适应证和检查后有何注意事项?

(毛熙光)

第十七章

女性生殖系统炎症

女性生殖系统炎症是妇女常见病之一。病原体侵袭下生殖道可发生外阴炎、阴道炎及宫颈炎症;也可侵袭上生殖道,导致子宫及其周围结缔组织、输卵管、卵巢及盆腔腹膜炎症。炎症可局限于一个部位,也可同时累及几个部位,上生殖道炎症又称盆腔炎性疾病。本章介绍阴道炎、宫颈炎症、盆腔炎性疾病和生殖器结核。

第一节 阴 道 炎

一、滴虫阴道炎

(一) 病因

滴虫阴道炎(trichomonal vaginitis)由阴道毛滴虫引起的阴道炎。在温度25~40℃、pH 5.2~6.6的潮湿环境适宜阴道毛滴虫生长,在 pH 5 以下或7.5 以上的环境中则不生长。滴虫只有滋养体而无包囊,滋养体生命力较强,在半干燥环境中约生存 10 小时。滴虫阴道炎患者的阴道 pH 为5.0~6.5。在月经前、后当阴道 pH 发生变化,月经后接近中性,此时隐藏于腺体和阴道皱襞中的滴虫得以繁殖,致炎症复发。滴虫还常侵入尿道或尿道旁腺,甚至膀胱、肾盂,以及男方的包皮褶皱、尿道或前列腺中,因此,夫妻一方患生殖器滴虫疾病,另一方被感染的可能性很大。

(二) 传播方式

1. 性交直接传播　是主要传播方式,因男性感染滴虫后常无症状,易成为感染源。

2. 间接传播　经公共浴池、浴盆、浴巾、游泳池、坐式便器、衣物、污染的器械及敷料等传播。

（三）临床表现

滴虫阴道炎潜伏期为 4~28 天，25%~50% 患者感染初期无症状。主要症状是稀薄脓性、黄绿色、泡沫状白带增多及外阴瘙痒，若伴其他细菌混合感染则分泌物呈脓性并有臭味，瘙痒部位主要为阴道口及外阴，可有性交痛等。部分患者可有尿频、尿痛，排尿困难，有时可见血尿。滴虫阴道炎可致不孕。带虫者阴道内可有滴虫存在而无炎症反应。体格检查可见阴道黏膜充血，严重者有散在的出血斑点，宫颈甚至见出血斑点，形成"草莓样"宫颈，后穹隆有多量泡沫状白带。

（四）诊断

典型病例诊断容易，若在阴道分泌物中找到滴虫即可确诊。0.9% 氯化钠溶液悬滴法是检查滴虫最简便的方法，此方法的敏感性为 60%~70%。具体方法是：取温 0.9% 氯化钠溶液一滴放于玻片上，在阴道侧壁取典型分泌物混于溶液中，立即在低倍光镜下寻找滴虫。显微镜下可见到呈波状运动的滴虫及增多的白细胞被推移。取分泌物前 24~48 小时避免性交、阴道灌洗或局部用药，取分泌物时窥器不涂润滑剂，分泌物取出后注意保暖并及时送检，否则滴虫活动力减低，造成辨认困难。对可疑患者，但多次悬滴法未能发现滴虫时，可作阴道分泌物培养。

（五）治疗

因滴虫阴道炎可同时有尿道、尿道旁腺、前庭大腺滴虫感染，治愈此病，需全身用药。

1. 全身用药 首选药物为甲硝唑 2g 或替硝唑 2g，顿服；或用甲硝唑 400mg，每天 2 次，连服 7 日。服药后偶见肠胃道反应如食欲减退、恶心、呕吐。此外，偶见头痛、皮疹、白细胞减少等，一旦发现应停药。甲硝唑用药期间及停药 24 小时内、用药期间及停药替硝唑 72 小时内应禁止饮酒、避免哺乳。

2. 性伴侣的治疗 性伴侣应同时治疗，治疗期间禁止性交或性交过程使用安全套。

3. 随访 治疗后无症状的患者无需随访。真正耐药难治的滴虫阴道炎少见，预后差或反复发作者多数为反复感染。

4. 妊娠期滴虫阴道炎治疗 妊娠期滴虫阴道炎是否用甲硝唑治疗，目前尚存争议。治疗需慎重，并取得患者及其家属的知情同意。治疗方案为甲硝唑 2g 顿服，或甲硝唑 400mg，每日 2 次，连服 7 日。

5. 治疗中的注意事项 有复发症状的病例多数为反复感染，为避免反复感染，内裤及洗涤用毛巾，可煮沸 5~10 分钟以消灭病原体，同时治疗其性伴侣，避免无保护性性交。

二、外阴阴道假丝酵母菌病

外阴阴道假丝酵母菌病(vulvovaginal candidiasis, VVC)由假丝酵母菌引发的外阴阴道炎症，在阴道炎症中发病率居首位，主要感染育龄期妇女。研究认为，75% 的妇女一生中至少经历一次 VVC。

（一）病原体

白假丝酵母菌及少数非白假丝酵母菌是引发 VVC 的主要致病真菌，酸性环境适宜其生长，有假丝酵母菌感染的阴道 pH 多在 4.0~4.7，通常 <4.5。白假丝酵母菌有酵母相和菌丝相，故为双相菌，酵母相为芽生孢子，在无症状及传播中起作用；菌丝相为芽生孢子伸张成假菌

丝,侵袭组织能力增强。假丝酵母菌对热敏感,加热至60℃1小时即可死亡;对干燥、紫外线、日光及化学制剂等抵抗力强。白假丝酵母菌为条件致病菌,健康妇女阴道中可有此菌寄生,无明显症状。只有在全身及阴道局部细胞免疫能力下降、假丝酵母菌大量繁殖并转变为菌丝相,才出现症状。常见发病诱因有妊娠、糖尿病、大量及长期应用免疫抑制剂及广谱抗生素等。

(二)传染途径

1. 内源性传染　是主要感染方式。假丝酵母菌除寄生阴道外,还可寄生于人的口腔、肠道,一旦条件适宜可引起感染。上述部位的假丝酵母菌可相互传染。

2. 少数患者可通过性交直接传染。

3. 极少数接触感染的衣物间接传染。

(三)临床表现

VVC主要为外阴瘙痒、灼痛,伴有尿频、尿痛及性交痛。阴道分泌物增多,典型的分泌物呈白色稠厚凝乳状块或豆腐渣样,体检时见外阴部抓痕或皲裂,小阴唇内侧及阴道黏膜附着有白色膜状物,擦除膜状物后可见红肿的黏膜面或糜烂面及浅溃疡。目前根据其流行情况、临床表现、微生物学、宿主情况、治疗效果而分为单纯性VVC和复杂性VVC,见表17-1。

表 17-1　VVC 临床分类

	单纯性 VVC	复杂性 VVC
发生频率	散发或非经常发作	复发或经常发作
临床表现	轻到中度	重度
真菌总类	白假丝酵母菌	非白假丝酵母菌
宿主情况	免疫功能正常	免疫力低下、应用免疫抑制剂、糖尿病、妊娠
治疗效果	好	欠佳

(四)诊断

典型病例不难诊断。若在分泌物中找到假丝酵母菌,即可确诊。取少许凝乳状分泌物均匀涂于玻片上,加1~2滴10%氢氧化钾溶液,在显微镜下见孢子和假菌丝。若有症状而多次检查为阴性,可采用培养法。

(五)治疗

积极消除VVC的诱因,规范化应用抗真菌药物是治疗的关键。不同的VVC采用不同的处理,是治疗中的重要一步。

1. 单纯性VVC的治疗

(1)局部用药:可选用下列药物放于阴道内:①咪康唑栓剂200mg,每晚1次,连用7日,或每晚400mg,连用3日;②克霉唑栓剂150mg,每晚1次,连用7日或1粒(500mg),单次用药;③制霉菌素栓剂10万U,每晚1次,连用10~14日。

(2)全身用药:对不能耐受局部用药者、未婚妇女及不愿采用局部用药者可选用口服药物。常用药物:氟康唑150mg,顿服。

2. 严重VVC的治疗　在治疗单纯性VVC方案基础上,延长疗程。若为局部用药,延长为7~14天;若口服氟康唑:150mg,顿服,72小时后加服1次。症状严重者,局部应用低浓度糖皮质激素软膏或唑类霜剂。

3. 复发性 VVC 的治疗　分为初始治疗及巩固治疗。根据培养和药物敏感试验选择药物，在初始治疗达到真菌学治愈后，给予巩固治疗至半年。初始治疗：若为局部治疗，延长治疗时间为 7~14 天；若口服氟康唑 150mg，则第 4、7 天各加服一次。巩固治疗：目前国内外尚无成熟方案，可口服氟康唑 150mg，每周一次，连续 6 个月；也可根据复发规律，在每次复发前给予局部用药巩固治疗。

4. 性伴侣治疗　原则上性伴侣无需治疗，对有症状男性应进行假丝酵母菌检查及治疗，预防女性重复感染。

5. 妊娠合并 VVC 的治疗　只能局部用药，推荐疗程 7 天，禁止口服唑类药物。

三、细菌性阴道病

细菌性阴道病（bacterial vaginosis，BV）是一组以乳酸杆菌减少或消失，相关微生物增多为特征的临床症候群，其病理特征无炎症改变，多发生于生育年龄的妇女。

（一）病因

研究认为与细菌性阴道病有关的微生物包括阴道加德纳菌、普雷沃菌属、消化链球菌等各种厌氧菌及人型支原体等。致使阴道菌群发生变化的原因仍不清楚，可能与多性伴侣、频繁性交或阴道灌洗使阴道碱化等有关。

（二）临床表现

约半数患者无临床症状，有症状者可见白带增多，伴鱼腥臭味，性交后加重，可伴有轻度外阴瘙痒或烧灼感。体检见阴道黏膜无充血等炎性改变，分泌物灰白色、均匀、稀薄、黏度很低，容易将分泌物从阴道壁拭去。

（三）诊断

患者出现下列 4 项临床特征中 3 项可临床诊断为细菌性阴道病。

1. 线索细胞阳性　线索细胞即阴道脱落的表层细胞，于细胞边缘贴附大量颗粒状物即各种厌氧菌，尤其是加德纳菌，细胞边缘不清。

2. 阴道 pH>4.5。

3. 胺臭味试验阳性　取阴道分泌物少许放在玻片上，加入 10% 氢氧化钾溶液 1~2 滴，产生烂鱼肉样腥臭气味，系因胺遇碱释放氨所致。

4. 阴道匀质、稀薄的分泌物。

（四）治疗

治疗原则为选用抗厌氧菌药物，首选药物为甲硝唑，其余有替硝唑、克林霉素。

1. 口服药物　首选甲硝唑 400mg，每日 2 次，口服 7 日；替代方案：替硝唑 2g，口服，每日一次，共 3 日；或替硝唑 1g，口服，每日一次，共 5 日；或克林霉素 300mg，口服，每日 2 次，共 7 日。

2. 局部药物治疗　2% 克林霉素软膏阴道涂布，每次 5g，每晚 1 次，连用 7 日；或甲硝唑阴道泡腾片 200mg，每晚 1 次，连用 5~7 日。口服药物与局部用药疗效相似。

3. 性伴侣的治疗　性伴侣不需常规治疗。

4. 妊娠合并细菌性阴道病　推荐治疗所有有症状的孕妇。方案：甲硝唑 400mg，口服，每日 2 次，共 7 日；或克林霉素 300mg，口服，每日 2 次，共 7 日。

四、萎缩性阴道炎

(一)病因

萎缩性阴道炎(atrophic vaginitis)见于绝经前后及各种原因致卵巢失去功能后的妇女,因卵巢功能衰退,雌激素水平降低,阴道壁萎缩变薄,上皮细胞内糖原减少,阴道内 pH 上升,抵抗力降低,致病菌容易入侵繁殖引起炎症。

(二)临床表现

主要症状为外阴有瘙痒或灼热感,阴道分泌物增多,呈黄水样或脓性白带,也可带有血性。体检见阴道上皮萎缩,皱襞消失,上皮平滑、菲薄。阴道黏膜充血,见小出血点,或表浅溃疡。重者阴道的溃疡面与对侧粘连,阴道检查时粘连被分开而引起出血,粘连严重时致阴道闭锁,分泌物引流不畅形成阴道或宫腔积脓。

(三)诊断

根据绝经、卵巢手术史或盆腔放射治疗史及临床表现,诊断一般不难,但仍应取阴道分泌物检查。其血性白带应与子宫恶性肿瘤鉴别。阴道壁肉芽组织及溃疡应与阴道癌相鉴别,必要时应行活体组织活检。

(四)治疗

治疗原则是补充雌激素,增强阴道抵抗力,抑制细菌生长。

1. 增加阴道抵抗力 针对病因,补充雌激素是主要治疗方法。雌激素制剂可局部给药,也可全身给药。可用 0.5% 己烯雌酚软膏,或结合雌激素软膏局部涂抹,每日 1~2 次,连用 14 日。全身用药可口服尼尔雌醇,首次 4mg,以后每 2~4 周 1 次,每次 2mg,维持 2~3 个月。对同时需要性激素替代治疗的患者,可给予结合雌激素 0.625mg 和醋酸甲羟孕酮 2mg,也可选用其他雌激素制剂。乳腺癌或子宫内膜癌患者,慎用雌激素制剂。

2. 抑制细菌生长 阴道局部应用抗生素如诺氟沙星 100mg,放于阴道深部,每日 1 次,7~10 日为 1 疗程。

五、婴幼儿外阴阴道炎

(一)病因

婴幼儿外阴阴道炎(infantile vaginitis)常发生于 5 岁以下幼女。因幼女外阴发育差,病原菌易于侵入,且雌激素水平低,阴道内 pH6~8,上皮抵抗力低,乳杆菌为非优势菌,易受感染。婴幼儿卫生习惯不良,外阴损伤、抓伤或误放异物于阴道内而增加病原菌感染的机会。病原体可经患病的母亲、保育员或幼儿园儿童的衣物、浴盆、手等传播。常见的病原体有葡萄球菌、链球菌、大肠杆菌、滴虫、白假丝酵母菌以及淋病奈瑟菌等。

(二)临床表现

主要症状为阴道分泌物增多,呈脓性。外阴痛痒,患儿哭闹、烦躁不安或用手搔抓外阴。体检见外阴、阴蒂红肿,偶见表皮有破溃,尿道口及阴道口黏膜充血、水肿、阴道有脓性分泌物流出。病变严重者,小阴唇粘连,遮盖阴道口及尿道口。可取阴道分泌物作涂片检查或送培养,查找病原体,注意阴道有无异物。

（三）诊断

结合症状及查体所见,通常容易诊断。采集病史时询问母亲有无阴道炎病史。可用棉拭子或吸管取阴道分泌物作病原学检查,以明确病原体,必要时做细菌培养。

（四）治疗

治疗原则为:①保持外阴清洁、干燥;②针对病原体选择相应抗生素口服或用抗生素溶液滴入阴道;③对症处理:有蛲虫者,给予驱虫治疗;若阴道有异物,应及时取出;小阴唇粘连者小阴唇外涂雌激素软膏后,多可松解,严重者应分离粘连,并涂抗生素软膏。

第二节　宫　颈　炎　症

宫颈炎症是常见妇科疾病之一,分为宫颈阴道部炎症及宫颈管黏膜炎症。阴道炎症均可引起宫颈阴道部炎症。临床常见的宫颈炎症是宫颈管黏膜炎,由于宫颈管单层柱状上皮抗感染能力较差、皱襞多,病原菌易于侵入发生感染,一旦感染很难将病原体完全清除,容易导致上生殖道炎症。

（一）病因

宫颈炎症（cervicitis）病原体主要为淋病奈瑟菌及沙眼衣原体。多见于不洁性生活、产褥期感染、感染性流产、宫颈损伤和阴道异物并发感染等。

（二）临床表现

大多数患者无症状。有症状者阴道分泌物增多,呈脓性,可见外阴瘙痒及灼热感,并有月经间期出血、性交后出血等不适。部分患者可有尿急、尿频、尿痛。妇科体检见宫颈充血、水肿、黏膜外翻,常有脓性分泌物从宫颈管流出,宫颈触之易出血。若为淋病奈瑟菌感染可见尿道口、阴道口黏膜充血、水肿以及脓性分泌物较多。

（三）诊断

出现以下两个特征性体征,宫颈管分泌物显微镜检见白细胞增多,即可作宫颈管炎症的初步诊断,随后进行病原学检查。

1. 两个特征性体征,具备一个或两个同时具备　①子宫颈管或宫颈管棉拭子上,肉眼可见脓性分泌物;②棉拭子擦颈管时,容易诱发宫颈管出血。

2. 白细胞检查　宫颈管或阴道分泌物镜检见白细胞增多,后者需排除引起白细胞增高的阴道炎症。

3. 病原学检查　主要是行淋病奈瑟菌和衣原体的检查。淋病奈瑟菌培养是诊断淋病的金标准方法,不推荐分泌物涂片革兰染色。酶联免疫吸附试验检测沙眼衣原体抗原为临床常用方法,而少用衣原体培养的方法。

子宫颈炎症可由阴道炎症引起,也可是上生殖道感染的征象,因此,在诊断子宫颈炎症时应注意有无阴道炎和上生殖道感染。

（四）治疗

针对不同病原体,采用不同的抗生素治疗。

1. 单纯急性淋病奈瑟菌性宫颈炎　推荐大剂量、单次给药,常用的药物有第三代头孢菌素,如头孢曲松钠250mg,单次肌注;或头孢克肟400mg,单次口服;另可选择氨基糖苷类的大观霉素 4g,单次肌注。

2. 沙眼衣原体感染所致子宫颈炎 治疗药物有:①四环素类,如多西环素 100mg,每日 2 次,连服 7 日;②类大环内酯类如阿奇霉素 1g,单次顿服,或红霉素 0.5g,每日 4 次连用 7 天;喹诺酮类如氧氟沙星 300mg,每日 2 次,连服 7 日;左氧氟沙星 500mg,每日 1 次,连服 7 日。

治疗时应注意淋病奈瑟菌感染常伴有衣原体的感染,此时要联合用药。

3. 合并细菌性阴道病 应同时治疗,否则将导致子宫颈炎持续存在。

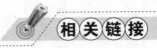

相关链接

宫颈感染中的常见误区:

宫颈糜烂、宫颈肥大、宫颈腺囊肿、宫颈息肉和宫颈黏膜炎,在以往的临床分类中认为是慢性宫颈炎,是最常见的妇科疾病。但在这些宫颈组织中已不再有病原体的繁殖,组织学发现在其间质中虽可见散在的淋巴细胞,仅作为免疫细胞存在,并不能作为慢性宫颈炎的诊断。现已放弃"慢性宫颈炎"的概念。

宫颈糜烂是由于宫颈鳞状上皮被柱状上皮及不成熟化生的鳞状上皮取代,因此它并非真正的糜烂,是鳞柱交界外移形成的宽大转化区及内侧的柱状上皮,为一种正常的阴道镜图像,现被称为宫颈柱状上皮外移或宫颈柱状上皮移位。在临床处理上,若宫颈细胞学正常,病原体检查阴性,可定期随访,无需治疗。

宫颈肥大无明确诊断标准;宫颈腺囊肿系鳞状上皮阻塞腺管开口所致,无特殊临床意义;均不必治疗。宫颈息肉属于良性增生性病变,首选手术摘除。这三种情况不属于宫颈感染性疾病。宫颈黏膜炎可见宫颈异常分泌物,也可检出病原体属于宫颈炎性疾病。

第三节 盆腔炎性疾病

盆腔炎性疾病(pelvic inflammatory disease,PID)是女性内生殖道感染引起的疾病,包括子宫内膜炎、输卵管炎、输卵管卵巢脓肿、盆腔腹膜炎。以输卵管炎和输卵管卵巢炎最常见,约 90% 的患者以疼痛为主要临床表现。盆腔炎性疾病多发生在性活跃期的妇女。盆腔炎性疾病可发展而致弥漫性腹膜炎、败血症、感染性休克,严重者可危及生命。若未能彻底治愈,可反复发作,导致不孕、输卵管妊娠、慢性盆腔痛,严重影响妇女健康。

盆腔炎性疾病的病原体来源:①内源性病原体:寄居于阴道内的菌群,以需氧菌及厌氧菌混合感染多见;②外源性病原体:主要为性传播疾病的病原体,如衣原体、淋病奈瑟菌。

盆腔感染性疾病的感染途径有:①沿生殖道黏膜上行蔓延;②经淋巴系统蔓延;③经血循环传播;④直接蔓延。

(一) 高危因素

盆腔炎性疾病多为需氧菌与厌氧菌混合感染。引起盆腔炎性疾病的因素有:①宫腔内检查或手术操作时,消毒不严格或适应证选择不当;②产后或流产后感染;③经期卫生不良;④性活动有关,特别是初次性交年龄小、多个性伴侣、性交过频,性伴侣有性传播疾病;⑤临近器官炎症直接蔓延;⑥盆腔炎性疾病再次发作。

（二）病理

1. **急性子宫内膜炎及子宫肌炎**　多见于流产、分娩后及宫内手术后(详见第十五章第一节"产褥感染")。

2. **急性输卵管炎、输卵管积脓、输卵管卵巢脓肿**　急性输卵管炎多由化脓菌引起。若炎症经子宫黏膜向上蔓延,首先引起输卵管黏膜炎,严重者输卵管黏膜退行性变或脱落,导致输卵管管腔及伞端粘连闭塞,如有脓液积聚于管腔内则形成输卵管积脓。

若炎症经宫颈的淋巴播散,通过宫旁结缔组织,首先侵及浆膜层,发生输卵管周围炎,然后累及肌层,而输卵管黏膜层可不受累,管腔仍可通畅,病变以输卵管间质炎为主,输卵管增粗、弯曲、与周围组织粘连。

卵巢较少单独发炎,多与发炎的输卵管伞端粘连而发生卵巢周围炎,称输卵管卵巢炎,又称附件炎,炎症可经卵巢排卵的破孔侵入卵巢实质形成卵巢脓肿;脓肿壁与输卵管积脓粘连相通,即成为输卵管卵巢脓肿。脓肿多位于子宫后方或阔韧带后叶与肠管间粘连处,可破入直肠或阴道,若破入盆腔则引起盆腔脓肿或盆腔腹膜炎。

3. **急性盆腔腹膜炎**　盆腔器官发生严重感染时,致腹膜充血、水肿并有少量浆液纤维性渗出,造成盆腔脏器间的粘连。渗出液积聚于粘连的间隙内,可形成散在小脓肿;积聚于直肠子宫陷凹处则形成盆腔脓肿,较多见。

4. **急性盆腔结缔组织炎**　宫颈及子宫内膜急性炎症时,病原体可经淋巴管进入盆腔结缔组织而引起结缔组织充血、水肿、中性粒细胞浸润而致宫旁结缔组织炎。

5. **败血症及脓毒血症**　在病原体毒性强、数量多且患者抵抗力低下时,常发生败血症。若不及时控制,很快可出现感染性休克,甚至死亡。若身体其他部位发现多处炎症病灶或脓肿时,应考虑有脓毒血症,需行血培养。

6. **肝周围炎**（Fitz-Hugh-Curtis 综合征）　即肝包膜炎症而无肝实质损害的肝周围炎。淋病奈瑟菌及衣原体感染均可引起。见于 5%~10% 的输卵管炎患者。临床表现为下腹痛后出现右上腹痛,或下腹疼痛与右上腹痛同时出现。

（三）临床表现

常见症状为下腹持续疼痛伴发热,严重者可有寒战、高热、食欲减退等;腹膜炎时,可有恶心、呕吐、腹胀等消化系统症状。脓肿形成时,可有下腹部包块和局部压迫刺激症状;脓肿位于子宫前方,可出现膀胱刺激症状,位于子宫后方,可有里急后重、排便困难等直肠刺激症状。但炎症轻者,可无症状或症状轻微。

因炎症轻重及范围大小不同患者体征差异较大,轻者无明显异常发现。典型体征多呈急性病容,体温升高,心率加快,下腹肌紧张、压痛及反跳痛。盆腔腹膜炎时,肠鸣音减弱或消失。妇科体检:见宫颈口有脓性分泌物流出,穹隆明显触痛,后穹隆饱满或有波动感;宫颈充血、举痛明显;宫体或宫体两侧压痛明显,子宫活动受限;若为单纯输卵管炎,可触及增粗的输卵管,压痛明显;若为输卵管积脓或输卵管卵巢脓肿,则可触及压痛明显、不活动的包块;宫旁结缔组织炎时,可扪及宫旁一侧或两侧增厚及压痛;若盆腔脓肿形成且位置较低时,可扪及后穹隆或侧穹隆肿块且波动感明显。

（四）诊断

盆腔炎的临床表现变异较大,通常按照最低诊断标准、附加标准和特异标准来综合诊断。

1. 最低标准　宫颈触痛、子宫压痛、附件区压痛。

2. 附加标准　体温超过 38.3℃（口表）；宫颈或阴道异常黏液脓性分泌物；阴道分泌物生理盐水涂片见白细胞；红细胞沉降率升高；C- 反应蛋白升高；子宫颈淋病奈瑟菌或衣原体阳性。

3. 特异标准　子宫内膜活检证实子宫内膜炎；阴道超声或核磁共振检查显示输卵管增粗、输卵管积液、伴或不伴有盆腔积液、输卵管卵巢肿块及腹腔镜检查发现 PID 征象。

对性活跃女性和性传播感染危险者，最低标准可给予抗生素治疗。附加标准可增加诊断的特异性。特异标准基本可诊断 PID。

（五）鉴别诊断

盆腔炎性疾病应与异位妊娠、急性阑尾炎、卵巢肿瘤蒂扭转或破裂等急腹症相鉴别。

（六）治疗

盆腔炎的治疗原则是以抗菌类药物治疗为主，必要时手术治疗。所有治疗方案应对淋病奈瑟菌和沙眼衣原体有效。

1. 支持疗法　患者半卧位休息。给予充分营养，补充液体，纠正电解质紊乱及酸碱平衡。高热时采用物理降温。尽量避免不必要的妇科检查，若有腹胀可行胃肠减压。

2. 抗生素药物治疗　根据药物敏感试验选用抗生素较为合理，但在化验结果未出来前，最好联合用药，配伍要求抗需氧菌同时兼顾抗厌氧菌，且广谱、足量。在治疗过程中，可根据药物敏感试验结果、患者的一般情况及临床治疗反应，随时调整用药。给药途径以静脉滴注收效较快。具体的静脉给药方案为头孢替坦 2g，静脉滴注 2 次 / 日；或头孢西丁 2g，静脉滴注 4 次 / 日。加用多西环素 100mg，口服，2 次 / 日；或米诺环素 100mg，口服，2 次 / 日；或阿奇霉素 0.5g，静脉滴注或口服，1 次 / 日。也可使用林可霉素 900mg，静脉滴注，3 次 / 日，加用庆大霉素负荷剂量（2mg/kg），静脉滴注或肌肉注射，维持剂量（1.5mg/kg），3 次 / 日，也可采用每日一次给药。

3. 手术治疗　主要用于治疗抗生素控制不满意的输卵管卵巢脓肿或盆腔脓肿。手术指征有：药物治疗无效、脓肿持续存在或脓肿破裂。

手术可选择经腹手术或腹腔镜手术。手术范围应根据病变范围、患者年龄、一般状态综合考虑。以切除病灶为主。年轻妇女应尽量保留卵巢功能；年龄大、双侧附件受累或附件脓肿屡次发作者，可行全子宫及双附件切除术。盆腔脓肿若位置低、贴近阴道后穹隆者，可经阴道切开排脓、引流。输卵管脓肿或输卵管卵巢脓肿可腹腔镜下行伞端切开排脓、冲洗盆腔，清除病灶但保留输卵管；也可在超声引导下经皮引流。

4. 中药治疗　主要为活血化淤、清热解毒药物，例如：银翘解毒汤、安宫牛黄丸或紫血丹等。

5. 性伴侣的处理　无论盆腔炎患者分离的病原体如何，其性伴侣均应进行性传播疾病的检测和治疗；女性盆腔炎患者在治疗期间应避免无保护屏障的性交。

（七）盆腔炎性疾病后遗症

若盆腔炎性疾病未得到及时正确的诊断或治疗，可能会发生盆腔炎性疾病后遗症（sequelae of PID），既往称慢性盆腔炎。主要病理改变为组织破坏、广泛粘连、增生及瘢痕形成，导致：①输卵管阻塞、输卵管增粗；②输卵管卵巢粘连形成输卵管卵巢肿块；③若输卵管伞端闭锁、浆液性渗出物聚集形成输卵管积水或输卵管积脓或输卵管卵巢脓肿的脓液吸收，被浆液性渗出物代替形成输卵管积水或输卵管卵巢囊肿；④盆腔结缔组织表现为主、骶韧带增生、变厚，若病变广泛，可使子宫固定。

1. 临床表现

（1）不孕：输卵管粘连阻塞可致不孕。盆腔炎性疾病后不孕发生率为 20%~30%。

（2）异位妊娠：盆腔炎性疾病后异位妊娠发生率是正常妇女的 8~10 倍。

（3）慢性盆腔痛：炎症形成的粘连、瘢痕以及盆腔充血，可引起下腹部坠胀、疼痛及腰骶部酸痛，常在劳累、性交后及月经前后加剧。常发生在盆腔炎性疾病急性发作后的 4~8 周。

（4）盆腔炎性疾病反复发作：由于盆腔炎性疾病造成的输卵管组织结构的破坏，局部防御机能减退，若患者仍处于同样的高危因素，可造成再次感染导致盆腔炎性疾病反复发作。有盆腔炎性疾病病史者，约 25% 将再次发作。

2. 妇科检查　若为输卵管病变，则在子宫一侧或两侧触到呈索条状增粗输卵管，并有轻度压痛；若为输卵管积水或输卵管卵巢囊肿，则在盆腔一侧或两侧触及囊性肿物，活动多受限；若为盆腔结缔组织病变，子宫常呈后倾后屈，活动受限或粘连固定，子宫一侧或两侧有片状增厚、压痛，宫骶韧带常增粗、变硬，有触痛。

3. 治疗　盆腔炎性疾病后遗症需根据不同情况选择治疗方案。不孕患者，多需要辅助生育技术协助受孕。对慢性盆腔痛，尚无有效的治疗方法，对症处理或给以中药、理疗等综合治疗，治疗前需排除子宫内膜异位症等其他引起盆腔痛的疾病。盆腔炎性疾病反复发作者，抗生素药物治疗的基础上可根据具体情况，选择手术治疗。输卵管积水者需行手术治疗。

4. 预防

（1）注意性生活卫生，减少性传播疾病。

（2）及时治疗下生殖道感染。

（3）公共卫生教育，提高公众对生殖道感染的认识及预防感染的重要性。

（4）严格掌握妇科手术指征，作好术前准备，术时注意无菌操作，预防感染。

（5）及时治疗盆腔炎性疾病，防止后遗症发生。

第四节　生殖器结核

由结核分枝杆菌引起的女性生殖器炎症称为生殖器结核（genital tuberculosis），又称结核性盆腔炎。多见于 20~40 岁妇女，也可见于绝经后的老年女性。因近年耐多药结核的增多及对结核病控制的松懈，生殖器结核发病率有升高趋势。

（一）传染途径

生殖器结核多继发于身体其他部位结核，是全身结核的表现之一。其潜伏期很长，可达 1~10 年，多数患者发现生殖器结核时，其原发病灶多已痊愈。生殖器结核常见的传染途径为：①血行传播：是最主要的传播途径，结核杆菌首先侵犯输卵管，然后依次侵犯子宫内膜、卵巢，但侵犯宫颈、阴道、外阴者较少；②直接蔓延：腹膜结核、肠结核有直接蔓延到内生殖器的可能；③淋巴传播：较少见，消化道结核可通过淋巴管传播感染内生殖器；④性交传播：极罕见，男性患泌尿系结核，通过性交传播，上行感染。

（二）病理

1. 输卵管结核　约占女性生殖器结核的 90%~100%，多为双侧性，外观表现各不相同。常见输卵管增粗肥大，伞端外翻如烟斗嘴状是输卵管结核所特有的表现；还可表现为输卵管增粗僵直,峡部有多个结节隆起;输卵管伞端闭锁,管腔内充填干酪样物质;输卵管浆膜面可见粟粒结节;输卵管与其临近器官如卵巢、子宫、肠管粘连等。

2. 子宫内膜结核　常由输卵管结核蔓延而来。因子宫内膜常发生不同程度的干酪样坏死、脱落,最后以瘢痕组织取代,导致宫腔粘连变形、缩小。

3. 卵巢结核　由输卵管结核蔓延者,通常仅有卵巢周围炎,卵巢深层较少受侵。血行传播者,可在卵巢深部形成结节及干酪样坏死性脓肿。

4. 宫颈结核　由子宫内膜结核直接蔓延而来或经淋巴或血行传播,较少见。病变表现为乳头状增生或溃疡,应与宫颈癌鉴别。

5. 盆腔腹膜结核　盆腔腹膜结核多合并输卵管结核。分为:①渗出型腹膜炎:病理特点是以渗出为主,盆腹膜上散布大小不等的灰黄色结节,渗出物为浆液性草黄色澄清液体,积聚于盆腔,有时因粘连而形成多个包裹性囊肿;②粘连型腹膜炎:病理特点以粘连为主,腹膜增厚,且与邻近脏器之间发生紧密粘连,粘连间的组织常发生干酪样坏死,易形成瘘管。

(三) 临床表现

1. 不孕　由于输卵管、卵巢或子宫内膜受结核菌侵犯,丧失功能,导致不孕。生殖器结核是原发性不孕的常见原因之一。

2. 下腹坠痛　由于盆腔炎症和粘连所致,下腹坠痛程度可轻可重,经期加重。

3. 月经异常　早期因子宫内膜充血及溃疡,表现为月经增多。晚期因子宫内膜发生不同程度坏死脱落,表现为月经稀少或闭经。

4. 全身症状　在活动期,可有结核病的中毒症状,如发热、盗汗、乏力、食欲减退、体重减轻等。

5. 全身及妇科检查　病变程度轻者可无明显体征。病变严重伴有腹膜结核者,可有下腹柔韧感或腹水征,可触及囊性肿块,边界不清,不活动;子宫多发育差且活动受限;若附件受累,于附件区可触及大小不等及形状不规则的肿块,质硬、表面不平、呈结节或乳头状突起,或可触及钙化结节。

(四) 诊断

大多数患者因缺乏明显症状及体征,就诊时易被忽略。故对原发不孕、月经稀少或闭经;未婚女青年有低热、盗汗、盆腔炎或腹水;慢性盆腔炎久治不愈;既往有结核病接触史或曾患肺结核、胸膜炎、肠结核疑为生殖器结核可能的患者,应仔细询问病史。若能找到病原学或组织学证据即可确诊。下列辅助检查,常可协助诊断:

1. 子宫内膜病理检查　是诊断子宫内膜结核最可靠的依据。刮宫术应选择在经前 1 周或月经来潮 6 小时内进行。为预防刮宫引起结核病灶扩散,术前 3 日及术后 4 日应每日肌注链霉素 0.75g 及口服异烟肼 0.3g。刮宫时应注意刮取子宫角部内膜,在病理切片中见到典型结核结节,即可确定诊断,但阴性结果或宫腔过小而硬且无组织刮出者,并不能排除结核的可能。若疑宫颈结核者,行活组织检查。

2. X 线检查

(1) 胸部 X 线摄片:必要时行消化道或泌尿系统 X 线检查,以便发现原发病灶。

(2) 盆腔 X 线摄片:发现孤立钙化点,提示曾有盆腔淋巴结结核病灶。

(3) 子宫输卵管碘油造影可显示下列特征:①子宫腔不同程度形态畸形或狭窄,边缘呈锯齿状;②输卵管呈典型串珠状改变,管腔细小而僵直;③盆腔内见有钙化灶;④若碘油进入子宫一侧或两侧的静脉丛,应考虑有子宫内膜结核的可能。注意造影前后应肌注链霉素及口服异烟肼等抗结核药物。另外胸部、盆腔 X 线检查偶可发现原发结核病灶。

3. 腹腔镜检查　可直接观察盆腹腔情况,并可取腹腔液作结核菌培养,或在病变处做活检。

4. 结核菌素试验　阳性说明体内曾有结核分枝杆菌感染,若为强阳性说明目前仍有活动性病灶,但不能诊断出病灶部位,若为阴性一般情况下表示未有过结核分枝杆菌感染。

（五）鉴别诊断

结核性盆腔炎性疾病应与痛经、子宫内膜异位症、盆腔炎性疾病后遗症、卵巢癌及宫颈癌进行鉴别诊断。

（六）治疗

采用抗结核药物治疗为主,休息营养为辅的治疗原则。

1. 抗结核药物治疗　应遵循早期、联合、规律、适量、全程的原则。近年采用异烟肼、利福平、乙胺丁醇、链霉素及吡嗪酰胺等抗结核药物联合治疗,疗程为 6~9 个月。药物治疗对 90% 女性生殖器结核有效。

现推行两阶段短程药物治疗方案,前 2~3 个月为强化期,后 4~6 个月为巩固期或继续期。

2. 支持疗法　急性患者应至少休息 3 个月,慢性患者可从事部分工作或学习,应注意劳逸结合,加强营养,适当锻炼,增强体质。

3. 手术治疗　手术指征:①盆腔包块经药物治疗虽缩小但不能完全消退;②治疗无效或治疗后反复发作者;③盆腔结核形成较大的包块或较大的包裹性积液者;④子宫内膜结核严重,内膜破坏广泛且药物治疗无效者。

手术以全子宫及双侧附件切除术为宜。但对年轻妇女应尽量保留卵巢功能;对病变局限于输卵管,而又有生育要求者,可仅行双侧输卵管切除术。为避免手术时感染扩散及减轻粘连,术前术后应采用抗结核药物治疗。

虽然生殖器结核经药物治疗取得良好疗效,但治疗后妊娠率极低,对有生育要求者,可行辅助生育技术助孕。

学习小结

滴虫性阴道炎系阴道毛滴虫感染所致,外阴阴道假丝酵母菌病是白假丝酵母菌及少数非白假丝酵母菌引发,细菌性阴道炎为阴道乳酸杆菌被抑制诱发致病菌大量生长导致阴道炎;萎缩性和婴幼儿外阴阴道炎主要病因是体内雌激素水平的低下所致。其典型临床表现:滴虫性阴道炎白带呈泡沫状;外阴阴道假丝酵母菌病的白带呈白色稠厚凝乳状块或豆腐渣样。诊断依据:滴虫性阴道炎和外阴阴道假丝酵母菌病分别在分泌物中找到阴道毛滴虫和假丝酵母菌菌丝;线索细胞阳性是细菌性阴道炎诊断的必备依据。治疗:滴虫性阴道炎首选甲硝唑;外阴阴道假丝酵母菌病选用抗真菌药物如氟康唑或伊曲康唑口服治疗;细菌性阴道炎有治疗指征者首选甲硝唑治疗;萎缩性阴道炎选用雌激素治疗;幼女性阴道炎针对病因治疗。

宫颈炎症病原体主要为淋病奈瑟菌及沙眼衣原体,临床表现大多数患者无症状。有症状者阴道脓性分泌物增多,可见外阴瘙痒,经间期出血、性交后出血等不适;妇科体检见宫颈充血、水肿、黏膜外翻,常有脓性分泌物从宫颈管流出,宫颈触之易出血。依据两个特征性体征和宫颈管分泌物显微镜检见白细胞增多,即可作宫颈管炎症的初步诊断,随后需行病原学检查;根据不同病原体,采用不同的抗生素治疗。

盆腔炎性疾病是女性内生殖道感染引起包括子宫内膜炎、输卵管炎、输卵管卵巢脓肿、盆腔腹膜炎等的疾病。以输卵管炎和输卵管卵巢炎最常见,大多以下腹疼痛为主要临床表现。盆腔炎性疾病多发生在性活跃期的妇女;盆腔炎性疾病的病原体为内源性病原体和外源性病原体;盆腔炎性疾病多为需氧菌与厌氧菌混合感染。感染途径有沿生殖道黏膜上行蔓延、经淋巴系统蔓延、经血循环传播和直接蔓延四种途径。诊断依据最低标准、附加标准和特异标准而诊断;对性活跃女性和性传播感染危险者,最低标准可给予抗生素治疗。附加标准可增加诊断的特异性。特异标准基本可诊断 PID。盆腔炎的治疗原则是以抗生素药物治疗为主,必要时手术治疗。

生殖器结核是由结核分枝杆菌引起的女性生殖器炎症,为特殊性的盆腔炎。血行传播是最主要的传播途径,结核杆菌首先侵犯输卵管,然后依次侵犯子宫内膜、卵巢。多见于 20~40 岁妇女。缺乏典型的临床表现。子宫内膜病理检查是诊断子宫内膜结核最可靠的依据;子宫输卵管碘油造影可见子宫腔不同程度形态畸形或狭窄,边缘呈锯齿状;输卵管呈典型串珠状改变;盆腔内见有钙化灶等应考虑有子宫内膜结核的可能。采用抗结核药物治疗为主,休息营养为辅的治疗原则。

复习题

1. 滴虫阴道炎、外阴阴道假丝酵母菌病和细菌性阴道病的阴道分泌物特点和主要治疗方法各如何。

2. 盆腔炎性疾病的诊断标准和抗菌类药物的使用原则是什么?

(毛熙光)

第十八章

外阴上皮内非瘤样病变

外阴上皮内非瘤样病变是女性外阴皮肤和黏膜发生色素改变和组织变性的一组慢性疾病，包括鳞状上皮增生、硬化性苔藓及其他皮肤病。由于患者病变的外阴皮肤黏膜多呈白色，故又称为外阴白色病变。

第一节　外阴鳞状上皮增生

外阴鳞状上皮增生（squamous hyperplasia of the vulva）是以外阴瘙痒为主要症状的鳞状上皮细胞良性增生为主的外阴疾病，病因不明，可能与外阴潮湿、分泌物长期刺激导致外阴瘙痒而反复搔抓有关。

（一）病理

表层角化过度或角化不全，棘细胞层不规则增厚，上皮脚向下延伸。上皮脚之间的真皮层乳头明显，并有轻度水肿以及淋巴细胞或少量浆细胞浸润。但上皮细胞排列整齐，细胞大小、极性和核形态、染色均正常。

（二）临床表现

主要症状为外阴瘙痒，患者多难忍受而搔抓，搔抓又可加重皮损使瘙痒加剧，结果越抓越痒，越痒越抓，形成恶性循环。病损范围不一，主要累及大阴唇、阴唇间沟、阴蒂包皮及阴唇后联合等处。病变可呈孤立，局灶性或多发、对称性。病变早期皮肤暗红或粉红色，角化过渡部位呈白色。病变晚期则皮肤增厚，色素增加，皮肤纹理明显，出现苔藓样变，并可见搔抓引起的表皮抓破、皲裂、溃疡等皮损。

（三）诊断及鉴别诊断

诊断除临床症状及体征外，主要依靠病理活组织检查确诊，注意多点活检。如出现溃疡长期不愈，特别是有结节隆起时，应警惕局部癌变的可能而及早活检确诊。

外阴鳞状上皮增生除与白癜风、白化病鉴别外,还应与糖尿病外阴炎、外阴阴道假丝酵母菌病等特异性阴道炎相鉴别。

(四)治疗

1. 一般治疗 保持外阴皮肤清洁干燥,禁用肥皂或刺激性大的药物清洗外阴,衣着要宽松、透气,不食辛辣和过敏食物,避免用手或器械搔抓患处。对瘙痒症状明显以致失眠者,可加用镇静、安眠和抗过敏药物。

2. 药物治疗 局部应用皮质激素类药物控制瘙痒症状。可选用0.025%氟轻松软膏,或0.01%曲安奈德软膏,每日3~4次。当瘙痒症状缓解后,停用高效类固醇药物,改为作用较轻微的1%~2%氢化可的松软膏,每日1~2次,维持治疗。用药前可先用温水坐浴,使皮肤软化,有利药物吸收及缓解瘙痒症状。

3. 手术治疗 由于外阴鳞状上皮增生的恶变率仅为2%~5%,且手术治疗仍有远期复发可能,故手术治疗仅用于反复药物治疗无效,或有恶变可能者。手术治疗包括单纯病灶切除、单纯外阴切除、激光手术和聚焦超声等。

第二节 外阴硬化性苔藓

外阴硬化性苔藓(lichen sclerosus of vulva)是以外阴、肛周皮肤萎缩变薄为主要特征的最常见的外阴白色病变。

(一)病因

尚不明确,可能与遗传、自身免疫性疾病及血中睾酮水平低下有关。

(二)病理

表皮萎缩,表层过度角化和毛囊角质栓塞,棘层变薄伴基底层细胞液化变性,上皮脚变钝或消失,上皮黑素细胞减少。真皮中层有淋巴细胞及浆细胞浸润。由于表皮过度角化及黑素细胞减少使皮肤外观呈白色。

(三)临床表现

外阴硬化性苔藓可发生于任何年龄,但多见于绝经后妇女和青春期少女,其次为幼女。主要症状为外阴瘙痒、性交痛及外阴烧灼感,但程度远较鳞状上皮增生的患者为轻。早期病变较轻,皮肤红肿,出现粉红或象牙白色丘疹,丘疹融合成片后呈紫癜状。若病变进一步发展可形成典型的临床表现,特征是外阴萎缩,表现为小阴唇变小、甚至消失;大阴唇变薄,皮肤颜色变白、发亮、皱缩、弹性差,常伴有皲裂及脱皮。晚期皮肤菲薄、皱缩似卷烟纸或羊皮纸,阴道口挛缩狭窄,仅能容指尖以致性交困难。

幼女患者瘙痒症状多不明显,可能在大、小便后感外阴或肛周不适。检查时在外阴及肛周皮肤可呈现锁孔状珠黄色或与色素沉着点相间形成花斑样或白色病损环。多数患者的病变在青春期可能自行消失。

(四)诊断及鉴别诊断

根据临床表现可作出初步诊断,确诊需活组织病理检查。硬化性苔藓应与外阴白癜风及外阴白化病鉴别。外阴白癜风和外阴白化病均无自觉症状且身体其他部位也可发现相同病变;外阴白癜风局部皮肤白色区域与周围组织界限清楚,表面光滑润泽,弹性正常。

（五）治疗

1. 一般治疗　与外阴鳞状上皮增生相同。

2. 局部药物治疗　丙酸睾酮及黄体酮局部涂擦是主要的治疗方法。2%丙酸睾酮油膏（200mg丙酸睾酮加入10g凡士林油膏或软膏），初起每日2次，连用3周，然后应用维持量，1~2日1次。根据治疗反应及症状持续情况决定用药次数及时间。应用丙酸睾酮治疗期间一旦出现毛发增多或阴蒂增大等男性化副反应或疗效欠佳时应停药，可改用0.3%黄体酮油膏（100mg黄体酮油剂加入30g凡士林油膏或软膏），每日3次。也可选用0.05%丙酸氯氟美松软膏，最初1个月，每日2次，继而每日1次，连用2个月。

幼女硬化性苔藓至青春期有可能自愈，为避免出现男性化，一般不采用丙酸睾酮治疗。可局部涂擦1%氢化可的松软膏或0.3%黄体酮油膏。

3. 手术治疗　对病情严重或药物治疗无效者，可行表浅外阴切除、激光切除或聚焦超声等。

第三节　硬化性苔藓合并鳞状上皮增生

外阴硬化性苔藓和鳞状上皮增生两种病变同时存在时称硬化性苔藓合并鳞状上皮增生。可能由于长期瘙痒的搔抓，在原有硬化性苔藓的基础上出现鳞状上皮增生，即以往所称的外阴混合性营养不良，约占白色病变的20%。主要症状为局部瘙痒、烧灼感及性交痛。检查见外阴皮肤皱缩、变薄伴有局部隆起、角化过度。此种病变与单纯鳞状上皮增生相比更易合并不典型增生。确诊需多点活检。治疗可先用氟轻松软膏局部涂擦，每日3~4次，用6周，继用2%丙酸睾酮软膏，每日3次，6~8周后改为每周2~3次，根据病情可长期使用。也可选用激光、超声聚焦等治疗。

学习小结

外阴上皮内非瘤样变是女性外阴皮肤和黏膜色素改变和组织变性的一组慢性疾病，包括鳞状上皮增生、硬化性苔藓及其他皮肤病。由于鳞状上皮增生及硬化性苔藓患者的外阴皮肤黏膜多呈白色，故也称为外阴白色病变。外阴鳞状上皮增生病变主要症状为外阴瘙痒，病变累及大阴唇、阴唇间沟、阴蒂包皮及阴唇后联合等处，病变晚期则皮肤增厚，色素增加，皮肤纹理明显，出现苔藓样变，并可见搔抓痕迹，可与外阴浸润癌并存；外阴硬化性苔藓可发生于任何年龄，但多见于绝经后妇女和青春期少女，其次为幼女。主要症状为外阴瘙痒、性交痛及外阴烧灼感，其瘙痒程度远较鳞状上皮增生的患者为轻，病变处皮肤变白、变薄失去弹性，干燥易皲裂，晚期皮肤菲薄，可使阴道口狭窄和性交困难；混合型病变常由于硬化性苔藓局部瘙痒，长期搔抓基础上发生病变。诊断主要依据临床表现及局部组织的病理检查。

治疗主要采取保守治疗，使用类固醇药物控制瘙痒，促使局部病变恢复，长期随访。手术治疗仅适用于年长妇女局部症状明显，药物治疗无效而病理检查有不典型增生且局部有溃疡结节时。

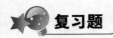 **复习题**

1. 外阴上皮内非瘤样变包括哪些内容？
2. 试述外阴鳞状上皮增生的病理特点及临床表现。
3. 试述外阴硬化性苔藓的病理特点及临床表现。
4. 试述外阴上皮内非瘤样变的治疗原则。

(叶 元)

第十九章

女性生殖系统上皮内瘤变

1. 熟悉女性生殖系统上皮内瘤变的定义。
2. 熟悉外阴、阴道上皮内瘤变的病因、病理分级、临床表现、诊断及治疗原则。
3. 掌握宫颈上皮内瘤变的病因、病理分级、临床表现、诊断及治疗原则。

上皮内瘤变指上皮层内细胞成熟不良、核异常及核分裂象增加。病变始于上皮基底层,严重时向上扩展,甚至占据上皮全层。女性生殖系统鳞状上皮内瘤变包括外阴、阴道及宫颈处的鳞状上皮内瘤变。临床上两者或三者常同时并存。

上皮内瘤变分3级(图19-1):

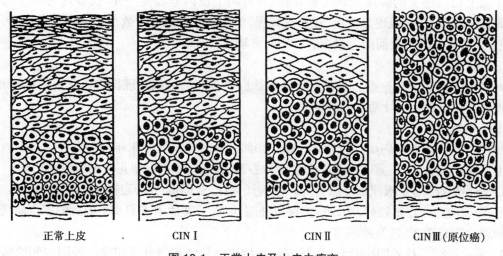

| 正常上皮 | CIN Ⅰ | CIN Ⅱ | CIN Ⅲ(原位癌) |

图 19-1　正常上皮及上皮内瘤变

Ⅰ级:即轻度不典型增生。上皮下 1/3 层细胞核增大,核质比例略增大,核染色稍加深,核分裂象少,细胞极性正常。

Ⅱ级:即中度不典型增生。上皮下 2/3 层细胞核明显增大,核质比例增大,核深染,核分裂象较多,细胞数量明显增多,极性尚存。

Ⅲ级:即重度不典型增生和原位癌。病变细胞几乎占据上皮下大于 2/3 或全层,细胞核异常增大,核质比例显著增大,核形不规则,染色较深,核分裂象增多,细胞拥挤,排列紊乱,极性消失。

第一节 外阴上皮内瘤变

外阴上皮内瘤变(vulvar intraepithelial neoplasia,VIN)多见于 45 岁左右妇女。近年 VIN 发生率有所增加,发病年龄也趋年轻化。50% 的患者可同时患有宫颈上皮内瘤变(CIN)、阴道上皮内瘤变(VAIN)。国际外阴疾病研究学会(International Society for the Study of Vulvovaginal Disease,ISSVD)于 2004 年对 VIN 的定义进行了修正,VIN Ⅰ 的定义不再使用,新的 VIN 定义仅指高级别 VIN 病变(即 VIN Ⅱ 及 VIN Ⅲ)。

根据 VIN 细胞形态的不同、生物学特性及临床特点分为两种类型:①普通型外阴上皮内瘤变:包括疣型、基底细胞型及混合型 3 类,与 HPV 感染有关,多发生于年轻女性,超过 30% 的病例合并下生殖道其他部位瘤变(以 CIN 最常见);②分化型外阴上皮内瘤变:不伴有 HPV 感染,病变在苔藓硬化基础上发生,表现主要为溃疡、疣状丘疹或过度角化斑片,多发生于绝经后女性,多不伴其他部位病变,与外阴角化性鳞状细胞癌有关。

(一)病因

尚不完全清楚。DNA 检测发现 VIN Ⅱ 和 VIN Ⅲ 病变细胞 DNA 多为单倍体;大约 80%VIN 伴有 HPV-16 感染。其他的危险因素有性传播疾病、肛门 - 生殖道瘤变、免疫抑制以及吸烟。

(二)临床表现

外阴上皮内瘤变的临床表现无特异性,与外阴上皮内非瘤变一样,仅表现为瘙痒或烧灼感,无明显体征。有时表现为斑点、丘疹或赘疣,单个或多个病灶分散存在或融合成片,灰白或粉红色;少数为略高出表面的色素沉着。VIN 可累及肛周组织。

(三)诊断

确诊需依据病理学检查。对任何可疑病灶应作多点活组织病理检查。使用阴道镜和 1% 甲苯胺蓝有助于提高病灶活检的准确率。

(四)治疗

治疗目的在于消除病灶,缓解临床症状,预防恶性转化。近年来年轻妇女外阴上皮内瘤变的发生率增加,治疗中还需同时考虑到生理和心理的影响,尽量保留正常的组织和功能。

1. 药物治疗 5% 氟尿嘧啶软膏等外阴病灶涂抹,或局部免疫反应调节剂咪喹莫特。

2. 物理治疗 疗效较好,治疗后能保留外阴外观,尤其适用于累及小阴唇的多点病变。常用的物理治疗有激光、液氮冷冻等。

3. 手术治疗 行外阴病灶切除、植皮或不植皮的单纯表浅外阴切除。外阴两侧的病灶切除范围应在病灶外 0.5~1.0cm 处。

第二节 阴道上皮内瘤变

阴道上皮内瘤变(vaginal intraepithelial neoplasia,VAIN)指局限于阴道上皮层内的不典型增生病灶,是阴道浸润性癌的癌前病变,约5%VAIN最后发展为浸润癌。

(一)病因

至今未明。阴道上皮内瘤变经常与宫颈上皮内瘤变(CIN)并存,提示VAIN可能是由CIN扩展而来,抑或为其卫星病灶。人乳头瘤病毒(HPV)感染可能是诱发VAIN的主要原因,其他危险因素有长期接受免疫抑制剂以及曾经接受放射治疗。

(二)临床表现

多见于35~53岁妇女。阴道上皮内瘤变多无症状。有时因HPV感染出现阴道分泌物增多伴臭味,或接触性阴道出血。病灶多位于阴道上段,单个或多个分散存在或融合成片,表面有刺状细突,红色或白色。

(三)诊断

阴道上皮内瘤变常无特殊的症状和体征。诊断主要依靠:

1. 阴道脱落细胞检查 为阴道上皮内瘤变的筛选方法。如发现异常细胞,应明确其是否来自宫颈或外阴。

2. 阴道镜检查 阴道镜与碘试验定位取材可提高病理学检查准确率。阴道黏膜涂抹3%醋酸可使病灶变白色显而易见。

3. 病理检查 确诊需依据病理学检查。范围较广泛的病灶需作多点活组织检查。

(四)治疗

阴道上皮内瘤变的治疗应个体化。根据病变的范围、程度以及患者的一般情况选择治疗方法。

1. VAIN Ⅰ 不需治疗。但需定期行细胞学检查或阴道镜检查。

2. VAIN Ⅱ CO_2激光治疗或药物治疗。①CO_2激光:适用于病灶小于1.5cm,位于阴道顶端以及广泛累及阴道穹隆的病灶。②5%的5-FU软膏:适用于病灶大于1.5cm和多中心病灶。每日涂抹1次,5日为1疗程,可连用6疗程。用药后在阴道和外阴皮肤涂抹凡士林软膏或锌氧膏以保护局部组织。有效率为85%左右。③5%咪喹莫特乳膏病变区域涂抹。

3. VAIN Ⅲ 手术治疗。多用于50岁以上患者。治疗范围可分为部分阴道切除术、阴道上段切除术及全阴道切除术等。手术方式主要包括冷刀、电刀及环形电极切除(LEEP)术等。

第三节 宫颈上皮内瘤变

宫颈上皮内瘤变(cervical intraepithelial neoplasia,CIN)是与宫颈浸润癌密切相关的一组癌前病变,它反映宫颈癌发生发展中的连续过程,常发生于25~35岁的妇女。CIN具有两种不同的结局:一是病变自然消退,很少发展为浸润癌;二是病变具有癌变潜能,可能发展为浸润癌。

(一)病因

流行病学调查发现CIN与性活跃、HPV感染、吸烟、性生活过早(<16岁)、性传播疾病、经济状况低下、口服避孕药和免疫抑制相关。

1. HPV感染 接近90%的CIN有人乳头瘤病毒(HPV)感染。约20%有性生活的妇女感染HPV,但HPV感染多不能持久,常可自然消退而无临床症状。当HPV感染持续存在时,在吸烟、使用避孕药、性传播疾病等因素作用下,诱发CIN。

2. 宫颈组织学特性　宫颈上皮由宫颈阴道部鳞状上皮和宫颈管柱状上皮组成。

(1) 宫颈阴道部鳞状上皮：由深至浅可分为基底带、中间带及浅表带3个带。基底带由基底细胞和旁基底细胞组成。基底细胞为储备细胞，无明显细胞增殖表现。但在某些因素刺激下可以增生，也可以增生成为不典型鳞状细胞或分化为成熟鳞状细胞，但不向柱状细胞分化。旁基底细胞为增生活跃的细胞，偶见核分裂象。中间带与浅表带为完全不增生的分化细胞，细胞渐趋死亡。

(2) 宫颈管柱状上皮：柱状上皮为分化良好细胞，而柱状上皮下细胞为储备细胞，具有分化或增殖能力，通常在病理切片中见不到。

(3) 转化区（transformation zone，也称移行带）及其形成：宫颈鳞状上皮与柱状上皮交接部称为鳞 - 柱状交接部或鳞 - 柱交接。鳞 - 柱状交接部又分为原始鳞 - 柱状交接部和生理鳞 - 柱状交接部。

胎儿期，来源于泌尿生殖窦的鳞状上皮向上生长，至宫颈外口与宫颈管柱状上皮相邻，形成原始鳞 - 柱状交接部。青春期后，在雌激素作用下，宫颈发育增大，宫颈管黏膜组织外移，即宫颈管柱状上皮及其下的间质成分到达宫颈阴道部，使原始鳞 - 柱状交接部外移。原始鳞 - 柱状交接的内侧由于覆盖的宫颈管单层柱状上皮菲薄，其下间质透出呈红色，外观呈细颗粒状的红色区，称柱状上皮异位（columnar ectopy）。由于肉眼观似糜烂，过去称宫颈糜烂，实际上并非真性糜烂；此后，在阴道酸性环境或致病菌的作用下，外移的柱状上皮由原始鳞 - 柱状交接部的内侧向宫颈口方向逐渐被鳞状上皮替代，形成新的鳞 - 柱状交接部，即生理鳞 - 柱状交接部。原始鳞 - 柱状交接部和生理性鳞 - 柱状交接部之间的区域称转化区（图 19-2）。在转化区形成过程中，新生的鳞状上皮覆盖宫颈腺管口或伸入腺管，将腺管口堵塞，腺管周围的结缔组织增生或形成瘢痕压迫腺管，使腺管变窄或堵塞，腺体分泌物潴留于腺管内形成囊肿，称宫颈腺囊肿（Naboth cyst）。宫颈腺囊肿可作为辨认转化区的一个标志。绝经后雌激素水平下降，宫颈萎缩，原始鳞 - 柱状交接部退回至宫颈管内。

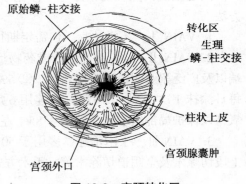

图 19-2　宫颈转化区

转化区表面被覆的柱状上皮被鳞状上皮替代的机制有：①鳞状上皮化生（squamous metaplasia）：暴露于宫颈阴道部的柱状上皮受阴道酸性影响，柱状上皮下未分化储备细胞（reserve cell）开始增殖，并逐渐转化为鳞状上皮，继之柱状上皮脱落，被复层鳞状细胞所替代。化生的鳞状上皮偶可分化为成熟的角化细胞，但一般均为大小形态一致，形圆而核大的未成熟鳞状细胞，无明显表层、中层、底层3层之分，也无核深染、异型或异常分裂象。化生的鳞状上皮既不同于宫颈阴道部的正常鳞状上皮，镜检时见到两者间的分界线；又不同于不典型增生，因而不应混淆。宫颈管腺上皮也可鳞化而形成鳞化腺体。②鳞状上皮化（squamous epithelization）：宫颈阴道部鳞状上皮直接长入柱状上皮与其基底膜之间，直至柱状上皮完全脱落而被鳞状上皮替代。

转化区成熟的化生鳞状上皮对致癌物的刺激相对不敏感，但未成熟的化生鳞状上皮却代谢活跃，在一些物质如精子、精液组蛋白及 HPV 等的刺激下，发生细胞分化不良、排列紊乱、细胞核异常、有丝分裂增加，最后形成宫颈上皮内瘤变。

（二）临床表现

无特殊症状。偶有阴道排液增多,伴或不伴臭味。也可在性生活或妇科检查后发生接触性出血。检查宫颈可光滑或仅见局部红斑、白色上皮或宫颈柱状上皮异位表现,未见明显病灶。

（三）诊断

1. 宫颈细胞学检查　为最简单的宫颈鳞状上皮内瘤变的辅助检查方法,可发现早期病变,但有一定的漏诊及误诊率,炎症也可导致宫颈鳞状上皮不典型改变,应抗感染治疗3~6个月后重复检查。婚后或有性生活的妇女均应常规作宫颈细胞学检查,并每1~3年定期复查。建议采用子宫颈/阴道细胞病理学诊断的 TBS（the Bethesda system）报告系统。

2. 阴道镜检查　若细胞学检查为 ASCUS 并高危 HPV-DNA 检测阳性、或低度鳞状上皮内病变（LSIL）及以上、或妇科检查怀疑 CIN 者应作阴道镜检查,对所有可疑病灶取活检组织学标本。宫颈醋白上皮、点状血管和镶嵌为 CIN 最常见的异常阴道镜"三联征"图像。

3. 组织病理学诊断

（1）宫颈活组织检查:为确诊宫颈鳞状上皮内瘤变的最可靠方法。任何肉眼可见病灶均应作单点或多点活检。如无明显病变,可选择在宫颈转化区3、6、9、12点处活检,或在碘试验不染色区取材,或在阴道镜引导下取材以提高确诊率。

（2）子宫颈管内膜刮取术（endocervical curettage,ECC）:当细胞学异常而阴道镜检查阴性或不满意或镜下活检阴性时,应常规做 ECC。绝经前后的妇女宫颈萎缩或光滑时,ECC 更有意义。

（3）宫颈锥切:诊断性锥切的适应证为:①宫颈细胞学多次阳性,阴道镜检查阴性或不满意或镜下活检阴性,宫颈刮除术阴性;②宫颈细胞学诊断较阴道镜下活检重,或提示可疑浸润癌;③CIN Ⅱ、Ⅲ病变或 ECC 阳性;④宫颈细胞学提示腺上皮异常,无论 ECC 结果如何;⑤阴道镜检查或镜下活检怀疑早期浸润癌或怀疑宫颈原位腺癌。

4. HPV 检测　细胞学为意义未明的不典型鳞状细胞者,也可进行高危型 HPV 检测。如果高危型 HPV 阳性,进行阴道镜检查。如果高危型 HPV 阴性,12个月后复查细胞学。

（四）治疗

1. 细胞学异常的处理　①对 ASCUS 病例,应做 HPV 检测,高危型 HPV DNA 阳性的 ASCUS 病例应做阴道镜检查,阴性的 ASCUS 病例6~12个月后复查细胞学,对不能排除高级别鳞状上皮内病变不典型鳞状细胞及 LSIL 的病例,也应做阴道镜检查及活检,HSIL 的病例,必须做阴道镜检查及活检,也可直接做锥切;②非典型腺细胞病例处理:所有病例都应做 HPV 检测、阴道镜和颈管检查及子宫内膜检查。

2. 高危型 HPV 感染不伴宫颈病变的处理　6个月后复查细胞学,1年以后复查细胞学和 HPV。

3. CIN Ⅰ

（1）治疗指征:约60%的 CIN Ⅰ 会自然消退,故 CIN Ⅰ 并细胞学结果为 HSIL 或以上的病例需治疗,其他可观察。

（2）治疗方法:阴道镜检查满意可用冷冻、电灼、激光、微波等物理治疗;阴道镜检查不满意者应采用锥切治疗。

（3）随访:6个月后复查细胞学,如无异常1年以后复查细胞学和 HPV。如细胞学结果大于 ASCUS 或高危型 HPV 阳性,需要阴道镜检查。

4. CIN Ⅱ 和 CIN Ⅲ

(1) 治疗指征：约 20% 的 CIN Ⅱ 会发展成原位癌，5% 发展为浸润癌。故除妊娠期外所有的 CIN Ⅱ 和 CIN Ⅲ 都需要治疗。

(2) 治疗方法：阴道镜检查满意的 CIN Ⅱ 可选择 LEEP 或物理治疗，但之前必须行 ECC。CIN Ⅲ 应行宫颈锥形切除，经过锥切确诊年龄较大的 CIN Ⅲ 患者也可考虑行子宫切除术。

(3) 随访：每 3~6 个月的细胞学 +HPV 或细胞学 + 阴道镜，连续 3 次正常后，可选择每年 1 次的细胞学或细胞学 +HPV+ 阴道镜随访。

5. 妊娠合并宫颈上皮内瘤变　妊娠期间，由于雌激素增多，使柱状上皮外移至宫颈阴道部，转化区内的基底细胞出现不典型增生类似原位癌改变；妊娠期免疫功能可能低下，易患 HPV 感染。但大部分患者为 CIN Ⅰ，仅约 14% 为 CIN Ⅱ 或 Ⅲ。妊娠期的 CIN 可观察，妊娠期的 CIN Ⅱ 和 CIN Ⅲ 每 2 个月进行一次阴道镜检查，产后 6~8 周再次进行评估后处理。

学习小结

　　女性生殖系统上皮内瘤变包括外阴、阴道及宫颈的上皮内瘤变，指上皮层内细胞成熟不良、核异常及核分裂象增加。病变始于上皮基底层，严重时向上扩展，甚至占据上皮全层。上皮内瘤变分Ⅰ级、Ⅱ级、Ⅲ级，即轻、中、重度不典型增生及原位癌。

　　外阴、阴道上皮内瘤变多见于 45~60 岁的妇女，病因仍未明了，人乳头瘤病毒（HPV）感染可能是诱发的主要原因。临床表现为外阴、阴道的局部病灶，确诊需依据多点活组织病理检查。治疗方法包括非手术治疗和手术治疗，非手术治疗包括药物及激光治疗，Ⅲ级患者应采用手术治疗。

　　宫颈上皮内瘤变（CIN）是与宫颈浸润癌密切相关的一组癌前病变，它反映宫颈癌发生发展中的连续过程。接近 90% 的 CIN 有人乳头瘤病毒（HPV）感染。宫颈组织学特性是宫颈上皮内瘤变的病理学基础，原始鳞 - 柱状交接部和生理性鳞 - 柱状交接部之间的区域称转化区（也称移行带区），转化区成熟的化生鳞状上皮对致癌物的刺激相对不敏感。但未成熟的化生鳞状上皮代谢活跃，在一些物质如精子、精液组蛋白及 HPV 等的刺激下，可发生细胞分化不良，排列紊乱，细胞核异常，有丝分裂增加，形成宫颈上皮内瘤变。宫颈上皮内瘤变分 3 级：CIN Ⅰ、CIN Ⅱ 和 CIN Ⅲ。宫颈鳞状上皮内瘤变无特殊症状，偶有阴道排液增多，伴或不伴臭味。也可在性生活或妇科检查后出血，称接触性出血。检查未见明显病灶，宫颈光滑或仅见局部红斑、白色上皮和宫颈柱状上皮异位表现。诊断可依靠宫颈刮片细胞学检查、阴道镜检查、宫颈活组织检查和 HPV 检测，宫颈活组织检查为确诊宫颈鳞状上皮内瘤变的最可靠方法。CIN 的治疗：CIN Ⅰ 并细胞学结果为 HSIL 或以上的病例需治疗，其他可观察。满意的阴道镜检查者可用冷冻、电灼、激光、微波等物理治疗；阴道镜检查不满意者应采用锥切治疗。除妊娠期外，所有的 CIN Ⅱ 和 CIN Ⅲ 都需要治疗。阴道镜检查满意的 CIN Ⅱ 可选择 LEEP 或物理治疗，但之前必须行 ECC。CIN Ⅲ 应行宫颈锥形切除，经过锥切确诊年龄较大的 CIN Ⅲ 患者也可考虑行子宫切除术。妊娠期的 CIN 可观察，妊娠期的 CIN Ⅱ 和 CIN Ⅲ 每 2 个月进行一次阴道镜检查，产后 6~8 周再次进行评估后处理。

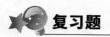 **复习题**

1. 何谓宫颈上皮的鳞状上皮化生及鳞状上皮化?
2. 试述宫颈上皮内瘤变的诊断方法。
3. 试述宫颈上皮内瘤变的治疗原则。

（叶　元）

第二十章

女性生殖器肿瘤

学习目标 ▮▮▮

1. 了解各种女性生殖器肿瘤的病因、病理、分类和转移途径。
2. 熟悉各种女性生殖器肿瘤的临床表现和分期。
3. 掌握子宫肌瘤、子宫颈癌、子宫内膜癌和卵巢肿瘤的诊断方法及治疗原则。

女性生殖器各部位均可发生肿瘤,最常见是子宫和卵巢肿瘤。良性肿瘤以子宫肌瘤最常见,卵巢良性肿瘤次之。恶性肿瘤以宫颈癌、子宫内膜癌和卵巢癌为常见。随着各种肿瘤早期诊断方法和治疗技术的发展和综合应用,目前宫颈癌和子宫内膜癌的治愈率已得到了明显的提高,但由于卵巢恶性肿瘤尚缺乏早期诊断方法,其治疗效果仍不理想,严重威胁妇女的健康和生命。

第一节　外阴恶性肿瘤

外阴恶性肿瘤约占女性生殖器恶性肿瘤的 4%,多发生于 60 岁以上的妇女。最常见的组织学类型为鳞癌,约占外阴恶性肿瘤的 90%。外阴黑色素瘤居第二位,其他的组织病理学类型有疣状癌、外阴派杰(Paget's)病、腺癌、基底细胞癌和前庭大腺癌。

一、外阴鳞状细胞癌

(一)病因

外阴鳞状细胞癌(vulvar squamous cell carcinoma)的病因尚不完全清楚。可能与外阴色素减退病变、外阴长期慢性刺激、人乳头瘤病毒、单纯疱疹病毒Ⅱ型、巨细胞病毒感染及免疫功能低下等因素有关。

(二)病理

大体病理为外阴出现单发或多发的圆形、乳头状或菜花状的硬结节或溃疡,可合并感染、坏死、出血或周围伴有色素减退病变。镜下多数分化较好,可见角化珠和细胞间桥。位于前庭和阴蒂的病灶多为未分化或低分化,常侵犯血管、淋巴管和神经。

（三）转移途径

以直接浸润和淋巴转移较常见。可直接蔓延至尿道、会阴体、阴道、肛门和外阴对侧区域，晚期可侵犯耻骨、直肠和膀胱颈。淋巴转移首先到达腹股沟浅淋巴结，再到股深淋巴结，进而达盆腔淋巴结和腹主动脉旁淋巴结。晚期可出现血行转移。

（四）临床分期

采用国际妇产科联盟（FIGO）分期（表 20-1）。

表 20-1　FIGO 外阴癌 2009 分期

I 期	肿瘤局限于外阴，淋巴结未转移
I A	肿瘤局限于外阴或会阴，最大径线≤2cm，间质浸润≤1.0mm*
I B	肿瘤最大径线 >2cm 或局限于外阴或会阴，间质浸润 >1.0mm*
II 期	肿瘤侵犯下列任何部位：下 1/3 尿道、下 1/3 阴道、肛门，淋巴结未转移
III 期	肿瘤有或（无）侵犯下列任何部位：下 1/3 尿道、下 1/3 阴道、肛门，有腹股沟 - 股淋巴结转移
III A	（i）1 个淋巴结转移（≥5mm），或（ii）1~2 个淋巴结转移（<5mm）
III B	（i）≥2 个淋巴结转移（≥5mm），或（ii）≥3 个淋巴结转移（<5mm）
III C	阳性淋巴结伴囊外扩散
IV 期	肿瘤侵犯其他区域（上 2/3 尿道，上 2/3 阴道）或远处转移
IV A	（i）肿瘤侵犯下列任何部位：上尿道和（或）阴道黏膜、膀胱黏膜、直肠黏膜、或固定在骨盆壁，或（ii）腹股沟 - 股淋巴结出现固定或溃疡形成。
IV B	任何部位（包括盆腔淋巴结）的远处转移

注：* 瘤浸润深度指肿瘤从接近最表皮乳头上皮 - 间质连接处至最深浸润点的距离

（五）临床表现

主要为外阴瘙痒、外阴结节或肿块、丘疹和溃疡等。若肿瘤溃破合并感染或有浸润，可出现疼痛、血性恶臭分泌物。累及尿道者可出现尿频、尿痛及排尿困难。转移至淋巴结者可出现淋巴结肿大、质硬、固定。

（六）辅助诊断方法

1. 细胞学检查　对外阴可疑病灶刮片进行细胞学检查，阳性率约 50%。
2. 病理活检　一般可确诊。为了提高早期病灶的活检阳性率，可在阴道镜指导下或使用甲苯胺蓝染色，2 分钟后再用 1% 醋酸洗去染料，在蓝染部位取材活检。
3. 影像学检查　B 型超声、腹股沟区和盆腔 CT 或 MRI、膀胱镜、钡灌肠等可协助了解病变的范围。

（七）预防

定期防癌普查，保持外阴清洁，积极治疗外阴瘙痒，及早诊治外阴结节、溃疡、色素减退病变和外阴上皮内瘤变。

（八）治疗

手术治疗为主，辅以放射治疗和化学药物治疗。目前趋向于根据患者的具体情况制定个体化的治疗方案，对较早期肿瘤缩小了手术范围，注意保护手术后外阴的美观和功能。放疗适用于：①不能手术病例的姑息治疗；②晚期病例的术前放疗；③复发可能性较大病例的术后补充放疗;④复发病例的治疗。化疗可作为综合治疗的一个手段,配合手术及放疗。常用的药物有铂类、阿霉素类、博莱霉素、氟尿嘧啶等。

1. ⅠA 期　外阴局部广泛切除。若有神经或血管浸润,应行外阴广泛切除术。通常不需切除腹股沟及盆腔淋巴结。

2. ⅠB 期　行广泛性外阴切除及腹股沟淋巴结切除。

3. Ⅱ期 ~Ⅲ期　广泛性外阴切除及受累的部分下尿道、阴道与肛门皮肤切除,双侧腹股沟淋巴结切除。

4. Ⅳ期　除广泛性外阴切除、双侧腹股沟及盆腔淋巴结切除外,分别根据膀胱、上尿道或直肠受累情况选作相应切除术。鉴于腹股沟淋巴结状态对预后影响,要求在病理报告中描述阳性淋巴结的数量、大小及包膜是否完整或破裂。

(九) 预后

预后与临床分期、细胞分化程度、病灶大小、淋巴结转移、治疗措施等因素有关。无淋巴结转移的Ⅰ、Ⅱ期患者,手术治愈率达 90% 以上,有淋巴结转移者为 30%~40%。

(十) 随访

外阴癌复发率约 15%,多在 2 年内外阴局部复发。治疗后应定期随访,术后第 1 年内应每 3 月随访 1 次,第 2 年每 4 月 1 次,第 3~5 年每 6 月 1 次。以后每年 1 次。

二、外阴黑色素瘤

外阴黑色素瘤(vulvar melanoma)的发病居外阴恶性肿瘤的第 2 位,多见于成年妇女。大多数位于阴蒂或小阴唇。临床表现为外阴棕褐色或蓝黑色肿物,可有瘙痒或疼痛及溃疡和出血。诊断需活检。治疗以手术为主,早期低危患者可选用局部病灶扩大切除(切缘距肿瘤 >2~3cm),晚期或高危组则应选用广泛性外阴切除及腹股沟淋巴切除。腹股沟淋巴结切除的价值尚未肯定。有无淋巴转移是影响预后的主要因素。

第二节　宫　颈　癌

宫颈癌(cervical cancer)是最常见的妇科恶性肿瘤。近 40 年由于宫颈细胞学筛查的普遍应用,使宫颈癌和癌前病变得以早期发现和治疗,宫颈癌的发病率和死亡率已有明显下降。原位癌高发年龄为 30~35 岁,浸润癌为 50~55 岁。

(一) 发病相关因素

病因尚未完全明了,可能与以下因素相关:

1. 病毒感染　高危型 HPV 感染是宫颈癌的主要危险因素。99% 以上宫颈癌伴有高危型 HPV 感染,其中 70% 与 16、18 型相关。目前已知 HPV 有 120 多种型别。其中 16、18、31、33、35、39、45、51、52、56 和 58 型属高危型。

2. 性行为及分娩次数　性活跃、初次性生活 <16 岁、早年分娩、多产等,与宫颈癌发生密切相关。与有阴茎癌、前列腺癌或其性伴侣曾患宫颈癌的高危男子性接触的妇女,也易患宫颈癌。

3. 其他　应用屏障避孕法者有一定的保护作用。吸烟可增加感染 HPV 效应。

（二）组织发生和发展

CIN 继续发展，突破上皮下基膜，浸润间质，形成宫颈浸润癌（图 20-1）。

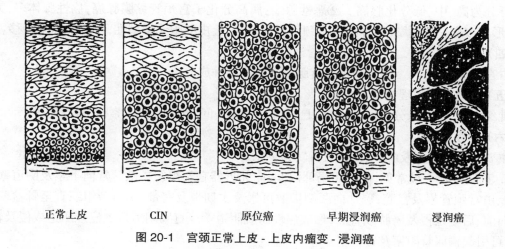

| 正常上皮 | CIN | 原位癌 | 早期浸润癌 | 浸润癌 |

图 20-1　宫颈正常上皮 - 上皮内瘤变 - 浸润癌

（三）病理

1. 宫颈鳞状细胞浸润癌　占宫颈癌 75%~80%。

（1）巨检：镜下早期浸润癌及极早期宫颈浸润癌肉眼观察常类似宫颈糜烂，无明显异常。随病变发展，可有以下 4 种类型：①外生型或菜花型：肿瘤向外生长状如菜花；②内生型：肿瘤向宫颈深部组织浸润，宫颈表面光滑或仅有轻度糜烂，宫颈膨大；③溃疡型：癌组织坏死脱落形成溃疡或空洞，似火山口状；④颈管型：肿瘤生长在宫颈管内（图 20-2）。

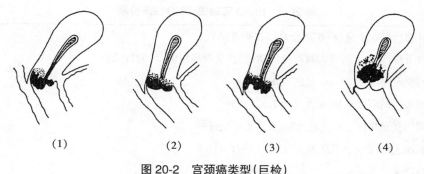

图 20-2　宫颈癌类型（巨检）

(1)外生性;(2)内生型;(3)溃疡型;(4)颈管型

（2）显微镜检：镜下早期浸润癌指在原位癌基础上镜检发现小滴状、锯齿状癌细胞团突破基膜，浸润间质。宫颈浸润癌指癌灶浸润间质范围已超出镜下早期浸润癌，多呈网状或团块状浸润间质。

2. 宫颈腺癌　近年来宫颈腺癌的发生率有上升趋势，占宫颈癌 20%~25%。

（1）巨检：大体形态与宫颈鳞癌相同。来自宫颈管内，浸润管壁；或自颈管内向宫颈外口突出生长；常可侵犯宫旁组织；病灶向宫颈管内生长时，宫颈外观可正常但因宫颈管向宫体膨大，宫颈管形如桶状。

（2）显微镜检：主要组织学类型有黏液腺癌、宫颈恶性腺瘤（又称微偏腺癌）。①黏液腺癌：镜下见腺体结构，腺上皮细胞增生呈多层，异型性明显，见核分裂象，癌细胞呈乳突状突入腺腔。可分为高、中、低分化腺癌。②恶性腺瘤：属高分化子宫颈管黏膜腺癌，癌性腺体多，大小不一，形态多变，呈点状突起伸入子宫颈间质深层，腺上皮细胞无异型性，常有淋巴结转移。

（四）腺鳞癌

占宫颈癌 3%~5%。癌组织中含有腺癌和鳞癌两种成分。

（五）其他少见病理类型

神经内分泌癌、未分化癌、混合性上皮/间叶肿瘤、间叶肿瘤、黑色素瘤、淋巴瘤等。

（六）转移途径

主要为直接蔓延及淋巴转移，血行转移少见。

1. 直接蔓延　最常见，癌组织局部浸润，向邻近器官及组织扩散。常向下累及阴道壁，极少向上由宫颈管累及宫腔；癌灶向两侧扩散可累及主韧带及宫颈、阴道旁组织直至骨盆壁；晚期可向前、后蔓延侵及膀胱或直肠，形成癌性膀胱阴道瘘或直肠阴道瘘。癌灶压迫或侵及输尿管时，可引起输尿管阻塞及肾积水。

2. 淋巴转移　癌灶局部浸润后累及淋巴管，形成瘤栓，并随淋巴液引流进入局部淋巴结经淋巴引流扩散。淋巴转移一级组包括宫旁、宫颈旁、闭孔、髂内、髂外、髂总、骶前淋巴结；二级组为腹股沟深浅、腹主动脉旁淋巴结。

3. 血行转移　极少见，晚期可转移至肺、肝或骨骼等。

（七）分期

宫颈癌采用 2009 国际妇产科联盟（FIGO）的临床分期标准（表 20-2，图 20-3）。分期应在治疗前进行，治疗后分期不再更改。

表 20-2　FIGO 宫颈癌 2009 临床分期

Ⅰ期	肿瘤局限在子宫颈（扩展至宫体将被忽略）
ⅠA	镜下浸润癌。（所有肉眼可见的病灶，包括表浅浸润，均为ⅠB 期）
	间质浸润深度 <5mm，宽度 ≤7mm
ⅠA₁	间质浸润深度 ≤3mm，宽度 ≤7mm
ⅠA₂	间质浸润深度 >3mm 且 <5mm，宽度 ≤7mm
ⅠB	临床癌灶局限于子宫颈，或者镜下病灶 >ⅠA
ⅠB₁	临床癌灶 ≤4cm
ⅠB₂	临床癌灶 >4cm
Ⅱ期	肿瘤超越子宫，但未达骨盆壁或未达阴道下 1/3
ⅡA	肿瘤侵犯阴道上 2/3，无明显宫旁浸润
ⅡA₁	临床可见癌灶 ≤4cm
ⅡA₂	临床可见癌灶 >4cm
ⅡB	有明显宫旁浸润，但未达到盆壁
Ⅲ期	肿瘤已扩展到骨盆壁，在进行直肠指诊时，在肿瘤和盆壁之间无间隙。肿瘤累及阴道下 1/3。由肿瘤引起的肾盂积水或肾无功能的所有病例，除非已知道由其他原因所引起。

ⅢA	肿瘤累及阴道下 1/3,没有扩展到骨盆壁
ⅢB	肿瘤扩展到骨盆壁,和(或)引起肾盂积水或肾无功能
Ⅳ期	肿瘤超出了真骨盆范围,或侵犯膀胱和(或)直肠黏膜
ⅣA	肿瘤侵犯邻近的盆腔器官
ⅣB	远处转移

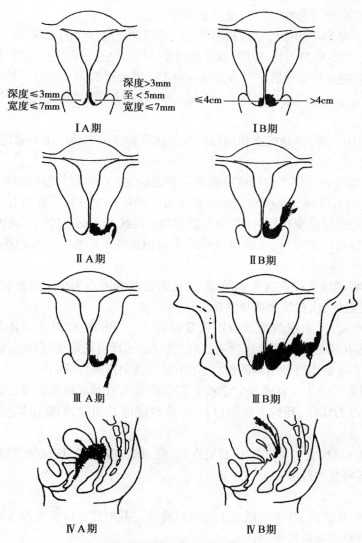

图 20-3　宫颈癌临床分期示意图

(八) 临床表现

1. 症状　早期宫颈癌常无症状或仅有少量接触性出血,与宫颈糜烂样改变无明显区别。晚期主要表现为阴道不规则流血,阴道分泌物增多和疼痛。

(1) 阴道流血:可表现为性交后或妇科检查后的接触性出血,也可表现为阴道不规则流血。

病灶较大侵蚀较大血管使其破裂时,可出现多量出血甚至致命性大出血。年老患者常表现为绝经后阴道流血。

(2) 阴道排液:白色或血性、稀薄如水样或米汤样恶臭分泌物。

(3) 疼痛:为晚期癌表现。可出现坐骨神经痛或骶髂部持续性疼痛。若肿瘤压迫或侵蚀输尿管造成梗阻,可出现腰痛。淋巴管阻塞可出现下肢水肿和疼痛。

(4) 侵犯邻近器官引起的症状:累及泌尿道可出现尿频、尿痛、血尿、膀胱阴道瘘、肾盂积水、尿毒症等;累及直肠可出现肛门坠胀、便秘、里急后重、便血、肠梗阻、直肠阴道瘘等。

(5) 恶病质:晚期出现消瘦、发热、全身衰竭等。

2. 体征 镜下早期浸润癌可见宫颈光滑或仅有宫颈上皮异位的表现,外生型宫颈癌见宫颈有息肉状、乳头状、菜花状赘生物,质脆,触之易出血,可合并感染;内生型见宫颈肥大、质硬,宫颈膨大如桶状。晚期癌组织坏死脱落形成溃疡或空洞。癌灶浸润阴道壁时可见阴道壁有赘生物。如向宫旁浸润,双合诊和三合诊可扪及子宫两侧增厚、结节状,有时浸润达盆壁,形成"冰冻骨盆"。

(九) 诊断

根据病史、临床表现,全身检查和妇科检查及病理检查可确诊。下列辅助检查可协助早期诊断和临床分期。

1. 宫颈细胞学检查 用于宫颈癌筛查的主要方法,应在宫颈转化区取材。

2. 宫颈和宫颈管活检 是确诊宫颈癌必不可少的检查之一。若宫颈有明显病灶,可直接在癌变区取材。无明显癌变可疑区时,应在宫颈鳞 - 柱状上皮交界处的 3、6、9、12 点等处多点取材。为了提高取材的准确性,可在碘试验或阴道镜指导下活检。所取组织应包括间质及邻近正常组织。

(1) 碘试验:将碘溶液涂在宫颈和阴道上,正常宫颈和阴道鳞状上皮被染为棕色或深赤褐色,不染色区为危险区,应在该区取材活检。

(2) 阴道镜检查:宫颈细胞学检查巴氏Ⅲ级以上、TBS 法 ASCUS 并高危型 HPV 阳性或 ASCUS 以上,均应在阴道镜下观察宫颈表面病变状况,选择可疑癌变区行活组织检查。

若细胞学检查可疑而宫颈活检阴性,应用小刮匙搔刮宫颈管组织活检。

3. 宫颈锥切术 适应于宫颈细胞学检查多次阳性而宫颈活检阴性者;或活检为原位癌需确诊者。可采用冷刀切除、环行电切除(LEEP)或冷凝电刀切除,切除组织应作连续病理切片(24~36 张)检查。

4. 影像学和内镜检查 可选择 B 型超声、盆腔 MRI、PET-CT、膀胱镜、结肠镜、静脉肾盂造影等检查,以了解病变的范围。

(十) 诊断

根据病史和临床表现,并进行活组织检查可确诊。并根据具体情况作 X 线胸片检查,静脉肾盂造影,膀胱镜及直肠镜检查等。

(十一) 鉴别诊断

应与宫颈柱状上皮异位、宫颈息肉、宫颈乳头状瘤、子宫黏膜下肌瘤、宫颈结核、宫颈尖锐湿疣、宫颈子宫内膜异位症等鉴别,宫颈活检是最可靠的鉴别方法。另外,颈管型宫颈癌应与Ⅱ期子宫内膜癌相鉴别。

(十二) 治疗

根据临床分期、病理类型、患者年龄、全身情况及医疗设备、技术水平等选择手术、放疗或化疗等方法。原则上IA～ⅡA期采用手术治疗,ⅡB期以上采用放疗,晚期或复发病例采用综合治疗。采用手术治疗的患者,根据术后病理结果决定是否补充放疗。化疗主要用于晚期或复发转移的患者,也用于放疗增敏。常用化疗药物有顺铂、卡铂、紫杉醇、异环磷酰胺、氟尿嘧啶等。常采用以铂类为基础的联合化疗方案。用药途径可采用静脉或动脉灌注化疗。

1. IA$_1$期并无淋巴脉管浸润 筋膜外全子宫切除术。对年轻要求保留生育功能患者,若锥切边缘均正常,可仅用锥切。

2. IA$_1$期并有淋巴脉管浸润、IA$_2$期 行改良广泛性子宫切除术及盆腔淋巴结切除术。要求保留生育功能的年轻患者,可行广泛宫颈切除术及盆腔淋巴结切除术。

3. IB和ⅡA期 广泛子宫切除和双侧盆腔淋巴结切除术,必要时行主动脉旁淋巴结取样。<45岁的鳞癌患者,卵巢正常者应予保留。有高危因素者术后补充放化疗。要求保留生育功能的年轻患者,且肿瘤直径<2cm的IB$_1$期患者可行广泛宫颈切除术、盆腔淋巴结切除术。

4. 部分IB$_2$和ⅡA$_2$、ⅡB、Ⅲ和ⅣA期 同期放化疗。放疗包括体外照射和腔内照射两种方法。腔内照射多用后装机,放射源为^{137}铯(^{137}Cs)、^{192}铱(^{192}Ir)等。体外照射多用直线加速器、^{60}钴(^{60}Co)等。早期病例以腔内照射为主,晚期病例以体外照射为主。在放疗期间辅以顺铂为基础的化疗。

5. ⅣB期 全盆腔放疗结合化疗控制症状。

(十三) 预后

影响预后的因素包括全身情况、临床分期、组织类型、肿瘤体积、淋巴结转移、治疗措施等。预后与临床分期直接相关。宫颈癌的5年生存率为:Ⅰ期81.6%,Ⅱ期61.3%,Ⅲ期36.7%,Ⅳ期12.1%。

(十四) 随访

出院后第1年第1个月随诊1次,以后每隔3个月复查1次。第2年每4个月复查1次。第3～5年每6个月复查1次。第6年开始每年复查1次。

(十五) 预防

尽快开展、普及适龄女性HPV预防性疫苗注射,普及防癌知识,开展性卫生教育,定期开展普查普治,规范完善筛查方法,积极治疗宫颈上皮内瘤变。

(十六) 宫颈癌合并妊娠

宫颈癌合并妊娠较少见。妊娠时,盆腔血流增加和淋巴流速增加可促使癌肿转移和发展。阴道分娩时可能将癌细胞挤至血管内加速癌肿扩散,并导致出血和感染。诊断的重点是确定为原位癌或浸润癌。若为原位癌,可随访至足月妊娠行剖宫产结束分娩,产后4～6周再作检查,根据检查结果按照非妊娠期治疗原则处理。浸润癌的处理和非妊娠期宫颈癌的处理原则基本相同。通过宫颈锥切确定的切缘阴性的IA$_1$患者可以追踪至妊娠晚期直至分娩。对IA$_2$期或更晚期的病例应根据临床分期和妊娠周数进行个体化处理。如果在妊娠20周前诊断,应立即治疗,连同胎儿一并进行广泛子宫切除术和盆腔淋巴结切除术。妊娠28周后才诊断的病例,可以等待胎儿成熟后再治疗。在妊娠20～28周诊断的病例,IA$_2$和IB$_1$期的病例可以推迟至胎儿成熟后才治疗,IB$_2$期以上应立即治疗。在延迟治疗期间,应密切观察病情,如肿瘤进展,应及时终止妊娠。除IA$_1$期外,所有病例均必须在34周前终止妊娠。

患者,女性,52岁,因"接触性阴道出血2个月,阴道大量出血1次"入院。体检:T 37.2℃,R 22次/分,BP 92/62mmHg,P 105次/分,锁骨上及腹股沟淋巴结未及肿大。妇科检查:外阴及阴道发育正常,见大量鲜血及血块涌出;宫颈正常大小,2点处见一直径约3cm的质脆菜花样组织,表面有一血管搏动性出血;子宫前位,正常大小,无压痛;双侧韧带未及增厚,双附件区未及异常,三合诊宫旁未及异常增厚。入院后予以阴道塞纱止血,并完善相关检查:血常规:Hb 86g/L。HPV基因分型:18型(+),盆腔MRI:宫颈癌(ⅠB期),直肠旁小淋巴结;拟阴道左侧壁小囊肿。病灶活检病理:宫颈中度分化鳞癌。临床诊断:宫颈中分化鳞癌ⅠB₁期,中度失血性贫血。入院后行广泛子宫切除+盆腔淋巴结切除术及主动脉旁淋巴结取样。术后剖视标本见宫颈下唇一直径约4cm的肿物,侵及宫颈间质外1/2。术后病理结果:宫颈鳞癌(中度分化),肿物大小约1cm×4cm×3cm,侵及宫颈间质外1/2和颈体交界上皮及间质,淋巴管内见癌栓,阴道断端和双侧宫旁软组织未见癌,子宫肌层未见明显病变,增生期子宫内膜,左卵巢囊状卵泡,右输卵管组织呈慢性炎,右副中肾管囊肿,左输卵管和右卵巢组织未见明显病变,盆腔淋巴结及腹主动脉旁淋巴结未见癌转移。因侵及宫颈间质外1/2、淋巴管内见癌栓,术后辅助放疗,全盆外照射46Gy。

本病例有如下特点:①符合宫颈浸润癌的高发年龄;②有典型的临床表现:早期接触性出血,后期则为不规则阴道流血,甚至大量出血;③妇科检查见宫颈赘生物,并通过活检确诊,三合诊检查宫颈旁组织无受累;④分期为FIGO ⅠB₁期;⑤采用手术治疗,因术后病理结果有高危因素补充放疗。

第三节　子宫肌瘤

子宫肌瘤(myoma of uterus)由平滑肌和结缔组织组成,又称子宫平滑肌瘤(leiomyoma of uterus)。是女性生殖系统最常见的肿瘤。多见于30~50岁妇女。

(一)病因

确切病因尚未明了。因肌瘤好发于生育年龄,青春期前少见,绝经后萎缩或消退,提示其发生可能与女性性激素相关。生物化学检测证实肌瘤中雌二醇向雌酮转化明显低于正常肌组织;肌瘤中雌激素受体浓度明显高于周边肌组织,故认为肌瘤组织局部对雌激素的高敏感性是肌瘤发生的重要因素之一。此外研究证实孕激素有促进肌瘤有丝分裂活动、刺激肌瘤生长的作用。细胞遗传学研究显示25%~50%子宫肌瘤存在细胞遗传学的异常,包括12号和17号染色体长臂片段相互换位、12号染色体长臂重排、7号染色体长臂部分缺失等。分子生物学研究结果提示子宫肌瘤是由单克隆平滑肌细胞增殖而成,多发性子宫肌瘤是由不同克隆细胞形成。

(二)病理

1. 大体　为球形或不规则形实性结节,可单个或多个生长于子宫任何部位。一般为白色、质硬,切面为漩涡状结构。肌瘤本身无包膜,但肌瘤组织可压迫周围的子宫肌纤维而形成假包膜,使肌瘤与子宫肌层分界清楚,容易剥出。血管从外穿入假包膜内供给肌瘤营养。

2. 镜下　主要由梭形平滑肌细胞和不等量纤维结缔组织所构成。细胞大小均匀、呈栅栏状或漩涡状排列。因切面的不同,细胞核可呈圆形或杆状,染色较深。

3. 变性　肌瘤可引起各种退行性变或恶变。

(1) 玻璃样变(hyaline degeneration):又称透明变性,最常见。肌瘤组织因局部血供不足水肿变软,剖面漩涡状结构消失,溶成玻璃样透明结构。

(2) 囊性变(cystic degeneration):玻璃样变继续发展,肌细胞坏死液化,形成大小不等的囊腔,内含胶冻样或无色液体。

(3) 红色变(red degeneration):多见于妊娠期和产褥期,可能是肌瘤血管破裂或退行性变引起溶血,血红蛋白渗入肌瘤内。切面暗红色,如半熟牛肉状,质软,腥臭,漩涡状结构消失。

(4) 恶性变:主要为肉瘤变(sarcomatous change),发生率约为 0.4%~0.8%。多发生于年龄较大的妇女。肌瘤在短期内迅速增大,或伴有阴道不规则流血。组织变软、质脆,切面灰黄色,似生鱼肉状。

此外,肌瘤还可发生脂肪变性、钙化等,均较少见。

(三) 分类

按肌瘤所在部位的不同可分宫体和宫颈肌瘤。肌瘤最初均起源于子宫肌层,向不同方向生长而形成下列三种类型(图 20-4)。各种类型可单独存在,也可同时并存。

1. 肌壁间肌瘤　最常见。位于子宫肌层内,周围被正常肌层包绕。

2. 浆膜下肌瘤　突起在子宫表面,肌瘤表面仅覆盖少许肌层或浆膜层。可仅有一蒂与子宫相连。若蒂断裂肌瘤脱落在盆、腹腔内继续生长,称寄生性肌瘤或游走性肌瘤。肌瘤向阔韧带内生长,称阔韧带内肌瘤。

3. 黏膜下肌瘤　向宫腔内生长,肌瘤表面仅覆盖子宫内膜。黏膜下肌瘤易形成蒂,肌瘤突出于宫腔内,甚至延伸至阴道。

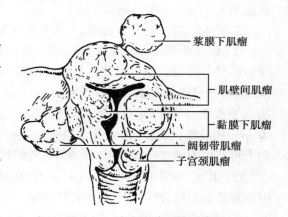

图 20-4　各型子宫肌瘤示意图

(四) 临床表现

1. 症状　有些患者可无症状,终身未被发现。症状的轻重主要取决于肌瘤的生长部位、大小、有无变性和并发症。

(1) 月经改变:是最常见的症状。肌壁间肌瘤主要表现为经量增多、经期延长,周期正常或缩短。黏膜下肌瘤主要表现为经量增多、经期延长、周期紊乱、不规则出血或经后淋漓不尽。浆膜下肌瘤则很少引起子宫出血。

(2) 腹部肿块:当肌瘤较大时,患者自觉下腹部实性肿块,活动度差。

(3) 阴道排液:肌瘤可引起白带增多。若肿瘤发生坏死合并感染,则有持续性或不规则阴道流血和恶臭脓血样液排出。

(4) 压迫症状:肌瘤压迫膀胱可引起尿频、排尿困难、尿潴留等。压迫直肠可致里急后重、便秘、大便不畅等。阔韧带肌瘤压迫输尿管可引起输尿管扩张、肾盂积水等。

(5) 疼痛:肌瘤可引起下腹坠胀、腰背酸痛等。肌瘤合并感染、红色变性或浆膜下肌瘤蒂扭转时可出现剧痛并伴有发热。

（6）不孕和流产：肌瘤向宫腔内生长或引起宫腔变形可妨碍精子通过、孕卵着床和胚胎发育，因而引起部分患者不孕或流产。

（7）贫血：长期月经过多或不规则阴道流血可导致失血性贫血。

2. **体征**　若肌瘤较大可在下腹部扪及质硬、圆形或不规则形实性结节状肿物。妇科检查时可发现子宫增大、表面有单个或多个不规则结节突起或有蒂与子宫相连的实性活动肿物。带蒂的黏膜下肌瘤突出于阴道内，用阴道窥器即可在阴道内见到表面光滑的红色结节。当组织坏死或合并感染时，肌瘤表面有渗出物覆盖并有恶臭味。

（五）诊断及鉴别诊断

根据病史、症状和体征，诊断多无困难。借助 B 型超声、子宫输卵管碘油造影、宫腔镜、腹腔镜、CT、MRI 等方法可明确诊断并与其他疾病相鉴别。子宫肌瘤需与下列疾病鉴别：妊娠子宫、卵巢肿瘤、子宫内膜异位症、盆腔炎性肿块、畸形子宫、子宫内膜癌、宫颈癌等。根据停经史、hCG 和 B 型超声检查可与妊娠子宫鉴别；根据症状、体征、影像学检查和腹腔镜可与卵巢肿瘤、子宫内膜异位症、盆腔炎性肿块、畸形子宫鉴别；借助宫腔镜和活检可鉴别子宫黏膜下肌瘤与子宫内膜癌。带蒂的黏膜下肌瘤可借助活检与宫颈癌鉴别。

（六）治疗

1. **随访观察**　无症状肌瘤一般不需治疗，特别是近绝经期妇女。绝经后肌瘤多可萎缩或逐渐消失。每 3~6 个月随访一次。

2. **药物治疗**　适用于症状轻、近绝经年龄或全身情况不宜手术者。

（1）促性腺激素释放激素类似物（GnRH-a）：抑制 FSH 和 LH 分泌，降低雌二醇到绝经水平，缓解症状并抑制肌瘤生长使其萎缩。但停药后又逐渐增大到原来大小。应用指征是：①缩小肌瘤以利于妊娠；②术前治疗控制症状、纠正贫血；③术前应用缩小肌瘤，降低手术难度，或使阴式手术成为可能；④对近绝经妇女，提前过渡到自然绝经，避免手术。常用药物有亮丙瑞林（leuprorelin）每次 3.75mg，或戈舍瑞林（goserelin）每次 3.6mg。每月皮下注射 1 次。用药 6 个月以上可产生围绝经期综合征，骨质疏松等副作用，不宜长期用药。

（2）其他：米非司酮（mifepristone，RU486），12.5mg/d 口服，作为术前用药或提前绝经使用。但不宜长期使用，以防其拮抗糖皮质激素的副作用。

3. **手术治疗**　手术适应证：①月经过多继发贫血，药物治疗无效；②严重腹痛、性交痛或慢性腹痛、有蒂肌瘤扭转引起的急性腹痛；③有膀胱、直肠压迫症状；④能确定肌瘤是不孕或反复流产的唯一原因；⑤肌瘤生长较快，怀疑有恶变。

手术可经腹、经阴道或宫腔镜及腹腔镜下手术。术式有：

（1）肌瘤切除术（myomectomy）：适用于希望保留生育功能的患者。可经腹或腹腔镜下切除肌瘤，黏膜下肌瘤可经阴道或宫腔镜下切除。但术后有 50% 的复发机会，约 1/3 的患者需要再次手术。

（2）子宫切除术：不要求保留生育功能或疑有恶变者可行子宫切除术。术前应宫颈刮片细胞学检查排除宫颈恶性病变。

4. **其他治疗**　如子宫动脉栓塞术、宫腔镜子宫内膜切除术。

（七）子宫肌瘤合并妊娠

子宫肌瘤合并妊娠并不常见，约占肌瘤患者的 0.5%~1%，妊娠的 0.3%~0.5%。

1. **妊娠对子宫肌瘤的影响**　妊娠由于性激素的变化和盆腔血液供应丰富，可促使肌瘤快速生长和变性,常为红色变性。临床表现为肌瘤迅速增大,剧烈腹痛、发热、血白细胞升高等。

2. 肌瘤对妊娠和分娩的影响　黏膜下肌瘤可妨碍受精卵着床而引起早期流产。大的肌壁间肌瘤可引起子宫腔变形和压迫,也可导致流产或胎位异常。若肌瘤位置较低,可妨碍胎儿先露部进入骨盆造成难产。产后则肌瘤可妨碍子宫收缩而导致产后大出血。

3. 处理　发生红色变性时应保守治疗,使用止痛、抗炎、安胎药物。肌瘤造成产道梗阻者应做剖宫产。术中是否同时切除肌瘤,需根据肌瘤大小、部位和患者情况而定。

病例分析

　　患者,女性,45 岁,因"月经量增多 1 年"入院。体检:T 36.8℃,R 18 次 / 分,BP 105/70mmHg,P 102 次 / 分,睑结膜苍白。妇科检查:外阴及阴道发育正常;宫颈正常大小;子宫前位,活动度好,如孕 4$^+$ 个月大小,质硬,表面凹凸不平,无压痛;双附件区未及异常。入院后完善相关检查:血常规:Hb 98g/L。妇科 B 超提示:多发性子宫肌瘤声像,部分凸向宫腔,双侧附件未见异常。临床诊断:多发性子宫肌瘤,轻度失血性贫血。因患者无生育要求,入院后遂行全子宫切除术。术后剖视标本见子宫多发浆膜下及肌壁间肌瘤,部分肌壁间肌瘤凸向宫腔。术后病理结果:子宫肌瘤,部分透明变性及囊性变。

　　病例特点:①患者符合子宫肌瘤好发年龄;②本例为多发性子宫肌瘤,有多个肌壁间和浆膜下肌瘤;③有月经过多临床表现,体检时触及子宫质硬不规则增大;④B 超检查辅助诊断;⑤根据患者的症状、贫血、年龄、无生育要求等,采用子宫切除术治疗。

第四节　子宫内膜癌

子宫内膜癌(endometrial carcinoma)又称子宫体癌,多见于 50~60 岁妇女。是女性生殖器三大恶性肿瘤之一。约占女性全身恶性肿瘤的 7%,女性生殖器恶性肿瘤的 20%~30%。近年来发病率有上升趋势,在有些国家,子宫内膜癌的发病已超过宫颈癌而成为女性生殖器最常见的恶性肿瘤。

(一)病因

尚不十分清楚,可能与雌激素长期刺激有关。无排卵、不育、肥胖、糖尿病、高血压、晚绝经、多囊卵巢综合征、功能性卵巢肿瘤、长期大量应用外源性雌激素或三苯氧胺、子宫内膜不典型增生和遗传因素等是子宫内膜癌的高危因素。

(二)病理

1. 巨检　按病变累及的范围可分为局限型和弥漫型。癌组织在子宫内膜呈局限性生长或弥漫侵犯子宫内膜大部分或全部。局部内膜表面粗糙。肿瘤向宫腔内生长时,形成息肉状或菜花状肿块。组织呈灰白色,可伴有灶性出血或坏死、溃疡形成。癌组织侵犯肌层时,表现为境界清楚、坚实灰白色的结节状肿块。

2. 镜检　子宫内膜癌的组织学类型复杂多样,按照 WHO/ISGP(国际妇产科病理协会)分类分为七种类型:①子宫内膜样腺癌:包括腺癌、腺角化癌(腺癌合并鳞状上皮化生)和腺鳞癌(腺癌和鳞癌并存),占80%~90%;其组织病理分级如下:Gx:分级无法评估;G1级:癌组织中非鳞状或非桑椹状实性生长类型≤5%;G2级:癌组织中非鳞状或非桑椹状实性生长类型6%~50%;G3级:癌组织中非鳞状或非桑椹状实性生长类型>50%。②黏液性癌。③浆液性癌。④透明细胞癌。⑤鳞状细胞癌。⑥混合性癌。⑦未分化癌。

(三)转移途径

主要为直接蔓延和淋巴转移,晚期可出现血行转移。

1. **直接蔓延**　病灶沿子宫内膜蔓延生长,向上沿子宫角到输卵管;向下累及宫颈管及阴道;向肌层穿透子宫壁累及浆膜层蔓延至输卵管、卵巢,并可广泛种植于盆、腹腔腹膜,直肠子宫陷凹及大网膜。

2. **淋巴转移**　当癌灶浸润至深肌层、蔓延到宫颈管或组织分化不良时容易发生淋巴转移。宫底部癌灶常沿阔韧带上部淋巴管网经骨盆漏斗韧带转移至腹主动脉旁淋巴结;宫角部癌灶沿圆韧带至腹股沟淋巴结;子宫下段和宫颈管的癌灶转移途径与宫颈癌相同。子宫后壁的癌灶沿宫骶韧带扩散到直肠淋巴结;子宫前壁癌灶扩散到膀胱,通过逆流扩散到阴道前壁。

3. **血行转移**　较少见。晚期可经血行转移至肺、肝、骨和脑等处。

(四)分期

术前和无法手术或单纯采用放、化疗的病例可采用国际妇产科联盟(FIGO)1971年制定的子宫内膜癌临床分期(表20-3),手术的病例按2009 FIGO修订的手术病理分期(表20-4)。

表20-3　子宫内膜癌的临床分期

Ⅰ期	癌瘤局限于宫体
ⅠA	子宫腔深度≤8cm
ⅠB	子宫腔深度>8cm
Ⅱ期	癌瘤累及子宫颈
Ⅲ期	癌瘤播散到子宫外,局限在盆腔内(阴道、宫旁组织可能受累,但未累及膀胱、直肠)
Ⅳ期	癌瘤累及膀胱或直肠,或有盆腔外播散

表20-4　FIGO子宫内膜癌2009手术病理分期

Ⅰ期	肿瘤局限于子宫体
ⅠA期	肿瘤浸润深度<1/2肌层
ⅠB期	肿瘤浸润深度≥1/2肌层
Ⅱ期	肿瘤侵犯宫颈间质,但无宫体外蔓延
Ⅲ期	肿瘤局部和(或)区域扩散
ⅢA	肿瘤累及浆膜层和(或)附件
ⅢB	阴道和(或)宫旁受累
ⅢC	盆腔淋巴结和(或)腹主动脉旁淋巴结转移
ⅢC$_1$	盆腔淋巴结阳性
ⅢC$_2$	腹主动脉旁淋巴结阳性和(或)盆腔淋巴结阳性
Ⅳ期	肿瘤侵及膀胱和(或)直肠黏膜,和(或)远处转移
ⅣA	肿瘤侵及膀胱和(或)直肠黏膜
ⅣB	远处转移,包括腹腔内和(或)腹股沟淋巴结转移

（五）临床表现

1. 症状　阴道流血、阴道排液、宫腔积液或积脓是子宫内膜癌的主要症状。

（1）阴道流血：绝经前表现为经量增多、经期延长或经间期出血，绝经后表现为阴道不规则流血。

（2）阴道排液：可为白带增多、浆液性或浆液血性分泌物增多。合并感染者可有脓性或脓血性恶臭分泌物。

（3）疼痛：当癌瘤浸润周围组织或压迫神经时可引起下腹及腰骶部疼痛。有宫腔积液、积脓时可刺激子宫收缩，出现下腹痛及痉挛性疼痛。

（4）恶病质：晚期可出现贫血、消瘦、发热、全身衰竭等。

2. 体征　早期可无明显体征，子宫可以正常大小或稍大。疾病发展时，子宫增大变软、固定或在宫旁或盆腔内扪及不规则形结节状肿物。

（六）诊断

应注意高危因素，根据病史、体征，结合分段诊刮、宫腔镜及病理检查可确诊。

1. 分段诊刮　是诊断子宫内膜癌最常用的检查方法。先用小刮匙环刮宫颈管，再用探针探测宫腔方向和深度，然后才用刮匙进入宫腔搔刮子宫内膜。刮出的组织物分别做病理检查。

2. 宫腔镜　可直视下观察宫颈管和宫腔情况，有助于病灶范围的评估，同时可直视下取活检或指导刮宫位置，提高活检准确率。

3. 影像学检查　B 型超声较常用，可用阴道 B 型超声测量子宫内膜的厚度，绝经后妇女的子宫内膜厚度若超过 5mm 应引起高度警惕。MRI 检查可了解子宫肌层和宫颈管浸润程度。

4. 细胞学检查　从阴道后穹隆或宫颈管吸取细胞涂片检查阳性率不高。用子宫内膜冲洗法、尼龙网内膜刮取等方法可提高阳性率。

5. 其他　血清 CA_{125} 水平对晚期患者有一定的诊断价值。

（七）鉴别诊断

子宫内膜癌需与功能失调性子宫出血、萎缩性阴道炎、子宫黏膜下肌瘤、宫颈或子宫内膜息肉、子宫内膜炎、宫颈癌、原发性输卵管癌等鉴别。分段诊刮、宫腔镜及病理检查是主要的鉴别手段。

（八）预防

注意高危因素，重视高危患者，正确掌握雌激素使用指征和使用方法。围绝经期月经紊乱或绝经后不规则阴道流血患者应先排除子宫内膜癌后才能按良性疾病治疗。

（九）治疗

采用手术治疗为主，放疗、化疗和激素治疗为辅的综合治疗方法。

1. 手术治疗　是子宫内膜癌的主要治疗方法。手术可进行手术病理分期并切除子宫及转移病灶，手术程序是：腹部正中直切口，打开腹腔后立即取盆、腹腔冲洗液，然后仔细探查整个腹腔内脏器。网膜、肝脏、腹膜、子宫直肠陷凹和附件表面均需检查。触摸任何可能存在的转移病灶，仔细触摸主动脉旁和盆腔内可疑或增大的淋巴结。病灶局限于子宫体的患者行筋膜外全子宫切除及双侧附件切除术，有以下情况之一者行盆腔淋巴结切除及腹主动脉旁淋巴结切除或取样：①可疑的腹主动脉旁及髂总淋巴结及增大的盆腔淋巴结；②特殊病理类型，如乳头状浆液性腺癌、透明细胞癌、鳞状细胞癌、癌肉瘤、未分化癌等；③子宫内膜样腺癌 G3；④肌层浸润深度≥1/2；⑤癌灶累及宫腔面积超过 50%。病灶已扩展或怀疑扩展到宫颈者，行广泛子宫切除及双附件切除术,同时行盆腔淋巴结切除术及腹主动脉旁淋巴结切除或取样术。病灶已超出子宫者行肿瘤细胞减灭手术。

2. 放疗　单纯放疗适用于晚期或有严重的全身疾病、高龄和无法手术的病例,术后放疗用于补充手术的不足及复发病例。有腔内照射及体外照射两种。腔内照射多用后装腔内照射,高能放射源为 ^{60}Co 或 ^{137}Cs。体外照射常用 ^{60}Co 或直线加速器。

3. 化疗　为晚期或复发子宫内膜癌综合治疗措施之一。也有用于术后有复发高危因素患者的治疗,以期减少盆腔外的远处转移。常用化疗药物有顺铂、阿霉素、紫杉醇、环磷酰胺、氟尿嘧啶、丝裂霉素、依托泊苷等。可单独应用或联合应用,也可与孕激素合并使用。子宫乳头状浆液性腺癌术后应给予化疗,方案同卵巢上皮癌。

4. 内分泌治疗　大剂量孕激素可用于晚期或复发癌,也用于治疗子宫内膜不典型增生和试用于极早期要求保留生育功能患者,至少需应用 12 周以上方可评定疗效。常用药物:口服醋酸甲羟孕酮 200~400mg/d;醋酸甲地孕酮 80~320mg/d。长期使用可有水钠潴留、水肿或药物性肝炎等副作用,停药后可恢复。其他药物有 GnRH-a、三苯氧胺等。

（十）预后

子宫内膜癌预后较好。临床分期为影响预后的重要因素。5 年生存率为:Ⅰ期 75.1%、Ⅱ期51.8%、Ⅲ期 30.0%、Ⅳ期 10.6%。

（十一）随访

术后 2~3 年内每 3 个月随访一次,3~5 年每 6 个月复查 1 次。5 年后每年复查 1 次。

‖ 病例分析

患者,女性,58 岁,因"绝经 8 年,异常阴道出血 2 次"入院。有 15 年糖尿病病史。体检:T 37.1℃,R 20 次/分,BP 150/90mmHg,P 78 次/分,腰围 90cm,臀围 101cm,体重 85kg。锁骨上及腹股沟淋巴结未及肿大。妇科检查:外阴及阴道呈老年性改变;宫颈萎缩;子宫前位,饱满,轻压痛;双附件区未及异常,三合诊宫旁未及异常增厚。入院后监测血压,波动于145~160/90~100mmHg,检查:血 CA$_{125}$ 42U/L。盆腔 MRI:子宫内膜癌,局限于子宫体。宫腔镜检查:宫底部见弥漫絮状组织物。诊刮病理:(子宫)内模样腺癌(中度分化)。临床诊断:中分化子宫内膜样腺癌,2 型糖尿病,高血压病。予以控制血压、调整血糖后,行筋膜外子宫切除 + 双侧附件切除 + 盆腔淋巴结切除 + 主动脉旁淋巴结取样术。术后剖视标本见子宫腔上段弥漫性病灶,肌层侵犯小于 1/2。术后病理结果:腹水涂片未找到癌细胞;子宫内膜样腺癌(中分化),侵犯内 1/2 肌层;淋巴结及双侧附件未见癌转移。术后诊断为:子宫中分化内膜样腺癌 IA 期,2 型糖尿病,高血压病。术后不需辅助治疗,定期随访。

病例特点:①符合子宫内膜癌的高发年龄为 50~60 岁;②有肥胖、糖尿病、高血压等子宫内膜癌发病的高危因素;③临床表现为绝经后不规则阴道出血;④无明显体征,子宫正常大小或稍大;⑤为最常见的病理类型子宫内膜样腺癌;⑥治疗采用手术病理分期,根据术后病理结果决定不需补充治疗。

第五节　卵巢肿瘤

卵巢肿瘤(ovarian tumor)是女性生殖器常见肿瘤之一,恶性肿瘤的发病率占女性生殖器恶性肿瘤的第三位。卵巢癌的年发病率为9/10万~18/10万。

(一)病因

未明,与遗传和家族因素、工业污染、环境、高胆固醇食物、不孕或少育、内分泌因素等有关。生育和口服避孕药可减少卵巢癌的发生。大约10%的卵巢癌与遗传因素有关。如乳腺-卵巢癌综合征、特定部位的卵巢癌综合征和Ⅱ型Lynch综合征(遗传型非息肉性结直肠癌综合征)。

(二)分类

卵巢肿瘤种类繁多、分类复杂,见表20-5。

表 20-5　卵巢肿瘤组织学分类(WHO,2003年,部分内容)

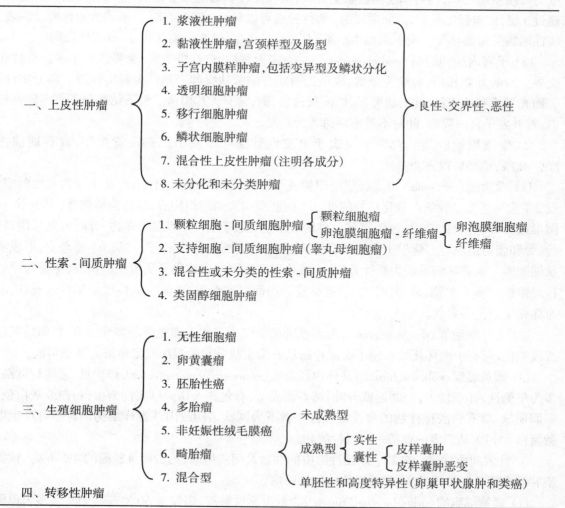

一、上皮性肿瘤
1. 浆液性肿瘤
2. 黏液性肿瘤,宫颈样型及肠型
3. 子宫内膜样肿瘤,包括变异型及鳞状分化
4. 透明细胞肿瘤
5. 移行细胞肿瘤
6. 鳞状细胞肿瘤
7. 混合性上皮性肿瘤(注明各成分)
8. 未分化和未分类肿瘤　　　　　　良性、交界性、恶性

二、性索-间质肿瘤
1. 颗粒细胞-间质细胞肿瘤　颗粒细胞瘤　卵泡膜细胞瘤-纤维瘤　卵泡膜细胞瘤　纤维瘤
2. 支持细胞-间质细胞肿瘤(睾丸母细胞瘤)
3. 混合性或未分类的性索-间质肿瘤
4. 类固醇细胞肿瘤

三、生殖细胞肿瘤
1. 无性细胞瘤
2. 卵黄囊瘤
3. 胚胎性癌
4. 多胎瘤
5. 非妊娠性绒毛膜癌
6. 畸胎瘤　未成熟型　成熟型　实性　囊性　皮样囊肿　皮样囊肿恶变　单胚性和高度特异性(卵巢甲状腺肿和类癌)
7. 混合型

四、转移性肿瘤

(三) 病理

现将较常见的卵巢肿瘤病理特点简述如下。

1. 上皮性肿瘤 最常见,占所有原发卵巢肿瘤的 2/3,其中恶性上皮性肿瘤占原发卵巢恶性肿瘤的 75%~90%。好发年龄 30~60 岁。根据肿瘤的组织学特性分为良性、交界性(borderline malignancy)及恶性肿瘤。交界性肿瘤的组织学形态和生物学行为处于良、恶性肿瘤之间,属低度潜在恶性肿瘤(low malignant potential,LMP)。

(1) 浆液性肿瘤(serous tumor):占全部卵巢肿瘤的 25%。肿瘤呈单房或多房。良性者多为单侧,囊壁薄而光滑,部分呈乳头状生长。镜下囊壁为纤维结缔组织,上皮为单层立方型或柱状上皮。交界性肿瘤囊内有较多乳头状突起,镜下可见上皮复层不超过 3 层,细胞核轻度异型性,核分裂象每高倍视野少于 1,无间质浸润。浆液性癌多为双侧,体积较大,切面为多房,腔内充满乳头,质脆,可有出血坏死,囊液浑浊、血性。镜下可见囊壁上皮明显增生,上皮复层 4~5 层以上,细胞异型明显并有间质浸润。

(2) 黏液性肿瘤(mucinous tumor):发病率仅次于浆液性肿瘤。良性和交界性黏液性肿瘤几乎均为囊性。典型病变为多房状,囊内容物为黏液性、不透明黏稠胶冻样液。镜下良性肿瘤囊壁为纤维结缔组织,内衬单层高柱状上皮,有时可见杯状细胞及嗜银细胞。交界性肿瘤上皮不超过 3 层,细胞轻度异型,无间质浸润。恶性肿瘤可以囊性,也可以实性。囊内含血性胶状黏液,实性区常见出血坏死。镜下见腺体密集,上皮超过 3 层,细胞异型性明显,有间质浸润。

(3) 子宫内膜样肿瘤(endometrioid tumor):多为恶性,良性极少见,交界性也不多。良性和交界性肿瘤外观相似,肿瘤为单房,囊壁光滑或有结节状突起。恶性为囊实性或大部分实性,表面光滑或有结节状、乳头状突起,切面灰白色、脆,常有大片出血。镜下结构与子宫内膜相似,常并发子宫内膜癌,此时不易鉴别何者为原发。

2. 生殖细胞肿瘤 发生率仅次于上皮性肿瘤。好发于儿童及青少年,青春期前占 60%~90%,绝经后仅占 4%。

(1) 畸胎瘤(teratoma):由多胚层组织构成,成熟畸胎瘤又称皮样囊肿,几乎均为良性肿瘤,仅 2% 发生恶变。肿瘤由分化良好的外、中、内胚层来源的组织构成,多数为单侧性,大小不一。圆形或分叶状,表面光滑、包膜完整。单房或多房,囊内含毛发和皮脂样物,有时可见牙齿、软骨、骨和脂肪组织等。囊壁上有一小丘样隆起向腔内突起,称"头节"。"头节"易恶变,形成鳞状细胞癌。未成熟畸胎瘤为恶性肿瘤,为分化程度不同的未成熟胚胎组织所构成,主要为原始神经组织。多为单侧,常与周围组织有粘连。切面以实性为主,伴有囊性区。实性区质软,出血坏死呈杂色多彩状。

(2) 无性细胞瘤(dysgerminoma):为恶性肿瘤。多为单侧表面光滑的实性结节,切面呈灰粉或浅棕色,可有出血坏死灶。镜下由成片岛状或梁索状分布的圆形或多角形大细胞组成。

(3) 卵黄囊瘤(yolk sac tumor):又称内胚窦瘤(endodermal sinus tumor),极少见,恶性程度高。多为单侧性,体积较大,呈圆形或分叶状,表面光滑,有包膜。切面以实性为主,粉白或灰白色,湿润质软,常有含胶冻样物的囊性筛状区。镜下为网状结构或内胚窦样结构。该瘤可产生甲胎蛋白(AFP),从患者的血清中可以检测到。

3. 性索间质肿瘤 来源于原始性腺中的性索及间质组织,约占卵巢肿瘤的 4%~6%。该类型肿瘤多能分泌类固醇激素,故又称功能性肿瘤。

(1) 颗粒细胞瘤(granulose cell tumor):为低度恶性肿瘤,多发于 50 岁左右妇女。多为单侧性,中等大小。圆形或分叶状,表面光滑、包膜完整。质地硬、韧或软。可为囊性、实性或囊实性。切面实性部分为白色、棕色、黄色或灰色,可见灶性出血或坏死。囊性部分为水样、血性或胶冻样液充填。

(2)卵泡膜细胞瘤(theca cell tumor):绝大多数为良性,少数为恶性。多发生于绝经前后妇女。肿瘤多为单侧,大小不一,圆形或卵圆形。外表常隆起呈浅表分叶状。质硬或韧,切面实性,可有大小不一的囊腔。黄色、杏黄色的斑点或区域被灰白的纤维组织分割是其特征。

(3)纤维瘤(fibroma):为良性肿瘤,约占卵巢肿瘤的 2%~5%。多见于中年妇女。单侧居多,中等大小。表面光滑或呈结节状,切面实性灰白色、硬。若伴有腹水和胸腔积液,称为梅格斯(Meigs)综合征,肿瘤切除后,腹水和胸腔积液可自行消退。

4. **转移性肿瘤**　约占卵巢肿瘤的 5%~10%。乳腺、胃肠道、生殖道、泌尿道等部位的原发性肿瘤均可转移到卵巢。库肯勃(Krukenberg)肿瘤是指原发于胃肠道的肿瘤转移到双侧卵巢,多伴有腹水,镜下见典型的印戒细胞,能产生黏液,预后极差。

(四)恶性肿瘤的转移途径

主要直接种植和淋巴转移,血行转移少见。卵巢恶性肿瘤在盆、腹腔内的种植播散和转移相当广泛,即使原发灶外观局限,也可有大网膜、腹膜、肠系膜、肠管、肝、脾等脏器受累,横膈也是转移的好发部位。淋巴转移通过卵巢门淋巴管至腹主动脉旁淋巴结,通过阔韧带进入盆腔淋巴结、圆韧带至髂外和腹股沟淋巴结。晚期可出现血行转移。

(五)分期

采用 FIGO 手术病理分期,见表 20-6。

表 20-6　卵巢恶性肿瘤手术病理分期(FIGO,2006)

I	肿瘤局限于卵巢
I A	肿瘤局限于一侧卵巢,包膜完整,卵巢表面无肿瘤;腹水或腹腔冲洗液未找到恶性细胞
I B	肿瘤局限于双侧卵巢,包膜完整,卵巢表面无肿瘤;腹水或腹腔冲洗液未找到恶性细胞
I C	肿瘤局限于单或双侧卵巢并伴有如下任何一项:包膜破裂;卵巢表面有肿瘤;腹水或腹腔冲洗液有恶性细胞
II	肿瘤累及一侧或双侧卵巢,伴有盆腔扩散
II A	扩散和(或)种植到子宫和(或)输卵管;腹水或腹腔冲洗液无恶性细胞
II B	扩散到其他盆腔器官;腹水或腹腔冲洗液无恶性细胞
II C	II A 或 II B 并腹水或腹腔冲洗液找到恶性细胞
III	肿瘤侵犯一侧或双侧卵巢,并有显微镜证实的盆腔外腹膜转移和(或)局部淋巴结转移
III A	显微镜证实的盆腔外腹膜转移
III B	肉眼盆腔外腹膜转移灶最大径线 ≤2cm
III C	肉眼盆腔外腹膜转移灶最大径线 >2cm,和(或)区域淋巴结转移
IV	超出腹腔外的远处转移

(六)临床表现

1. **良性肿瘤**　早期肿瘤较小,多无症状,往往在妇科检查时偶然发现。当肿瘤生长至中等大小时,可觉腹胀或腹部扪及肿块,双合诊在子宫一侧或双侧触及球形肿块,囊性或实性,表面光滑,与子宫无粘连,活动。肿瘤增大占满整个盆、腹腔时,可出现压迫症状。腹部隆起,肿物活动度差,叩诊无移动性浊音。若肿瘤发生扭转或破裂,则可出现急腹症表现。

2. 恶性肿瘤 早期常无症状。当肿瘤增大时,可出现腹胀、腹部肿块、腹水等表现。功能性肿瘤可出现月经紊乱或阴道不规则流血。肿瘤向周围组织浸润或压迫时,可引起腹痛、腰痛或下肢疼痛和水肿。晚期可出现贫血、消瘦、发热、全身衰竭等恶病质现象。三合诊检查可在子宫直肠陷凹触及盆腔内质硬的不规则结节。肿块多为双侧、实性或半实性,表面凹凸不平,活动度差。晚期可呈"冰冻骨盆"状。常伴有腹水,可有腹股沟、锁骨上淋巴结肿大。

(七) 并发症及其处理

1. 蒂扭转 是妇科常见的急腹症。常发生于瘤蒂较长、中等大小、活动度大、重心偏于一侧的肿瘤。在突然改变体位或向同一方向连续转动后发生。肿瘤发生扭转后,可出现瘤内出血、坏死,易破裂和继发感染。典型的症状为突然发生的一侧下腹剧痛,伴恶心、呕吐甚至休克。双合诊可触及压痛、张力较高的肿块,以蒂部最明显,伴有肌紧张。确诊后应立即手术,术时应在扭转的蒂根部近子宫侧钳夹切断,将肿瘤与扭转的瘤蒂一并切除。钳夹前不可将肿瘤复位,以防栓子脱落造成栓塞(图 20-5)。

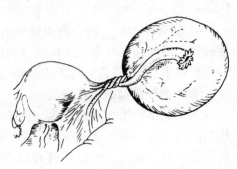

图 20-5 卵巢肿瘤蒂扭转

2. 破裂 可自发或受外伤后破裂。自发破裂多为肿瘤浸润性生长穿破囊壁所致。腹部受重击、分娩、性交、妇科检查用力过度、穿刺等可引起肿瘤破裂。肿瘤破裂后,囊内容物流入腹腔或肿瘤血管破裂造成腹腔内出血,可引起剧烈腹痛、恶心、呕吐、腹膜炎甚至休克。症状轻重取决于破裂口的大小和流入腹腔内囊液的量和性质。检查可发现腹肌紧张、压痛、反跳痛或有腹水征,原来存在的肿块缩小或消失。确诊后应立即剖腹探查,切除肿瘤并彻底冲洗腹腔。

3. 感染 多继发于肿瘤蒂扭转、破裂后,或者是邻近器官感染病灶的扩散。临床上除原有疾病的表现外,尚有发热、血白细胞升高等表现。严重者可出现腹膜炎。处理一般是先控制感染,然后手术治疗。若短期内感染难以控制,则先手术切除病灶,术后继续抗感染治疗。

4. 恶变 肿瘤短期内迅速增大而固定,可伴有腹水等表现。确诊后应及早手术治疗,并按恶性肿瘤处理。

(八) 诊断

必须结合病史和体征,辅以必要的辅助检查确定:①盆腔肿块是否来自卵巢?②卵巢肿块是肿瘤还是瘤样病变?③卵巢肿瘤的性质是良性还是恶性?④肿瘤的病理类型?⑤恶性肿瘤的临床分期?

1. 影像学检查

(1) B 型超声:是常规检查方法之一。对直径大于 2cm 的盆腔肿块,B 型超声可了解肿块的部位、大小、形态,推测肿块的性质。探测有无腹水及腹水量。

(2) 放射学检查:CT、MRI 可显示肿块、转移结节和淋巴转移的图像及其与周围脏器的关系;腹部平片可显示畸胎瘤的牙齿、骨等成分;静脉肾盂造影、吞钡与钡剂灌肠、乳房软组织摄片、胸片等检查可了解肿瘤与邻近器官的关系及转移情况。PET-CT 可了解肿瘤全身转移情况。

2. 细胞学检查 抽取腹水查癌细胞,细针穿刺肿块抽吸细胞或组织进行涂片或切片检查可鉴别肿瘤的良恶性。

3. 肿瘤标记物检查 80% 的卵巢上皮性癌血清 CA_{125} 水平升高,HE4 蛋白结合 CA_{125} 检测可提高特异性。AFP 是卵黄囊瘤的标记物,未成熟畸胎瘤、混合性无性细胞瘤也可升高。hCG 对原发性卵巢绒癌有特异性。雌激素水平增高有助于功能性肿瘤的诊断。睾丸母细胞瘤患者尿 18- 酮类固醇可增高。

4. 内镜检查 腹腔镜可直视肿瘤及取活检,鉴别盆腔肿块的性质。胃镜、肠镜有助于鉴别消化道肿瘤。膀胱镜可了解肿瘤侵犯泌尿道的情况。

(九)鉴别诊断

1. 良性肿瘤与恶性肿瘤的鉴别 见表 20-7。

表 20-7 卵巢良性肿瘤和恶性肿瘤的鉴别

鉴别内容	良 性 肿 瘤	恶 性 肿 瘤
病史	病程长,逐渐增大	病程短,迅速增大
体征	多单侧,活动,囊性,表面光滑常无腹水	多双侧,固定,实性或囊实性,表面不平结节状,常有腹水,多为血性,可查到癌细胞
一般情况	好	恶病质
B 型超声	为液性暗区,可有间隔光带,边缘清晰	液性暗区内有杂乱光团、光点,肿块边界不清

2. 良性肿瘤的鉴别诊断

(1)卵巢瘤样病变 滤泡囊肿和黄体囊肿一般为单侧,直径小于 5cm,壁薄、活动,可自行消失。可随访,观察肿块变化特别是经期及其前后的变化情况,必要时 B 型超声、腹腔镜检查。

(2)子宫肌瘤:特别需与浆膜下肌瘤鉴别。可借助 B 型超声等检查鉴别。

(3)妊娠子宫:有停经史,妊娠试验阳性,B 型超声可鉴别。

(4)尿潴留:特别要警惕把年老妇女潴尿膀胱误为卵巢瘤,导尿可鉴别。

(5)腹水:巨大卵巢肿瘤应与大量腹水鉴别。首先应注意与形成腹水有关的肝、心、肾病史。检查时腹水为蛙状腹,有移动性浊音,B 型超声可鉴别。

3. 恶性肿瘤的鉴别诊断

(1)卵巢子宫内膜异位症囊肿:有进行性痛经、月经过多、不规则阴道流血、不孕等症状。B 型超声、腹腔镜检查有助鉴别,必要时剖腹探查。

(2)盆腔炎性肿块:有盆腔感染史,肿块触痛,边界不清,活动受限,抗感染治疗后可缓解。必要时腹腔镜检查或剖腹探查。

(3)结核性腹膜炎:常合并有腹水,盆、腹腔内粘连性肿块,多发生于年轻不孕妇女,有肺结核史,消瘦、低热、盗汗、月经稀少或闭经等症状,妇科检查肿块位置较高,不规则,边界不清、活动差。结核试验、B 型超声、腹腔镜等有助鉴别,必要时剖腹探查。

(4)生殖道外肿瘤:与腹膜后肿瘤、直肠及结肠肿瘤等鉴别。

(5)转移性肿瘤:常与消化道转移性肿瘤相混淆。注意原发肿瘤的表现,转移性肿瘤常为双侧性,活动度好。必要时剖腹探查。

(十)预防

1. 定期防癌普查 30 岁以上已婚妇女应每半年至一年进行一次妇科检查,以发现早期盆腔肿块,阴道 B 超结合 CA_{125} 检查有助于发现卵巢病变。

2. 及时处理盆腔肿块　卵巢增大或卵巢囊肿有下列指征者应及早行腹腔镜检查或剖腹探查：①卵巢实性肿块；②卵巢囊肿直径 >8cm；③青春期前和绝经后；④生育年龄正在口服避孕药；⑤囊肿持续存在超过 2 个月。

（十一）治疗

1. 良性肿瘤　手术治疗。根据患者年龄、生育要求及对侧卵巢情况决定手术范围。年轻、单侧良性肿瘤应行患侧卵巢肿瘤剥出或卵巢切除术，保留同侧正常卵巢组织和对侧正常卵巢；双侧良性肿瘤应行肿瘤剥出术。绝经后妇女应行子宫及双侧附件切除术。术中切下肿瘤后应剖开肿瘤观察判断肿瘤良、恶性，必要时作冷冻切片组织学检查明确性质以确定手术范围。疑恶性的肿瘤应尽可能完整取出，防止肿瘤穿破、囊液流出癌细胞种植于腹腔。巨大良性囊性肿瘤可穿刺放液，待体积缩小后取出，穿刺前须保护穿刺周围组织，以防被囊液污染。放液速度应缓慢，以免腹压骤降发生休克。

2. 卵巢上皮癌　采用手术为主，联合化疗、放疗等综合治疗方法。

（1）手术治疗：是主要的治疗手段。初次手术的彻底性与预后密切相关。早期（FIGO Ⅰ、Ⅱ期）癌应行全面分期手术，手术程序是：经正中切口进入腹盆腔，留取腹水或腹腔冲洗液进行细胞学检查；全面探查盆、腹腔，对可疑病灶及腹膜多处取材作组织学检查；全子宫和双附件切除；尽可能切除所有肉眼可见的病灶；大网膜、盆腔及腹主动脉旁淋巴结切除。经过全面分期手术并符合下列条件者，可施行保留生育功能（保留子宫和对侧附件）的手术：主要适用于肿瘤局限于单侧卵巢的Ⅰ期患者。亦有主张完成生育后再切除子宫及对侧附件。晚期卵巢癌行肿瘤细胞减灭术，切除原发灶，尽可能切除所有的转移灶，必要时可切除部分肠管、膀胱或脾脏等。残余肿瘤直径越小越好。对大块肿瘤，估计无法手术的患者可在有病理学证实的情况下先行 3~6 疗程的化疗后再进行手术。

（2）化学药物治疗：除了经过全面手术分期后、分化Ⅰ级的ⅠA 期和ⅠB 期、且为 G1 的患者不需化疗外，其他患者均需化疗。化疗也用于复发患者的治疗。常用化疗药物有顺铂、卡铂、紫杉醇、环磷酰胺、足叶乙甙（VP16）等。近年来多采用铂类药物联合紫杉醇的化疗方案（表20-8）。复发和难治性卵巢癌根据患者对铂是否敏感选用再次应用铂类药物或非铂药物如吉西他滨、脂质体阿霉素、拓扑替康、VP-16 等。

表 20-8　可供选择的卵巢癌一线化疗方案

第 1 天：紫杉醇 135mg/m²，24 小时持续静滴
第 2 天：顺铂 75~100mg/m²，腹腔注射
第 8 天：紫杉醇 60mg/m² 腹腔注射（体表面积上限为 2.0m²）
每 3 周重复，共 6 疗程

紫杉醇 175mg/m²，静脉输注 3 小时，随后卡铂 AUC 5.0~7.5 静脉输注 1 小时（第 1 天），每 3 周重复，共 6 疗程。

多西紫杉醇 60~75mg/m²，静脉输注 1 小时，随后卡铂 AUC 5.0~6.0 静脉输注 1 小时（第 1 天），每 3 周重复，共 6 个疗程

紫杉醇 80mg/m² 静脉输注 1 小时（第 1 天、8 天、15 天），第 1 天卡铂 AUC 6 静脉输注 1 小时。每 3 周重复，共 6 个疗程

紫杉醇 175mg/m²，静脉输注 3 小时，随后卡铂 AUC 5.0~7.5 静脉输注 1 小时（第 1 天），加贝伐单抗 7.5~15mg/m² 静脉输注 30~90 分钟。每 3 周重复，共 6 疗程。

注：AUC（area under the curve）指曲线下面积，根据患者的肌酐清除率计算卡铂的剂量

（3）放射治疗：外照射对于卵巢上皮癌的治疗价值有限，可用于锁骨上和腹股沟淋巴结转移灶和部分紧靠盆壁的局限性病灶的局部治疗。

3. 交界性肿瘤　主要采用手术治疗。参照卵巢上皮癌手术方法进行全面的手术分期或肿瘤细胞减灭术。复发病例也应采取手术治疗。年轻希望保留生育功能的患者可保留正常的子宫和对侧卵巢。化疗只用于有浸润性种植的患者。

4. 恶性生殖细胞肿瘤

（1）手术治疗：绝大多数恶性生殖细胞肿瘤患者年轻并希望保留生育功能，而且该肿瘤对化疗十分敏感。因此，手术的基本原则是无论期别早晚，只要对侧卵巢和子宫未受肿瘤累及，在进行全面手术分期的基础上，均可行保留生育功能的手术。对复发者仍主张积极手术。

（2）化疗：除了I期无性细胞瘤和I期、G1未成熟畸胎瘤患者不需化疗外，其他患者均需化疗。常用的化疗方案是：VP-16 100mg/(m^2·d)，共5天，顺铂20mg/(m^2·d)，共5天，分别在第1、8、15天联用或不用博莱霉素10U/d。3~6个疗程。

（3）放疗：无性细胞瘤对放疗敏感，但由于放疗会影响患者的生育功能，故目前较少应用。对复发的无性细胞瘤，放疗仍能取得较好疗效。

5. 卵巢性索间质肿瘤　手术方法参照卵巢上皮癌的治疗方法。对复发的性索间质肿瘤仍主张积极手术。常用化疗方案为PAC、EBP、PVB，一般化疗6个疗程。本瘤有晚期复发的特点，应长期随诊。

（十二）预后

预后与临床分期、组织类型、细胞分化程度、年龄、治疗措施等有关。5年生存率：I期70%~80%，Ⅱ期以上只有40%左右。低度恶性肿瘤、残余瘤直径<1cm者疗效较好。年老患者疗效较差。

（十三）随访

通过随访，可了解患者对治疗方案的直接反应，及早发现和迅速处理与治疗有关的并发症，早期发现未控或复发病变以对治疗方案做适当的更改。一般是术后2年内每3个月随诊1次，第3~5年每4~6个月复查1次。5年后每年复查1次。

（十四）妊娠合并卵巢肿瘤

妊娠合并卵巢良性肿瘤比较常见，合并恶性肿瘤比较少见。早孕时若肿瘤嵌入盆腔，可能引起流产。中期妊娠时易并发蒂扭转，晚期妊娠时若肿瘤较大可导致胎位异常，分娩时肿瘤易发生破裂，肿瘤位置较低可阻塞产道导致难产。妊娠时盆腔充血，可使肿瘤迅速增大，并促使恶性肿瘤扩散。

妊娠合并卵巢肿瘤除非有并发症存在，症状一般不明显。早孕时妇科检查可以发现肿瘤，中期妊娠以后难以查到。需结合病史和B型超声等检查作出诊断。

早孕合并卵巢良性肿瘤，可等待至妊娠12周以后才进行手术，以免诱发流产。术前、术后应安胎治疗。妊娠晚期发现者，可短期等待至足月行剖宫产，同时切除肿瘤。妊娠合并恶性肿瘤者，应及早手术，治疗原则与非孕期相同。

病例分析

　　患者,女性,49 岁,因"胃纳差、消瘦半年,腹胀 2 个月"入院。体检:T 36.8℃,R 24次 / 分,BP 95/67mmHg,P 99 次 / 分,锁骨上淋巴结未及肿大,左侧腹股沟可触及一大小约 1.5cm 的淋巴结,质硬,固定,无压痛,腹部胀大,移动性浊音阳性。妇科检查:外阴及阴道发育正常;宫颈正常大小;子宫后位,固定,正常大小,无压痛;右侧下腹部可触及一大小约 10cm×8cm×8cm 的囊实性肿物,边界不清,与子宫左侧壁关系紧密。由于腹水较多,左侧附件触诊欠佳。三合诊阴道后穹隆及右侧宫旁可及质硬结节。入院后检查:血常规:Hb 82g/L。血 CA$_{125}$:1250 IU/L。胃镜及肠镜未见异常。MRI:卵巢恶性肿瘤Ⅲ期。临床诊断为:盆腔包块性质待查:卵巢恶性肿瘤? 中度贫血。择期行剖腹探查术,腹腔内淡黄色腹水约 2000ml,子宫后位,固定,右侧卵巢增大约 12cm×10cm×10cm,表面见多处质脆菜花样组织,左侧卵巢稍大,子宫直肠窝及直肠表面见质脆黄白色组织物,大网膜呈饼状,腹膜、肝脏及膈肌表面可及质硬、大小不一的粟粒样结节。先行右侧附件切除,标本送冰冻切片:(右卵巢)低分化浆液性癌。继续行全子宫左侧附件切除 + 大网膜切除 + 阑尾切除 + 肿瘤细胞减灭术,术后残余病灶最大直径小于 1cm。术后病理结果:(右卵巢)低分化浆液性癌,右侧输卵管慢性炎,大网膜见转移灶,盆腔及腹膜病灶见癌细胞,考虑为转移,左侧卵巢及输卵管表面见癌细胞,考虑转移,子宫未见癌组织。术后诊断:右卵巢低分化浆液性腺癌ⅢB 期,中度贫血。术后予以 TP(紫杉醇 + 卡铂)化疗 8 个疗程。

　　本病例特点:①符合卵巢癌的好发年龄为 30~60 岁;②为最常见的卵巢恶性肿瘤病理类型浆液性癌;③早期临床表现不典型,后期表现为胃肠道症状;④盆腔和腹腔广泛直接种植转移扩散;⑤手术病理分期为ⅢB;⑥治疗上以手术为主,化疗为辅。

学习小结

　　宫颈癌的主要病因是高危型 HPV 感染。病理类型以鳞状细胞癌为主,其次为腺癌。症状包括接触性阴道流血、阴道排液、疼痛、侵犯邻近器官引起的症状及恶病质;体征可为宫颈息肉状、乳头状或菜花样,癌灶浸润阴道壁时可见阴道壁有赘生物,如向宫旁浸润,双合诊和三合诊可扪及子宫两侧增厚、结节状。辅助检查包括宫颈细胞学检查、宫颈和宫颈管活检、宫颈锥切术、影像学等。主要的治疗方法是手术和放疗。

　　子宫肌瘤的变性包括玻璃样变、囊性变、红色变、恶性变、脂肪变性、钙化等。根据部位分为宫体和宫颈肌瘤;根据与子宫肌层的关系分为肌壁间肌瘤,浆膜下肌瘤,黏膜下肌瘤。症状包括月经改变、腹部肿块、阴道排液、压迫症状、疼痛、不孕和流产、贫血;体征为腹部肿块、子宫增大等;B 超为重要的辅助检查。治疗原则:对无症状者,尤其是近绝经期妇女进行随访观察,对症状轻、近绝经年龄或全身情况不宜手术者可行药物治疗;对有症状者可行手术治疗。

子宫内膜癌的症状包括阴道流血、阴道排液、疼痛、恶病质;早期可无明显体征,子宫可以正常大小或稍大,疾病发展时,子宫增大变软、固定或在宫旁或盆腔内扪及不规则形结节状肿物。其辅助检查包括分段诊刮、宫腔镜、MRI 等;治疗原则为采用手术治疗为主,放疗、化疗和激素治疗为辅的综合治疗方法。

早期卵巢良性肿瘤常较小,多无症状,往往在妇科检查时偶然发现;当肿瘤生长至中等大小时,可觉腹胀或腹部扪及肿块。卵巢恶性肿瘤:早期常无症状;当疾病进展时,可出现腹胀、腹部肿块、腹水等表现。功能性肿瘤可出现月经紊乱或阴道不规则流血。并发症包括蒂扭转,破裂,感染,恶变。良恶性肿瘤从以下几个方面进行鉴别:病史,体征,一般情况,B 型超声。良性肿瘤采取手术治疗,根据患者年龄、生育要求及对侧卵巢情况决定手术范围;恶性肿瘤则采用手术为主,联合化疗、放疗等综合治疗方法。

 复习题

1. 试述宫颈癌的早期症状。
2. 试述宫颈癌的处理原则。
3. 常见的子宫肌瘤变性有哪些?
4. 子宫肌瘤的治疗原则有哪些?
5. 子宫内膜癌的症状有哪些?
6. 子宫内膜癌的治疗原则有哪些?
7. 卵巢肿瘤的临床表现有哪些?
8. 卵巢肿瘤常见的并发症有哪些?
9. 恶性卵巢肿瘤的治疗原则是什么?

(林仲秋)

第二十一章

妊娠滋养细胞疾病

妊娠滋养细胞疾病(gestational trophoblastic disease,GTD)是一组来源于胎盘绒毛滋养细胞的疾病,包括葡萄胎、侵蚀性葡萄胎、绒毛膜癌和胎盘部位滋养细胞肿瘤,后三者又统称为妊娠滋养细胞肿瘤(gestational trophoblastic neoplasia,GTN)。病变局限在子宫者称无转移的滋养细胞肿瘤;在肺部或阴道和(或)脑、肝、肾或身体其他部位发生转移者,则为转移性妊娠滋养细胞肿瘤。胎盘部位滋养细胞肿瘤是妊娠滋养细胞疾病的一个特殊类型,其临床表现、病程以及处理有特异性。

第一节 葡 萄 胎

葡萄胎是指妊娠后胎盘滋养细胞增生、绒毛水肿变性而形成相连成串的水泡状物,形如葡萄而得名。可分为:①完全性葡萄胎:整个子宫腔内充满水泡,无胎儿及其附属物;②部分性葡萄胎:仅部分胎盘绒毛发生水泡状变性,胎儿多已死亡。葡萄胎发生于生育年龄妇女,我国妇女的妊娠次数与葡萄胎发生数之比为 1238∶1。

(一)病因

尚未清楚。与营养不良、病毒感染、内分泌失调、孕卵缺损、免疫异常、种族等有关。完全性葡萄胎的染色体组型多数为二倍体 46,XX,少数为 46,XY,多数来源于父系。部分性葡萄胎染色体组型通常是三倍体 69,XXY,两个来自父系,一个来自母系。

(二)病理

葡萄胎水泡大小不一,壁薄、透明,内含黏性液体。水泡间充满血液和凝血块。镜下特点:①滋养细胞增生,根据增生程度分为轻、中、重三度;②绒毛间质水肿;③间质血管稀少或消失。30%~50% 患者的卵巢可发生黄素化囊肿,常为双侧性,大小不等、表面光滑、色黄、壁薄、多房、囊液清亮。葡萄胎清除后,囊肿可自行消退。

(三) 临床表现

1. 阴道出血 多数患者在停经 6~8 周后发生阴道不规则出血,淋漓不尽,也可反复大量流血,导致贫血和继发感染。

2. 腹痛 当葡萄胎迅速生长使子宫急速膨大时,可引起下腹胀痛。发生子宫收缩时,则出现阵发性腹痛。

3. 子宫异常增大 子宫大于停经月份是葡萄胎的特征之一。约 2/3 患者子宫大于停经月份,质地极软。部分患者子宫与停经月份相符或小于停经月份。触不到胎体,听不到胎心音。

4. 卵巢黄素化囊肿 一般无症状,发生急性蒂扭转或破裂时可有急性腹痛。

5. 妊娠高血压疾病的表现 妊娠 24 周前可发生高血压、水肿和蛋白尿等征象,极少数可出现子痫。

6. 甲亢表现 约 10% 的葡萄胎患者血浆甲状腺素浓度升高并可出现甲亢症状。葡萄胎清除后症状迅速消失。

(四) 诊断

根据病史、临床表现和阴道排出物中见到水泡状组织,基本可确定诊断。辅助检查:①hCG 测定:血、尿 hCG 比正常妊娠高。血清中浓度是尿中浓度的两倍。血 β-hCG 常超过 100kU/L,可达 1500~2000kU/L,且持续不降。②超声波检查:B 型超声见子宫腔内充满不均质密集状或短条状回声,呈"落雪状",若水泡较大而形成大小不等的回声区,呈"蜂窝状",无妊娠囊,也无胎儿结构及胎心搏动征。超声多普勒不能探测到胎心音。

(五) 鉴别诊断

需与引起阴道流血、子宫增大等相关疾病相鉴别。①流产:有阵发性腹痛、阴道流血,子宫比停经月份小或相符。B 型超声有助于鉴别。②多胎妊娠:子宫可大于停经月份,但无阴道出血,可触及胎体,听到胎心音。B 型超声、超声多普勒有助于鉴别。③羊水过多:子宫大于停经月份,但无阴道出血,hCG 值在正常范围。B 型超声有助于鉴别。

(六) 治疗

1. 清除葡萄胎组织 一经确诊,立即清除。术前需做好输血准备。在充分扩张宫颈后,选用 6~8 号以上的吸管吸宫。操作应小心谨慎,防止子宫穿孔。若宫缩差出血多,在宫口已扩张的前提下可以使用缩宫素静脉滴注加强宫缩。吸出物应做病理检查。术前、术后应使用抗生素。原则上一周后应再次刮宫,刮出物也需做病理检查。

2. 预防性化疗 葡萄胎术后约 10%~20% 的患者血 hCG 水平持续升高,可作几个疗程的化疗。其他一般患者不作预防性化疗,预防性化疗仅适用于有高危因素和无法随访的患者。方法:可选用甲氨蝶呤、放线菌素 D、氟尿嘧啶单药化疗 1~2 疗程。

3. 子宫切除 单纯子宫切除不能预防葡萄胎发生子宫外转移,所以不作为常规处理。对于年龄接近绝经、无生育要求者可行全子宫切除术,两侧卵巢可以保留。当子宫小于妊娠 14 周大小时可直接切除子宫。手术后仍需定期随访。

4. 卵巢黄素化囊肿的处理 一般均能自行消失,不需特殊处理。较大的囊肿可在 B 型超声引导下穿刺吸液。当发生蒂扭转急腹症时,可剖腹或在腹腔镜下抽吸囊液后复位,若血供良好,卵巢可以保留,有缺血坏死则需切除。

(七) 随访

非常重要。葡萄胎清除后:①定期 hCG 测定,葡萄胎清宫后每周一次,直至连续 3 次阴性,以后每个月一次共 6 个月,然后再每 2 个月一次共 6 个月,自第一次阴性后共计一年。②随访时除检查 hCG 外,还须了解有无阴道异常出血、咳嗽、咯血等症状,并进行妇科检查和胸片、B 型超声检查等。若是 hCG 呈对数性下降,则随访 6 个月后即可妊娠。若葡萄胎清宫后 hCG 下降缓慢,则需避孕 1~2 年才可妊娠。口服避孕药是最好的避孕方法。下次妊娠时应早期作超声检查,检测 hCG 以确保其在正常范围内,妊娠结束后亦应随访 hCG 至正常水平。

第二节　妊娠滋养细胞肿瘤

葡萄胎组织侵入子宫肌层或转移至子宫外称侵蚀性葡萄胎,多在葡萄胎清除后六个月内出现临床表现。葡萄胎清除后一年以上发病者多数为绒癌。妊娠滋养细胞肿瘤 60% 发生于葡萄胎后、30% 发生于流产后、10% 发生于足月妊娠或异位妊娠后,最常见于葡萄胎后 hCG 水平持续升高者,也见于葡萄胎后持续和反复不规则阴道流血者。

(一)病理

葡萄胎组织侵入子宫肌层,可见子宫肌层有缺损或含有不等量的葡萄胎样组织和凝血块,或局部呈暗红色,伴有出血、坏死及感染,组织软而脆。镜下可见绒毛结构或阴影,滋养细胞有不同程度的增生,或增生和分化不良的滋养细胞排列成片状侵入子宫肌层和血管。癌细胞排列紊乱,无绒毛结构,为绒癌。

(二)临床表现

1. 无转移滋养细胞肿瘤　最主要的症状是葡萄胎、流产、异位妊娠、早产或足月产后持续阴道不规则出血。也可表现为一段时间月经正常,以后发生闭经,然后阴道出血。若子宫原发灶已消失而仅有转移灶存在,可无阴道流血症状。若肿瘤组织穿破浆膜层,可有急腹症及内出血的表现。检查子宫较大而软,黄素囊肿持续存在,子宫旁可触及搏动明显的子宫动脉。

2. 转移性滋养细胞肿瘤　肺转移可出现咳嗽、咯血等症状,胸片可见转移结节阴影,阴道、宫颈转移灶为紫蓝色结节,可破溃出血。脑转移时出现头痛、呕吐、抽搐、偏瘫及昏迷等表现。

(三)诊断

1. 临床诊断　凡葡萄胎、流产、异位妊娠、早产或足月产后出现症状和体征,hCG 升高等,应考虑滋养细胞肿瘤的诊断。

2. hCG 测定　一般情况下,葡萄胎清除后 84~100 日、人流后 30 日、自然流产后 19 日、足月产后 12 日、异位妊娠手术后 8~9 日,血 β-hCG 值应降至正常水平。若超过上述时间 β-hCG 仍持续高值或有上升,且升高的血 hCG 至少连续 3 周 4 次(第 1、7、14、21 天)呈平台状,或连续 2 周以上(第 1、7、14 天)持续上升,结合临床应高度怀疑滋养细胞肿瘤。

3. 影像学检查　B 型超声及彩色多普勒超声对子宫病灶有诊断价值。胸片、CT、MRI 等对肺、脑、肝、肾等处转移灶具有重要的诊断价值。

4. 病理检查　根据有无绒毛结构鉴别绒癌或侵蚀性葡萄胎。

(四)临床分期和预后评分

目前常用 FIGO 临床分期结合 WHO 预后评分作为制订治疗方案和估计预后的依据,见表 21-1、表 21-2。

表 21-1　FIGO 妊娠滋养细胞肿瘤分期

Ⅰ期:妊娠滋养细胞肿瘤局限在子宫体

Ⅱ期:滋养细胞肿瘤转移至附件或阴道,但仍局限于生殖系统

Ⅲ期:病变转移至肺,伴或不伴生殖系统受累

Ⅳ期:病变转移至其他部位

表 21-2　改良 WHO 高危因素评分系统

FIGO（WHO）高危因素评分及分期	0	1	2	4
年龄	<40	≥40	—	—
前次妊娠	葡萄胎	流产	足月产	—
潜伏期(月,从妊娠开始)	<4	4~6	7~12	>12
治疗前 hCG 水平(mIU/ml)	$<10^3$	$>10^3~10^4$	$>10^4~10^5$	$>10^5$
最大病灶直径(包括子宫,cm)	—	3~4	≥5	—
转移部位(包括子宫)	肺	脾、肾	胃肠道	脑、肝
转移灶数目	—	1~4	5~8	>8
以前化疗失败			单药	两药及以上

注:≤6 分属低危,≥7 分属高危

(五)治疗

采用化疗为主、手术和放疗为辅的治疗原则。

1. 化疗　常用药物和推荐化疗方案见表 21-3、表 21-4。低危者采用单药化疗,高危者采用联合化疗。根据病灶和转移灶部位选择不同的用药途径,如静脉注射、瘤内注射、动脉插管或介入治疗、鞘内注射等。化疗期间应注意化疗药物的副作用,特别是骨髓抑制、消化道反应、肝、肾功能损害等,如用药及处理不当,严重者可致死。

停药指征:临床症状、体征和转移灶消失,血 hCG 每周 1 次连续 3 次以上正常后再巩固化疗 2~3 个疗程。随访 5 年无复发者为治愈。

表 21-3　滋养细胞肿瘤单药化疗方案

MTX	0.4mg/(kg·d)肌注,5 天,疗程间隔为 2 周
MTX	1.0mg/(kg·d)第 1、3、5、7 天共 4 次肌注,甲酰四氢叶酸 0.1mg/(kg·d)第 2、4、6、8 天 肌注
MTX	50mg/m² 肌注,1 次 / 周。失败后可改用 MTX 0.4mg/(kg·d)肌注,5 天,或 Act-D 12μg/(kg·d)静滴,5 天
Act-D	1.25mg/m² 静滴,每 2 周给药一次 当 MTX 脉冲性周疗化疗失败时,可改用此方案
Act-D	12μg/(kg·d)静滴,5 天,疗程间隔为 2 周 MTX 5 天给药化疗方案失败后可改用此方案。且可在肝功能不全患者中使用
MTX	250mg 在 12 小时内输注完毕

表 21-4 滋养细胞肿瘤联合化疗方案

5-FU+KSM	
5-FU	26~28mg/(kg·d),静脉滴注 8 日
KSM	6μg/(kg·d),静脉滴注 8 日
	疗程间隔 3 周
EMA-CO	
第 1 天	Act-D 500μg 静滴
	VP16 100mg/m² 静滴维持 30~50min
	MTX100mg/m² 1h 内快速静脉滴注完后,MTX 200mg/m² 静脉滴注维持 12h 以上
第 2 天	Act-D 500μg 静滴
	VP16 100mg/m² 静滴维持 30~50min
	MTX 给药 24 小时后 CF 15mg 静推 q6h,共 8 次,有些临床医师推荐 MTX 给药 24 小时后 CF15mg q12h 口服,共 4 次
第 8 天	VCR 1mg/m² 静脉给药
	CTX 600mg/m² 静脉给药
疗程间隔 2 周	

2. 手术治疗 对于原发或转移灶破溃大出血、子宫或肺转移灶经多次化疗仍未消退和耐药患者可选择手术治疗方法。手术方式有子宫病灶剜出术、次广泛子宫切除术和宫旁静脉丛切除术、转移灶切除术等。

3. 放疗 只用于化疗和手术难以控制的阴道、肺、脑等处的转移病灶。

(六) 预后

经规范治疗后可达 90% 以上的治愈率。无转移者的治愈率接近 100%。个别病例可死于脑转移。

(七) 随访

治疗结束后应严密随访,第 1 次在出院后 3 个月,然后每 6 个月 1 次至 3 年,此后每年 1 次直至 5 年,以后可每 2 年 1 次。也可I~Ⅲ期低危患者随访 1 年,高危患者包括Ⅳ期随访 2 年。随访内容同葡萄胎。随访期间应严格避孕,一般于化疗停止≥12 个月后方可妊娠。

病例分析

患者,女性,28 岁,因"顺产后 3 月,阴道不规则出血 2 周"入院。体检:T 37.1℃,R 25 次 / 分,BP 112/76mmHg,P 86 次 / 分。妇科检查:外阴及阴道发育正常;宫颈口松弛,见血性分泌物;子宫前位,增大如孕40⁺天大小,轻压痛;双附件区可及囊性肿物,大小分别为:右侧 8cm×8cm×8cm,左侧 10cm×10cm×8cm。入院检查:血 β-hCG:>2000kU/L。B 超提示子宫前壁肌层见丰富彩球样血流信号,考虑滋养细胞肿瘤可能;双附件区囊性肿块,考虑为卵巢黄素囊肿。胸部 CT:见多发病灶,考虑为肺部转移瘤。临床诊断:绒癌Ⅲ期,WHO 评分≥7 分。遂行 5-FU+KSM 双药联合化疗,第 4 疗程化疗结束后血 β-hCG 转为阴性,并持续三周,但肺部病灶仍未完全消失,再次化疗 2 个疗程后肺部病灶消失、纤维化,后又补充化疗 3 个疗程,共化疗 9 个疗程。目前患者在严密随访中。

本病例特点:①发生于生育年龄妇女;②继发于正常妊娠之后;③症状为阴道不规则出血,以及肺转移灶;④血 hCG 的异常增高;⑤诊断绒癌Ⅲ期,评分为高危;⑥采用双药联合化疗。

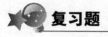
学习小结

滋养细胞疾病的种类包括葡萄胎、侵蚀性葡萄胎、绒癌。其临床表现有阴道出血、腹痛、子宫异常增大、卵巢黄素化囊肿、妊娠高血压疾病的表现、甲亢表现、转移相关的症状和体征。辅助检查:血 β-hCG 和 B 超等。治疗:①葡萄胎:清除葡萄胎组织,必要时行预防性化疗和(或)子宫切除术;②侵蚀性葡萄胎和绒癌:化疗为主,手术为辅。随访:非常重要,需要检查 hCG,还须了解有无阴道异常出血、咳嗽、咯血等症状,并进行妇科检查和胸片、B 型超声检查等。

复习题

1. 葡萄胎治疗后怎样进行随访?
2. 在临床上诊断绒癌的依据是什么?

(林仲秋)

第二十二章

女性生殖内分泌疾病

第一节　功能失调性子宫出血

功能失调性子宫出血(dysfunction uterine bleeding,DUB)简称功血,是由于下丘脑 - 垂体 - 卵巢轴的神经内分泌调节失常引起的异常子宫出血(abnormal uterine bleeding,AUB),系妇科临床常见多发病,须排除妊娠相关的疾病、全身性疾病和内、外生殖器官的器质性病变所引起的异常子宫出血。分为无排卵性和排卵性功血两大类,其中前者占 70%~80%,多见于青春期及绝经过渡期妇女。后者占 20%~30%,多见于育龄妇女。

一、无排卵性功能失调性子宫出血

(一)病因

无排卵性功能失调性子宫出血主要发生于青春期和绝经过渡期,也可发生在生育年龄。不同年龄阶段功血的发生机制各有其特点:

1. **青春期**　规律的月经是周期性排卵和性成熟的标志。青春期女孩自月经初潮建立规律月经周期常需经历短至 1~2 年,长至 4~5 年的不排卵月经,系青春期下丘脑 - 垂体 - 卵巢轴激素间的反馈调节机制未臻成熟,特别是下丘脑 - 垂体对卵巢分泌的雌激素的正反馈反应存在缺陷,卵泡虽有成批生长,却无排卵。

2. **绝经过渡期**　绝经过渡期卵巢功能衰退,卵巢对促性腺激素的反应性下降,致使卵泡在发育过程夭折而不能排卵,是绝经过渡期的一种生理性过程。约 50% 妇女绝经前由于无排卵,要经历短至 1~2 年,长至数年的月经紊乱。

3. **生育年龄**　一向排卵正常的育龄妇女有时因应激等因素干扰排卵而发生无排卵性功

血。如长时间不能恢复排卵，或自青春期一直未能建立正常排卵功能者应考虑病理因素，如多囊卵巢综合征，甲状腺功能异常或高催乳素血症等。

（二）病理生理

正常月经的周期，持续时间和出血量表现明显的规律性和自限性；而无排卵性功血则由于子宫内膜病理变化而出现局部出血自限机制异常。

1. **子宫内膜病理改变** 无排卵性功血患者卵巢内卵泡发育、闭锁交替，无黄体形成，卵巢分泌雌激素而无孕激素分泌。子宫内膜受雌激素持续作用，发生增殖性病理改变，少数可呈萎缩性改变。

（1）子宫内膜增生症：根据国际妇科病理协会（ISGP，1998）制定的标准分型如下：

1）单纯型增生（simple hyperplasia）：以前称腺囊型增生。组织学特点是内膜腺体和间质细胞增生程度超过正常周期的增生晚期，常呈局部腺体密集，大小轮廓不规则、腺腔囊性扩大，犹如瑞士干酪样外观，故又称瑞士酪样增生。腺上皮为单层或假复层，细胞呈高柱状但无异型性；增生间质将腺体分开，腺体间无背靠背现象。

2）复杂型增生（complex hyperplasia）：腺体大小不一，增生明显，结构复杂，呈背靠背现象。腺上皮增生活跃，呈复层、假复层或高柱状或乳头状突入腺腔，但无细胞异型性。由于腺体增生明显，使间质减少。

3）不典型增生（atypical hyperplasia）：无论是简单型或复杂型增生，当腺上皮细胞增生，层次增多，细胞极性紊乱，腺上皮细胞呈异型性改变，即细胞核增大、深染，核浆比例增加，细胞核有异型性改变，称不典型增生，为癌前期病变，不属于功血范畴。不典型增生 10%~15% 可转化为子宫内膜腺癌。

（2）增殖期子宫内膜（proliferative phase endometrium）：子宫内膜的形态学改变与正常月经周期中的增生期内膜无区别，只是在月经周期后半期或月经期仍表现为增生期形态。

（3）萎缩型子宫内膜（atrophic endometrium）：子宫内膜萎缩菲薄，腺体小而少；腺管狭小而直；腺上皮为单层立方形或低柱状细胞，间质少而致密，胶原纤维相对较多。

2. **发病机制** 各种原因引起的无排卵均可导致子宫内膜受单一雌激素作用而无孕激素对抗发生雌激素突破性出血（breakthrough bleeding）或撤退性出血（withdrawal bleeding）。雌激素撤退性出血有两种类型：低水平雌激素维持在阈值水平，可发生间断性少量出血，内膜修复慢，出血时间延长；高水平雌激素维持在有效浓度，刺激内膜持续增生，引起长时间闭经，因无孕激素作用，内膜增厚但组织脆性大，容易发生急性突破性出血，出血量多，汹涌状。若无排卵性功血患者处于低水平的雌激素波动或内膜过厚雌激素无法维持时，常引起间隙性出血，此时出血量一般不多，呈点滴状，常淋漓不净，有时会延续一个月以上。此外，无排卵性功血的异常子宫出血，还与子宫内膜出血自限机制缺陷有关。

（三）临床表现

无排卵性功血的临床表现多样，最常见的症状是子宫不规则出血。特点是月经周期紊乱；经期长短不一；经量不定或增多，甚至大出血；可反复发作。出血期间一般不伴腹痛。出血少者无其他不适，出血量多或时间长时常继发贫血，大量出血可导致休克。根据出血特点，异常出血可分为：①月经过多：周期规则，经期延长（>7 天）或经量过多（>80ml）。②子宫不规则过多出血：周期不规则，经期延长，经量过多。③子宫不规则出血：周期不规则，经期延长而经量正常。④月经过频：月经频发，周期缩短，<21 日。

（四）诊断

主要根据病史、临床症状、体格检查和辅助检查即可做出诊断。

1. 病史 详细询问发病时间、症状及可能的诱因、治疗经过，了解月经史、婚育史、避孕措施、激素类药物使用史以及有无全身慢性疾病如肝病、血液病、甲状腺功能亢进或甲状腺功能减退、原发高血压；有无环境及精神因素等。

2. 体格检查 全身检查及妇科检查，以排除全身性疾病及生殖系统器质性疾病。

3. 辅助检查

（1）凝血功能测定：凝血酶原时间，部分促凝血酶原激酶时间，血小板计数，出血时间，凝血时间等。

（2）红细胞计数及血细胞比容：了解患者贫血情况。

（3）妊娠试验：有性生活史应行妊娠试验，以排除妊娠及妊娠相关疾病。

（4）诊断性刮宫（dilation and curettage）：简称诊刮。目的：包括止血和对子宫内膜作出病理诊断。对生育期和绝经过渡期妇女、药物治疗无效或存在子宫内膜癌高危因素的异常子宫出血，应行诊刮术以排除恶性病变。对未婚无性生活史的患者，如激素治疗失败或疑有器质性病变时，应经患者或家属知情同意后考虑诊刮。为确定排卵和黄体功能，应在经前或行经6小时内诊刮；不规则出血或大出血可随时诊刮。诊刮时必须搔刮整个宫腔，特别注意两个宫角部，同时注意子宫腔大小、形态、宫腔壁是否光滑、规则，应将刮出物全部送病理检查。

（5）宫腔镜检查：可以直接观察宫腔内部结构，选择病变区进行活检，诊断宫腔内病变如子宫内膜息肉、黏膜下肌瘤、子宫内膜癌等，并根据子宫内膜是处于增生期还是分泌期改变，诊断卵巢是否有排卵。

（6）B型超声检查：可了解子宫大小、形态、内膜厚度、宫腔内有无赘生物以及卵巢大小、窦卵泡数以及卵泡发育和排卵情况。

（7）基础体温测定：双相体温通常提示有排卵及黄体形成。若所测基础体温无上升的情况即为单相，提示卵巢无排卵（图22-1）。

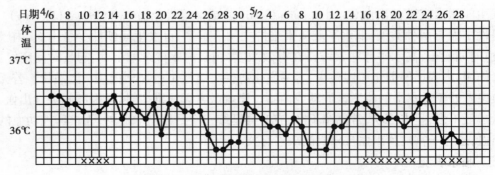

图 22-1 基础体温单相型（无排卵性功血）

（8）宫颈黏液结晶检查：月经周期的后半期，仍然出现羊齿植物叶状结晶，提示无排卵。

（9）激素测定：可检测血清 FSH、LH、E_2、P、PRL 等激素水平。检测 P 可以了解有无排卵。同时可根据具体情况，选择性测定 PRL、甲状腺激素等可以排除高催乳激素血症、甲状腺功能亢进或减退等内分泌疾病。

（五）鉴别诊断

诊断功血,必须排除以下病理原因的子宫出血。

1. 与妊娠有关的疾病 如流产、异位妊娠、滋养细胞疾病、子宫复旧不良、胎盘残留、胎盘息肉等。可通过病史、血尿 hCG 测定及 B 型超声检查予以鉴别。

2. 生殖器官肿瘤 包括子宫内膜癌、宫颈癌、妊娠滋养细胞肿瘤、子宫肌瘤、子宫内膜息肉、卵巢肿瘤等,可通过盆腔检查、诊断性刮宫、B 型超声、肿瘤标志物的检测等有助于鉴别。

3. 生殖器官感染 如急慢性子宫内膜炎、子宫肌炎和生殖道淋球菌、支原体和衣原体等感染。盆腔检查子宫有压痛,抗感染治疗有效。

4. 激素类药物使用不当或宫内节育器或异物等 可以引起子宫不规则出血。

5. 全身系统疾病 血液病、肝肾衰竭、甲状腺功能减退或亢进等可出现月经失调。

（六）治疗

治疗原则:青春期和生育年龄患者以止血和调整月经周期,促排卵为主;围绝经期患者以止血、调整周期、减少经量和防止子宫内膜病变为主。

1. 一般治疗 加强营养,保证充分休息和睡眠,避免过度劳累。纠正贫血,可补充铁剂,重度贫血者需输血。流血时间长者给予抗生素预防感染。

2. 药物治疗 功血的一线治疗是药物治疗。

（1）止血:根据不同年龄和出血状况采用不同的激素制剂。少量出血患者,使用最低有效剂量的性激素,减少药物副反应。对大量出血患者,要求在性激素治疗 6~8 小时内见效,24~48 小时内出血基本停止,若 96 小时以上仍不止血,应怀疑是否存在器质性病变的可能。

1）雌激素:应用大剂量雌激素可在短期内使子宫内膜迅速增生以达到快速修复创面、止血的目的,适用于急性大量出血的患者。结合雌激素(片剂)1.25mg/ 次,或戊酸雌二醇 2mg/ 次,口服,4~6 小时 1 次,血止 3 日后按每 3 日减量 1/3。不能耐受口服雌激素者也可改用苯甲酸雌二醇肌注。初剂量 3~4mg/d,分 2~3 次肌内注射。若出血明显减少,则维持;若出血量未见减少,则加量。也可从 6~8mg/d 开始。出血停止 3 日后开始减量,通常每三日以 1/3 递减。每日最大量一般不超过 12mg。可每日口服甲羟孕酮 10mg 或地屈孕酮 20mg,共 10 天,雌、孕激素同时停药。停药后 1 周内阴道出血,且出血量会较多,一般于 7 日内止血。应注意:所有雌激素疗法在血红蛋白计数增加至 90g/L 以上后均必须加用孕激素撤退。大剂量雌激素止血对存在血液高凝或有血栓性疾病史的患者应禁忌使用。

2）孕激素:使雌激素作用下持续增生的子宫内膜转化为分泌期,同时具有对抗雌激素的作用,使内膜不再增厚,停药后子宫内膜脱落较完全,可起到药物性刮宫的作用,从而达到止血的效果。适用于体内已有一定雌激素水平、血红蛋白水平 >80g/L 的功血患者。常用的合成孕激素有两大类 17- 羟孕酮衍生物(如甲羟孕酮、甲地孕酮)和 19-去甲基睾酮衍生物(如炔诺酮等)。对围绝经期患者急性出血时可选用炔诺酮(妇康片)5~7.5mg 口服,每 6 小时 1 次,通常用药 4 次后出血量可明显减少或停止,随后改为 8 小时 1 次,2~3 日血止后,每 3 日递减 1/3 量直至维持量 2.5~5.0mg/d,血止日期算起持续应用 21 日停药,停药后 3~7 日出现撤药性出血。

3）雄激素:有抵抗雌激素、增强子宫平滑肌及子宫血管张力的作用,同时减轻盆腔充血进而减少出血量。适用于绝经过渡期功血。大出血时单独应用效果不佳,常与雌、孕激素联合用药,以减少出血。

4）联合用药:性激素联合用药的止血效果优于单一药物。对于出血量不太多、仅轻度贫血的青春期功血患者,可于月经第 1 日即口服复方低剂量避孕药,共 21 日。对急性大出血者,可采取复方单相口服避孕药,每 6~8 小时 1 片,血止后每 3 日递减 1/3 量直至维持量(每日 1 片),共 21 日停药。对于出血较多者,可在雌、孕激素联合的基础上,加用雄激素,以达到加速止血的目的,如三合激素(黄体酮 12.5mg,苯甲酸雌二醇 1.25mg,睾酮 25mg)2ml 肌注,每 8~12 小时 1 次,血止后逐渐递减到维持量(每 3 日 1 次),共 21 日停药。

5) 其他:一般的止血治疗在本病的治疗中有辅助作用,如酚磺乙胺注射液、氨甲环酸等,可以减少出血量,但不能赖以止血。

(2) 调整月经周期:使用性激素止血后必须调整月经周期。青春期及生育期无排卵型功血患者,需恢复正常的内分泌功能,以建立正常月经周期;对绝经过渡期患者起到控制出血、预防子宫内膜增生症的发生。一般连续用药 3 个周期,如为复杂型子宫内膜增生症,应连续治疗 6 个周期以上。常用方法有:

1) 雌、孕激素序贯疗法:即人工周期法。通过模拟自然月经周期中卵巢的内分泌变化,将雌、孕激素序贯应用,使子宫内膜发生相应变化,引起周期性剥脱出血。每日口服戊酸雌二醇或 17-β 雌二醇 2mg,连用 21 日,在用雌激素治疗的最后 10 日,每日加用地屈孕酮 20mg 或醋酸甲羟孕酮 10mg,停药后 3~7 日出现撤退性出血,连续 3 个周期为一疗程。若正常月经仍未建立,应重复上述序贯疗法。若患者体内有一定的雌激素水平,则雌激素可采用半量。适用于青春期或生育期内源性雌激素水平较低的患者。

2) 口服避孕药:此法开始即加用孕激素以限制雌激素的促内膜生长作用,使撤药性出血逐步减少,其中雌激素可预防治疗过程中孕激素的突破性出血。常用口服避孕药如去氧孕烯炔雌醇(商品名:妈富隆)、屈螺酮炔雌醇片(商品名:优思明)等。从月经周期的第 5 日每日口服 1 片,连用 21 日,共 3 个周期为一疗程。适用于生育期功血中内源性雌激素水平较高者或绝经过渡期功血。(图 22-2)

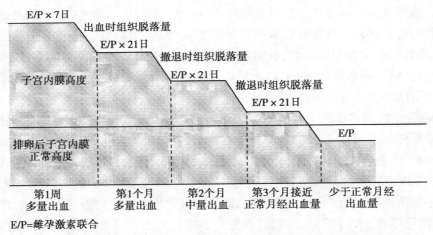

E/P=雌孕激素联合

图 22-2 雌、孕激素联合全周期服药法使过厚子宫内膜退缩到正常厚度

3) 后半周期疗法:适用于青春期或内膜活检为增生期,于月经周期后半周期(撤药性出血的第 16~25 日)服用醋酸甲羟孕酮 10mg/d,或肌注黄体酮 20mg/d,每日一次,连用 10~14 日,酌情应用 3~6 个周期。

（3）宫内孕激素释放系统：常用于治疗月经严重过多者。采用释放孕酮或左炔诺酮（levonorgestrel）的宫内节育器（IUD），使孕激素直接在局部作用于子宫内膜。释放左炔诺孕酮的 IUD（5 年）对功血患者或有正常排卵的月经过多妇女起到明显的治疗作用，使经量逐渐减少；放置 12 个月后，月经量可减少 80%~90%，有时甚至出现闭经。

（4）促排卵：青春期一般不提倡使用促排卵药物，有生育要求的无排卵不孕患者，可针对病因采取促排卵，具体方法详见不孕症治疗（第二十五章）。

3. 手术治疗

（1）刮宫术：适用于急性大出血或存在子宫内膜癌高危因素的功血患者。

（2）子宫内膜切除术：对于药物等其他保守治疗无效、已生育且无生育需求而又不愿切除子宫的功血患者，在宫腔镜下可用金属套环、激光滚动球电凝或热疗等方法，使子宫内膜组织凝固或坏死。治疗优点是创伤小，可减少月经量，部分患者可达到闭经效果；术前必须有明确的病理诊断以排除子宫内膜癌症。

（3）子宫切除术：用于年龄较大且无生育需求、伴有严重贫血、使用药物治疗无效或经病理诊断为子宫内膜不典型增生者，在了解了所有治疗功血的可行方法后，经保守治疗无效，可由患者和家属知情选择接受子宫切除。

4. 中药治疗 根据辨证施治，以补肾为主，佐以健脾养血药物。

二、排卵性功能失调性子宫出血

排卵性功能失调性子宫出血（ovulatory menstrual dysfunction）多发生于生育年龄妇女，月经周期中有卵泡发育和排卵，仅是黄体功能异常。常见两种类型：

（一）黄体功能不足（luteal phase defect，LPD）

月经周期中有卵泡发育和排卵，但黄体期孕激素分泌不足或黄体过早衰退，导致子宫内膜分泌反应不良和黄体期缩短。

1. 发病机制 足够水平的 FSH、LH、LH/FSH 比值以及卵巢对 LH 良好的反应，是黄体功能健全的必要条件。导致黄体功能不足有多种因素：

（1）神经内分泌调节功能紊乱：可导致卵泡期 FSH 分泌不足，卵泡发育缓慢，雌激素分泌减少，从而对垂体、下丘脑正反馈不足。

（2）LH 排卵高峰分泌不足及排卵峰后 LH 低脉冲缺陷：使排卵后黄体发育不全，孕激素分泌减少。雄激素升高或高泌乳素血症等都可抑制 LH 排卵峰。

（3）卵泡发育不良：卵泡颗粒细胞数目和功能缺陷，尤其是颗粒细胞膜上 LH 受体缺陷，使排卵后颗粒细胞黄素化不良，孕激素分泌减少，从而使子宫内膜分泌反应不足，即没有足够的孕激素维持分泌期子宫内膜而过早出血。

（4）生理性因素：如初潮、分娩后、绝经过渡期、内分泌疾病、代谢异常等，也可出现黄体功能不足。

2. 病理 子宫内膜形态表现为分泌期内膜，腺体皱缩、分泌不足，间质致密，腺体与间质发育有不同步现象。内膜活检显示分泌反应较实际周期日落后 2 日。

3. 临床表现 一般表现为月经周期缩短、月经频发。育龄妇女可发生不孕、早期流产或习惯性流产。

4. 诊断　根据月经周期缩短、不孕、早期流产或习惯性流产等病史;妇科检查排除引起月经失调的生殖器官器质性疾病;基础体温为双相型,但高相期少于 11 日即下降(图 22-3);子宫内膜活检显示分泌反应较实际周期日落后 2 日即可诊断。

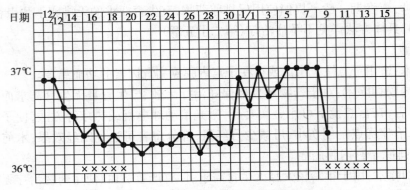

图 22-3　基础体温双相型(黄体期短)

5. 治疗

(1) 促进卵泡发育:①卵泡期使用低剂量雌激素:小剂量雌激素能协同 FSH 促进优势卵泡发育,可于月经第 5 日起每日口服妊马雌酮 0.625mg 或戊酸雌二醇 1mg,连续 5~7 日;②氯米芬:氯米芬可通过与内源性雌激素竞争性结合下丘脑和垂体受体而促使 FSH 和 LH 释放,达到促进卵泡发育的目的。可于月经第 3~5 日始每日口服氯米芬 50mg,共 5 日。

(2) 促进月经中期 LH 峰形成:在监测到卵泡成熟时,使用绒促性素 5000~10 000U 一次或分两次肌注,以加强月经中期 LH 排卵峰,达到加强黄体功能,增加孕酮分泌,不使黄体过早衰退的作用。

(3) 黄体功能刺激疗法:于基础体温上升后开始,隔日肌注绒促性素 1000~2000U,共 5 次,可使血浆孕酮明显上升,延长黄体期。

(4) 黄体功能补充疗法:一般使用天然黄体酮制剂,自排卵后开始每日肌注黄体酮 10mg,共 10~14 日,以补充黄体分泌孕酮的不足,维持黄体功能。

(5) 黄体功能不足合并高催乳素血症的治疗:口服溴隐亭每日 2.5~5.0mg,可使催乳激素水平下降,促使垂体分泌促性腺激素及增加卵巢雌孕激素的分泌,从而改善黄体功能。

(二) 子宫内膜不规则脱落

子宫内膜不规则脱落患者,在月经周期中有排卵,黄体发育良好,但萎缩过程延长,内膜持续受孕激素影响导致子宫内膜不规则脱落。

1. 病理　正常月经第 3~4 日时,分泌期子宫内膜已全部脱落,为再生增生期子宫内膜。黄体萎缩不全时,于月经第 5~6 日仍能见到呈分泌反应的子宫内膜,表现为混合型子宫内膜,即残留的分泌期内膜与出血坏死组织及新增生的内膜混合共存。

2. 临床表现　月经周期正常,但经期延长,长达 9~10 日,且出血量多,常淋漓数日方止。

3. 诊断　临床表现为经期延长,基础体温呈双相型(图 22-4),但下降缓慢。在月经第 5~6 日行诊断性刮宫,以病理检查仍能见到分泌期的子宫内膜作为诊断依据。

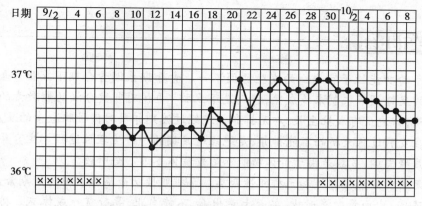

图22-4　基础体温双相型(黄体萎缩不全)

4. 治疗

(1) 孕激素治疗:孕激素可通过调节下丘脑-垂体-卵巢轴的反馈功能,使黄体及时萎缩,内膜按时完整脱落。方法:自排卵后第1~2日或下次月经前10~14日开始,每日口服甲羟孕酮10mg,连服10日。有生育要求者可使用天然黄体酮制剂如肌注黄体酮或口服天然微粒化孕酮。无生育要求患者也可口服单相避孕药,自月经周期第5日开始,每日1片,连续21日为一个周期。

(2) 绒促性素:有促进黄体功能的作用,用法同黄体功能不足。

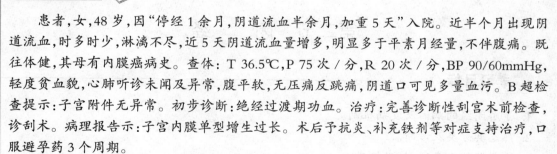

病例分析

患者,女,48岁,因"停经1余月,阴道流血半余月,加重5天"入院。近半个月出现阴道流血,时多时少,淋漓不尽,近5天阴道流血量增多,明显多于平素月经量,不伴腹痛。既往体健,其母有内膜癌病史。查体:T 36.5℃,P 75次/分,R 20次/分,BP 90/60mmHg,轻度贫血貌,心肺听诊未闻及异常,腹平软,无压痛反跳痛,阴道口可见多量血污。B超检查提示:子宫附件无异常。初步诊断:绝经过渡期功血。治疗:完善诊断性刮宫术前检查,诊刮术。病理报告示:子宫内膜单型增生过长。术后予抗炎、补充铁剂等对症支持治疗,口服避孕药3个周期。

病例特点:①绝经过渡期功血易发生于绝经前妇女。②临床表现往往先有数周到数月的停经,不规则阴道流血,时多时少,淋漓不尽,常不伴腹痛。③B超检查子宫附件常无异常。④根据病史、临床表现、体征怀疑绝经过渡期功血时需积极处理,内膜癌高危因素的异常子宫出血,应通过诊刮术排除恶性病变,并能达到迅速止血的效果,在了解内膜病理和排除生殖道恶性病变后,制定合理的激素治疗方案,调节周期,以避免功血复发及再次刮宫。

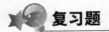 学习小结

　　不同年龄功能性子宫出血的发生原因不一。青春期系因青春期下丘脑 - 垂体－卵巢轴激素间的反馈调节机制未臻成熟,特别是下丘脑 - 垂体对卵巢分泌的雌激素的正反馈反应存在缺陷,卵泡虽有成批生长,却无排卵。绝经过渡期卵巢对促性腺激素的反应性下降,致使卵泡在发育过程夭折而不能排卵,是绝经过渡期的一种生理性过程。生育年龄常发生有排卵性月经失调,多数是由于黄体功能不足或黄体萎缩不全所致。

　　按有无排卵分为排卵性和无排卵性两类。无排卵性功血临床表现为周期紊乱,经期延长及经量不定,出血量时多时少,甚至大量出血,不能自止,导致贫血或休克。排卵性功血如由于黄体功能不足引起,通常表现为月经周期缩短。如由黄体萎缩不全引起,常表现为经期延长,在开始为点滴出血,后出现月经样出血,经量多,以后又常淋漓数日方净。B 超、尿妊娠试验、基础体温测定、性激素测定、子宫内膜活检等可帮助诊断。

　　功血的一线治疗是激素药物治疗,有内膜癌高危风险的绝经过渡期患者应首选诊刮术,排除恶性病变。

复习题

1. 功能性子宫出血需与哪些疾病进行鉴别?
2. 功能性子宫出血的处理原则?

第二节 闭　　经

学习目标 ▮▮▮

1. 了解闭经的病因及发病机制。
2. 熟悉其分类及诊断。
3. 掌握其临床表现、辅助检查。
4. 掌握其防治原则。

　　闭经(amenorrhea)是一种常见的妇科临床症状,表现为无月经或月经停止。根据既往有无月经来潮,分为原发性闭经和继发性闭经两类。凡是年满 16 岁或第二性征发育成熟 2 年以上仍无月经来潮,或年龄超过 14 岁,第二性征尚未发育,且无月经来潮者称为原发性闭经(primary amenorrhea)。原有正常月经周期的妇女停经 6 个月或按自身月经周期计算停经达 3 个周期以上者,称继发性闭经(secondary amenorrhea)。青春期、妊娠期、哺乳期和绝经期出现的闭经,属于生理现象,无需特殊处理。

（一）分类

1. 按生殖调节轴病变及功能失调的解剖部位分类 ①下丘脑性闭经；②垂体性闭经；③卵巢性闭经；④子宫性闭经；⑤下生殖道发育异常性闭经。

2. 按促性腺激素水平分类 ①高促性腺激素性腺功能低落：指促性腺激素 FSH ≥ 30IU/L 的性腺功能低落者，提示病变部位在卵巢；②低促性腺激素性腺功能低落：指促性腺激素 FSH 和 LH 均 <5IU/L 的性腺功能低落者，提示病变部位在下丘脑或垂体。

3. 按闭经严重程度分类 按卵巢功能减退的严重程度分为：①I 度闭经：卵巢尚能分泌一定量的雌激素，孕激素试验有撤退性出血；②II 度闭经：卵巢分泌雌激素缺陷或停止，雌、孕激素序贯试验有撤退性出血。

（二）病因

正常月经周期的建立有赖于下丘脑 - 垂体 - 卵巢轴的神经内分泌调节、子宫内膜对性激素的周期性反应和下生殖道的通畅，其中任何一个环节的病变，都可导致闭经。

1. 下丘脑性闭经 临床最为常见，以功能性原因为主，如精神应激、体重下降、神经性厌食、长期剧烈运动以及药物如抗精神病、抗抑郁药物、口服避孕药等均可导致下丘脑分泌 GnRH 功能失调或抑制。此外，先天疾病如基因缺陷（Kallmann 综合征）、器质性病变如单一 GnRH 缺乏症、嗅觉缺失综合征、脑发育畸形、颅咽管肿瘤、创伤、炎症、化疗等，均可引起下丘脑 GnRH 分泌缺陷，导致闭经。

2. 垂体性闭经 垂体器质性病变或功能失调导致促性腺激素分泌降低引起的闭经。常见的有：①垂体肿瘤如垂体各种腺细胞发生的肿瘤：泌乳素腺瘤、生长激素腺瘤等；②希恩综合征（Sheehan syndrome）：由产后大出血性休克导致的垂体梗死；③空蝶鞍综合征（empty sella syndrome）：蝶鞍隔先天发育不全或肿瘤及手术破坏蝶鞍隔，使脑脊液充盈蝶鞍，垂体萎缩，垂体柄受压阻断下丘脑 - 垂体循环，导致 GnRH 下降，闭经；④先天性垂体病变如垂体单一性促性腺激素缺乏症、垂体生长激素缺乏症等。

3. 卵巢性闭经 卵巢先天发育不全，卵巢功能衰退或继发性病变，引起卵巢分泌性激素水平低下，子宫内膜不发生变化而导致闭经。常见的原因有：①先天性性腺发育不全和酶缺陷：如染色体核型异常导致的特纳综合征（Turner's syndrome）、46,XY 单纯型生殖腺发育不全、46,XX 单纯型生殖腺发育不全等；酶缺陷如 17α- 羟化酶、17,20 碳链裂解酶、芳香化酶缺乏等。②卵巢抵抗综合征或称作不敏感卵巢：特征为卵巢具有多数始基卵泡、初级卵泡，但对促性腺激素不敏感，卵泡不分泌雌二醇，促性腺激素升高。③卵巢功能性肿瘤：如分泌雌激素的卵巢颗粒 - 卵泡膜细胞瘤，产生过量雌激素抑制排卵，使内膜持续增生而闭经；分泌雄激素的卵巢支持 - 间质细胞瘤产生过量的雄激素抑制下丘脑 - 垂体 - 卵巢调节轴而闭经。④卵巢早衰（premature ovarian failure）：女性 40 岁以前由于卵巢内卵泡耗竭或医源性损伤导致卵巢功能衰竭，称为卵巢早衰。常见病因有遗传因素、自身免疫性疾病、医源性损伤（化疗、放疗、手术等）。⑤多囊卵巢综合征：以长期无排卵及高雄激素血症为特征。

4. 子宫性闭经 子宫内膜先天缺失或受损伤破坏或对卵巢激素不能产生反应，而导致的闭经。常见有：先天性无阴道无子宫（MRKH 综合征）、先天子宫畸形、雄激素不敏感综合征、产后或流产后过度刮宫引起子宫内膜基底层损伤和粘连（Asherman 综合征），子宫内膜结核。

5. 先天性下生殖道发育异常 常见于处女膜闭锁、阴道下 1/3 段缺如、宫颈闭锁、阴道横隔等。

6. 其他内分泌功能异常 甲状腺、肾上腺、胰腺等功能紊乱也可引起闭经。如甲状腺功能亢进或低下、肾上腺皮质功能亢进、肾上腺肿瘤等。

（三）诊断

闭经是一种临床症状，首先通过病史、体格检查寻找闭经的病因及病变部位，再通过有选择的辅助检查明确诊断。生育年龄妇女闭经须首先排除妊娠。

1. 病史　详细询问月经史；发病前有无任何导致闭经的诱因如精神因素、环境改变、体重增减、剧烈运动、全身各种疾病及用药情况等。已婚妇女应询问生育史及产后并发症史。原发性闭经应询问生长发育史及第二性征发育情况，有无先天性缺陷或其他疾病及家族史。

2. 体格检查　检查全身发育状况和第二性征发育情况。妇科检查了解女性性征发育情况，有无内外生殖器畸形、缺陷。

3. 辅助检查

（1）子宫功能检查

1）孕激素试验：每日肌内注射黄体酮 20mg，连用 5 日，或每日口服甲羟孕酮 10mg 或地屈孕酮 20mg，连用 8~10 天，停药后 3~7 日出现撤退性出血者为阳性，提示子宫内膜有功能，已受一定水平雌激素影响，为 I 度闭经。无撤退性出血者为阴性，可能为内源性雌激素水平低下，或子宫病变所致闭经，应进一步行雌、孕激素序贯试验。

2）雌、孕激素序贯试验：适用于孕激素试验阴性的闭经患者。每晚睡前服妊马雌酮 1.25mg，连续 21 日，最后 10 日加用醋酸甲羟孕酮，每日口服 10mg。出现撤退性出血者为阳性，提示子宫内膜功能正常，为 II 度闭经，病变在子宫以上部位。停药后 2~7 日无撤退性出血者为阴性，应重复一次试验，若仍无出血，提示闭经原因在子宫，即子宫性闭经，应行细胞染色体检查。

3）超声检查：了解子宫、卵巢发育情况，排除子宫先天发育畸形或异常可能。

4）诊断性刮宫：了解宫腔情况并刮取内膜送病理检查，了解子宫内膜对卵巢激素反应的周期性变化，并可诊断生殖器结核。

5）子宫输卵管碘油造影：了解有无宫腔病变、宫腔粘连及子宫内膜结核，输卵管情况。

6）宫腔镜：可观察宫腔及子宫内膜情况，并可取内膜组织送病理检查。

（2）卵巢功能检查：检查方法有基础体温测定、阴道脱落细胞涂片检查、宫颈黏液检查、子宫内膜活体组织检查、测定血中雌、孕激素含量，如雌、孕激素含量低，提示卵巢功能异常或功能衰竭，闭经原因可能在卵巢，但需进一步行垂体功能检查。

（3）垂体功能检查：测定血清中 FSH、LH 和 PRL 的含量可以了解卵巢性闭经或垂体以上原因导致的闭经。若 FSH 或（和）LH 增高、E_2 水平低，提示卵巢功能不全，闭经原因在卵巢；若 LH>FSH 且 LH/FSH 的比例 >2 时，提示多囊卵巢综合征；若 FSH 和 LH 均低，提示垂体或下丘脑中枢神经功能异常；继发性闭经者中 20% 有高催乳素血症。PRL 升高，应检查 TSH，如 TSH 升高，为甲状腺功能减退导致的闭经；如 TSH 正常，则考虑为高催乳素血症或垂体催乳素瘤引起的闭经，如 PRL>100ng/ml，应行蝶鞍摄片和（或）CT、MRI 检查，以排除垂体肿瘤如颅咽管肿瘤、蝶鞍肿瘤以及空蝶鞍等。

（4）其他检查：了解甲状腺功能可以测定 T_3、T_4 及 TSH；了解肾上腺皮质功能可测定 24 小时尿 17 羟及 17 酮含量、行肾上腺 B 超检查。

（四）诊断步骤

原发性闭经的患者首先应检查乳房、第二性征及子宫发育情况，然后按图 22-5 的诊断步骤进行；继发性闭经则按图 22-6 的诊断步骤进行。

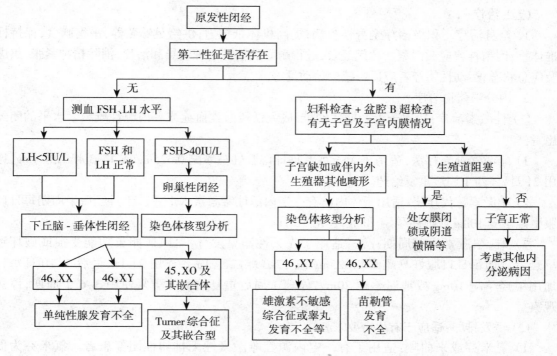

图 22-5　原发性闭经诊断步骤
（中华医学会妇产科分会内分泌学组.闭经诊断治疗指南）

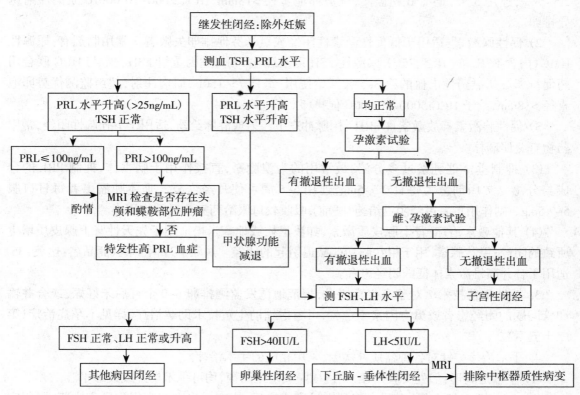

图 22-6　继发性闭经诊断步骤
（中华医学会妇产科分会内分泌学组.闭经诊断治疗指南）

（五）治疗

1. 全身治疗 积极治疗全身性疾病；提高机体抵抗力；供给足够营养，平衡膳食，保持标准体重；因精神或应激因素所致闭经者，进行耐心的精神心理疏导和治疗，消除精神紧张、焦虑及应急状态；运动性闭经者应适当减少运动量等。

2. 内分泌药物治疗

（1）性激素治疗：适用于青春期性幼稚、成人低雌激素血症或有内源性雌激素水平的闭经患者。

1）雌激素补充疗法：适用于无子宫者每日口服妊马雌酮 0.625mg 或 17-β 雌二醇 1mg，连用 21 日，停药 1 周后重复给药。

2）孕激素替代疗法：适用于体内已有一定内源性雌激素水平者。于月经后半周期每日口服甲羟孕酮 10mg 或地屈孕酮 20mg，连用 10 日。

3）雌、孕激素人工周期疗法：适用于先天性卵巢发育不良、或卵巢功能受损或破坏致早衰者。如每日口服妊马雌酮 0.625mg 或 17-β 雌二醇 1mg，连用 21 日，最后 7~10 日每日加用甲羟孕酮 10mg 或地屈孕酮 20mg，停药 1 周后重复给药。重复使用 3~6 个周期，停药观察。

（2）诱发排卵：适应于有生育要求者。

1）氯米芬或来曲唑：适用于有一定内源性雌激素性无排卵性闭经患者。氯米芬为促排卵首选药。给药方法为：撤药性出血的第 3~5 天，每日口服氯米芬 50~100mg 或来曲唑 2.5~5mg，连用 5 天，定期 B 超监测，优势卵泡直径 >18mm，HCG 5000~10 000IU 肌肉注射诱导排卵。

2）促性腺激素：适用于低促性激素性闭经或氯米芬促排卵失败者。常用制剂有：尿源性 HMG（内含 FSH 和 LH 各 75U）、尿源性 FSH 以及纯化 FSH、基因重组 FSH。常与 HCG 联合用药促排卵。从撤药性出血的第 3~5 天开始使用，每日 75~150U，肌肉注射，超声监测优势卵泡直径 >18mm，给予 HCG 5000~10 000U 促排卵。

3）促性腺激素释放激素（GnRH）：用脉冲皮下注射或静脉给药，适用于下丘脑性闭经，常用药物有戈那瑞林。

（3）抑制垂体催乳素过多分泌：最常用的为溴隐亭，直接作用于脑垂体，抑制 PRL 的合成与分泌。常用剂量为每日 2.5~5mg，连用 5~6 周可使月经恢复。垂体肿瘤患者每日口服 5~7.5mg。副作用重者可经阴道给药（睡前），吸收较口服给药完全且副作用小。

（4）其他激素治疗：肾上腺皮质激素，如泼尼松或地塞米松适用于先天性肾上腺皮质增生所致的闭经；甲状腺素，用于甲状腺功能减退引起的闭经。炔雌醇环丙孕酮（商品名：达英 -35）适用于合并高雄激素体征的闭经患者。

3. 辅助生殖技术 对于有生育要求，规范地诱发监测排卵 6~9 个月后未妊娠，或合并输卵管问题的闭经患者或男方因素不孕者，可考虑辅助生殖技术助孕治疗，详见不孕症治疗（第二十五章）。

4. 手术治疗 针对各种器质性病因，采用相应的手术治疗。

（1）生殖道畸形：如处女膜闭锁、阴道横隔或阴道闭锁，均可手术切开或成形术。

（2）Asherman 综合征：多因人流刮宫过度或产后、流产后出血刮宫损伤子宫内膜，引起宫腔粘连而导致的闭经，可行手术分解宫颈或宫腔粘连，现多采用宫腔镜直视下激光或机械性切割粘连带。有生育要求者，可加用大剂量雌激素和放置节育环。大量雌激素用法如可口服戊酸雌二醇 3~4mg，每日 2 次，第 3 周始用甲羟孕酮每日 10mg，共 7 日，根据撤药性出血量的多少，可重复上述方案 3~6 次。

（3）肿瘤：卵巢肿瘤一经确诊应予手术治疗。垂体或颅内蝶鞍部位肿瘤患者，应根据肿瘤部位、大小及性质确定治疗方案。含 Y 染色体的高促性腺激素闭经患者，其性腺易发生恶性肿瘤，一旦确诊应尽快手术切除性腺。

学习小结

　　闭经的病因复杂，对闭经的诊断包括从子宫、卵巢、脑垂体、下丘脑 - 中枢神经等病变的各个环节和具体疾病。闭经的治疗包括病因治疗，激素替代或（及）孕激素治疗，针对疾病病理生理紊乱的内分泌治疗，诱发排卵以及辅助生殖助孕治疗。

　　原发性闭经多由于先天性疾病和生殖道畸形，或功能失调及继发疾病发生于青春期前。继发性闭经多由继发的器官功能障碍或器质性病变所致。

　　按生殖调节轴病变及功能失调的解剖部位分类：下生殖道发育异常性闭经；子宫性闭经；卵巢性闭经；垂体性闭经；下丘脑性闭经；按促性腺激素水平分类：高促性腺激素功能低落；低促性腺激素功能低落；按闭经严重程度分类：Ⅰ度闭经，用孕激素后有撤退性出血；Ⅱ度闭经，用孕激素后无撤退性出血。

　　辅助检查包括：①子宫功能检查：孕激素试验及雌、孕激素试验，以及诊断性刮宫、子宫输卵管碘油造影、宫腔镜。②卵巢功能检查：基础体温测定、阴道脱落细胞涂片检查、宫颈黏液检查、子宫内膜活体组织检查、血雌、孕激素测定。③垂体功能检查：测定血清中 FSH、LH 和 PRL 的含量。蝶鞍摄片和（或）CT、MRI 检查对诊断垂体肿瘤、空蝶鞍综合征有意义。④其他检查：测定 T_3、T_4 及 TSH 了解甲状腺功能；测定 24 小时尿 17 羟及 17 酮含量了解肾上腺皮质功能、肾上腺 B 超检查；疑有细胞染色体异常可行细胞染色体核型分析及分带分析。

　　根据闭经的病因及其病理生理机制，通过解除病因，采用天然激素及其类似物或其拮抗剂，补充机体激素不足或拮抗其过多，以恢复自身平衡运转节奏而达到治疗目的。主要有以下几方面：①病因治疗；②雌激素替代或 / 及孕激素治疗；③针对疾病病理生理紊乱的内分泌治疗；④诱发排卵；⑤辅助生殖技术助孕治疗。

复习题

1. 闭经的分类？
2. 闭经的诊断？

第三节　多囊卵巢综合征

学习目标 ■▮

1. 了解多囊卵巢综合征的病理生理。
2. 熟悉其辅助检查。
3. 掌握其临床表现及诊断标准。
4. 掌握其防治原则。

多囊卵巢综合征（polycystic ovarian syndrome，PCOS）是以持续无排卵、高雄激素或胰岛素抵抗为特征的内分泌紊乱征候群，临床表现为月经异常、不孕、高雄激素血症、卵巢多囊样表现等，同时伴有肥胖、胰岛素抵抗、血脂异常等代谢异常。1935 年 Stein 和 Leventhal 首次报道，故又称 Stein-Leventhal 综合征。育龄妇女中 PCOS 的患病率为 5%~10%，是育龄妇女常见的内分泌代谢疾病，也是生育期妇女月经紊乱最常见的原因。

（一）病理生理

1. 下丘脑 - 垂体 - 卵巢轴调节功能异常　由于垂体对 GnRH 敏感性增加，分泌过量的 LH 及卵巢中雄激素合成酶的细胞色素的功能失调，导致卵巢间质、卵泡膜细胞产生过量雄激素。雄激素抑制卵泡发育成熟，使雌二醇处于早期卵泡水平，加之雄烯二酮在外周组织芳香化酶的作用下转化为雌酮（E1），形成高雌酮血症，两者对 LH 的分泌呈正反馈，使 LH 呈持续高水平，对 FSH 的分泌呈负反馈，使 FSH 水平相对降低，LH/FSH 比值增大。升高的 LH 又促进卵巢分泌雄激素，进一步造成雄激素过多，持续无排卵。

2. 胰岛素抵抗与高胰岛素血症　是 PCOS 常见的表现。胰岛素促进器官、组织和细胞吸收、利用葡萄糖的效能下降时，称为胰岛素抵抗，代偿增高的胰岛素作用于垂体的胰岛素受体，可增加 LH 释放并促进卵巢和肾上腺分泌大量雄激素，引起高雄激素血症。

3. 肾上腺内分泌功能异常　与肾上腺对促肾上腺皮质激素（ACTH）的敏感性增强及功能亢进有关。合成甾体类激素合成酶的活性增强，导致雄激素增多。

（二）病理变化

多为双侧卵巢囊性增大及子宫内膜增生。

1. 卵巢改变　双侧卵巢均匀增大，为正常的 2~5 倍，呈灰白色、包膜增厚，坚韧。卵巢表面可见多个凸出的囊状卵泡。切面质韧，有砂砾感，白膜纤维化增厚，皮质变宽，白膜下可见一圈数十个串珠样囊状卵泡，直径多≤10mm，囊内液体清亮，并向皮质表面轻微隆起，罕见黄体或白体。髓质区增厚，伴有水肿。

2. 子宫内膜改变　因长期持续无排卵，子宫内膜受单一雌激素刺激，无孕激素作用，月经期及其前后的子宫内膜无分泌期改变，呈现不同程度的增生期改变，如单纯型、复杂型，甚至不典型增生，部分散在的腺体可呈囊状扩张，内膜间质细胞退变，出现核皱缩、核溶解，有时导致子宫内膜癌的发生。

（三）临床表现

1. 月经异常、不孕　月经异常以月经稀发为多数，月经周期 35 天 ~6 个月；继发性闭经次之，停经时间≥6 个月；偶见功能失调性子宫出血及原发性闭经。绝大多数为无排卵，少数可为稀发排卵或黄体功能不足。由于排卵障碍引发不孕，即使妊娠也易流产。

2. 高雄激素症状　痤疮及油脂皮肤，面部及阴部多毛。

3. 肥胖　50% 以上患者肥胖（体重指数≥25），常呈腹部肥胖型（腰围/臀围≥0.80）。多在青春期出现，表现为肥胖或微胖，青春期脂肪细胞量多而成年期脂肪细胞肥大。

4. 黑棘皮症　颈背部、腋下、外阴、腹股沟等皮肤皱褶处呈灰棕色天鹅绒样、片状、角化过度的病变，有时呈疣状，皮肤色素加深。

5. 远期并发症　子宫内膜癌、乳腺癌、心脑血管疾病及糖尿病的风险增加。

（四）辅助检查

1. 内分泌激素测定

（1）各种雄激素水平升高：如睾酮（T）、雄烯二酮（A2），提示过多雄激素主要来源于卵巢。肾上腺产生的脱氢表雄酮（DHEA）和硫酸脱氢表雄酮（DHAS）正常或轻度升高。性激素结合蛋白（SHBG）水平下降。部分表现为血清总雄激素水平不高，但游离睾酮升高。

（2）血清 LH、FSH：血清 FSH 正常或偏低，LH 升高，但无排卵前 LH 峰值出现。LH/FSH 比值≥2~3。LH/FSH 比值升高多出现于非肥胖型患者，肥胖患者因瘦素等因素对中枢 LH 的抑制作用，LH/FSH 比值也可在正常范围。

（3）雌二醇：正常或稍增高，相当于中卵泡期，无周期性改变，无排卵前后升高现象。

（4）高胰岛素血症：空腹血胰岛素水平增高，瘦的 PCOS 患者高胰岛血症为 30%，肥胖PCOS 患者则为 75%。葡萄糖耐量试验，血胰岛素反应高，但血糖反应正常。

（5）高催乳素血症：20%~35%PCOS 患者 PRL 轻度升高。

（6）尿 17- 酮类固醇（17-OH）：正常或轻度升高。升高时提示肾上腺功能亢进。

2. 盆腔超声检查　双侧卵巢增大，包膜及间质回声增强；一侧或双侧卵巢内有 12 个以上直径 2~9mm 的无回声区，沿卵巢包膜下呈车轮状排列。检查时应注意：超声检查前应停用口服避孕药至少 1 个月；在月经规则者应选择在月经周期第 3~5 天检查。无性生活者可选择直肠超声检查，其他患者以阴道超声为宜。20%~30% 的正常育龄妇女、下丘脑性闭经、高泌乳素血症或分泌 GH 肿瘤等患者 B 超检查也可显示为 PCOS。

3. 基础体温测定　表现为持续单相型。

4. 代谢并发症筛查　测定空腹血糖和餐后 2 小时血糖；测空腹血脂；肝功能、肾功能检查。

5. 孕激素试验　因 PCOS 月经稀发或闭经的患者有一定的雌激素水平，孕激素试验为阳性。

6. 诊断性刮宫　于月经前数日或月经来潮 6 小时内诊断性刮宫，子宫内膜呈不同程度增生期改变，无分泌期变化。年龄 >35 岁的患者应常规行诊断性刮宫，以早期发现子宫内膜不典型增生或子宫内膜癌。

7. 腹腔镜检查　可见卵巢增大，包膜增厚，表面光滑，呈灰白色，有新生血管。包膜下显露多个卵泡，但无排卵征象（排卵孔、血体或黄体）。

（五）诊断

根据病史、临床表现及结合辅助检查，即可做出诊断。2003 年欧州生殖协会和美国生殖医学会共同推荐的诊断标准是：①临床出现持续无排卵或偶发排卵；②临床表现和／或生化指标提示存在高雄激素血症，并排除其他可能导致高雄激素的因素；③卵巢呈多囊样改变。④符合上述三项中的两项，并排除其他高雄激素病因，即可诊断为PCOS。

（六）鉴别诊断

需与以下疾病鉴别：低促性腺激素低性腺激素性闭经，卵巢分泌雄激素性肿瘤如卵巢睾丸母细胞瘤、卵巢门细胞瘤以及卵泡膜细胞增殖症等，肾上腺皮质增生或肿瘤如迟发型先天性肾上腺皮质增生、柯兴氏综合征等，甲状腺功能异常，高泌乳素血症，21-羟化酶缺陷等相鉴别。

（七）治疗

PCOS迄今尚无一种有效的治疗方案，目前主要以调节内分泌，改善临床症状和体征，预防远期并发症为主，对于肥胖型PCOS患者，应控制饮食，增加运动，控制体重。

1. 调节月经周期　对于青春期、无生育要求或已生育的育龄妇女，通过调节月经周期，以达到预防子宫内膜癌和心、脑血管疾病的目的。主要方法有：

（1）孕激素后半期周期疗法：对卵巢轴不抑制或抑制较轻，对代谢影响小，可抑制高LH分泌，保护子宫内膜，恢复排卵。较适合青春期患者。常用口服地屈孕酮20mg/天，或醋酸甲羟孕酮10mg/天，连用10天。

（2）低剂量短效口服避孕药：通过抑制LH分泌，减少卵巢雄激素生成，并可抑制子宫内膜过度增生，调节月经周期。常用口服短效避孕药如炔雌醇环丙孕酮等，在用孕激素撤药性出血第5天起服用，每天1片，共服21天，或停药第8天起重复，周期性用药，疗程3~6个月。用药时应注意排除使用口服避孕药的禁忌证，有重度肥胖，糖耐量受损的患者长期服用口服避孕药可能加重糖耐量损害程度。

（3）雌孕激素周期序贯治疗：少数PCOS患者血睾酮水平升高较重，往往伴有严重的胰岛素抵抗，且雌激素水平较低，使子宫内膜对单一孕激素无撤药性出血反应，应选用雌孕激素周期序贯治疗，如戊酸雌二醇／戊酸雌二醇环丙孕酮或雌二醇／雌二醇地屈孕酮等。

（4）促性腺激素释放激素类似物（GnRH-a）：可降调节垂体Gn分泌，下调细胞膜GnRH受体，使垂体分泌LH明显减少，抑制卵巢源性的雄激素分泌。常用的药物有GnRH-a缓释剂，于月经第2日皮下注射，每28日注射1次，最多可连续使用3个周期以避免长期的低雌激素水平效应。

2. 改善胰岛素抵抗　通过提高胰岛素靶细胞的敏感性，降低血胰岛素水平，控制糖代谢紊乱，改善PCOS患者的胰岛素抵抗状态。适用于肥胖或有胰岛素抵抗的患者，常用药物有二甲双胍，每次500mg，每日2~3次。

3. 降低雄激素水平　上述降低LH及调节胰岛素分泌的药物，均有降低雄激素作用。

（1）糖皮质类固醇：可抑制来自卵巢或肾上腺分泌的过盛的雄激素，常用肾上腺皮质激素为地塞米松，每晚0.25mg，每日不宜超过0.5mg，以免过度抑制垂体-肾上腺轴功能。

（2）醛固酮受体的竞争性抑制剂：可抑制5α-羟化酶，阻断二氢睾酮的合成，在皮肤毛囊竞争结合雄激素受体而阻断雄激素的外周作用，同时还可降低17α羟化酶活性，最终降低睾酮水平。常用药物为螺内酯每日40~200mg，用药至少6个月才有效。常用6~9月。禁忌证：肝肾功能异常，高血钾。因有致畸作用，用药期间应避孕，或与短效口服避孕药联合应用，可增强对多毛的疗效。

（3）环丙孕酮 为 17- 羟孕酮类衍生物，能抑制垂体分泌促性腺激素，具有很强的抗雄激素作用。

4. 促排卵治疗 无论有无生育要求，在用 GnRH-a 或避孕药降低血中 LH 及睾酮水平后均可予以促排卵治疗。氯米芬为一线促排卵药，氯米芬抵抗患者，可给予二线促排卵药如 HMG、FSH。诱发排卵易发生卵巢过度刺激综合征，需在 B 超严密监测下使用。

5. 有各种代谢紊乱的患者要注意进行相应处理，并预防和监测远期并发症的发生。

6. 手术治疗 在诱发排卵的药物出现前，卵巢楔形切除术一度是不排卵多囊卵巢综合征的唯一治疗方法。目前逐渐被各种腹腔镜下的电灼术、多点穿刺术或激光打孔术所取代。但手术治疗后可发生卵巢和盆腔粘连，也有导致卵巢早衰的个例报道，并且效果持续时间有限。手术方法应在药物治疗无效的情况下考虑并慎用。

7. 辅助生育技术 体外受精与胚胎移植技术对常规促排卵无效的多囊卵巢综合征导致的不排卵性不孕患者效果很明显。

 病例分析

患者，女，28 岁，已婚，因"结婚 3 年未避孕未孕"入院。患者 3 年前结婚，婚后性生活正常，未避孕至今未孕。既往体健，初潮 12 岁，此后月经不规律至今，2~6 个月行经一次，常需药物催经，经量中，持续时间 5~8 天，无明显痛经。无孕育史。曾行输卵管碘油造影检查示双侧输卵管通畅。男方精液常规示正常。查体：T36.5℃，P75 次 / 分，R20 次 / 分，BP100/70mmHg，身高 160mm，体重 70Kg，心肺听诊未闻及异常，腹平软，无压痛反跳痛。B 超检查提示：子宫大小正常，内膜厚 5mm，右卵巢大小 45×42×39mm³，大于 12 个窦卵，左卵巢大小 46×41×36mm³，大于 12 个窦卵，余无特殊。基础性激素六项示：LH/FSH>2，其余均在正常范围，空腹及餐后 2 小时血糖、血脂、胰岛素均在正常范围。初步诊断：原发不孕，多囊卵巢综合征。治疗：周期服用 3 个月达英 -35 后，予氯米芬促排卵治疗。

病例特点：(1) 多囊卵巢综合征患者常以不孕为主诉。(2) 临床表现往往有肥胖、月经稀发，需药物催经等。(3) B 超检查双侧卵巢增大呈多囊样改变，性激素六项提示 LH/FSH>2。(4) 根据病史、临床表现、体征初步诊断为多囊卵巢综合征，还应进一步做代谢相关检查。(5) 降低 LH 水平以口服避孕药为首选，在降低血中 LH 后予以促排卵治疗。

学习小结

PCOS 是一种发病原因不明、病理生理复杂的内分泌、代谢紊乱的症候群，不同的患者有不同的临床表现。迄今尚无有效的治疗方案，主要以治疗多囊卵巢综合征的异常内分泌现象为目的。对于肥胖患者，改善胰岛素抵抗状态，降低体重极为重要，能降低子宫内膜癌、乳腺癌、心血管疾病及糖尿病远期并发症的风险。

PCOS 内分泌特征：①高雄激素；②高雌酮；③ LH/FSH 比值 >2 ；④高胰岛素。主要表现为月经不调、不孕、多毛、肥胖及黑棘皮症。主要可通过内分泌激素测定、超声检查来协助诊断。此外，孕激素试验、基础体温测定、诊断性刮宫、腹腔镜检查也是有效的辅助检查手段。

诊断标准：①临床出现持续无排卵或偶发排卵；②临床表现和 / 或生化指标提示存在高雄激素血症，并排除其他可能导致高雄激素的因素；③卵巢呈多囊样改变；④符合上述三项中的两项可诊断为 PCOS。

治疗原则：控制体重，调节月经周期，治疗多囊卵巢综合征的异常内分泌现象，预防并发症。包括以下几个方面：①调节月经周期；②改善胰岛素抵抗状态和降低胰岛素水平；③降低雄激素水平；④促排卵治疗 ；⑤处理各种代谢紊乱，并预防和监测远期并发症的发生；⑥慎用手术治疗，仅在药物治疗无效的情况下考虑；⑦应用助孕技术。常规促排卵无效可使用体外受精与胚胎移植技术。

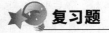 **复习题**

1. PCOS 的诊断标准有哪些？
2. PCOS 的治疗原则？

第四节　痛　经

学习目标 ▮▮▮

1. 了解痛经的病因及发病机制。
2. 掌握其诊断及鉴别诊断。
3. 熟悉其预防及治疗措施。

痛经（dysmenorrhea）系指凡在月经期前后或行经期间出现下腹部痉挛性或持续性疼痛、腰背酸痛及肛门坠胀等不适，影响日常工作与生活，需要用药物来控制的一种症状。痛经又分为原发性痛经与继发性痛经。所谓原发性痛经是指无盆腔器官性病变的痛经，占痛经的 90% 以上。继发性痛经是指盆腔器质性病变导致的痛经，如子宫内膜异位症、盆腔炎、生殖器官肿瘤等。本节仅叙述原发性痛经。

（一）病因与发病机制

原发性痛经的发生主要与月经时子宫内膜合成和释放前列腺素（prostaglandin，PG）F2α 增高有关。研究表明，分泌期子宫内膜合成前列腺素的含量较增生期高，而痛经患者较正常妇女高。PGF2α 含量增加可导致子宫平滑肌过强收缩，血管痉挛，产生痛经。子宫不协调收缩，供血不足，导致厌氧物质蓄积，刺激 C 类疼痛神经元也可引起痛经。白细胞介素、垂体后叶加压素等也可能增加子宫纤维对疼痛的敏感性,引起原发性痛经。此外,精神过度紧张、过敏体质的变态反应、体质差、经期过度疲劳、寒冷刺激以及健康状态不佳等,都可诱发痛经。

(二) 临床表现

原发性痛经多见于青少年女性,常在月经初潮后 1~2 年发病,经血中含有大量的前列腺素,可以引起子宫收缩,造成子宫缺血,而产生阵发性下腹绞痛或向腰背、会阴、肛门放射,严重者常伴有恶心、呕吐、腹泻,体质虚弱者可出现面色苍白、手足冰冷,甚至虚脱。疼痛可发生在月经来潮之前数小时或来潮时,疼痛持续时间可以数小时或 2~3 日不等。疼痛可随着年龄增长,尤其是婚后或分娩后有不同程度的减轻或消失。

(三) 诊断及鉴别诊断

诊断依据:月经期下腹疼痛;妇科检查未见阳性特征;B 型超声检查常无异常发现。诊断时需与子宫内膜异位症、子宫腺肌病、盆腔炎性疾病引起的继发性痛经相鉴别。继发性痛经常在初潮后数年方出现症状,多有妇科器质性疾病史或宫内节育器放置史,妇科检查有异常发现,必要时可行腹腔镜检查加以鉴别。

(四) 治疗

1. 一般治疗　加强营养、增强体质,注意休息,消除精神紧张、焦虑等影响。

2. 中药治疗　以活血行气、散淤止痛为原则,可用少腹逐淤汤加减。元胡片 3 次 / 日,每次 4 片。

3. 解痉止痛　疼痛时给予解痉药物可使疼痛缓解,如阿托品 0.3mg 肌注,或哌替啶 50mg 肌注。

4. 前列腺素合成酶抑制剂　布洛芬 0.2g,3 次 / 日,吲哚美辛 25mg,3 次 / 日。

5. 避孕药　抑制排卵,可以达到避孕和治疗痛经的目的,如短效避孕药妈富隆、优思明等,从月经周期的第 5 日开始口服,每日 1 片,连服 22 日。

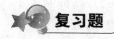 学习小结

痛经指在月经期前后或行经期间出现下腹部痉挛性或持续性疼痛、腰背酸痛及肛门坠胀等不适,影响日常工作与生活,需要用药物来控制的一种症状,分为原发性痛经与继发性痛经。原发性痛经多见于青少年女性,疼痛可随着年龄增长,尤其是婚后或分娩后有不同程度的减轻或消失。诊断依据月经期下腹疼痛;妇科检查未见阳性特征;B 型超声检查常无异常发现。治疗主要包括:①一般治疗;②中药治疗;③解痉止痛如前列腺素合成酶抑制剂;④避孕药抑制排卵。

复习题

痛经的预防及治疗措施?

第五节　绝经综合征

学习目标

1. 了解绝经综合征的概念。
2. 熟悉其内分泌变化。
3. 掌握其临床表现。
4. 了解其诊断。
5. 掌握其治疗原则。

　　绝经综合征是指妇女绝经前后由于性激素减少所致的一系列躯体及精神心理症状。绝经综合征病因尚未完全明了。多数学者认为与卵巢功能减退和机体衰老合并存在有关。

（一）内分泌变化

　　围绝经期最早的变化是卵巢功能衰退，此阶段卵巢逐渐趋于排卵停止，卵泡对 FSH 和 LH 的敏感性降低，雌激素分泌减少，体内雌激素水平低落，因而其负反馈调节作用减弱，使 FSH 增加，而对促性腺激素刺激的抵抗性逐渐增加，同时下丘脑和垂体功能减退。

　　1. 雌激素　由于卵巢功能衰退，卵泡对 FSH 敏感性逐渐降低而对促性腺激素刺激的抵抗性逐渐增加，因此在围绝经期的不同阶段，雌激素的分泌具有差异性：绝经过渡早期，由于 FSH 升高对卵泡过度刺激引起雌二醇过度分泌，此阶段雌激素分泌高于正常卵泡期水平；整个绝经过渡期，雌激素不呈逐渐下降趋势，而是在卵泡生长发育停止后，雌激素水平才下降；绝经后，卵巢分泌雌激素极少，此期体内的雌激素主要来源于肾上腺皮质以及来自卵巢的雄烯二酮经周围组织中芳香化酶转化的雌酮，转化部位主要在肌肉和脂肪，雌酮在周围组织也与雌二醇相互转化，但与生育期妇女相反，表现为雌酮高于雌二醇。

　　2. 孕酮　在绝经过渡期，卵巢仍有排卵功能，故仍有孕酮分泌，但由于卵泡发育的时间过长，黄体功能不全，导致孕酮分泌过少，绝经后无孕酮分泌。

　　3. 雄激素　绝经前雄烯二酮和睾酮主要来源于卵巢，绝经后雄烯二酮分泌量约为绝经前的一半且主要来自肾上腺，少量来源于卵巢间质细胞。绝经后由于卵巢间质细胞受大量的促性腺激素的刺激，使卵巢产生的睾酮较绝经前增多。

　　4. 促性腺激素　绝经过渡期妇女仍有排卵，FSH 水平升高，而 LH 还在正常范围，使 FSH/LH<1。绝经后，FSH、LH 均明显升高，而 FSH 升高要比 LH 明显，因此 FSH/LH>1，绝经 2~3 年达最高水平，随后随年龄增高而逐渐下降。

　　5. 促性腺激素释放激素（GnRH）　围绝经期 GnRH 的分泌增加，并与 LH 相平衡。

　　6. 催乳激素　绝经过渡期妇女的催乳激素水平升高，主要由于雌激素的升高抑制了下丘脑分泌催乳激素抑制因子（PIF）所致。绝经后随着雌激素的降低使 PIF 增加，催乳激素分泌降低。

　　7. 抑制素　有反馈抑制垂体合成分泌 FSH 的作用，并抑制 GnRH 对自身受体的升调节，因此，抑制素与 FSH 水平呈负相关。围绝经期妇女血抑制素浓度降低，较雌二醇下降早且明显，故有可能成为反映卵巢功能衰退的更敏感指标。绝经后卵泡抑制素极低,而 FSH 水平升高。

(二)临床表现

1. **月经紊乱**　是围绝经过渡期的常见症状,表现为月经不规则、持续时间延长、经量增加等。此期由于卵巢不排卵,雌激素水平波动,易发生子宫内膜癌或癌前病变,因此,对围绝经期妇女反复阴道异常出血者,应行子宫内膜活检以排除恶性病变。

2. **雌激素下降相关症状**

(1)血管舒缩症状:最典型的表现为潮热出汗,这是自主神经系统功能失调的表现。潮热是雌激素下降的特征性症状,其特点呈反复出现面部和颈部皮肤阵发性发红,可持续 1 年或更长,自然绝经者潮热发生率超过 50%。

(2)精神神经症状:有忧虑、抑郁、多疑、易激动、易生气、神经过敏、情绪不稳定,甚至喜怒无常、失眠、记忆力下降等。

(3)泌尿生殖道症状:主要表现为泌尿生殖道萎缩症状,出现外阴皮肤干皱,皮下脂肪变薄,阴道干燥,阴道抵抗力下降,易发生萎缩性阴道炎,同时弹性减退,分泌物减少,致使性生活疼痛;乳房萎缩、下垂;排尿困难,尿急及反复发生的尿路感染、黏膜变薄、括约肌松弛,常有张力性尿失禁。

(4)心血管系统变化:包括冠状血管及脑血管病变,雌激素对女性心血管系统有保护作用,绝经后妇女易发生心前区不适、心律不齐、动脉粥样硬化、心肌缺血、高血压、心肌梗死、肥胖等。

(5)骨矿含量改变及骨质疏松:雌激素具有保护骨矿含量的作用,是妇女一生维持骨矿含量的关键激素,围绝经期约 25% 的妇女有骨质疏松症,导致骨骼压缩,身材变矮,严重者可致骨折。

(三)诊断

根据年龄和症状,一般不难诊断。必须排除相关症状的器质性病变、甲状腺疾病及精神疾病,才可以诊断。

1. **FSH 及 E$_2$ 值**　绝经过渡期血 FSH>10U/L,提示卵巢储备功能下降;FSH>40U/L,且 E$_2$<10~20pg/ml 提示卵巢功能衰竭。

2. **氯米芬兴奋实验**　月经第 5 天起每日口服氯米芬 50mg,连用 5 天,停药第 1 日测 FSH>12U/L,提示卵巢储备功能降低。

(四)治疗

1. **一般治疗**　加强宣教,调整好心态,充分认识围绝经期是一个自然的生理过程,无需紧张。调整饮食,摄入足量蛋白质及含钙丰富食物,同时坚持体育锻炼,增加活动时间。轻症者可以不必药物治疗,对睡眠差者,可服用镇静剂助睡眠,如地西泮 2.5~5mg 口服,每日 1 次,或艾司唑仑 2.5mg 口服。谷维素 20mg 口服,每日 3 次,有助于调节自主神经功能。

2. **激素替代治疗**(hormone replacement therapy,HRT)　指给予缺乏性激素的患者补充外源性性激素,以弥补体内性激素不足,改善因缺乏激素所导致的症状,并预防远期疾病的一种医疗措施。绝经过渡期主要用孕激素或雌孕激素联合疗法以调节月经紊乱,但要预防和排除子宫内膜恶性病变。

(1)适应证:具有雌激素缺乏所致的相关症状;绝经前因良性疾病行全子宫和双侧附件切除术;预防存在高危因素的骨质疏松及心血管疾病。

(2)禁忌证:已知或怀疑妊娠;原因不明的出血或子宫内膜增生;已知或怀疑患有与性激

素相关的恶性肿瘤;6个月内患有活动性静脉或动脉血栓栓塞性疾病;严重肝肾功能障碍;胆汁淤积性疾病;系统性红斑狼疮;耳硬化症是 HRT 的禁忌证。脑膜瘤是孕激素使用的禁忌证。

(3) 用法

1) 雌激素:单一雌激素治疗适用于子宫已切除的妇女,常用雌激素有:①戊酸雌二醇(estradiol valerate):每日口服 0.5~2mg;②结合雌激素(conjugated estrogen):每日口服 0.3~0.625mg;③17β- 雌二醇经皮贴膜:有每周更换两次和每周更换一次剂型;④尼尔雌醇(nylestriol):为合成长效雌三醇衍生物。每 2 周服 1~2mg。

2) 雌、孕激素序贯疗法:可使用戊酸雌二醇或 17β 雌二醇 1mg/d,连用 22 日,在用雌激素治疗的最后 10 日,加用甲羟孕酮 10mg/d,或地屈孕酮 20mg/d;也可使用芬吗通或克龄蒙,每日 1 片,连用 21 天,停药后等待撤退性出血,模拟自然月经周期。适用于有子宫的围绝经期妇女。

3) 雌、孕激素联合法:开始即同时使用雌、孕激素,如口服避孕药妈富隆或优思明,可从月经周期的第 5 日口服 1 片 / 日,连用 22 日。不发生撤药性出血,但可发生不规则阴道出血且淋漓不尽。适用于绝经多年妇女。

4) 单一孕激素治疗:适用于围绝经期或绝经后围绝经症状中且有雌激素禁忌的妇女。

5) 加用雄激素治疗:HRT 中加入少量雄激素,可以起到改善情绪和性欲的作用。

3. 非激素类药物治疗　适当补充钙剂、维生素 D 等。有骨质疏松症者可用降钙素及双磷酸盐类药物。

学习小结

绝经综合征是指妇女绝经前后由于性激素减少所致的一系列躯体及精神心理症状。围绝经期最早的变化是卵巢功能衰退,此阶段卵巢逐渐趋于排卵停止,卵泡对 FSH 和 LH 的敏感性降低,雌激素分泌减少,体内雌激素水平低落,因而其负反馈调节作用减弱,使 FSH 增加,而对促性腺激素刺激的抵抗性逐渐增加,同时下丘脑和垂体功能减退。

临床表现为:①月经紊乱;②雌激素下降相关症状:血管舒缩症状;精神神经症状;泌尿生殖道症状;心血管系统变化;骨矿含量改变及骨质疏松。

治疗原则:①一般治疗;②激素替代治疗:包括单一雌激素,雌、孕激素序贯疗法,雌、孕激素联合法,单一孕激素治疗;加用雄激素治疗;③非激素类药物。

复习题

1. 绝经综合征的内分泌变化有哪些?
2. 绝经综合征的激素替代治疗方案有哪些?

(钱卫平)

第二十三章

子宫内膜异位症和子宫腺肌病

学习目标 ◄▮▮

1. 熟悉子宫内膜异位症及子宫腺肌病的病因和病理。
2. 掌握子宫内膜异位症及子宫腺肌病的临床特征及诊断。
3. 掌握子宫内膜异位症及子宫腺肌病的治疗方法及原则。
4. 了解子宫内膜异位症的预防。

子宫内膜异位症(endometriosis,简称内异症)和子宫腺肌病(adenomyosis)都属子宫内膜异位性疾病。过去认为子宫内膜异位症和子宫腺肌病是同一疾病的不同表现形式,但现已清楚,两者除均存在异位子宫内膜这一共同特点外,在组织发生学和发病机制上不尽相同,临床表现亦有差异,实际是两种明显不同的疾病,临床上常可并存。

第一节 子宫内膜异位症

具有生长功能的子宫内膜组织(腺体和间质)出现在子宫腔被覆黏膜及宫体肌层以外的其他部位时称为子宫内膜异位症,简称内异症。内异症是生育年龄妇女常见的疾病之一。该病临床表现多种多样,组织学上虽然是良性的,但却有类似恶性肿瘤的种植、浸润、转移及复发等恶性行为。

(一)流行病学

该病的发病率近年有明显上升趋势,多发生于 25~45 岁生育年龄妇女。异位的子宫内膜可能出现和生长于身体各部位,但多数位于盆腔内如卵巢、子宫骶韧带、子宫下段后壁及直肠子宫陷凹内,其中以侵犯卵巢者最多见,约占 80%。其他如宫颈、阴道、外阴、脐、输尿管、肺、乳腺、淋巴结,甚至于手臂、腿部亦有发病,但极罕见(图 23-1)。

(二)病因及发病机制

子宫内膜异位症病因及发病机制尚未完全阐明,目前发病机制有如下学说:

1. 子宫内膜种植学说 ①经血逆流:1921 年 Sampson 提出月经期子宫内膜腺上皮和间质细胞经输卵管逆流入盆腔,在卵巢及其邻近腹膜表面种植生长,形成盆腔内异症;②医源性种植:剖宫产术后可形成腹壁切口内异症;③先天性阴道闭锁或宫颈狭窄等经血排出障碍者有较

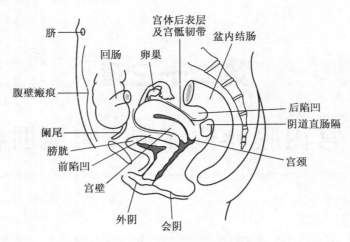

图 23-1 子宫内膜异位症的发生部位

高的发病率。

2. 淋巴及静脉播散 有不少学者提出子宫内膜可通过淋巴或静脉播散。远离盆腔部位的器官如肺、手或大腿的皮肤和肌肉发生的内异症可能就是通过淋巴或静脉播散的结果。

3. 体腔上皮化生及诱导学说 Meyer 提出胚胎时期由体腔上皮化生而来的组织,如卵巢生发上皮、盆腔腹膜等,受经血、炎症或卵巢激素等刺激后,可被激活转化为子宫内膜样组织,形成内异症。未分化的腹膜组织在内源性生物化学因素诱导下可发展成为子宫内膜组织。

4. 免疫调节学说 有证据表明内异症的发生、发展各环节中存在免疫调节异常,表现为有效清除异位内膜的免疫监视、免疫杀伤细胞的细胞毒作用减弱,而 IgG 及抗子宫内膜抗体明显增加。

子宫内膜发生异位后,能否形成内异症可能还与遗传因素、子宫内膜对凋亡的敏感性等有关。

(三)病理

子宫内膜异位症的主要病理变化为异位的子宫内膜随卵巢激素的变化而发生周期性出血,导致病灶周围纤维组织增生、粘连,出现紫褐色斑点或小泡,最后形成囊肿或发展为大小不等的实质性结节或包块。

1. 大体病理

(1) 卵巢:内异症最好发的部位。50% 患者双侧卵巢受累,约 80% 患者病变累及一侧卵巢。卵巢的异位内膜病灶分为两种类型:①微小病灶型:病变早期,病灶位于卵巢浅表层呈红色、蓝色或棕色等斑点或小囊,只有数毫米大小,常导致卵巢与周围组织粘连。②典型病灶型:又称囊肿型。异位内膜在卵巢皮质内生长、周期性出血,以至形成单个或多个囊肿,称为卵巢子宫内膜异位囊肿。卵巢子宫内膜异位症囊肿大小不一,一般直径多在 5~6cm 以下,但最大者直径可达 25cm 左右,表面呈灰蓝色。囊肿张力大、囊壁厚薄不均,易反复形成小的破裂,破裂后囊内容物刺激局部腹膜及卵巢呈炎性反应,导致卵巢破裂处与周围组织粘连,这种粘连是卵巢子宫内膜异位囊肿的临床特征之一,多发生在子宫后方、阔韧带后叶及盆侧壁,致使卵巢固定在盆腔内,活动受限。如较大的囊肿由于外力或自发形成较大的破口,多量囊内容物流入盆腹腔,则可出现腹膜刺激症状,引起急腹症。

（2）腹膜子宫内膜异位症：分布于盆腔腹膜和各脏器的表面，以子宫骶骨韧带、子宫直肠陷凹和子宫后壁下段浆膜最为常见。这些部位处于盆腔较低或最低处，与经血中的内膜碎片接触机会最多，故为内异症好发部位。在病变早期，病灶局部有散在紫褐色出血斑点或颗粒状散在结节。随病变发展，子宫后壁与直肠前壁粘连，直肠子宫陷凹变浅，甚至完全消失。严重者直肠子宫陷凹内的异位内膜向直肠阴道隔发展，在隔内形成包块，并向阴道后穹隆或直肠腔凸出，但极少穿透阴道或直肠黏膜层。腹膜子宫内膜异位症亦分为两型：①色素沉着型：即典型的蓝紫色或褐色腹膜异位结节，术中较易辨认；②无色素沉着型：为异位内膜的早期病变，较色素沉着型更常见，也更具生长活性，表现形式多种多样。无色素沉着型发展成色素沉着型约需6~24个月。

2. 组织病理　异位内膜组织在显微镜下可见到4种成分，即子宫内膜上皮、腺体、子宫内膜间质、纤维素和红细胞及含铁血黄素。病理学要求腺体和间质都存在并伴有月经周期的证据，存在组织出血或富含含铁血黄素的巨噬细胞，才能确定诊断。现通常认为确诊需要有2种以上的成分。但典型的组织结构可因异位内膜反复出血被破坏而难以发现，故临床上常出现临床所见与病理报告不一致的现象。若临床表现和术中所见很典型，即使镜下仅能在卵巢囊壁中找到出血证据，如红细胞或含铁血黄素细胞，也可视为内异症。

异位内膜极少发生恶变，恶变率低于1%。

（四）临床表现

1. 症状　常见有痛经、慢性盆腔痛、性交痛、月经异常和不孕。25%患者无任何症状。

（1）痛经和慢性盆腔痛：疼痛多位于下腹部及腰骶部，可放射至会阴部、肛门及大腿。周期性、继发性和渐进性痛经为其特征。常于月经开始出现，并持续至整个月经期，也有与月经不同步者，少数患者长期下腹痛，至经期更剧。疼痛程度与病灶大小不一定成正比。

（2）不孕：内异症患者不孕率高达30%~50%。不孕的原因可能由于输卵管粘连，蠕动受限所致；也可能是因内分泌改变所致；还可能与内膜异位分泌前列腺素影响了输卵管的活动有关。内膜异位症并发的黄素化未破裂卵泡综合征，即卵巢不排卵而卵泡黄素化，亦可能引起不孕。

（3）月经异常：15%~30%患者有经量增多、经期延长或经前点滴出血。可能和卵巢受累致内分泌功能失调有关，也与合并子宫腺肌病或子宫肌瘤有关。

（4）性交痛：约30%患者可出现性交痛。性交时碰到累及直肠子宫陷凹及子宫骶骨韧带处的异位内膜病灶，可有深部性交疼痛及肛门坠胀感。

（5）其他症状：盆腔外组织有内膜异位种植和生长时，可在病变部位出现周期性疼痛、出血或肿物。肠道内异症患者可出现腹痛、腹泻或便秘，甚至有周期性少量便血，严重者可出现肠梗阻症状。泌尿系内异症也有在经期出现尿痛和尿频、血尿等。手术切口异位症患者常在术后数月或数年，在剖宫产或会阴侧切手术瘢痕处出现周期性疼痛并扪及触痛包块，经期包块疼痛加剧、增大明显。卵巢巧克力囊肿因囊内压力增加，组织破溃，囊液溢出引起化学性腹膜炎，出现突发剧烈腹痛、恶心、呕吐和肛门坠胀等急腹症症状，常误诊为阑尾炎、宫外孕、急性盆腔炎和卵巢瘤蒂扭转。

2. 体征　盆腔腹膜受累使子宫后倾粘连固定，于直肠子宫陷凹、子宫后壁下段、子宫骶骨韧带等处可扪及大小不等的痛性结节。阴道直肠隔受累，可在阴道后穹隆部扪及，甚至看到紫蓝色结节。一侧或双侧卵巢被侵犯，附件部位可触及不活动的囊性包块，并在经前增大，经后缩小。

（五）诊断

凡育龄妇女有继发性、渐进性痛经和不孕史,盆腔检查扪及盆腔内有触痛性结节或子宫旁有不活动的囊性包块,可初步诊断为子宫内膜异位症。可借助以下辅助检查明确诊断及确定分期。

1. 影像学检查 阴道和腹部 B 型超声检查是诊断卵巢子宫内膜异位囊肿和直肠阴道隔内异症的重要手段。其诊断敏感性达 97%,特异性达 96%。B 型超声检查可确定卵巢子宫内膜异位囊肿的位置、大小、形状和囊内容物,与周围脏器特别是与子宫的关系等。超声图像一般显示囊肿呈椭圆形、圆形,囊肿可为单房或多房,有较明显的界限,与周围组织粘连。囊肿壁较厚且粗糙不平,囊内有点状细小的絮状光点。囊肿大小随月经周期出现一定的变化。由于囊肿的回声图像无特异性,不能单纯根据 B 型超声图像确诊。盆腔 CT 及 MRI 对盆腔内异症的诊断价值与 B 型超声相当,但检查费用较高。

2. 血清 CA_{125} 值测定 中、重度内异症患者血清 CA_{125} 值可能升高。但 CA_{125} 的特异性和敏感性均局限,且与多种疾病有交叉阳性反应,因此不能单独用做诊断或鉴别诊断。

3. 抗子宫内膜抗体 正常妇女血清中抗子宫内膜抗体多为阴性,内异症患者则 60% 以上呈阳性。

4. 腹腔镜检查 目前国际公认的内异症诊断的最佳方法。在腹腔镜下见到大体病理所述典型病灶或在可疑病灶区取材活检即可明确诊断,术中所见亦是临床分期的重要依据。特别是轻、中度子宫内膜异位症、可疑内异症造成的不孕和慢性盆腔痛、妇科检查有盆腔触痛性结节,而 B 型超声检查又无阳性发现的患者,有条件的应将腹腔镜作为首选确诊方法。腹腔镜也是治疗子宫内膜异位症最常用的方法。

（六）鉴别诊断

1. 卵巢恶性肿瘤 卵巢癌早期一般无症状,晚期为持续性疼痛且体质较差,盆腔检查为实性包块,表面凹凸不平,无月经前后肿块大小的变化,多伴有腹水。晚期浸润广泛时盆腔呈"冰冻骨盆"。超声图像显示包块呈实性或混合性居多,且形态不规则。诊断不清时,应尽早行腹腔镜或剖腹探查手术。

2. 盆腔炎性包块 多有急性盆腔炎及其反复发作病史,下腹痛无周期性,可伴全身发热,抗感染治疗有效。结核性炎症常有月经量减少甚至闭经,抗结核治疗有效。如久治不愈的"慢性盆腔炎",应考虑子宫内膜异位症的可能。

3. 子宫腺肌病 痛经症状与盆腔子宫内膜异位症相似,检查子宫均匀增大,质地硬,经期子宫压痛,如果未合并盆腔子宫内膜异位症,盆腔内无肿块及触痛的结节。

（七）临床分期

内异症的分期方案甚多,1985 年美国生育学会(AFS)提出的"修正子宫内膜异位症分期法",1997 年再次修正。此分期法需经腹腔镜检查或剖腹探查确诊,并要求详细观察和记录内膜异位病灶部位、数目、大小、深度和粘连程度等,最后进行评分见表 23-1。

（八）治疗

治疗内异症的目的是:减灭和消除病灶,缓解并解除疼痛,改善和促进生育,减少和避免复发。治疗方法的选择应考虑患者的年龄、症状、病变的部位和范围、既往治疗史以及对生育的要求等。治疗措施要规范化和个体化。基本原则:症状轻者选用期待治疗;有生育要求的轻度患者明确诊断后先行药物治疗,病情较重者行保留生育功能手术;年轻无生育要求的重症患者可行保留卵巢功能手术,并辅以药物治疗;症状及病变严重的无生育要求患者可行根治性手术。

表 23-1　ASRM 修正子宫内膜异位症分期法(1997 年)

患者姓名 _____　日期 _____

Ⅰ期(微型):1~5 分　腹腔镜 _____　剖腹手术 _____　病理 _____

Ⅱ期(轻型):6~15 分　推荐治疗 _____

Ⅲ期(中型):16~40 分　_____

Ⅳ期(重型):>40 分

总分 _____　预后 _____

异位病灶		病灶大小				粘连范围		
		< 1cm	1~3cm	> 3cm		< 1/3 包裹	1/3~2/3 包裹	> 2/3 包裹
腹膜	浅	1	2	4				
	深	2	4	6				
卵巢	右浅	1	2	4	薄膜	1	2	4
	右深	4	16	20	致密	4	8	16
	左浅	1	2	4	薄膜	1	2	4
	左深	4	16	20	致密	4	8	16
输卵管	右				薄膜	1	2	4
					致密	4	8	16
	左				薄膜	1	2	4
					致密	4	8	16
直肠子宫陷凹	部分消失　4				完全消失　40			

注:若输卵管全部被包裹,应为 16 分

其他子宫内膜异位灶:_____　相关病理:_____

_____

1. 期待治疗　指对患者定期随访,应用非甾体类抗炎药,吲哚美辛、萘普生或布洛芬等,治疗病变引起的腹痛或痛经。适用于轻度内异症且无严重症状的患者。有生育要求者应尽早做不孕的各项检查,促进生育,利于疾病的缓解。

2. 药物治疗　目的是抑制卵巢功能,阻止内异症进展,减少内异症病灶的活性以及减少粘连的形成。治疗内异症可供选择的药物主要有口服避孕药、高效孕激素、雄激素衍生物以及 GnRH-a 四大类。

(1) 口服避孕药:避孕药为低剂量高效孕激素和炔雌醇的复合片。长期连续服用避孕药 9 个月造成类似妊娠的人工闭经,称假孕疗法。可连续应用或周期应用,连续应用的疗效比较肯定。一般用法是每日 1 片,连续用 6~9 个月,可抑制排卵。副作用较少,但可有消化道症状或肝功能异常等。

(2) 高效孕激素:醋酸甲羟孕酮 20~30 mg/d,分 2~3 次口服,连用 6 个月。孕激素可造成子宫内膜脱落和萎缩,同时可负反馈抑制下丘脑-垂体-卵巢轴。副作用主要是突破性出血、乳房胀痛、体重增加、消化道症状以及肝功能异常等。应用左炔诺孕酮宫内缓释系统一年也可取得满意效果。

(3) 达那唑(danazol):200mg,每日 2~3 次口服,从月经第一日开始,持续用药共 6 个月。若痛经不缓解或不出现闭经时,可加大至 200mg,每日 4 次。达那唑可抑制月经中期黄体生成素

（LH）峰,从而抑制排卵;还可抑制参与类固醇合成的多种酶,并增加血液中游离睾酮的水平。副作用主要有毛发增多、情绪改变、声音变粗等男性化表现;此外,还可能影响脂蛋白代谢、引发肝功能损害以及体重增加等。

(4) 孕三烯酮(gestrinone):口服每次 2.5mg,2~3 次/周,共 6 个月。孕三烯酮可拮抗孕激素与雌激素,降低性激素结合蛋白水平,以及升高血中游离睾酮水平。副作用主要是抗雌激素及雄激素样作用,基本同达那唑,但较轻微。

(5) 促性腺激素释放激素激动剂(GnRH-a):根据不同剂型分为皮下注射和肌内注射。目前临床上应用的多为亮丙瑞林(leuprorelin)缓释剂或戈舍瑞林(goserelin)缓释剂。用法为月经第 1 日皮下注射亮丙瑞林 3.75mg 或皮下注射戈舍瑞林 3.6mg,以后每隔 28 日再注射 1 次,共 3~6 次。GnRH-a 可抑制垂体分泌促性腺激素,造成体内低雌激素状态,出现暂时性闭经,故又称药物性卵巢切除。副作用主要是低雌激素血症引起的更年期症状,如潮热、阴道干燥、性欲下降、失眠及抑郁等,长期应用可引起骨质丢失。如连续用药 3 个月以上,现主张给予反向添加疗法,方案包括:①雌孕激素联合方案:戊酸雌二醇 1mg/d+ 醋酸甲羟孕酮 2~4 mg/d;②替勃龙 1.25mg/d。

3. 手术治疗　目的是:①明确诊断及进行临床分期;②清除异位内膜病灶及囊肿;③分离粘连及恢复正常解剖结构;④治疗不孕;⑤缓解和治疗疼痛等症状。

(1) 手术指征:适用于药物治疗后症状不缓解、局部病变加剧或生育功能未恢复者,较大的卵巢内膜异位囊肿者。腹腔镜手术是首选的手术方法,目前认为腹腔镜确诊、手术 + 药物为内异症的金标准治疗。

(2) 手术方式:有开腹手术和经腹腔镜手术两种。后者已发展为内异症治疗的最佳处理方式。

1) 保留生育功能手术:适于药物无效、年轻要求生育者。切净或破坏异位内膜病灶,但保留子宫、双侧或一侧卵巢,至少保留部分卵巢组织。该术式术后复发率约 40%。

2) 保留卵巢功能手术:适于 45 岁以下且无生育要求的重症者。包括切除子宫及病灶,保留至少一侧卵巢或部分卵巢以维持其功能。该术式术后复发率约 5%。

3) 根治性手术:适于 45 岁以上重症者。包括切除子宫、双侧附件及所有病灶。

4) 缓解疼痛的手术:主要有两种术式:①宫骶神经切除术(LUNA):将宫骶韧带与宫颈相接处约 1.5~2.0cm 的相邻区域切除或激光破坏;②骶前神经离断术(PSN):在下腹神经丛水平切断子宫的交感神经支配。适用于有盆腔中央疼痛严重而药物治疗无效的患者。近期疼痛缓解率较好,但复发率达 50%。

4. 药物与手术联合治疗　手术治疗前先用药物治疗 3~6 个月以使子宫内膜异位灶缩小、软化,使手术时有可能缩小手术范围和有利于手术操作。对于手术不彻底或术后疼痛不能缓解者,术后至少给予 3~6 个月的药物治疗。

5. 不孕的治疗　手术治疗能提高术后妊娠率,治疗效果取决于病变的程度。手术后 1 年内的妊娠率最高。手术后 2 年内不能妊娠者,再自然妊娠机会甚微。

(1) 治疗原则:①全面的不孕检查,排除其他不孕因素;②单纯药物治疗无效;③腹腔镜检查可用于评估内异症病变及分期;④年轻的轻中度内异症者,术后期待自然受孕半年,并给予生育指导;⑤有高危因素者,年龄 35 岁以上,输卵管粘连,功能评分低,不孕时间超过 3 年,尤其是原发不孕者,中重度内异症,盆腔粘连,病灶切除不彻底者,应积极采用辅助生殖技术助孕。

(2) 手术方法:保守性腹腔镜手术要尽量切除病灶,分离粘连恢复解剖。剔除卵巢内膜异位囊肿时要特别注意保护正常卵巢组织。术中同时输卵管通液,了解输卵管的通畅情况,同时行宫腔镜检查,了解宫腔情况。

(3) 辅助生育技术:根据患者的具体情况选择控制性超促排卵 / 人工授精(COH/IUI)和体外授精 - 胚胎移植(IVF-ET)。IVF-ET 助孕前 GnRH-a 治疗:建议在 IVF-ET 前使用 GnRH-a 预处理 2~6 个月,有助于提高助孕成功率。用药长短依据患者内异症严重程度、卵巢储备进行调整。

(九) 预防

异位症病因不清,其组织学发生复杂,不能完全预防。根据可能的病因及流行病学结果,可从以下几方面进行预防:

1. **防止经血逆流**　及时发现并治疗引起经血潴留的疾病,如先天性生殖道闭锁、畸形、狭窄等。

2. **药物避孕**　避孕药可抑制排卵、促使异位内膜萎缩。

3. **防止医源性异位内膜种植**　进入宫腔的经腹手术,如剖宫产术,应用纱布垫保护好手术野,防止子宫内膜落入腹腔或腹壁切口;缝合子宫肌壁时避免缝线经过子宫内膜;缝合腹壁切口前应充分冲洗。输卵管通畅试验应选择在经后 3~7 天进行,禁止在月经来潮前做输卵管通畅实验,以免将内膜碎屑推入腹腔;为避免经血中的内膜碎屑种植于手术创面,宫颈及阴道手术如 LEEP 手术不宜在经前进行;人工流产吸宫术时,宫腔内负压不应过高,以免拔管时过高负压将宫腔血液及蜕膜组织吸入腹腔。

 病例分析

　　患者,女性,28 岁,因"渐进性痛经 5 年,发现盆腔包块半年"入院。近 5 年经期 1~2 日开始下腹痛,并呈进行性加剧,经后逐渐消失。半年前 B 超检查发现盆腔包块。孕$_0$产$_0$,结婚 4 年未孕。妇科检查:阴道后穹隆处可触及数粒触痛结节,子宫大小正常,后倾,活动欠佳,压痛,双侧附件均可触及约 6cm 直径之囊性包块、不活动。B 型超声检查:双侧附件囊性包块(左侧囊性包块 6cm×5cm×5cm,右侧囊性包块 5cm×5cm×4cm),双侧囊性包块囊壁厚而粗糙、囊内有细小的絮状光团,双侧囊性包块均紧贴子宫后壁。入院诊断:①子宫内膜异位症;②盆腔包块性质待查(卵巢巧克力囊肿?);③原发性不孕。治疗:完善术前准备,择期腹腔镜检查。镜下见子宫大小正常,后壁与直肠粘连,子宫直肠陷凹封闭。左侧卵巢囊肿约 6cm×5cm×5cm,右侧卵巢囊肿 5cm×5cm×4cm,双侧卵巢囊肿表面光滑,与子宫、直肠、盆壁粘连紧密。双侧输卵管外观正常。术中剥除双侧卵巢囊肿,见有巧克力样黏稠液体流出。术后剥除物送病理检查示"(双侧卵巢囊壁)镜下见子宫内膜腺体及含铁血黄素沉着"。术后诊断为:①子宫内膜异位症;②双侧卵巢巧克力囊肿;③原发性不孕。

　　病例特点:①子宫内膜异位症主要的症状为进行性痛经,常合并不孕;②凡育龄妇女有继发性、渐进性痛经和不孕史,盆腔检查扪及盆腔内有触痛性结节或子宫旁有不活动的囊性包块,可初步诊断为子宫内膜异位症;③阴道和腹部 B 型超声检查是诊断卵巢子宫内膜异位囊肿的重要手段;④腹腔镜检查是目前国际公认的内异症诊断的最佳方法,也是最常用的治疗手段。

第二节　子宫腺肌病

子宫内膜腺体和间质侵入于子宫肌层中称子宫腺肌病（adenomyosis）。好发于 30~50 岁经产妇。

（一）病因

本病病因至今不清楚。基底层内膜侵袭是大多数子宫腺肌病的病因。因子宫没有黏膜下层，而黏膜下层的主要作用就是阻止腺体向肌层内生长，而保持向宫腔方向生长。因此，目前多数研究者认为子宫腺肌病是基底层内膜细胞增生、侵入到肌层间质的结果。而关于引起内膜基底层和间质增生的因素：①与遗传有关；②损伤，如刮宫和剖宫产；③高雌激素血症；④病毒感染。

（二）病理

1. 大体病理　子宫多呈均匀增大，呈球形，一般不超过 12 周妊娠子宫大小。子宫肌层病灶有弥漫型及局限型两种。一般多为弥漫性生长，且多累及后壁，故后壁常较前壁厚。剖开子宫壁可见肌层明显增厚、变硬，在肌壁中见到粗厚的肌纤维束和微囊腔，腔中偶见陈旧血液。少数子宫内膜在子宫肌层中呈局限性生长形成结节或团块，类似子宫肌壁间肌瘤，称子宫腺肌瘤。其剖面缺乏子宫肌瘤明显且规则的肌纤维漩涡状结构，周围无包膜，与四周肌层无明显分界，因而难以将其自肌层剥出。

2. 组织病理　子宫肌层内呈岛状分布的子宫内膜腺体与间质是本病的镜下特征。由于异位内膜细胞属基底层内膜，对卵巢激素特别是孕激素不敏感，故异位腺体常处于增殖期，偶尔见到局部区域有分泌期改变。

（三）临床表现

临床主要表现是经量增多和经期延长，以及逐渐加剧的进行性痛经。痛经常在月经来潮的前一周就开始，至月经结束。此外，部分患者可有不明原因的月经中期阴道流血、性欲减退等症状。约 35% 患者无任何临床症状。妇科检查可发现子宫呈均匀性增大或有局限性结节隆起，质硬而有压痛，经期时压痛尤为显著。15%~40% 患者合并内异症，故子宫活动度有时较差。约 50% 患者同时合并子宫肌瘤，术前诊断困难。

（四）诊断

根据典型的症状及体征可作出初步诊断，确诊需组织病理学检查。B 型超声和 CT 等影像学检查可能有一定帮助。本病应注意与子宫肌瘤和子宫内膜异位症鉴别。

（五）治疗

1. 药物治疗　口服避孕药、孕激素、达那唑、GnRH-a 均能缓解症状。适用于症状较轻、有生育要求及近绝经期患者。应用左炔诺孕酮宫内缓释系统对缓解痛经，减少经量也可取得满意效果。

2. 手术治疗　药物治疗无效并有长期剧烈痛经者，若无生育要求可行子宫切除术，年轻或有生育要求的子宫腺肌瘤患者可行病灶挖除术。是否保留卵巢应根据患者的年龄和卵巢有无病变等决定。经腹腔镜骶前神经切除术和骶骨神经切除术也可治疗痛经，约 80% 患者术后疼痛消失或缓解。

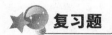 学习小结

　　子宫内膜异位症主要表现为继发性痛经,并随局部病变进展而进行性加重,多伴不孕。发病机制至今尚未完全阐明。目前多认为,随经血逆流(包括淋巴及静脉播散)或医源性携带的子宫内膜转移至子宫腔被覆内膜及子宫肌层以外的部位,在局部因素(免疫因素等)的作用下种植和生长,形成病变。腹腔镜为其诊断金标准。其治疗原则为:减轻和控制疼痛、缩减和去除病灶、治疗和促进生育、预防和减少复发。治疗包括期待疗法、药物治疗(对症治疗和激素治疗)和手术治疗(包括保留生育功能或保留卵巢功能手术及根治性手术)。

　　子宫腺肌病是以经量增多、经期延长以及逐渐加剧的进行性痛经为主的妇科常见病。多认为是子宫基底层内膜增生,侵入到子宫肌层间质的结果,对卵巢激素特别是孕激素不敏感。病灶有弥漫型及局限型两种。目前尚无根治本病的有效药物,症状轻者可用非甾体类抗炎药、口服避孕药等治疗;症状严重、年龄偏大又无生育要求或药物治疗无效者可采用全子宫切除术。

复习题

1. 何谓子宫内膜异位症?
2. 简述子宫内膜异位症的发病机制。
3. 子宫内膜异位症的主要病理变化及镜下特征是什么?
4. 试述子宫内膜异位症的诊断及鉴别诊断。
5. 简述子宫内膜异位症的治疗原则。
6. 医源性子宫内膜异位症如何预防?
7. 简述子宫腺肌病的病例特征及临床表现。

(叶　元)

第二十四章

盆底功能障碍性疾病及生殖器官损伤疾病

第一节 盆底功能障碍性疾病

女性盆底功能障碍性疾病（pelvic floor dysfunction，PFD）是盆底支持结构缺陷或退化、损伤及功能障碍引起的一组疾病，主要包括盆腔器官脱垂和压力性尿失禁。

一、阴道前壁膨出

阴道前壁膨出多因膀胱和尿道膨出所致，以膀胱膨出常见，常伴有不同程度的子宫脱垂。可与阴道后壁膨出并存。

（一）临床表现

轻者无症状。重者感下坠、腰酸及阴道内脱出块状物。站立过久或剧烈活动后块状物增大，下坠感加重。若合并膀胱膨出时，常有排尿困难或尿潴留，甚至继发尿路感染。若同时伴有尿道膨出时，在咳嗽、屏气等增加腹压的情况下，出现溢尿，即合并压力性尿失禁。

（二）诊断及分度

结合病史和临床表现容易诊断。体检时常发现阴道口松弛或伴有会阴陈旧性裂伤。阴道前壁呈半球形隆起，触之柔软，其黏膜变薄，皱襞消失。当患者用力屏气时，可见到膨出的阴道前壁，或尿液溢出。

根据屏气下膨出的最大程度，临床上将其分为3度：

Ⅰ度：阴道前壁形成球状物，向下突出，但未超出处女膜缘，仍在阴道内；

Ⅱ度：阴道壁展平或消失，部分阴道前壁脱出于阴道口外；

Ⅲ度：阴道前壁全部脱出于阴道口外。

（三）治疗

轻度者无需治疗。有症状但有其他慢性疾病不宜手术者可放置子宫托缓解症状。有症状者行阴道前壁修补术,合并尿失禁者,应同时行膀胱颈悬吊术。

二、阴道后壁膨出

阴道后壁膨出为后盆腔组织结构缺陷所致的盆腔器官下垂,常伴有直肠膨出,也常合并阴道前壁膨出。

（一）临床表现

轻者无症状。重者有下坠感、腰痛及排便困难,有时需用手指推压膨出的阴道后壁才可排出粪便。

（二）诊断和分度

根据患者有下坠感、大便困难等,体检时见阴道后壁呈半球状膨出,可见会阴陈旧性裂伤,肛诊指端向前可进入凸向阴道的盲袋内即可诊断。临床分度同阴道前壁膨出相似。

（三）治疗

无症状者无需治疗,有症状者行阴道后壁及会阴修补术。修补阴道后壁,应将肛提肌裂隙及直肠筋膜缝合于直肠前,以缩紧肛提肌裂隙。

三、子 宫 脱 垂

子宫脱垂(uterine prolapse)是指子宫从正常位置沿阴道下降,宫颈外口到达坐骨棘水平以下,重者子宫全部脱出至阴道口外。常伴阴道前后壁膨出。

（一）病因

1. 分娩损伤　是子宫脱垂最主要的原因。特别是产钳或胎吸困难的阴道分娩,可能会使盆腔筋膜、子宫主、骶韧带和盆底肌肉受到过度牵拉而削弱其支撑力量。若产后过早参加体力劳动,特别是重体力劳动,将影响盆底组织张力的恢复,导致未复旧的子宫有不同程度的下移。

2. 长期腹压增高　如慢性咳嗽、腹水、频繁地举重物或便秘而致。

3. 盆底组织发育不良或退行性改变。

4. 医源性原因　包括没有充分纠正手术所造成的盆腔支持结构的缺损。

（二）临床分度

我国现行关于子宫脱垂的分度方法仍采用全国"两病"科研协作组(1981)的分度法,以患者平卧用力向下屏气时子宫外口所达最低点为标准,将其分为 3 度:

Ⅰ度　轻型:宫颈外口距处女膜缘小于 4cm,但未达处女膜缘;

　　　重型:宫颈外口已达处女膜缘,仍在阴道口内。

Ⅱ度　轻型:宫颈已脱出阴道口,但宫体仍在阴道内;

　　　重型:宫颈及部分宫体脱出阴道口外。

Ⅲ度　宫颈及全部宫体脱出于阴道口外。

（三）临床表现

1. 症状　Ⅰ度患者多无明显临床症状。Ⅱ、Ⅲ度患者可有程度不等的腰骶部酸痛和下坠感,负重、长久站立、剧烈运动等时加剧。Ⅱ度患者在腹压增加的情况下,阴道口有块物脱出,经平卧休息后,块物可变小或消失。Ⅲ度患者由于伴有阴道前后壁膨出可出现尿潴留或压力性尿失禁。如脱出的子宫及阴道黏膜水肿较重,难以还纳因长期摩擦可致宫颈和阴道壁溃疡、流血及继发感染。

子宫脱垂极少影响患者月经。若子宫能还纳者一般不影响受孕,受孕后随妊娠的持续,子宫逐渐上升至腹腔不再脱垂,大多可经阴道分娩。

2. 体征　Ⅱ、Ⅲ度子宫脱垂患者可见宫颈及阴道黏膜明显增厚,宫颈显著延长。

(四)诊断

结合病史和临床表现大多可对子宫脱垂明确诊断并分度。但应同时明确有无阴道前后壁膨出、压力性尿失禁及会阴陈旧性裂伤。

(五)治疗

无症状者无需治疗,有症状者应以简单、安全、有效的原则行保守或手术治疗。

1. 支持疗法　加强营养,避免重体力劳动,保持大便通畅,积极治疗致慢性腹压增高的疾病。

2. 非手术疗法　包括物理疗法和生物反馈治疗、放置子宫托等。常用的子宫托有喇叭形、环形等,适用于各度子宫脱垂和阴道前后壁膨出,但应注意正确使用。

3. 手术疗法　非手术治疗无效或症状明显者,可根据患者的年龄、生育要求、脱垂分度、全身健康状况选择不同的手术。手术的目的是修复盆底支持组织,消除症状。

(1) 阴式子宫切除加阴道前后壁修补术:适用于年龄较大,无生育功能的患者。

(2) 阴道前后壁修补、主韧带缩短及宫颈部分切除:又称为曼彻斯特(Manchester)手术,适用于年龄较轻、宫颈较长、要求保留子宫的Ⅱ、Ⅲ度子宫脱垂伴阴道前后壁膨出者。

(3) 阴道纵隔成形术:又称为 Le Fort 手术或阴道封闭术,适用无性生活要求、年老体弱不能耐受较大手术,且子宫及宫颈无恶性病变者。

(4) 子宫悬吊固定术:缩短子宫圆韧带或利用生物网片悬吊脱垂的子宫和阴道。

(5) 盆底重建手术:通过吊带、网片和缝线将阴道穹隆或宫骶韧带悬吊固定于骶骨前或骶棘韧带等可承力的部位,经阴道、经腹腔镜或经腹完成。

四、压力性尿失禁

压力性尿失禁是指腹压突然增加导致的尿液不自主流出,但不是由逼尿肌收缩压或膀胱壁对尿液的张力压所引起。其特点是正常状态下无遗尿,而腹压突然增高时尿液自动流出。也称真性压力性尿失禁、张力性尿失禁、应力性尿失禁。多见于年长妇女。

(一)病因及发病机制

压力性尿失禁的病因复杂。最常见的病因主要为多产、难产、分娩损伤、便秘、衰老等。常见于阴道前壁膨出、膀胱和尿道膨出者。各种因素致使附着、支持膀胱颈及尿道肌肉、筋膜完整性被破坏,在腹压增加时,尿道膀胱后角消失,或内括约肌功能丧失,或尿道功能失去协调性导致尿失禁。

(二)临床表现

压力性尿失禁患者,症状轻者在日常活动中可无尿液溢出,但在咳嗽、大笑、打喷嚏等增加腹压时有尿液溢出,严重者即使休息时也有尿液溢出。

体检时让患者不排空膀胱,取截石位,嘱其咳嗽,观察其尿道口有无尿液溢出;若有尿液溢出,检查者将食、中指放入阴道内,于阴道前壁尿道两侧轻压,再嘱患者咳嗽,此时再无尿液溢出,则该患者有压力性尿失禁。

（三）诊断

根据病史、症状和查体虽可做出初步诊断。但确诊压力性尿失禁或鉴别他类型尿失禁的患者需结合尿动力学检查。现今常用压力试验、棉签试验及指压试验作为辅助检查及诊断方法;此外,采用超声检查,膀胱尿道造影、尿道压力、尿流率等测定也有助于诊断。

1. 压力试验(stress test)　患者膀胱充盈时,取截石位检查。嘱患者咳嗽的同时,医师观察尿道口。如果每次咳嗽时均伴随着尿液的不自主溢出,则可提示压力性尿失禁。延迟溢尿或有大量的尿液溢出提示非抑制性的膀胱收缩。如果截石位状态下没有尿液溢出,应让患者站立位时重复压力试验。

2. 指压试验(Bonney test)　检查者把中食指放入阴道前壁的尿道两侧,指尖位于膀胱与尿道交接处,向前上抬高膀胱颈,再行诱发压力试验,如压力性尿失禁现象消失,则为阳性。

3. 棉签试验(Q-tip test)　患者仰卧位,将涂有利多卡因凝胶的棉签置入尿道,使棉签头处于尿道膀胱交界处,分别测量患者在静息时及 Valsalva 动作(紧闭声门的屏气)时棉签棒与地面之间形成的角度。在静息及做 Valsalva 动作时该角度差小于 15° 为良好结果,说明有良好的解剖学支持;如角度差大于 30°,说明解剖学支持薄弱;15°~30°时,结果不能确定。

4. 尿动力学检查(urodynamics)　包括膀胱内压测定和尿流率测定,膀胱内压测定主要观察逼尿肌的反射以及患者控制或抑制这种反射的能力,膀胱内压力的测定可以区别患者是因为非抑制性逼尿肌收缩还是 SUI 而引起的尿失禁。尿流率测定可以了解膀胱排尿速度和排空能力。

5. 尿道膀胱镜检查(cystoscopy)和超声检查　可辅助诊断。

（四）治疗

1. 非手术治疗

(1) 盆底肌训练:通过指导患者进行有效的缩肛运动或电刺激疗法,增强盆底肌张力、增加及改变患者的尿控能力。

(2) 药物治疗:药物主要有两类,一类是雌激素类药物,仅用于绝经后无使用性激素禁忌证的女性;另一类药物是 α- 肾上腺受体激动剂,仅用于非高血压的患者以增强盆底肌自主收缩力。

2. 手术治疗　常用的手术方法有:

(1) 尿道膀胱颈筋膜缝合术:包括经阴道的尿道旁组织折叠缝合术。

(2) 耻骨后膀胱尿道固定术:将尿道旁组织固定于耻骨联合后方和将尿道旁组织固定于两旁 Cooper 韧带两种手术方式。

(3) 经阴道尿道悬吊术:利用自身筋膜或生物材料悬吊尿道中段。

(4) 阴道前壁修补术:为治疗压力性尿失禁的首选、标准手术方法,临床广泛应用。

第二节 生殖器官损伤疾病

女性生殖道可因产伤、妇科手术操作不当、肿瘤的放射治疗或外伤等致使生殖道与膀胱、尿道、直肠、肛门及腹壁间的组织坏死、脱落,导致生殖道与其相邻器官间发生异常通道。临床中以尿瘘最常见,其次为粪瘘,偶可见子宫腹壁瘘。本节仅介绍尿瘘和粪瘘。

一、尿 瘘

泌尿系统与其他系统或部位之间出现异常通道者称为尿瘘(urinary fistula)。常见的有膀胱阴道瘘、输尿管阴道瘘、尿道阴道瘘等。以膀胱阴道瘘最常见。

(一)病因

1. 分娩损伤 难产因素所致产程过长,膀胱尿道受压,局部缺血坏死;助产手术或剖宫产手术操作不当的直接损伤而未及时发现,导致尿瘘。

2. 妇科及外科手术损伤 妇科手术误伤邻近的膀胱与输尿管,或因输尿管末端过度游离缺血坏死所致。

3. 其他 生殖器、膀胱、尿道恶性肿瘤溃烂、脱落,膀胱结核,膀胱结石,肿瘤近距离放疗或放疗过量而引起局部组织坏死,子宫托长期放于阴道内压迫,致使局部组织缺血坏死等,但较少见。

(二)临床表现

1. 漏尿 因损伤形成瘘孔的部位不同,漏尿的表现可有不同:尿液不能控制,经阴道持续流出,多为膀胱阴道瘘;仅在膀胱充盈时才漏尿者,多为尿道阴道瘘;漏尿的同时又可自主排尿,多为一侧输尿管阴道瘘;仅变更体位时漏尿者,多见于膀胱内瘘孔极小或瘘管曲折迂回。因组织坏死引起的尿瘘多在产后、术后 3~7 天开始出现漏尿。若手术时直接损伤膀胱、尿道引起的尿瘘在术后立即出现漏尿。

2. 外阴皮炎 常见于外阴部、臀部及大腿内侧,且范围较大。若继发感染,可感外阴灼痛、行走不便。

3. 尿路感染 伴膀胱结石者多有尿路感染,出现尿频、尿急、尿痛症状。

4. 月经改变 部分患者可有闭经或月经稀发,原因不明。

5. 性交困难及不孕 阴道狭窄可导致性交障碍,并可因闭经和精神抑郁导致不孕。

(三)诊断

据患者的病史和漏尿表现的特点容易诊断。但应全面了解引起尿瘘的因素、尿瘘发生的部位、漏孔大小、漏孔周围疤痕状况、尿道通畅情况、膀胱容积大小及是否伴有阴道狭窄等,方可制定个体化的治疗方案。对患者可行以下辅助检查:

1. 亚甲蓝试验 患者取截石卧位,插入导尿管,将亚甲蓝稀释液 200ml 注入膀胱内,若蓝色液体自宫颈外口流出,则为膀胱宫颈瘘或膀胱子宫瘘;若蓝色液体经阴道壁流出,则为膀胱阴道瘘;若无蓝色液体流出,而流出清亮尿液,则提示膀胱无损伤可能为输尿管阴道瘘。

2. 靛胭脂试验 若亚甲蓝试验无蓝色液体流出者,静脉注射靛胭脂 5ml,若 10 分钟内见到蓝色尿液自阴道瘘孔流出,则可确诊为输尿管阴道瘘。

3. 静脉肾盂造影　用以了解双侧肾脏功能及上尿路瘘管情况。

4. 膀胱、输尿管镜检查　一般用于高位瘘孔者,可定位并明确瘘孔与输尿管的关系、膀胱内有无炎症、结石、憩室,瘘孔的位置、数目等。

(四) 治疗

除产后或妇科手术后 7 日内发生的漏口极小的尿瘘可经放置输尿管导管或导尿管有可能自行愈合外,尿瘘均需手术治疗。

1. 手术时机　手术直接损伤的新鲜清洁瘘孔,一经发现术中立即修补。其他原因所致尿瘘应等待 3 个月,待组织水肿消退、局部血液供应恢复正常再行手术;瘘修补失败后至少应等待 3 个月后再次手术。

2. 手术途径的选择　手术可依据漏口类型和部位选择经阴道、经腹和经阴道腹部联合途径。但绝大多数膀胱阴道瘘、尿道阴道瘘可经阴道修补,输尿管阴道瘘患者需经腹部手术。

3. 术前准备与术后护理　①术前处理:术前用 1∶5000 高锰酸钾溶液坐浴,每日两次,3~5天;老年或闭经者可每晚口服雌激素制剂 15~30 天;伴尿路感染者应先控制感染。②术后护理:应注意保持膀胱引流持续通畅;尿管保留 7~14 天;术后给抗感染治疗。

二、粪　瘘

粪瘘(fecal fistula)是指肠道与生殖道间形成异常通道,此时粪便从阴道排出,以直肠阴道瘘最常见。

(一) 病因

粪瘘发生的原因与尿瘘基本相同。此外,会阴Ⅲ度裂伤修补后直肠未愈合,或会阴切开术缝合时缝线透过肠黏膜,也可发生迟发粪瘘。

(二) 临床表现

主要表现为阴道排便或(和)排气。若瘘孔较大的直肠阴道瘘,可见大量粪便经阴道排出,常伴阴道排气症状,稀大便时上述症状更为严重。若瘘孔小者,粪便成形时无粪便自阴道排出,便稀时见粪便自阴道排出,且排气不可控制。

(三) 诊断

较大的瘘孔一般在阴道窥器暴露窥见或在指诊时触及;瘘孔较小者,常于阴道后壁仅可见一鲜红的小肉芽组织,如用探针探查,手指伸入肛门与探针相遇则可明确诊断。疑为小肠或结肠阴道瘘,可行钡剂灌肠透视或摄片检查协助诊断。

(四) 治疗

手术修补是粪瘘的主要治疗方法。除创伤形成的新鲜粪瘘立即进行修补,其余的粪瘘原则上应等待 3~6 个月后,炎症消退、瘢痕形成后修补。先天性粪瘘应在患者 15 岁左右月经来潮后再行手术,过早手术容易造成阴道狭窄。

粪瘘修补术前 3 日开始进食少渣半流质饮食,口服肠道抗生素抑制肠道细菌;手术前晚清洁灌肠,并冲洗阴道。术后仍给予少渣半流质饮食,自术后 5 日给予缓泻剂以利软化粪便易于排出。术后保持外阴清洁。

（五）预防

粪瘘与尿瘘的预防基本相同。

1. 严密观察产程进展，防止产程延长或滞产 正确处理异常分娩和助产，避免会阴撕裂伤。会阴切开缝合时防止缝线穿透直肠黏膜。会阴缝合完成后常规肛诊，发现缝线穿透直肠黏膜时应及时拆除。

2. 手术操作时勿伤周围器官 预防和减少医疗失误所致的损伤，手术操作者对盆腔生殖器官与周围组织的解剖结构有足够的认识，手术操作仔细轻柔。在切开、缝合盆底腹膜时，注意避免膀胱和肠管损伤以穿透致感染、粘连、坏死，形成膀胱阴道瘘或直肠阴道瘘。

相 关 链 接

目前国外多用盆腔器官脱垂定量分期法：以处女膜为参照(0 点)，以阴道前壁、后壁和顶部的 6 个点为指示点(前壁两点 Aa、Ba，后壁两点 Ap、Bp，顶部两点 C、D)，以 6 点相对于处女膜的位置变化为尺度(指示点位于处女膜缘内侧记为负数，位于处女膜缘外侧记为正数)，对脱垂作出量化。同时测量记录阴道全长(total vaginal length，TVL)、生殖道裂孔(genital hiatus，gh)长度、会阴体(perineal body，pb)长度的三条径线(图 24-1)。将所测量的值记录在九格表中。各参考值指示点及正常定位范围见表 24-1，盆腔器官脱垂的分度标准见表 24-2。

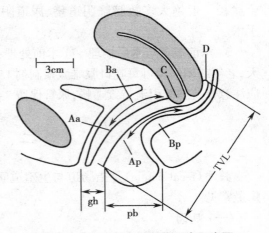

图 24-1 POP-Q 评估指示点示意图

表 24-1 POP-Q 评估指示点及范围

参照点	解 剖 描 述	定位范围(cm)
Aa	阴道前壁中线距处女膜缘 3cm 处	−3~+3
Ba	Aa 点以后阴道前壁脱出部距处女膜缘的最远处	−3~+TVL
Ca	子宫颈外口最远处；子宫切除者则相当于阴道残端最远处	+/−TVLD
D	未切除子宫者的阴道后穹隆(子宫切除术无宫颈者，D 点无法测量，D 点用于鉴别宫颈延长的程度)	+/−TVL
Ap	阴道后壁中线距处女膜缘 3cm 处	−3~+3
Bp	Ap 点以后阴道后壁脱出部距处女膜缘的最远处	−3~+TVL
gh	尿道外口到阴唇后联合中点的距离	无限定值
Pb	阴唇后联合到肛门开口中点的距离	无限定值
TVL	当 C、D 在正常位置时阴道顶部至处女膜缘的总长度	无限定值

注：①除 TVL 外，各指标要在加腹压的情况下测量；②将处女膜缘定位 0 点

表 24-2 POP-Q 分度标准

POP-Q 分期	具体标准	
	解剖描述	定位描述
0	无脱垂	Aa、Ap、Ba、Bp 均在 −3cm 处，C 点或 D 点位置在 −TVL~−(TVL−2)cm 处
I	范围大于 0 期，脱垂的最远端在处女膜缘内侧，距处女膜缘 >1cm	脱垂的最远端定位于 <−1cm
II	脱垂的最远端在处女膜缘内侧或外侧，距处女膜缘 1cm 以内	脱垂的最远端定位于 −1~+1cm
III	脱垂的最远端在处女膜缘外侧，距处女膜缘 >1cm，但小于 (TVL−2)cm	脱垂的最远端定位于 +1cm~(TVL−2)cm
IV	全部脱出，脱垂的最远端超过处女膜缘 >(TVL−2)cm	脱垂的最远端定位于 >(TVL−2)cm

理论与实践

现代盆底结构解剖的整体理论与传统的半程分级法：现代解剖学理论对盆底结构描述更加细致，1990 年 Petros 和 Ulmsten 提出了以腔室理论为代表的"整体理论(integrity theory)"，即在垂直方向上将盆底结构分为前盆腔(anterior compartment)，包括：阴道前壁、膀胱、尿道；中盆腔(middle compartment)，包括：子宫、阴道顶部；后盆腔(posterior compartment)，包括：阴道后壁、直肠。由此可将因 PFD 而致的 POP 在各个腔室进行量化。1994 年 DeLancey 在此基础上又提出在盆底水平方向上将阴道支持轴分为三个水平，即：DeLancey 第一水平的顶端支持，主要由骶韧带 - 子宫主韧带复合体支持子宫、阴道上 1/3；DeLancey 第二水平的水平支持，主要由耻骨宫颈筋膜和附着于两侧的盆筋膜腱弓形成白线和直肠阴道筋膜肛提肌中线水平支持膀胱、阴道上 2/3 和直肠；DeLancey 第三水平的远端支持，主要由耻骨宫颈筋膜体和直肠阴道筋膜远端延伸融合于会阴体，支持尿道远端。以上不同腔室和不同阴道轴支持水平共同构成一个解剖和功能的整体。不同腔室和水平的 POP 之间相对独立又相互影响。

学习小结

PFD 包括盆腔器官脱垂和压力性尿失禁。阴道前壁或后壁膨出临床表现：轻者无症状；重者感下坠、腰酸及阴道内脱出块物，站立过久或剧烈活动后块物增大，下坠感加重；若合并膀胱膨出时，常有排尿困难或尿潴留，甚至继发尿路感染；合并直肠膨出时有下坠感、腰痛及排便困难，有时需用手指推压膨出的阴道后壁才可排出粪便。阴道膨出治疗原则：轻度者无需治疗。有症状但有其他慢性疾病不宜手术者可放置子宫托缓解症状。有症状者行阴道前壁或后壁修补术,合并尿失禁者,应同时行膀胱颈悬吊术。

子宫脱垂临床表现:Ⅰ度患者多无明显临床症状。Ⅱ、Ⅲ度患者可有程度不等的腰骶部酸痛和下坠感,负重、长久站立、剧烈运动等时加剧。Ⅱ度患者在腹压增加的情况下,阴道口有块物脱出,经平卧休息后,块物可变小或消失。Ⅲ度患者由于伴有阴道前后壁脱垂可出现尿潴留或压力性尿失禁。子宫脱垂无症状者无需治疗,有症状者可根据具体情况行保守或手术治疗。

女性生殖道瘘包括尿瘘或粪瘘,可因产伤、妇科手术操作不当、肿瘤的放射治疗或外伤等所致。临床表现为不能自控的排尿或排便,因损伤形成瘘孔的部位不同的表现可有不同表现。根据病史、症状和检查一般不难做出诊断。手术修补是主要的治疗方法。

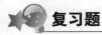 **复习题**

1. 阴道膨出如何分度?
2. 简述子宫脱垂的分度及治疗。
3. 如何通过辅助检查判断尿瘘部位?

(毛熙光)

第二十五章

不 孕 症

学习目标

1. 了解不孕症的概念和分类。
2. 熟悉其病因。
3. 掌握其诊断步骤及治疗原则。

不孕症(infertility)指有正常性生活,未避孕一年未孕者。分为原发性和继发性两大类。有正常性生活,未避孕而从未妊娠者称为原发性不孕;曾有妊娠史,而后连续1年未避孕未孕者称为继发性不孕。反复流产或异位妊娠未获得活婴目前也属于不孕不育范围。

(一)病因

不孕症女方因素占40%~55%,男方因素占25%~40%,夫妇双方因素占20%。

1. **女性不孕因素** 以排卵障碍和输卵管因素最为多见。

(1)卵巢功能障碍

1)排卵障碍:约占25%~35%。主要是由于卵巢功能紊乱导致持续不排卵,主要原因有:①下丘脑-垂体-卵巢轴功能失调:包括下丘脑、垂体的功能性和器质性病变,如脑外伤、脑膜炎、颅咽管瘤等;②卵巢病变:多囊卵巢综合征、卵巢早衰(POF)、先天性卵巢发育不良、放疗或手术对卵巢的损伤等;③其他内分泌系统疾病如甲状腺、肾上腺功能异常以及全身性疾病等。

2)黄体功能不全:可导致子宫内膜发育迟缓,与胚胎发育不同步,不利于胚胎的植入而导致不孕。

(2)输卵管因素:输卵管阻塞或输卵管通而不畅约占女性不孕因素的1/2。盆腔炎性疾病后遗症、盆腔腹膜炎、盆腔子宫内膜异位症均能引起输卵管粘连、扭曲、闭塞、蠕动及伞端捡拾卵子障碍而不孕。

(3)子宫因素:子宫畸形、子宫黏膜下肌瘤、子宫内膜炎症、结核、息肉、宫腔粘连等均能影响受精卵着床而不孕。

(4)宫颈因素:宫颈炎、雌激素水平低落等均能改变宫颈黏液性状和量,不利于精子获能及向上运行;宫颈管粘连、宫颈肌瘤或息肉、先天性宫颈管畸形等都会使颈管变形狭窄而妨碍精子上行。

(5)外阴阴道因素:阴道炎症因炎性渗出物含大量白细胞,可毒害和吞噬精子。外阴阴道肿瘤、瘢痕、粘连或狭窄,阴道横隔等妨碍性交。

（6）子宫内膜异位症：病灶可造成子宫、输卵管、卵巢组织的粘连、损害,影响排卵、捡卵、配子和受精卵的输送、着床而导致不孕。此外,其引起的不孕还与患者的细胞和体液免疫功能异常有关。

2. 男性不育因素　导致男性不育的主要原因是生精障碍与输精障碍：

（1）精液异常：表现为少精、弱精、畸形精子症,无精,或精液液化不全等。常见于睾丸发育不良、隐睾、睾丸炎、精索静脉曲张,以及高温工作环境、放疗、化疗以及酗酒等影响。

（2）性功能异常：外生殖器发育不良或阳痿、早泄、不射精、逆行射精等使精子不能正常排入阴道内。

3. 免疫因素

（1）精子免疫：男性睾丸炎或外伤导致血睾屏障破坏,或女方生殖道炎症同房时,精子和精浆中的抗原物质进入循环系统,可以引起男性的自身免疫反应,以及女性的同种免疫反应：①自身免疫：免疫系统产生抗精子抗体与精子膜表面的受体结合,引起精子凝集,从而影响精子的运动和精卵结合导致不孕；②同种免疫：当女性生殖道黏膜炎症破损或精浆中的免疫抑制物受到破坏时,精子和精浆中的抗原物质会引起女方的同种免疫反应,影响精子运行、精卵结合或受精卵着床而不孕。

（2）女方体液免疫异常：女性体内可产生抗透明带抗体,改变透明带的性状或阻止受精乃至植入过程,从而导致不孕。抗心磷脂抗体可引起种植部位小血管内血栓形成,导致胚胎种植失败。

（3）子宫内膜局部细胞免疫异常：子宫内膜局部存在大量的免疫细胞,它们在胚胎种植中发挥帮助绒毛实现免疫逃逸和绒毛周围组织的溶细胞作用,有利于胚胎种植。因此,子宫内膜局部的免疫细胞如 NK 细胞、T 细胞和 B 细胞的功能异常都可能导致种植失败和不孕。

4. 双方因素

（1）缺乏性生活的基本知识。

（2）盼孕心切导致的精神过度紧张。

5. 原因不明　约 10% 的不孕患者原因不明,其中至少 10% 是由于免疫因素引起的不孕。

（二）检查及诊断

通过男女双方全面检查,找出不孕的原因是诊断和治疗不孕症的关键。

1. 男方检查和诊断

（1）询问病史：了解有无结核、腮腺炎、性病和慢性前列腺炎等疾病史和性交困难史,有无高温作业、放疗、化疗史。

（2）体格检查：包括全身检查和局部生殖器检查。

（3）精液检查：常规检查项目之一,因生理情况下其中一些指标也会有较大波动,故须多次检查,综合判断。世界卫生组织 2010 年建议的精液参考指标是：射精量 ≥1.5ml,精子密度 ≥15×10^6/ml,总精子数 ≥40×10^6,向前运动精子（a+b 级）≥32%,≥58% 活,正常形态精子（严格形态学分析标准）≥4%,白细胞 <1×10^6/ml。低于以上指标为异常：常见有少精症：精子数量 <15×10^6/ml；弱精症：向前运动精子（a+b 级）<32% 或 a 级运动精子 <25%；畸形精症：正常形态精子 <4%；少弱畸精症：具有以上少、弱、畸形精三种情况；无精症：精液常规检查无精子。

2. 女方检查和诊断

（1）询问病史：注意婚育史、性生活和同居时间、避孕情况、月经史、家族史以及既往有无结核及其他内分泌疾病。

（2）体格检查：注意第二性征及内外生殖器的发育情况，有无男性化多毛、畸形、炎症、包块及乳房泌乳等。必要时行胸片检查排除结核。

（3）特殊检查

1）卵巢功能检查：了解卵巢储备功能及有无排卵和黄体的功能状态，主要包括：血清内分泌激素检测、基础体温测定、宫颈黏液检查、子宫内膜活组织检查等。月经周期第 2~4 天的 FSH、LH、E₂，可反映卵巢的储备功能和基础状态，TSH 反映甲状腺功能，PRL 反映是否存在高催乳素血症，T 反映是否存在高雄激素血症等内分泌紊乱导致的排卵障碍。

2）输卵管通畅试验：常用方法有输卵管通液术、子宫输卵管碘液造影、子宫输卵管超声造影、宫腔镜下插管通液及腹腔镜直视下行输卵管通液。子宫输卵管碘液造影能显示子宫腔及输卵管内情况，较常使用。

3）超声影像学检查：可发现子宫、卵巢、输卵管的器质性病变，了解卵巢窦状卵泡的数目，判断卵巢储备功能。超声监测卵泡发育、排卵、黄体形成等征象，对不孕病因的诊断有很大帮助。

4）宫腔镜检查：能了解宫腔情况，发现并处理宫腔粘连、黏膜下肌瘤、内膜息肉、子宫畸形。

5）腹腔镜检查：可观察盆腔腹膜有无结核、子宫内膜异位症病灶、子宫、输卵管和卵巢病变及与盆腔脏器有无粘连，并进行相应手术治疗。

6）输卵管镜：能直接进入输卵管内，准确了解阻塞的部位和程度以及输卵管蠕动的情况，发现输卵管内的息肉、粘连、疤痕等器质性病变。

7）子宫内膜组织学检查：能够反映卵巢功能及子宫内膜对卵巢激素的反应，并能发现子宫内膜病变，如子宫内膜结核、息肉、炎症和癌症等。

8）精子免疫学检查：可用于检测抗精子抗体的方法有凝集反应、酶联免疫吸附测定、放射免疫分析、免疫荧光及混合抗球蛋白反应试验或免疫珠试验等。

9）性交后试验：选择在排卵期进行。试验前 3 日禁止性交，避免阴道用药或冲洗。受试者在性交后 2~8 小时内接受检查，先取阴道后穹隆液检查有无活动精子；用细导管吸取宫颈管黏液，涂于玻片上检查。每高倍视野有 20 个活动精子为正常。精子穿过黏液能力差或精子不活动，应疑有免疫问题。宫颈管有炎症、黏液黏稠并有白细胞时，不宜做此试验。

（三）治疗

夫妻双方应共同检查治疗，解除双方因不孕而过度紧张、焦虑、相互抱怨的情绪。主要针对不孕的病因进行治疗，同时应根据女性的年龄、不孕年限和卵巢储备功能，制定合理的治疗方案。

1. 生殖器解剖学因素的治疗

（1）输卵管慢性炎症及阻塞的治疗

1）输卵管慢性炎症的治疗：①一般疗法：可口服活血化淤中药，中药保留灌肠和穴位注射，配合短波、超短波、离子透入等方法促进局部血液循环，有利于炎症消除；②输卵管内注药：用地塞米松注射液 5mg，庆大霉素 4 万 U，加入 20ml 生理盐水中，在 150mmHg 压力下，以每分钟 1ml 的速度行输卵管通液术，能减轻输卵管局部炎症，抑制纤维组织形成，达到溶解或软化粘连的目的。应在月经干净 3 至 5 日进行。

2）输卵管阻塞的治疗：对于年轻，卵巢功能正常，不孕年限短，生育不迫切的患者，可行中医中药活血化淤、理疗等保守治疗；同时根据输卵管不同部位的粘连和阻塞情况，应用腹腔镜进行输卵管造口术、吻合术、整形术,从而达到输卵管复通的目的。经过输卵管和盆腔整形手术后 6 个月至 1 年仍不能获得自然妊娠的患者,自然妊娠的机会已很低,建议采用体外受精助孕技术。对输卵管积水,目前主张行结扎或造口术,以阻断积水对子宫内膜环境的干扰,为辅助生殖技术创造条件。对于 35 岁以上,不孕年限较长,或卵巢储备功能低下,以及迫切希望妊娠的输卵管阻塞患者,建议直接行体外受精技术助孕。

(2) 子宫、宫颈病变:子宫黏膜下小肌瘤、内膜息肉以及宫腔粘连可使用宫腔镜手术治疗。较大的子宫肌壁间肌瘤可行腹腔镜或剖腹手术剔除。宫颈管粘连、宫颈肌瘤或息肉、先天性宫颈管畸形,可用宫腔镜下分离宫颈管粘连,剔除宫颈肌瘤和息肉等手术治疗,如输卵管通畅,可行宫腔内人工授精助孕。

(3) 卵巢肿瘤:有内分泌功能的卵巢肿瘤可影响卵巢排卵,应予切除;性质不明的卵巢肿块,应尽量于不孕症治疗前得到诊断,必要时手术探查和切除,根据快速病理诊断考虑是否进行保留生育能力的手术。

(4) 子宫内膜异位症:可导致卵巢组织进行性损害,盆腔粘连,输卵管粘连、扭曲、阻塞,子宫内膜对胚胎的容受性下降以及免疫性不孕。应及早治疗,必要时行腹腔镜手术。

2. 免疫因素的治疗

(1) 精子的自身免疫异常:①病因治疗;②应用皮质类固醇免疫抑制剂及睾酮反跳疗法,以降低抗精抗体滴度;③经保守治疗无效可行宫腔内人工授精助孕治疗。

(2) 精子的同种免疫异常:①局部隔绝法,在性交时应用避孕套约 3~6 个月,停止与精液的接触而使体内抗体逐渐下降,停用避孕套后部分患者会受孕;②免疫抑制治疗,主要应用皮质类固醇类药物,方法有局部疗法,低剂量持续疗法,大剂量间歇冲击疗法,一般疗程约半年;③经保守治疗无效可行宫腔内人工授精助孕治疗。

(3) 女方体液免疫异常:抗心磷脂抗体阳性患者可以运用小剂量阿司匹林或肝素治疗。

3. 男性不育症的治疗 男性不育症的病因疗法见外科学。排除女方因素,对精子液化不良、少、弱精子症,可选用宫腔内人工授精;畸形精子症、输精管阻塞无精症者,经活检证实睾丸或附睾内有成熟精子,可采用单精子卵母细胞质内显微注射助孕技术治疗。

4. 促排卵治疗 包括诱发排卵和超排卵治疗。诱发排卵应用于女方排卵障碍,以诱发单卵泡或少数卵泡发育为目的;超排卵常应用于不孕症妇女进行辅助生殖技术的超排卵刺激周期,以获得多个卵泡发育为目的。

常用的促排卵药物:

(1) 枸橼酸氯米芬(clomiphene citrate,CC):为诱发排卵首选药物,适用于体内有一定雌激素水平者。化学结构与雌激素近似,兼有雌激素和抗雌激素的作用。可能是通过竞争性结合下丘脑细胞内的雌激素受体,使之不能对内源性雌激素的负反馈发生反应,产生更多促性腺激素释放激素(GnRH),刺激垂体 FSH、LH 的分泌,促进卵巢内的卵泡生长、发育、成熟和排卵。其发挥作用有赖于下丘脑 - 垂体 - 卵巢轴正负反馈机制的完整性。可于月经的第 3~5 日开始给药,每日口服 50mg(最大剂量 150mg/日),连用 5 日。3 个周期为一个疗程。用药后应使用 B 超监测卵泡发育,卵泡成熟后一次注射绒促性素 5000U 可促进排卵和黄体形成。氯米芬促排卵作用可达 80%,妊娠率仅为 30%~40%。

(2) 绒毛膜促性腺激素(hCG):结构与 LH 极相似,主要用于促排卵周期卵泡成熟后一次注射 hCG 5000U,模拟自然周期排卵前 LH 峰,可促使卵泡的最后成熟及排卵。

(3) 促性腺激素：适用于下丘脑、垂体性无排卵或低促性腺激素性性腺功能低下闭经的治疗。常用促性腺激素有尿促性腺素（HMG）、卵泡刺激素（FSH）等。可于卵泡早期如月经第3~5 天开始每天或隔日肌注 75IU,同时使用超声检查严密监测卵泡发育,直至优势卵泡直径 >18mm,再使用 HCG 诱发排卵。如卵泡过多则必须停止治疗并取消 HCG 的使用,以防发生卵巢过度刺激综合征。

(4) 促性腺激素释放激素（GnRH）:GnRH 脉冲疗法适用于下丘脑性闭经。常用药物戈那瑞林（gonadorelin）,采用微泵脉冲式静脉注射,脉冲间隔 90 分钟,连续用药 17~20 日,可获得较好的排卵率和妊娠率。

(5) 溴隐亭：多巴胺受体激动剂,可抑制垂体分泌 PRL,适用于高泌乳素血症导致的排卵障碍,起始剂量每日 1.25mg,睡前口服,若无异常反应,每日 2.5mg,服用 2 周后复查血清 PRL 水平,根据检测结果调节剂量,可用至 2.5mg,每日 3 次,一般连续用药 3~4 周血泌乳素可降至正常水平,月经恢复后维持适当剂量。恢复排卵率为 75%~80%,妊娠率为 60%。

5. 辅助生育技术 包括宫腔内人工授精、体外受精 - 胚胎移植、单精子卵胞浆内显微注射及其衍生技术如卵子、精子和胚胎冷冻技术；卵母细胞体外成熟；赠卵、捐精和代孕；胚胎植入前遗传学诊断等。

(1) 宫腔内人工授精（intrauterine insemination,IUI）:指经激素测定、超声显像等排卵监测手段确定排卵前后,将经洗涤或优选后的精子通过人工授精导管送入子宫腔内的技术。依据精子的来源分夫精人工授精（artificial insemination with husband's sperm,AIH）和供精人工授精（artificial insemination by donor,AID）。宫腔内人工授精适用于至少有一侧输卵管通畅的不孕患者。

(2) 体外受精与胚胎移植（in vitro fertilization and embryo transfer,IVF-ET）:指将不孕症患者夫妇的精子与卵子取出,在体外培养系统受精、发育成胚胎后,将优质胚胎移植入宫腔内让其妊娠的技术。主要应用于经各种常规治疗仍然不孕的以下因素:①输卵管粘连、梗阻;②排卵障碍;③子宫内膜异位症;④男少、弱精子症;⑤不明原因的不孕;⑥免疫性不孕。常规 IVF-ET 主要治疗过程包括:药物促进卵泡发育;B 超与性激素监测卵泡发育成熟;经阴道超声引导下从成熟卵泡中抽吸卵泡液、捡卵;将卵子与精子在体外培养受精、发育成一定阶段的胚胎;选择优质胚胎（1~3 枚）移植入子宫腔内;移植后行黄体支持治疗。由于使用促排卵药物和移植多枚胚胎,临床常见并发症有:①卵巢过度刺激综合征,发生率约 10% 左右,轻者仅表现为腹部胀满,卵巢增大;重度出现腹部膨胀、大量腹水、胸腔积液,导致血液浓缩、水电解质代谢紊乱、重要器官血栓形成、肝肾功能损伤,甚至死亡。②多胎妊娠:临床多胎率可达 30% 左右。多胎妊娠增加流产、早产和母婴并发症发生的风险。

(3) 单精子卵胞浆内显微注射技术（intracytoplasma sperm injection,ICSI）:是使用显微操作系统在体外直接将单个精子注入卵母细胞质内使其受精的技术。主要适用于男性严重少、弱精症和畸形精子症;阻塞性或部分非阻塞性无精症;不明原因不育;以及由于精子数量少或精子功能障碍不能穿透卵母细胞透明带导致 IVF 受精失败或受精低下等男性不育。

(4) 胚胎植入前遗传学诊断:指从体外受精第三天或第五天的胚胎中取出 1~2 个卵裂球或部分细胞进行细胞或分子遗传学检测,检出携带致病基因或异常核型的胚胎,将基因和核型正常的胚胎移植入子宫腔内的助孕技术。主要解决有严重遗传性疾病和核型异常夫妇的生育问题。

(5) 赠卵技术（oocyte donation）:是指采用健康的第三方（供者）自愿捐赠的卵子进行的辅助生殖技术。适用于自身缺乏或没有正常卵母细胞,如卵巢早衰、双侧卵巢切除后、绝经过渡期、绝经期、严重遗传性疾病携带者等情况而又要求生育的女性。

病例分析

患者,女,30岁,已婚,因"人流术后3年,未避孕未孕"入院。患者平素月经规则,无痛经。3年前人工流产1次,此后,夫妇同居,性生活正常,未避孕至今未孕。查体:生命体征正常,外观发育无异常,腹软,未触及异常。妇科检查:子宫后位,正常大小,固定,无压痛;骶韧带增粗,压痛;右侧附件区明显增厚,无压痛;左侧附件区可触及一鸭蛋大小包块,质软,边界清,活动欠佳,无触痛。辅助检查:性激素、男方精液常规检查未见异常。盆腔B超示:左侧卵巢囊肿$4 \times 3 \times 3 cm^3$大小,似巧克力囊肿声像,考虑巧克力囊肿;子宫输卵管碘油造影报告:子宫形态正常,双侧输卵管走形迂曲,通而不畅。诊断:①继发不孕,②左卵巢包块性质待查:巧克力囊肿? ③双侧输卵管慢性炎症,不完全堵塞。治疗:宫腹腔镜检查术以进一步明确诊断。

病例分析:①人流术史,继发不孕3年;②妇检:子宫后位固定,骶韧带增粗,压痛;右附件增厚,左侧附件可触及包块,无触痛;③碘油造影示双侧输卵管通而不畅;④B超提示左卵巢囊性包块,似巧克力囊肿声像回声;⑤据病史、临床表现、体征考虑为盆腔子宫内膜异位症及盆腔炎症引起的不孕症,需积极处理,恢复盆腔解剖结构,争取早日妊娠,如术后6个月到1年仍不孕,则考虑IVF-ET助孕。

学习小结

不孕症指夫妇同居1年,性生活正常,未避孕未妊娠者。分为原发不孕与继发不孕症。常见原因:女性不孕因素有卵巢功能障碍,输卵管因素,子宫因素,宫颈因素,外阴阴道因素,子宫内膜异位症;男性不育生精与输精障碍;其他免疫因素,双方因素及原因不明的不孕。

常规检查:1.男方检查和诊断:精液检查是常规检查项目;2.女方检查和诊断步骤:(1)询问病史(2)体格检查;(3)女性不孕特殊检查:1)卵巢功能检查:①基础体温测定;②宫颈黏液检查;③血清内分泌激素的检测;④子宫内膜活组织检查;2)输卵管通畅试验;3)超声影像学检查;4)宫腹腔镜;5)输卵管镜;6)子宫内膜组织学检查;7)精子免疫学检查;8)性交后试验。

治疗:1.生殖器解剖学因素的治疗:(1)输卵管因素建议给予抗炎及手术等对症处理;(2)治疗器质性疾病;2.免疫因素予免疫抑制剂及局部隔绝法等治疗;3.男性不育症的病因治疗;4.促排卵治疗;5.辅助生殖技术。

复习题

1. 不孕症的诊断治疗措施有哪些?
2. 常用的辅助生殖技术包括哪些? 主要适应证?

(钱卫平)

第二十六章

计 划 生 育

学习目标 ▐▌▌

1. 熟悉计划生育和人工流产的概念。
2. 熟悉激素避孕、宫内节育器、输卵管绝育术、人工流产术和药物流产的适应证、禁忌证、不良反应及处理。
3. 熟悉不同生理阶段(新婚期、生育后期、哺乳期和绝经过渡期)计划生育措施的选择。
4. 熟悉激素避孕、宫内节育器的避孕机制、人工流产术和药物流产的方法。
5. 了解激素避孕、紧急避孕的常用类型及用法、宫内节育器的种类、输卵管绝育术的方法。

计划生育(family planning)是我国的一项基本国策,其主要内容和目的是:提倡晚婚(按国家法定年龄推迟 3 年以上结婚)、晚育(按国家法定年龄推迟 3 年以上生育)、节育(育龄夫妇应及时确定采取何种节育方法并落实措施)和优生,从而科学地控制人口数量,提高人口素质。

第一节 避 孕

一、激 素 避 孕

激素避孕(hormonal contraception)是指女性甾体激素避孕。

(一)常用激素避孕药物

甾体激素避孕药分为口服避孕药(oral contraceptive,OC)、长效避孕针、缓释避孕药,常用种类见表 26-1。

1. 口服避孕药

(1) 短效口服避孕药:普遍应用的是含雌、孕激素的复方制剂,雌激素成分为炔雌醇,孕激素成分各不相同。复方短效口服避孕药自从 60 年代上市以来,最显著的发展是雌激素的减量和孕激素的更新换代。结合孕激素已经发展到了第三代,第一代孕激素主要有炔诺酮和甲地孕酮,第二代主要有左炔诺孕酮,第三代孕激素包括去氧孕烯、孕二烯酮和炔诺酮肟酯等为强

表 26-1　常用的女用甾体激素复方短效口服避孕药

类别		名称	雌激素含量（mg）	孕激素含量（mg）	剂型	给药途径
口服避孕药	短效片	复方炔诺酮片(避孕片1号)	炔雌醇 0.035	炔诺酮 0.6	22片/板	口服
		复方甲地孕酮片(避孕片2号)	炔雌醇 0.035	甲地孕酮 1.0	22片/板	口服
		复方避孕片(0号)	炔雌醇 0.035	炔诺酮 0.3 甲地孕酮 0.5	22片/板	口服
		复方去氧孕烯片(妈富隆)	炔雌醇 0.03 或 0.02	去氧孕烯 0.05	21片/板	口服
		达英 -35	炔雌醇 0.035	环丙孕酮 2.0	21片/板	口服
		去氧孕烯双相片			21片/板	
		第一相(1~7片)	炔雌醇 0.04	去氧孕烯 0.025	7片	口服
		第二相(8~21片)	炔雌醇 0.03	去氧孕烯 0.125	14片	口服
		左炔诺孕酮三相片			21片/板	
		第一相(1~6片)	炔雌醇 0.03	左炔诺孕酮 0.05	6片	口服
		第二相(7~11片)	炔雌醇 0.04	左炔诺孕酮 0.075	5片	口服
		第三相(12~21片)	炔雌醇 0.03	左炔诺孕酮 0.125	10片	口服
	长效片	复方左旋18甲长效避孕片	炔雌醇 3.0	左炔诺孕酮 6.0	片	口服
		三合一炔雌醚片	炔雌醚 2.0	氯地孕酮 6.0 炔诺酮 6.0	片	口服
	探亲避孕片	炔诺酮探亲片		炔诺酮 5.0	片	口服
		甲地孕酮探亲避孕片1号		甲地孕酮 2.0	片	口服
		炔诺孕酮探亲避孕片		炔诺孕酮 3.0	片	口服
		53号抗孕药		双炔失碳酯 7.5	片	口服
长效针	复方避孕针	复方己酸羟孕酮注射液(避孕针1号)	戊酸雌二醇 5.0	己酸羟孕酮 250.0	针	肌注
		美尔伊避孕注射液	雌二醇 3.5	甲地孕酮 25.0	针	肌注
	单孕激素避孕针	庚炔诺酮注射液		庚炔诺酮 200.0	针	肌注
		醋酸甲羟孕酮避孕针		醋酸甲羟孕酮 150	针	肌注
缓释避孕药	皮下埋置剂	D-炔诺孕酮埋置剂Ⅰ型		D-炔诺孕酮 36/根	6根	皮下埋植
		D-炔诺孕酮埋置剂Ⅱ型		D-炔诺孕酮 70/根	2根	皮下埋植
	阴道避孕环	甲硅环		甲地孕酮 200 或 250		阴道放置
		左炔诺孕酮阴道避孕环		左炔诺孕酮 5		阴道放置

效孕激素制剂。第三代口服避孕药,在国内已经上市的有妈富隆和敏定偶,正确使用避孕成功率达 90% 以上。除一般的复方片外,还有双相片和三相片。三相片配方合理,避孕效果可靠,控制月经周期良好,突破性出血和闭经发生率显著低于单相制剂,副反应少。

服药方法:①国产复方短效口服避孕药:自月经周期第 5 日开始,每晚定时服 1 片,连服 22 日,多于停药后 3~5 天内月经来潮,如月经来潮,则于月经第 5 日开始服用下一周期药物,如停药 7 日无月经来潮,排除早孕后在停药 7 天当晚开始服下一周期的避孕药。如连续 2~3 个月无月经来潮,应查找原因,再决定是否继续服药。每天服药的时间宜固定,最好在晚上临睡前服药,以减少不良反应;防止漏服,若漏服应在 12 小时之内尽快补服 1 片,若超过 12 小时或漏服 2 片及以上时,除立即补服 1 片外,剩余药片数在 7 片及以上时,可在继续照常每日服药基础上,增加使用避孕套等屏障避孕方法,最少 7 天;若剩余药片不足 7 天,可在常规服完本周期药片后紧接着服用下一个周期的避孕药或采用紧急避孕方法,防止意外妊娠。②进口避孕药的服法:月经周期第 1 日开始服,每晚 1 片,连续 21 日,以后无论是否月经来潮,均于停药第 8 日开始服用下一周期药物。敏定偶则不需停药而接着再服红色无活性药(7 片),每日 1 片,连服 7 片,服完 28 天白色和红色药片后无论月经是否来潮,均于第 2 天开始服下一周期的敏定偶。③左炔诺孕酮三相片(简称三相片):三相片模拟正常月经周期中内源性雌、孕激素水平变化而制定不同剂量,三相片的服用方法是首次服药从月经的第 1 日开始,连服 21 日,以后各服药周期均于停药第 8 日按上述顺序重复服用。

(2) 探亲避孕药:除双炔失碳酯外,大多数为单方孕激素类制剂。服用时间不受月经周期限制,服药可以在月经周期的任何一天开始,并且效果比较可靠。主要可改变子宫内膜形态与功能,并使宫颈黏液变黏稠,不利于精子穿透和受精卵着床。月经周期前半期服药还有抗排卵作用。

炔诺酮探亲片:避孕率达 99.7%。若探亲时间在 14 日以内,于性交当晚及以后每晚口服 1 片;若已服 14 日而探亲期未满,可改用口服避孕药 1 号或 2 号至探亲结束。停药后一般 7 日内月经来潮。

甲地孕酮探亲避孕片 1 号:避孕率为 99.7%。性交前 8 小时服 1 片,当晚再服 1 片,以后每晚服 1 片,直到探亲结束次晨加服 1 片,服完 14 片。

炔诺孕酮探亲避孕片:性交前 1~2 日开始服用,服法同炔诺酮。

53 号抗孕药(双炔失碳酯):第一次性交后立即服 1 片,次晨加服 1 片,以后每次性交后服 1 片,每天最多服药 1 片,每月不少于 12 片,如果 2~3 天内无性生活,也应加服 1 片,服药间隔时间不能超过 3~4 天。

(3) 长效避孕药:多由长效雌激素和人工合成的孕激素配伍制成,有效率达 96%~98%,服药 1 次可避孕 1 个月。长效避孕药中激素含量高,现渐趋淘汰。

2. 长效避孕针 经肌肉注射后局部沉积储存缓慢释放而发挥作用,有效率达 98%。用法及注意事项:①复方雌 - 孕激素避孕针:肌注 1 次可避孕 1 个月。首次于月经周期第 5 日和第 12 日各肌注 1 支,以后每月月经来潮第 10~12 日肌注 1 支。一般于注射后 12~16 日月经来潮。②纯孕激素长效避孕针:第一个周期,于月经来潮当天算起的第 5 天以内或产后第 6 周后的任意一天,深部肌肉注射 1 支,以后每 3 个月或 12 周注射 1 支,每注射 1 支可避孕 3 个月。

3. 缓释系统避孕药 是将避孕药(主要是孕激素)与具备缓慢释放性能的高分子化合物制成多种剂型,在体内持续恒定进行微量释放,起长效避孕作用。

（1）皮下埋置剂：是常用的一种缓释系统的避孕剂。可避孕 3~5 年，有效率为 99%。用法：于月经周期第 7 日，在上臂或前臂内侧用 10 号套针将硅胶囊呈扇形埋入皮下。皮下埋置剂不含雌激素，随时可取出，恢复生育功能快，不影响乳汁质量，使用方便。

（2）缓释阴道避孕环：其原理与皮下埋置相同，将避孕甾体激素装在载体上，制成环状放入阴道，利用阴道黏膜上皮直接吸收药物进入血液循环产生避孕效果。国内研制的硅胶阴道环，又叫甲地孕酮硅胶环，管断面直径为 4mm，含甲地孕酮 200mg 或 250mg，每日释放 100μg 可于月经来潮第 5 天，酒精消毒阴道环后放入阴道内，连续使用 1 年，月经期不需取出。

（二）避孕机制

1. 抑制排卵　抑制下丘脑释放 GnRH，垂体分泌 FSH 和 LH 减少，同时直接影响垂体对 GnRH 的反应，不出现排卵前 LH 峰，不发生排卵。此类药物多为由雌激素和孕激素配伍的复方制剂。

2. 对生殖器官的直接作用　①改变宫颈黏液的性状，使宫颈黏液量减少，且黏稠度增加，拉丝度降低，不利于精子穿透；杀死精子或影响精子功能，阻碍受精。此类药物如低剂量的孕激素、外用杀精子剂。②改变子宫内膜的形态和功能，使腺体和间质提早发生类似分泌期变化，抑制子宫内膜增殖变化，使子宫内膜分泌不良，不适于受精卵着床。强效孕激素及其他事后避孕药均属此类避孕药。③改变输卵管的功能，在持续的雌、孕激素作用下，改变输卵管正常的分泌活动与蠕动，改变受精卵在输卵管内的正常运行速度，从而干扰受精卵的着床。

（三）适应证与禁忌证

1. 适应证　要求避孕的健康生育年龄的妇女。

2. 禁忌证　①重要器官病变：急、慢性肝炎或肾炎、严重心血管疾病如冠状动脉粥样硬化、高血压；②各型血液病或血栓性疾病；③内分泌疾病如糖尿病、甲状腺功能亢进；④恶性肿瘤、癌前病变；⑤精神病生活不能自理者；⑥月经稀少或年龄 >45 岁者；⑦年龄 >35 岁的吸烟妇女不宜长期服用；⑧哺乳期、产后未满半年或月经未来潮者；⑨原因不明的阴道异常流血者。

（四）副反应及处理

1. 类早孕反应　胃黏膜被雌激素刺激引起食欲减退、恶心、呕吐甚至乏力、头晕等似妊娠早期的反应。不需特殊处理，数日后可减轻或消失。严重者持续 1~3 个周期也可自行消退。个别妇女口服维生素 B$_6$ 20mg、维生素 C 100mg、山莨菪碱 10mg 或甲氧氯普胺（胃复安）10mg，每日 3 次，连续 7 日，症状可缓解。

2. 阴道流血　漏服避孕药或个别妇女未漏服均可发生不规则少量阴道流血，称突破性出血。如发生在服药前半周期，为雌激素量少不能维持内膜完整性而致，每晚应加服炔雌醇。在服药后半周期出血，多为孕激素不足引起，每晚增服孕激素或短效避孕药 1 片，加服药物均应与避孕药同时服至第 22 日停药。接近月经期出血或出血量多如月经时，均应立即停药，至出血第 5 日再开始服用下一周期的药物。

3. 停经　避孕药还可使一些妇女下丘脑 - 垂体轴抑制过度，出现闭经，一般停药后月经来潮，如连续停经 3 个月，需停药观察。

4. 体重增加　避孕药中的孕激素有弱雄激素活性，促进体内合成代谢。且雌激素可使水钠潴留。这种体重增加不会导致肥胖症。

5. 色素沉着 少数妇女可出现淡褐色的色素沉着,酷似妊娠期蝴蝶斑。停药后多数妇女可自然减轻或消失。第三代口服避孕药能改善原有的皮肤痤疮。

6. 乳房胀痛 少数女性有乳房胀痛,不需要特殊处理,随服药时间延长,症状可自行消失。

7. 其他 极少数妇女服药后发生生精神抑郁、头昏、乏力、性欲减低、皮疹、皮肤瘙痒等,可停药观察或对症处理。

二、宫内节育器

宫内节育器(intrauterine device,IUD)是一种相对安全、有效、简便、经济、可逆的节育方法,目前已成为我国育龄妇女的主要避孕措施,我国使用率占世界 IUD 避孕总人数的 80%,是世界上使用 IUD 最多的国家。

(一) 种类

1. 惰性宫内节育器(第一代 IUD) 由惰性材料如金属、硅胶、塑料或尼龙等制成,因脱落率和带器妊娠率高,目前已停用。

2. 活性宫内节育器(第二代 IUD) 其内含有活性物质如铜离子、激素、药物及磁性物质等,可以提高避孕效果,减少副反应。

(1) 带铜宫内节育器

1) 带铜 T 形宫内节育器(TCu-IUD):是我国目前首选的宫内节育器,TCu-IUD 带有尾丝,便于检查及取出。带铜 T 形 IUD 以聚乙烯为支架,在纵杆或横臂上绕有铜丝或铜管,铜丝易断裂,放置年限较短,一般放置 5~7 年,含铜套的 IUD 放置时间可达 10~15 年。节育器是根据铜圈暴露于宫腔的面积不同而分为不同类型,铜的总面积为 $200mm^2$ 时称 TCu-200;其他型号还有 TCu-220C、TCu-380A 等。

2) 带铜 V 形宫内节育器(VCu-IUD):是我国常用的宫内节育器之一,横臂及斜臂绕有铜丝或铜套,由不锈钢作 V 支架,两横臂中相套为中心扣,外套硅橡胶管。有尾丝,放置年限 5~7 年,其带器妊娠率低,脱落率低,但因症取出率较高。

3) 其他:如宫铜 IUD、母体乐 IUD、含铜无支架 IUD(又称吉妮 IUD)。

(2) 药物缓释宫内节育器:

1) 曼月乐(左炔诺孕酮 T 形 IUD):以 T 形聚乙烯材料为支架,孕激素储存在纵杆的药管中,管外包有聚二甲基硅氧烷膜,控制药物释放。孕激素有使子宫内膜变化不利于受精卵着床、宫颈黏液变稠不利于精子穿透等综合作用,带器妊娠率较低。主要副反应为闭经和点滴出血,但取器后不影响月经的恢复和妊娠。放置时间为 5 年。

2) 含吲哚美辛 IUD:常用的产品有宫铜 IUD、活性 γ-IUD、吉妮致美 IUD,通过每日释放吲哚美辛,减少放置 IUD 后引起的月经过多等副反应。

(二) 避孕机制

1. 杀精毒胚 ①IUD 由于压迫局部产生炎症反应,分泌的炎性细胞有毒害胚胎的作用。同时产生大量巨噬细胞覆盖于子宫内膜,影响受精卵着床,并能吞噬精子及影响胚胎发育。②载铜 IUD 释放的铜离子也具有使精子头尾分离的毒性作用,使精子不能获能。

2. 干扰着床 ①长期异物刺激导致子宫内膜损伤及慢性炎症反应,产生前列腺素,改变输卵管蠕动,使受精卵运行速度与子宫内膜发育不同步,从而阻碍了受精卵的着床。②IUD 机械性的严重压迫使子宫内膜组织缺血及吞噬细胞的作用,激活纤溶酶原,局部纤溶酶原活性增加,致使囊胚溶解吸收。③铜离子进入细胞,影响锌酶系统如碱性磷酸酶和碳酸酐酶,阻碍精卵着床及胚胎发育。并影响糖代谢、雌激素摄入有 DNA 合成,使内膜细胞代谢受到干扰,使受精卵着床及囊胚发育受到影响。

3. 左炔诺孕酮 IUD 的避孕作用　可使少部分妇女抑制排卵,主要是孕激素对子宫内膜的局部作用:①使腺体萎缩,间质蜕膜化,间质炎性细胞浸润,不利于受精卵着床。②改变宫颈黏液性状,使宫颈黏液稠厚,不利于精子穿透。

(三) 适应证与禁忌证

1. 适应证　凡育龄妇女无禁忌证,要求放置 IUD 者。

2. 禁忌证　妊娠或妊娠可疑者;人工流产出血多,怀疑有妊娠组织物残留或感染可能者;中期妊娠引产、分娩或剖宫产胎盘娩出后子宫收缩不良,有出血或潜在感染可能;生殖道急性炎症;不明原因的阴道流血,疑因妇科恶性病变时;子宫肌瘤伴有宫腔形态改变者;3 个月内频发月经、月经过多(适用曼月乐)或不规则阴道流血者;正患乳腺癌的患者禁用曼月乐;生殖器官肿瘤;生殖器官畸形如子宫纵隔、双子宫等;宫颈口过松、重度陈旧性宫颈裂伤或子宫脱垂;严重的全身性疾患;宫腔小于 5.5cm 或大于 9cm(除外足月分娩后、大月份引产后或放置含铜无支架 IUD);有铜过敏史者,禁用含铜节育器。

(四) IUD 常规放置时间

①月经干净 3~7 日无性交者;②人工流产后立即放置,但术后宫腔深度应 <10cm,为防止吸宫不全,亦可在术后一个月,月经干净 3~7 日放置;③产后 42 天恶露已净,会阴伤口已愈合,子宫恢复正常者;④哺乳期闭经者放置应先排除早孕;⑤含孕激素 IUD 在月经第 3 日放置;⑥剖宫产后半年放置;⑦自然流产于转经后放置,药物流产 2 次正常月经后。

(五) 放置后注意事项和随访

术后休息 3 天,1 周忌重体力劳动,2 周内忌性交及盆浴,保持外阴清洁。常规为放置后 1、3、6、12 个月及以后每年 1 次,直至停用,特殊情况随时就诊。随访内容包括主诉、妇科检查 IUD 尾丝及采用 B 型超声检查 IUD 位置。

(六) IUD 取出适应证和禁忌证

1. 取器适应证　①放置期限已满需更换者;②围绝经期停经半年后或月经紊乱者;③不需要再避孕,如离异、丧偶等;④改用其他避孕措施或绝育者;⑤有并发症及副反应,经治疗无效者;⑥带器妊娠者。

2. 取器禁忌证　①生殖器官及盆腔急性感染;②全身情况不良,不能耐受手术或疾病的急性期。

3. 取器时间　①月经干净后 3~7 天为宜;②因子宫出血而需取器者,随时可取。

(七) 副作用及并发症

1. 副反应　①出血:多持续至放置 IUD 后半年左右,尤其是最初 3 个月内。主要表现为经量过多、经期延长或月经中期点滴出血等;②腰腹坠胀感:IUD 与宫腔大小及形态不符,导致子宫频繁收缩引起。症状重者,用解痉药治疗无效,可更换型号合适的 IUD。

2. 放置宫内节育器的并发症

(1) 子宫穿孔、节育器异位:常见原因:①子宫位置检查错误,易发生子宫峡部穿孔;子宫大小检查错误,易发生子宫角部穿孔;②哺乳期子宫薄而软,术中易发生穿孔。穿孔致节育器放入子宫外。确诊节育器异位后,应经腹(包括腹腔镜)或经阴道将节育器取出。

(2)感染:无菌操作不严、生殖道本身存在感染灶、节育器尾丝过长,导致上行性感染,均可引起急性或亚急性盆腔炎症发作。当明确有感染存在,控制感染后应取出 IUD。

(3)节育器嵌顿或断裂:由于节育器放置时损伤宫壁放置时间过长,致部分器体嵌入子宫肌壁或发生断裂。应及时取出。若取出困难,为减少子宫穿孔,应在 B 型超声下、X 线直视下或在宫腔镜下取出。

(4)节育器脱落:是由于 IUD 放置操作不规范,没有放入子宫底部、IUD 与宫腔大小、形态不符等原因所致。多发生在放器第 1 年,尤其头 3 个月内,常与经血一起排出不易察觉。

(5)带器妊娠:多见于 IUD 移位或异位于子宫肌壁、盆腔或腹腔等情况。带器异位妊娠近年文献报道有上升的趋势,与盆腔炎、放置节育器的时间、节育器的大小有关。

(6)心脑综合反应、铜过敏:极少见。

(7)有时可见尾丝消失。

三、其他避孕方法

其他避孕方法包括紧急避孕、外用避孕和自然避孕法等。

(一)紧急避孕(postcoital contraception)

1. 适应证　①避孕失败,包括避孕套破裂、滑脱;未能做到体外排精,错误计算安全期,漏服避孕药,宫内节育器脱落;②在性生活中未使用任何避孕方法;③遭到性暴力。

2. 禁忌证　①已确定怀孕的妇女;②一个月经周期内进行多次无保护性交者;③有生殖道炎症或严重全身慢性疾病者不能使用 IUD 作为紧急避孕;④有脑血管意外史、缺血性心脏病、血栓性疾病、严重偏头痛、肝脏疾病者慎用雌孕激素复合制剂;⑤有异位妊娠史者慎用 IUD。

3. 方法　口服紧急避孕药或放置宫内节育器。

(1)紧急避孕药:有激素类或非激素类两类,在无保护性生活后 3 日(72 小时)之内服用。激素类药物有:①雌、孕激素复方制剂:复方炔诺孕酮事后避孕片,首剂 2 片,12 小时后再服 2 片;②单纯孕激素制剂:左炔诺孕酮片,含左炔诺孕酮 0.75mg,无保护性生活 72 小时内服 1 片,12 小时后再服 1 片;③非激素类药物:米非司酮,为抗孕激素制剂,在无保护性生活 120h 之内服用米非司酮 10mg 或 25mg,1 片即可。

紧急避孕药的副反应:可能出现恶心、呕吐、不规则阴道流血,但非激素类药米非司酮的副反应少而轻,一般不需特殊处理。

紧急避孕仅对一次无保护性生活有效,避孕有效率明显低于常规避孕方法,且紧急避孕药激素剂量大,副作用亦大,不能替代常规避孕。

(2)宫内节育器:带铜宫内节育器,在无保护性生活后 5 日之内放入,作为紧急避孕方法,有效率可达 95% 以上。特别适合希望长期避孕而且符合放环者。

(二)外用避孕药具

常用的有阴茎套、女用避孕套及外用杀精剂。

1. 阴茎套(condom)　也称避孕套,性交时男方使用,直径规格为 29、31、33、35mm 四种,每次性交时应更换新的阴茎套,选择合适阴茎套型号,使用前吹气检验证实确无漏孔,同时应排除小囊内空气。射精后在阴茎尚未软缩时，即捏住套口和阴茎一起取出，正确使用避孕有效率可达93%~95%。阴茎套还具有防止性传播疾病的作用，故应用广泛，适用于各年龄段的人群，但对乳胶过敏者；对杀精剂过敏者；少数男性阴茎不能保持在勃起状态者不宜使用阴茎套。

2. 女用避孕套（female condom） 又称阴道套（vaginal pouch），也具有防止性传播疾病的作用，除以下禁忌外均可选用，①阴道过紧、阴道畸形或生殖道肿瘤；②子宫Ⅱ度脱垂，阴道前后壁膨出中度以上；③反复尿路感染；④生殖道急性炎症尚未控制；⑤对女用避孕套过敏。

3. 外用杀精剂 又称阴道杀精剂。是性交前置入女性阴道，具有灭活精子作用的一类化学避孕制剂。由活性成分壬苯醇醚与基质制成。临床常用的有避孕栓剂、片剂、凝胶剂、胶冻剂及避孕药膜等。

（三）自然避孕法

自然避孕法（natural family planning，NFP），包括安全期避孕法和哺乳闭经避孕法。对于月经周期正常的妇女，多在下次月经前14日排卵，一般将排卵日的前5天和后4天，连同排卵日在内共10天称为排卵期，其余时间不易受孕故称为安全期。使用安全期避孕需事先确定排卵日期，通常根据基础体温测定、宫颈黏液检查或根据月经周期来推算。应当注意的是妇女排卵过程可受情绪、性活动、健康状况及外界环境等因素影响而推迟或提前，还可能发生额外排卵。因此，安全期避孕法（自然避孕法）并不十分可靠。

第二节 绝　　育

输卵管绝育术（tubal sterilization operation）是一种安全、永久性节育措施，目前常用方法为经腹输卵管结扎法或腹腔镜下输卵管绝育。

一、开腹输卵管结扎术

1. 适应证 ①自愿接受绝育手术且无禁忌证者；②患者有严重全身疾病不宜生育者。

2. 禁忌证 ①24小时内两次体温达37.5℃或以上者；②全身状况不佳，如心力衰竭、血液病等，不能耐受手术者；③患严重的神经官能症者；④现患深部静脉血栓或肺栓塞和其他疾病急性期；⑤腹部皮肤有感染灶或患盆腔炎性疾病及盆腔炎性疾病后遗症者。

3. 术前准备

（1）手术时间选择：非孕妇女在月经干净后3~4日；人工流产或分娩后宜在48小时内施术；自然流产正常转经后，药物流产两次正常月经后；哺乳期或闭经妇女则应排除早孕后再行绝育术；剖宫产或其他开腹手术同时（有感染可能的手术除外）。

（2）解除受术者思想顾虑，作好解释和咨询。

（3）按妇科腹部手术前常规准备。

4. 麻醉 采用局部浸润或硬膜外麻醉。

5. 手术步骤

（1）排空膀胱，取仰卧位，留置尿管，手术野按常规消毒、铺巾。

（2）切口：以选择纵切口为宜，也可选用横切口。月经干净后结扎者，取下腹正中耻骨联合上两横指（3~4cm）作 2cm 长纵切口，产后则在宫底下 2~3cm 作纵切口。

（3）寻找提取输卵管：术者左手食指伸入腹腔，沿宫底后方滑向一侧宫角处，摸到输卵管后，右手持卵圆钳将输卵管夹住，轻轻提至切口外，此为卵圆钳取管法。亦可用指板法或吊钩法提取输卵管。见到输卵管伞端后证实为输卵管，术中须同时检查卵巢。

（4）结扎输卵管：有多种，抽芯包埋法、输卵管银夹法和输卵管折叠结扎切除法（潘氏改良法）。建议首选抽芯包埋法结扎输卵管，用两把鼠齿钳夹持输卵管，于输卵管峡部浆膜下注入 0.5% 利多卡因 1ml 使浆膜膨胀，平行输卵管用尖刀切开膨胀的浆膜层，再用弯蚊式钳游离出输卵管后，用两把蚊式钳夹住两端，中间切除 1~1.5cm，用 4 号丝线分别结扎输卵管两端，远端同时结扎浆膜层，最后用 1 号丝线连续缝合浆膜层，将近端包埋于输卵管系膜内，远端留于系膜外。同法处理对侧输卵管。

6. 术后并发症 ①出血或血肿：过度牵拉、钳夹而损伤输卵管或系膜，或创面血管结扎不紧引起腹腔内积血或血肿；②感染：体内原有感染灶未行处理；手术器械、敷料消毒不严或手术操作无菌观念不强；③损伤：解剖关系辨认不清或操作粗暴致膀胱、肠管损伤；④输卵管复通：因绝育措施本身缺陷，或施术时技术误差引起绝育失败，多发生宫内妊娠，尚需警惕可能形成输卵管妊娠。

7. 术后处理 除硬膜外麻醉外，可不禁食，及早下床活动，注意观察生命体征及有无腹腔内出血，术后休息 3 周，同时行负压吸宫术者休息 1 个月，休息期间不宜进行体力劳动或剧烈运动。术后 2 周内禁止性生活，流产或产后绝育，应按流产后或产后注意事项处理。

二、经腹腔镜输卵管绝育术

1. 禁忌证 主要为腹腔粘连、心肺功能不全、膈疝等，余同经腹输卵管结扎术。
2. 术前准备 同经腹输卵管结扎术，受术者应取头低臀高仰卧位。
3. 手术步骤 局麻、硬膜外麻醉或全身麻醉。在脐孔下缘作 1~1.5cm 横弧形切口。在腹腔镜直视下将弹簧夹或硅胶环置于输卵管峡部，以阻断输卵管通道。也可采用双极电凝烧灼输卵管峡部 1~2cm。据统计比较各种方法的绝育失败率，以电凝术最低为 1.9‰，硅胶环为 3.3‰，弹簧夹高达 27.1‰，但机械性绝育与电凝术相比，因毁损组织少，可能提供更高的复孕几率。
4. 术后处理 ①术后静卧数小时后可下床活动；②术后观察有无体温升高、腹痛、腹腔内出血或脏器损伤征象。

第三节 避孕失败的补救措施

人工终止妊娠术包括人工流产术和药物流产，是避孕失败的补救措施，但不能作为常用的节育方法。

一、人 工 流 产

人工流产术(induced abortion)是指因意外妊娠、优生或疾病等原因,在妊娠 14 周内人为地采用手术方法终止妊娠,包括负压吸引术(vacuum aspiration)和钳刮术。

(一)负压吸引术

1. 适应证　妊娠 6~10 周内自愿要求终止妊娠而无禁忌证者或因患某种严重疾病不宜继续妊娠者。

2. 禁忌证　生殖道炎症,各种疾病的急性期,全身情况差,不能耐受手术者,手术当日两次体温达 37.5℃或以上者。

3. 术前准备　①详细询问病史,特别注意询问有无高危情况:如反复人流史、剖宫产后半年内、哺乳期、有子宫穿孔史及子宫肌瘤剔除史、生殖器畸形或合并盆腔肿瘤、带器妊娠及有内外科并发症等;②体格检查:包括测量体温、脉搏、血压及常规的内科检查和妇科检查以了解盆腔情况,明确早孕诊断;③辅助检查:包括血常规、血型及凝血方面检查,阴道分泌物检查,尿妊娠检查、B 超检查,心电图;④签署知情同意书;⑤排空膀胱。

4. 手术步骤　取膀胱截石位,常规消毒外阴和阴道,铺消毒巾。再次检查子宫位置、大小及附件等情况。窥器扩开阴道,消毒阴道及宫颈,用宫颈钳夹持宫颈前唇中部,不宜夹入宫颈管内。探针顺着子宫方向探测宫腔深度及子宫位置。宫颈扩张器以执笔式逐号扩张宫颈管(扩张到比选用吸头大半号或 1 号),用力要均匀,不宜用力过猛,以防宫颈内口损伤和子宫穿孔。将吸管的末端与已消毒好的橡皮管相连,并连接到吸引器橡皮管前端中的接头上。依子宫方向将吸管缓慢送入宫底部,遇到阻力略后退,送入吸管的深度不宜超过子宫探针所测的宫腔深度,吸管的开口处应尽量对准胚胎着床的部位。电动吸引操作的过程:按孕周及宫腔大小给予负压,一般控制在 400~500mmHg,将吸管按顺时针或逆时针方向顺序转动,并在子宫底和子宫内之间上下反复移动,吸到胚囊所在部位时吸管常有振动感并感到有组织物流向吸管,子宫内容物吸尽时,吸管被包紧,宫壁粗糙,此时可将橡皮管折叠,取出吸管。用小号刮匙轻轻搔刮子宫底及两侧子宫角,检查宫腔是否吸净。必要时重新放入吸管,再次用低负压(200~300mmHg)吸宫腔 1~2 圈。术后测量宫腔深度,取下宫颈钳,用棉球拭净宫颈及阴道血迹,术毕。术后将吸出物过滤,测量血液及组织容量,检查有无绒毛及胚胎组织,其大小是否与孕周相符,如无绒毛组织,应送病理检查。

5. 手术流产后处理　①术后留院观察,注意阴道流血等情况,若无异常可回家休息;②术后 1 个月内禁止盆浴及性生活,术后应给予抗生素及促进子宫收缩的药物;③指导避孕及落实避孕措施。

(二)钳刮术

钳刮术须住院手术,是用机械或药物方法使宫颈松软,然后用卵圆钳钳夹胎儿及胎盘,适用于终止 11~14 周妊娠,其手术禁忌证同负压吸引术。因胎儿较大、骨骼形成,容易造成并发症如出血多、宫颈裂伤、子宫穿孔、流产不全等,应尽量避免大月份钳刮术。

(三)人工流产术的并发症及处理

1. 人工流产综合反应　在术中或术毕出现心动过缓、心律不齐、面色苍白、头昏、胸闷、大汗淋漓,严重者甚至出现血压下降、昏厥、抽搐等迷走神经兴奋症状。一旦发生,应立即停止手术,吸氧,一般能自行恢复,严重者可加用阿托品 0.5~1mg 静脉注射。术前重视精神安慰,术时操作轻柔,扩张宫颈时不宜过快或用力过猛,负压适当,减少不必要的反复吸刮,均能降低人工流产综合反应的发生率。

2. 子宫穿孔　是人工流产的严重并发症,当术者器械进入宫腔突然出现"无底"感觉或其深度明显超过检查时子宫大小,提示子宫穿孔,应立即停止手术。若妊娠物已清除,穿孔小,无脏器损伤或内出血可注射子宫收缩剂保守治疗,并使用抗生素预防感染,同时密切观察生命体征。确诊宫内有妊娠残留物,患者情况稳定,应由有经验医生避开穿孔部位,也可在 B 超或腹腔镜帮助下完成手术;尚未进行吸宫操作者,可应用宫缩剂后,等待 1 周后再清除宫腔内容物;如果破口大、有内出血或难以排除脏器损伤,应剖腹探查或腹腔镜检查,根据情况做相应处理。

3. 出血　妊娠月份较大时,子宫收缩欠佳,出血量多。可在扩张宫颈后,宫颈注射缩宫素,并尽快取出胎盘及胎体。吸管过细、胶管过软或负压不足可引起出血,应及时更换吸管或胶管,调整负压。

4. 吸宫不全　是人工流产后常见并发症,指人工流产术后部分妊娠组织物残留。术后阴道流血超过 10 日,血量过多,或流血停止后又有多量流血,应考虑为吸宫不全,B 超检查有助于诊断。若无明显感染征象,应尽早行刮宫术,刮出物送病理检查,术后抗生素预防感染。若同时伴有感染,应在控制感染后行刮宫术。

5. 漏吸或空吸　行人工流产术未吸到胚胎及绒毛而导致继续妊娠或胚胎停止发育,称为漏吸,确属漏吸,应再次行人工流产术。误诊宫内妊娠行人工流产称为空吸。须将吸出物送病理检查,警惕异位妊娠可能。

6. 羊水栓塞　少见,往往由于宫颈损伤、胎盘剥离使血窦开放为羊水进入血液创造条件,但妊娠早、中期羊水中含有形成份少,其症状及严重性不如晚期妊娠发病凶猛,但仍应按羊水栓塞处理流程及时处理。

7. 感染　可发生急性子宫内膜炎、盆腔炎性疾病等,术后应预防性应用抗生素。

8. 宫颈、宫腔粘连　表现为人工流产术后闭经和周期性腹痛。处理:用探针或小号扩张器慢慢扩张宫颈内口,做扇形钝性分离粘连,使经血排出,腹痛迅速缓解,对于粘连较重者可在 B 超引导下探查宫腔或行宫腔镜手术。术后宫腔可放置 IUD,也可加用性激素人工周期疗法 2~3 个月,使子宫内膜逐渐恢复。

9. 远期并发症　盆腔炎性疾病后遗症、月经失调、继发性不孕等。

二、药　物　流　产

药物流产(medical abortion or medical termination)是药物而非手术终止早孕的一种方法。药物流产的标准方法是米非司酮配伍米索前列醇,完全流产率可达 90% 以上。米非司酮(mifepristone)与孕酮的化学结构相似,与孕酮受体结合能力为孕酮 3~5 倍,可与孕激素竞争受体,阻断孕酮与孕酮受体结合和孕激素的活性。米索前列醇是前列腺素的衍化物,有兴奋子宫肌和软化宫颈的作用。

1. 药物流产的适应证　①妊娠≤49 日,18~40 岁的健康妇女,本人自愿要求使用药物终止妊娠;②尿或血 β-hCG 阳性,B 超确诊宫内妊娠者;③具有人工流产高危因素者,如多次人工流产史,疤痕子宫,宫颈发育不良或严重骨盆畸形;④对手术流产有恐惧和顾虑心理者。

2. 禁忌证　①使用米非司酮的禁忌证:如肾上腺疾病、糖尿病等内分泌疾病、与甾体激素有关的肿瘤、肝肾功能异常、妊娠期皮肤瘙痒史、血液病、血管栓塞等病史;②使用前列腺素类药物禁忌证:如心血管疾病(二尖瓣狭窄、高血压、低血压)、青光眼、哮喘、胃肠功能紊乱、癫痫;③其他:过敏体质、带器妊娠、异位妊娠、贫血、妊娠剧吐、长期服用抗结核、抗癫痫、抗抑郁、前列腺素生物合成抑制剂(阿司匹林、吲哚美辛)、巴比妥类药物、吸烟及嗜酒。

3. 用药方法　米非司酮150mg顿服或分2~3日口服,每次服药前后各禁食2小时。于首次服完米非司酮36~48小时(第3天上午)到医院,空腹口服米索前列醇600μg。药物流产必须在有正规抢救条件的医疗机构进行。

4. 米非司酮的副反应及并发症的处理　服药后留院观察期间,观察体温、血压、脉搏变化及恶心、呕吐、头晕、腹痛、腹泻、手心瘙痒、药物过敏等副作用,警惕过敏性休克及喉头水肿等严重不良反应。密切注意出血和胚囊排出情况。胚囊排出后如有活动性出血,应急诊清宫;胚囊排出后观察1小时无多量出血方可离院,并嘱2周后随诊;6小时内胚囊未排出且无活动性出血者可离院,并预约1周后随诊。出血时间长,出血多是药物流产的主要副反应,阴道出血时间一般持续10天至2周。孕囊排出后出血时间较长,或有突然阴道大量出血,需急诊刮宫,甚至需输血抢救。

第四节　计划生育措施的选择

避孕节育知情选择,医务工作者应根据每对夫妇的具体情况,指导育龄妇女选择最适宜的避孕方法,以达到节育的目的。

1. 新婚夫妇　首选短效口服避孕药,男用避孕套也是较理想的避孕方法,还可选用外用避孕药。新婚期不宜使用宫内节育器、长效避孕针,但对较长时间内不准备生育者可选用宫内节育器,不宜采用安全期、体外排精避孕。

2. 有一个子女的夫妇　首选宫内节育器和皮下埋置剂,可选用长效避孕药(口服或注射)、短效口服避孕药和男用避孕套。不宜采用安全期避孕,一般暂不行绝育手术。

3. 有两个或多个子女的夫妇　首选男女绝育术、宫内节育器和皮下埋置剂,可选用长效、短效口服避孕药和避孕针,不宜采用安全期避孕。

4. 产后6周至6个月哺乳的妇女哺乳期　可选用安全套、宫内节育器、男女绝育术,仅含有孕激素的方法也可使用(如单纯孕激素口服避孕药、长效避孕针和皮下埋植)。不宜采用安全期避孕、口服复方避孕药或复方避孕针。如果在产后6个月内完全采用母乳喂养且月经尚未恢复,其间可以避免怀孕,即哺乳闭经避孕法,但是一旦孩子6个月大,或月经恢复,或添加配方奶或辅食则应选用其他避孕方法。

5. 不哺乳的妇女哺乳期　除哺乳使用的避孕方法外,还可使用复方口服避孕药和避孕针,不宜采用安全期避孕。

6. 绝经过渡期妇女　绝经过渡期妇女仍可能排卵,必须坚持避孕。选择不影响内分泌功能的避孕措施,可采用避孕套或外用避孕药,原来使用宫内节育器尚未到期,又没有明显的月经紊乱或其他不适症状的妇女可继续放置,绝经1年内取出。不宜选用安全期避孕和复方避孕药。

学习小结

　　计划生育是我国的基本国策,需帮助育龄夫妇选择适宜的计划生育措施。目前常采用药物、器具或利用生殖生理自然规律达到避孕目的,采用开腹或经腹腔镜行输卵管绝育术,避孕或节育失败及早采用人工流产或药物流产终止妊娠。

复习题

1. 人工流产的并发症?
2. 药物避孕的机制?

（涂新枝）

第二十七章

妇 女 保 健

学习目标

1. 了解妇女保健的意义及目的。
2. 熟悉妇女保健各期的内容。
3. 了解妇女保健统计指标。

妇女保健是根据妇女各个时期的生理特点运用医学技术,采用直接和相关的防治措施、管理方法、保障妇女的生命安全和健康的一种保健工作。妇女保健水平与妇女的政治、经济、社会地位密切相关。

一、妇女保健的目的和意义

(一) 妇女保健工作的意义

妇女保健以"保健为中心,临床为基础,保健与临床相结合,以生殖健康为核心,面向基层,面向群体"为工作方针,维护和促进妇女健康。做好妇女保健工作,保护妇女身心健康,直接关系到子孙后代的健康、家庭幸福、民族素质提高和计划生育基本国策的贯彻落实。

(二) 妇女保健工作的目的

妇女保健工作的目的在于通过积极的预防、普查、监护和保健措施,做好妇女各期保健,以降低患病率、消灭和控制某些疾病及遗传病的发生,控制性传播疾病的传播,降低孕产妇和围产儿死亡率,从而促进妇女身心健康。

(三) 妇女保健的服务范围

妇女一生各个时期,包括青春期、生育期、围产期、围绝经期和老年期,研究各期的特点和保健要求。除身体保健外,还包括心理社会方面保健。

(四) 妇女保健工作的组织机构

1. 行政机构 ①国家卫生和计划生育委员会内设妇幼健康服务司,下设妇女卫生处、儿童卫生处、计划生育技术服务处处室,领导全国妇幼保健工作;②省级(直辖市、自治区)卫生厅设妇幼保健与社区卫生处(简称妇社处);③市(地)级卫生局内设妇幼卫生科或防保科;④县(市)级卫生局一部分设防保股,一部分设业务股,少数县由专人分管。

2. 专业机构 包括:各级妇幼保健机构(国家级、省级、地市级、县级)、各级妇产科医院、综合医院妇产科、计划生育科、预防保健科以及妇产科,中医医疗机构中的妇科,不论其所有制关系(全民、集体、个体)均属妇幼卫生专业机构。

(五)妇女保健工作的方法

妇女保健工作是一个社会系统工程,应充分发挥各级妇幼保健专业机构及基层三级妇幼保健网的作用;有计划地组织培训和复训及继续教育,不断提高专业队伍的业务技能和水平;在调查研究基础上,制订工作计划和防治措施,做到群体保健与临床保健相结合,防与治相结合;同时开展广泛的社会宣传和健康教育,提高群众的自我保健和参与意识;建立健全有关规章制度,加强目标管理和督促监督。开展以生殖健康为核心的妇女保健,做到以人为中心,以服务对象的需求为评价标准,强调性健康,强调社会参与和政府责任。

二、妇女保健工作的任务

妇女保健工作的原则是以预防为主体,保健为核心,基层为重点,防治相结合。

1. **青春期保健** 指 12~18 岁之间的女性保健。青春期保健分三级:一级预防包括:①自我保健;②营养指导;③体育锻炼;④卫生指导;⑤性教育。二级预防包括早期发现疾病和行为偏导以及减少危险因素两个方面,通过学校保健等普及对青少年的体格检查,及早筛查出健康和行为问题。三级预防包括对女青年疾病的治疗与康复。青春期保健应以加强一级预防为重点。

2. **月经期保健** 月经是正常女性发育成熟的特有生理现象。月经期卫生很重要,其间要常用干净毛巾沾温水清洗外阴部,应淋浴,不宜盆浴和池浴,并禁止性生活,以免引起感染性妇科疾病。选用月经用品如卫生巾、卫生栓等应注意其质量和卫生。月经期应避免过度劳累;不宜下水田劳动,注意保暖;应避免饮食过冷和刺激性强的食物;不宜饮酒、吸烟;增加一些有营养的食品,保持心情舒畅生活要有规律。月经前或月经期有些不适和烦躁,但大多不会影响工作。有些妇女症状较重,表现不一,谓之"月经前期综合征",应予重视。发生的原因一般认为是由内分泌功能障碍所致,有人认为是孕酮缺乏症,每月补充孕酮可以减轻症状。

3. **围婚期保健** 是围绕结婚前后,为保障婚配双方及其下一代健康所进行的一系列保健服务措施,其内容包括婚前医学检查、婚前卫生指导和婚前卫生咨询。婚前医学检查是对准备结婚的男女双方可能患有的影响结婚和生育的疾病进行医学检查。婚前卫生指导是对准备结婚的男女双方进行的以生殖健康为核心,与结婚和生育有关的保健知识的宣传教育。婚前卫生咨询是对医学检查发现的异常情况以及服务对象提出的具体问题进行解答、交换意见、提供信息,帮助受检对象在知情的基础上作出适宜的决定。对双方为直系血亲、三代以内旁系血亲,或患有医学上认为不宜结婚的疾病,应"建议不宜结婚";对患有医学上认为不宜生育的疾病者,应"建议不宜生育",指定传染病在传染期内、有关精神病在发作期内或患其他医学上认为应暂缓结婚的疾病时,应"建议暂缓结婚"。对于婚检发现的可能会终生传染的不在发病期的传染病患者或病原体携带者,若受检者坚持结婚,应充分尊重受检双方的意愿,提出预防、治疗及采取医学措施的意见。总之,围婚保健的目的是保证健康的婚配,避免近亲间或遗传病患者之间的不适当婚配或生育,有利于男女双方能科学地选定终身伴侣。使双方在婚前能从身心两方面作准备,有利于防止各种疾病,特别是遗传性疾病的延续,以减少人群中遗传病蔓延,使婚后生活能健康发展,为落实计划生育提供保证,为后代优生打下良好基础。围婚期保健是实现人人享有卫生保健,提高全民健康素质的重要保障措施之一。

4. 围产期保健　是指一次妊娠从妊娠前、妊娠期、产时、产褥期、哺乳期、新生儿期为孕母和胎、婴儿的健康所进行的一系列保健措施。

(1) 孕前期保健:主要是为了选择最佳的受孕时机,如夫妻双方选择适当的生育年龄(女性<18岁或>35岁是妊娠危险因素,易造成难产及其他产科并发症,以及胎儿染色体病),妊娠前有健康的身心及社会环境等,积极治疗对妊娠有影响的疾病,戒除对妊娠结局有影响的烟酒嗜好,避免接触毒物和放射线。采用药物避孕者需改为工具避孕一段时间,口服避孕药时间较长者应停药,改用工具避孕半年后再怀孕。对患有严重疾病或者接触致畸物质,妊娠可能危及孕妇生命安全或者可能严重影响孕妇健康和胎儿正常发育的应当予以医学指导。孕前3个月补充叶酸或含叶酸的多种维生素可明显降低胎儿神经管畸形等风险。对发现或怀疑患有严重遗传性疾病的育龄夫妇,应提出医学意见。若有不良孕产史,应进行产前咨询,做好孕前准备,以减少高危妊娠和高危儿的发生。

(2) 孕期保健:目的是保护孕妇和胎儿在妊娠期间的安全、健康,能至妊娠足月顺利娩出身体健康、智力发育良好的新生儿。孕早期是胚胎、胎儿分化发育阶段,易受外界因素及孕妇疾病的影响导致胎儿畸形或发生流产,应注意防病、防致畸。应尽早确诊妊娠,建立孕期保健手册。确定基础血压、基础体重,及时治疗内科并发症,避免接触有害化学制剂和放射线,避免病毒感染,避免精神刺激,遵医嘱用药,注意营养、保证充足的睡眠。孕中期是胎儿发育较快的阶段。应定期监护胎儿宫内生长发育,做好高危妊娠的各项筛查,继续预防胎儿发育异常,预防妊娠并发症,指导孕妇营养,适当补充铁剂和钙剂,对高龄孕妇,经产前检查发现或怀疑胎儿异常时应当进行产前诊断。孕晚期胎儿发育最快、体重增加最明显。应注意补充营养,定期行产前检查,及时发现并矫正异常胎位,注意防治妊娠并发症。还应注意胎盘功能和胎儿宫内安危的监护,及时纠正胎儿缺氧。妊娠≥41周,需住院。做好分娩前心理准备,指导孕妇做好乳房准备以利于产后哺乳。妊娠期发现下列情形之一者,应提出终止妊娠的医学意见:①胎儿患有严重遗传性疾病;②胎儿有严重缺陷;③因患严重疾病,继续妊娠可能危及孕妇生命安全或者严重危害孕妇健康。

(3) 产时保健:产时保健要点可概括为"五防、一加强"。"五防"是防滞产(注意产妇精神状态,给予安慰鼓励,密切观察宫缩,定时了解宫口扩张和胎先露部下降情况,及时识别难产,尤其是头位难产)、防感染(严格执行无菌操作规程,院外未消毒分娩者应用破伤风抗毒素注射防新生儿破伤风)、防产伤(减少不必要干预及暴力操作,提高接产质量)、防产后出血(及时娩出胎盘、纠正宫缩乏力,监测产后2小时的出血量)、防新生儿窒息(胎儿窘迫应及时处理,并在接产时作好新生儿抢救准备);"一加强"是加强对高危妊娠的产时监护和产程处理。

(4) 产褥期保健:是指分娩后产妇的生殖器和全身状况逐渐恢复阶段的保健,时间约需要6周。保健目的是预防产褥感染,注意乳房护理,预防乳腺炎。产妇产后3日、14日、28日分别进行三次产后访视,对产妇进行体格检查,指导产褥期卫生、科学喂养、新生儿护理及康复。并落实卡介苗接种。宣传科学育儿及早期教育知识,并进行计划生育措施的指导。

5. 哺乳期保健　哺乳期是指产后产妇用自己乳汁喂养婴儿的时期,通常为12个月。母乳喂养的好处:①母乳是婴儿必需的和理想的营养食品,营养丰富,适合婴儿消化、吸收;②用母乳喂养婴儿省时、省力、经济、方便;③母乳含有多种免疫物质,能增加婴儿抗病能力,预防疾病;④通过母乳喂养,母婴皮肤频繁接触,增加母子感情。哺乳期保健的中心任务是保护、促进和支持纯母乳喂养。

促进母乳喂养成功的十点措施:①有书面的母乳喂养政策,并常规传达到所有保健人员;②对所有保健人员进行必要的技术培训,使其能实施这一政策;③要把有关母乳喂养的好处及处理方法告诉所有的孕妇;④帮助母亲在产后半小时内开始让新生儿吸吮乳头进行哺乳;⑤指导母亲如何喂奶,以及在必须与其婴儿分开的情况下如何保持泌乳;⑥除母乳外,禁止给新生婴儿吃任何食物和饮料,除非有医学指征;⑦实行母婴同室,让母亲与其婴儿一日24小时在一起;⑧鼓励按需喂乳;⑨不给母乳喂养的婴儿吸吮橡皮奶头,或使用奶头做安慰物;⑩促进母乳喂养支持组织的建立,并将出院的母亲转给妇幼保健组织。我国目前三级医疗保健网比较健全,可以将出院的母亲转给妇幼保健组织,对母婴进行家庭访视,解决母乳喂养中遇到的问题。

哺乳期保健人员访视内容:①母乳喂养状况,询问母亲饮食、休息,婴儿睡眠、大小便情况,重点了解日夜哺乳次数,鼓励按需哺乳并亲自观察哺乳姿势,进行具体指导;②指导婴儿服饰,改革传统的包法,应放开婴儿手脚,采用连衣衫裤;③保持室内空气新鲜;④许多药物能通过乳汁进入婴儿体内,产妇用药需慎重;⑤指导避孕,最好采用工具避孕或产后3~6个月放置宫内节育器,不宜采用避孕药物和过分延长哺乳期。

6. 围绝经期及绝经后保健　围绝经期是指妇女从接近绝经时出现与绝经有关的内分泌、生物学和临床特征至绝经后1年内的时期。绝经是妇女的一个正常生理现象,但部分妇女在此期前后可出现由于性激素减少所引发的一系列躯体和精神心理症状。围绝经期保健的内容有:①合理安排生活,重视蛋白质、维生素及微量元素的摄入,保持心情舒畅,注意锻炼身体;②保持外阴部清洁,预防萎缩的生殖器发生感染;③防治绝经前期月经失调,重视绝经后出血;④由于年老体弱,支持组织及韧带松弛,容易发生子脱垂及张力性尿失禁,应进行肛提肌锻炼(用力做收缩肛门的动作),以加强盆底组织的支持力;⑤围绝经期是妇科肿瘤的好发年龄,应定期体检,接受妇女病及肿瘤普查;⑥采用激素替代、补充钙剂等综合措施防治围绝经期综合征及骨质疏松的发生;⑦虽然此期生育力下降,仍应避孕至月经停止12个月以上。带宫内节育器者,应于绝经一年后取出。

绝经后妇女保健其主要内容包括:①起居规律,饮食合理,心情舒畅,适度锻炼;②保持外阴清洁预防发生感染;③如有阴道流血应积极诊治;④为防止发生子脱垂及张力性尿失禁,应进行肛提肌锻炼;⑤定期妇科检查及全身检查;⑥加大补钙剂量,预防绝经后骨质疏松;⑦继续进行激素替代治疗,但应适当减量。

7. 防治妇癌的保健　对妇女威胁较大的疾病是肿瘤,因此,妇女保健的任务应注意妇癌的防治工作。乳腺癌及子宫颈癌是两个主要威胁妇女健康状况的恶性肿瘤,应作为重点。

(1) 乳腺癌:应向广大妇女宣传乳房自查方法,对及早发现乳房的疾病极有帮助。方法是:观察两侧乳房是否对称,有无凹陷、隆起、溢液、糜烂,有无发红、橘皮样病变及溃疡。然后用中间三指平置在乳房上,轻轻向胸部按压,并做环行触摸,注意乳房组织的弹性、有无压痛及包块,有异常应尽早就医。

(2) 宫颈癌:凡>35岁女性应定期筛查,每1~2年普查一次。高危人群应提前筛查。普查内容包括妇科检查、阴道分泌物检查、子宫颈细胞学检查、超声检查。并向广大中老年妇女宣传自我监测的重要性,如发现有血性或淘米水样的白带应尽早就医,做到早期诊断、早期治疗,并积极治疗癌前病变。

三、妇女保健统计指标

做好妇女保健统计,可以客观地反映妇幼保健工作的水平,评价工作的质量和效果,不断找出差距,为制订妇幼保健工作计划和规划、指导妇幼保健工作的开展和科研提供科学依据。

(一) 妇女病普查普治常用统计指标

1. 普查率 = 期内(次)实查人数 / 期内(次)应查人数 ×100%

2. 患病率 = 期内患妇女病人数 / 期内受检查妇女人数 ×10 万 /10 万

3. 总治愈率 = 治愈病例数 / 患妇女病总例数 ×100%

(二) 孕产期保健指标

1. 孕产期保健工作统计指标

(1) 孕产妇系统保健率 = 期内接受孕产妇系统保健的产妇数 / 期内产妇总数 ×100%

(2) 孕产妇产前检查覆盖率 = 期内接受一次及以上产前检查的产妇数 / 期内孕妇总数 ×100%

(3) 产前检查率 = 期内产前检查总人次数 / 期内产妇总数 ×100%

(4) 产后访视率 = 期内产后访视的产妇数 / 期内分娩的产妇数 ×100%

(5) 住院分娩率 = 期内住院分娩的产妇数 / 期内分娩产妇数 ×100%

2. 孕产期保健质量指标

(1) 高危孕妇发生率 = 期内高危孕妇数 / 期内孕(产)妇总人数 ×100%

(2) 妊娠期高血压疾病发病率 = 期内患病人数 / 同期产妇总人数 ×100%

(3) 产后出血率 = 期内产后出血人数 / 同期产妇总人数 ×100%

(4) 产褥感染率 = 期内产褥感染人数 / 期内产妇总人数 ×100%

(5) 会阴破裂率 = 期内会阴破裂人数 / 产妇总数 ×100%

3. 孕产期保健效果指标

(1) 围产儿死亡率 =(孕 28 足周以上死胎、死产数 + 生后 7 日内新生儿死亡数)/(孕 28 足周以上死胎、死产数 + 活产数)× 1000‰

(2) 孕产妇死亡率 = 年内孕产妇死亡数 / 年内孕产妇总数 ×10 万 /10 万

(3) 新生儿死亡率 = 期内生后 28 日内新生儿死亡数 / 同期活产数 ×1000‰

(4) 早期新生儿死亡率 = 期内生后 7 日内新生儿死亡数 / 同期活产数 ×1000‰

(5) 晚期新生儿死亡率 = 期内生后 8 日到 28 日内新生儿死亡数 / 同期活产数 ×1000‰

(三) 计划生育统计指标

1. 人口出生率 = 某年出生人数 / 该年平均人口数 ×1000‰

2. 人口死亡率 = 某年内总死亡数 / 该年平均人口数 ×1000‰

3. 人口自然增长率 = 年内人口自然增长数 / 年平均人口数 ×1000‰

4. 晚婚率 = 初婚中符合晚婚年龄的人数(男 / 女)/ 全年初婚人数(男 / 女)×100%

5. 节育率 = 落实节育措施的已婚育龄妇女人数(夫妇任一方)/ 已婚有生育能力的育龄妇女数 ×100%

6. 绝育率 = 男和女绝育数 / 已婚育龄妇女数 ×100%

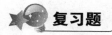 学习小结

　　妇女保健工作是以"保健为中心,临床为基础,保健与临床相结合,以生殖健康为核心,面向基层,面向群体"为工作方针,维护和促进妇女健康。其目的是促进妇女身心健康,降低妇女患病率,控制性传播疾病的传播,降低孕产妇和围产儿死亡率,消灭和控制某些疾病及遗传病的发生。而妇女保健工作的任务涵盖妇女一生各个时期,包括青春期、月经期、围婚期、围产期、哺乳期、围绝经期及绝经后期,针对各期的特点采取不同的保健措施。围产期保健又包括孕前期保健、孕期保健、产时保健及产褥期保健,对产时保健要做到"五防、一加强"。还要注意防治妇癌的保健,对 35 岁以上妇女每 1~2 年进行普查一次,以做到早发现、早诊断、早治疗。

　　妇女保健统计指标包括:①妇女病普查普治的常用统计指标;②孕产期保健指标;③计划生育统计指标。

★ 复习题

1. 产时保健的"五防、一加强"是什么?
2. 母乳喂养的好处有哪些?

(王晨虹)

第二十八章

妇产科常用特殊药物

第一节 雌激素类药物

(一) 药理作用

1. 促使生殖器官的生长与发育,使子宫内膜增生和阴道上皮角化,提高子宫对缩宫素的敏感性,增强子宫平滑肌的收缩。

2. 促进输卵管肌层生长,加强其节律性收缩的振幅。

3. 抗雄激素作用。

4. 对下丘脑和腺垂体有正、负反馈调节,间接影响卵泡发育和排卵。

5. 促使乳腺导管发育增生,但较大剂量能抑制垂体催乳激素的释放,从而减少乳汁分泌。

6. 调节机体糖、脂肪、蛋白质以及水电解质代谢,降低血中胆固醇,促进钙在骨质中沉着。目前尚未确定雌激素有无致癌作用。

(二) 适应证

主要有功能失调性子宫出血、闭经、卵巢功能低下、子宫发育不良、回乳、围绝经期综合征、萎缩性阴道炎、原发性痛经、绝经后妇女激素替代治疗等。

(三) 种类和制剂

1. **天然雌激素** 主要由卵巢和胎盘产生。

(1) 雌二醇(estradiol):为天然雌激素,针剂有 2mg(1ml)/ 支,供肌内注射。口服吸收差,目前尚有凝胶剂和透皮贴剂等剂型。

(2) 17-β 雌二醇:微粒化 17-β 雌二醇,是天然人 17-β 雌二醇。口服片剂 1mg/ 片。

(3) 苯甲酸雌二醇(estradiol benzoate):是雌二醇的苯甲酸酯,供肌注的油溶针剂,有 1mg/支、2mg/ 支两种。作用时间较长,可维持 2~3 日。

(4) 戊酸雌二醇(estradiol valerate):为雌二醇的戊酸酯,自植物大豆中提取,是长效雌二醇的衍生物。肌内注射剂有 5mg/ 支和 10mg/ 支两种,肌注后缓慢释放,作用维持 2~4 周。戊酸雌二醇片(商品名:补佳乐)为 1mg/ 片,剂量根据个体调整,一般每日一片,饭后服药,用于补充或替代雌激素的分泌不足。戊酸雌二醇片 / 雌二醇环丙孕酮片复合包装(商品名:克龄蒙)为复方制剂,其组成为:11 片白色糖衣片,每片含戊酸雌二醇 2mg;10 片浅橙红色糖衣片,每片含戊酸雌二醇 2mg 及醋酸环丙孕酮 1mg。

(5) 环戊丙酸雌二醇(estradiol cypionate):为雌二醇的环戊丙酸酯。供肌内注射的针剂有

1mg/ 支、2mg/ 支、5mg/ 支三种。该药是长效雌激素制剂,作用比戊酸雌二醇强而持久,可维持 3~4 周以上。

(6) 雌三醇(estriol):雌激素活性微弱,是体内雌二醇的代谢产物。片剂有 1mg/ 片和 5mg/ 片两种,针剂是 10mg(1ml)/ 支。特点是对阴道和宫颈管具有选择性,对子宫内膜无影响。

(7) 妊马雌酮(conjugated estrogens,premarin):为天然结合型雌激素,内含 10 种从孕马尿中提取的雌激素成分,如雌酮、马烯雌酮、17α 雌二醇和 17α 二氢马烯雌酮等。常用的剂型有片剂 0.625mg/ 片、1.25mg/ 片和 2.5mg/ 片。还有针剂 20mg(1ml)/ 支及外用阴道软膏剂型。

2. 合成雌激素

(1) 己烯雌酚(diethylstilbestrol):又名乙菧酚,曾是常用的雌激素制剂。作用强、价廉。因恶心、呕吐等副反应近年已较少使用。口服片剂有 0.5mg/ 片、1mg/ 片、2mg/ 片;针剂为 0.5mg/ 支、1mg/ 支和 2mg/ 支。

(2) 炔雌醇(ethinyl-estradiol,EE):口服强效雌激素,口服片剂为 5μg/ 片、12.5μg/ 片、50μg/ 片、500μg/ 片。作用约是己烯雌酚的 20 倍。炔雌醇环丙孕酮片(ethinylestradiol and cyproterone acetate,商品名:达英 -35,Diane 35)为复方制剂,其组分为炔雌醇 0.035mg 和醋酸环丙孕酮 2mg。可用于口服避孕,也可用于治疗妇女雄激素依赖性疾病。

(3) 炔雌醚(quinestrol):口服长效雌激素,作用为炔雌醇的 4 倍。片剂有 0.025mg/ 片,4mg/ 片。

(4) 氯烯雌醚(chloritrianisene):活性为己烯雌酚的 1/10,但作用较持久。口服胶囊剂有 4mg/ 粒,12mg/ 粒。

(5) 尼尔雌醇(nilestriol):是雌三醇的衍生物,为口服长效雌激素,口服片剂有 1mg/ 片、2mg/ 片、5mg/ 片。

(6) 替勃龙(tibolone):为人工合成仿性腺甾体激素,兼有弱雌激素、弱孕激素、弱雄激素活性。片剂 2.5mg/ 片。

第二节　孕激素类药物

(一) 药理作用

1. 抑制子宫收缩和促使子宫内膜由增生期转变为分泌期,可用于安胎和调整月经,应注意的是孕激素的衍生物具有溶黄体作用,故用于安胎或黄体功能不足的月经紊乱时,最好使用天然的孕激素黄体酮。另外,具有雄激素活性的制剂还可能引起女胎生殖器官男性化。

2. 长期使用孕激素可使子宫内膜萎缩,特别是异位的内膜;大剂量应用可使分化良好的子宫内膜癌细胞退变,可能与其抗雌激素作用有关。

3. 孕激素可降低阴道上皮成熟度,使角化现象消失;抑制输卵管节律性收缩的振幅;刺激乳腺腺泡发育成熟。

4. 通过抑制下丘脑 GnRH 的释放,使 FSH 及 LH 分泌受抑制,从而抑制排卵。

5. 孕激素使宫颈黏液减少、黏度增加,子宫内膜增生受抑制,腺体发育不良而不适于受精卵着床。

（二）适应证

主要用于：①习惯性流产和先兆流产的保胎治疗；②闭经，与雌激素并用进行人工周期治疗；③功能失调性子宫出血；④子宫内膜异位症及子宫内膜腺癌。此外，许多孕激素是目前常用的女性避孕药的主要成分。

（三）种类和制剂

1. 黄体酮（progesterone）　又称孕酮，为天然孕激素。肌注针剂有 10mg/ 支、20mg/ 支。目前还有口服胶囊剂 100mg/ 粒。复方黄体酮注射剂为 1ml/ 支，内含黄体酮 20mg 及苯甲酸雌二醇 2mg。

2. 17α- 羟孕酮衍生物　常用制剂有：

（1）醋酸甲羟孕酮（medroxyprogesterone acetate，provera，MPA）：其孕激素活性是黄体酮的 20~30 倍，口服片剂有 2mg/ 片、4mg/ 片、10mg/ 片，也有大剂量片剂 100mg/ 片、200mg/ 片、500mg/ 片。肌注针剂有 50mg/ 支、75mg/ 支、100mg/ 支等。

（2）醋酸甲地孕酮（megestrol acetate，MA）：为高效口服孕激素。口服片剂为 80mg/ 片、160mg/ 片。

（3）己酸羟孕酮（hydroxyprogesterone）：化学名为 17α 羟基孕酮己酸酯，其活性为黄体酮的 7 倍，为长效孕激素，其作用可维持 1~2 周以上。肌注针剂有 125mg/ 支、250mg/ 支。

（4）烯丙雌醇（allylestrenol）：具有强大的孕酮活性，有类胎盘活性。片剂 5mg/ 片。

（5）炔孕酮（ethisterone）：又名妊娠素，口服活性为黄体酮的 15 倍。片剂 5mg/ 片、10mg/ 片、25mg/ 片。

（6）醋酸环丙孕酮（cyproterone acetate）：具有很强的抗雄激素作用，也有孕激素活性。

（7）醋酸氯地孕酮（chlormadinone acetate）：口服强效孕激素，无雌激素和雄激素活性。口服片剂 2mg/ 片、6mg/ 片。

3. 19- 去甲基睾酮衍生物　常用的制剂有：

（1）炔诺酮（norethisterone，norethindrone）：是常用的强效口服孕激素，但也有轻微雄激素和雌激素作用。口服片剂有 0.625mg/ 片、2.5mg/ 片两种。

（2）炔诺孕酮（norgestrel）：炔诺酮族中孕激素作用最强者，其孕激素活性是炔诺酮的 5~10 倍，同时也具有雄激素、雌激素和抗雌激素活性。口服片剂为 0.3mg/ 片、3mg/ 片等。左炔诺孕酮为炔诺孕酮左旋体，活性增强 1 倍，口服片剂 0.75mg/ 片、1.5mg/ 片。

（3）孕三烯酮（gestrinone，methylnorgestrienone，R2323）：为中等强度孕激素，有较强的抗孕激素和抗雌激素活性，亦有很弱的雌激素和雄激素作用。口服片剂有 1.5mg/ 片和 2.5mg/ 片两种。

（4）去氧孕烯：又名地索高诺酮（desogestrel），为口服强效孕激素，无雄激素和雌激素活性，孕激素活性比炔诺孕酮高 1 倍。复方去氧孕烯片又名妈富隆（marvelon），系避孕药，每片含本品 0.15mg 和炔雌醇 0.03mg。

4. 地屈孕酮片（dydrogesterone，商品名：达芙通）是一种口服孕激素，无雌激素、雄激素及肾上腺皮质激素作用。其代谢物的结构均保持 4,6- 二烯 -3- 酮的构型，而不会产生 17α- 羟基化。片剂 10mg/ 片。

第三节　雄激素类药物

（一）药理作用

1. 雄激素　对男性具有促进性器官及第二性征发育的作用,而对女性则具有拮抗雌激素、抑制子宫内膜增生及抑制卵巢与垂体功能的作用。雄激素尚具有明显的促进蛋白合成作用。少量雄激素为正常妇女阴毛、腋毛、肌肉和全身发育所必需。长期或过量应用,可引起女性男性化、水肿及肝损害等不良反应。

2. 蛋白同化激素　某些睾酮衍生物经结构改造雄激素活性减弱,而蛋白同化作用得以保留或加强,故称为蛋白同化激素。主要作用为促进蛋白质合成,加速组织修复,逆转分解代谢过程。应用不当仍有女性男性化、肝损害及水肿等不良反应。

（二）适应证

雄激素主要适应证有:功能失调性子宫出血、围绝经期功血的月经调节、子宫肌瘤及子宫内膜异位症等。蛋白同化激素主要适应证有:慢性消耗性疾病、贫血、低蛋白血症、术后体弱消瘦及晚期癌症等。达那唑的主要适应证为子宫内膜异位症。

（三）种类和制剂

1. 雄激素

（1）丙酸睾丸酮(testosterone propionate):又名丙酸睾酮,为睾酮的丙酸酯,是目前最常用的雄激素制剂,作用较持久。针剂有 10mg/ 支、25mg/ 支及 50mg/ 支。

（2）甲基睾酮(methyltestosterone):为合成雄激素,作用与天然睾酮相同。可口服或片剂舌下含化,后者可直接吸收人血液循环,避免肝脏首过效应。效能约为丙酸睾酮的 1/5。片剂有 5mg/ 片,10mg/ 片。

（3）十一酸睾酮(testosterone undecanoate):又名安雄,为长效雄激素。针剂 250mg/ 支,胶囊剂 40mg/ 粒。

（4）三合激素注射液:针剂每支含丙酸睾酮 25mg,苯甲酸雌二醇 1.25mg 及黄体酮 12.5mg。

2. 蛋白同化激素

（1）苯丙酸诺龙(nandrolone phenylpropionate,durabolin):其蛋白同化作用为丙酸睾酮的 12 倍,而雄激素作用仅为丙酸睾酮的 1/2。针剂有 10mg/ 支、25mg/ 支,供肌内注射。

（2）司坦唑醇(stanozolol):又名康力龙,蛋白同化作用为甲基睾酮的 30 倍,雄激素作用为其 1/4。口服片剂 2mg/ 片。

（3）去氢甲睾酮(metandienone):又名甲睾烯龙、大力补、美雄酮,为甲基睾酮的去氢衍生物。雄激素作用较小,蛋白合成作用强。口服片剂有 1mg/ 片,2.5mg/ 片,5mg/ 片。

（4）达那唑(danazol):又名炔睾醇。具有弱雄激素作用,兼有蛋白同化作用和抗孕激素作用,而无雌、孕激素活性。口服胶囊剂有 100mg/ 粒、200mg/ 粒。

第四节　子宫收缩药及引产药物

一、缩　宫　素

(一) 药理作用

缩宫素是从动物脑神经垂体中提取的较纯的催产素,主要作用为加强子宫收缩。早、中期妊娠使用缩宫素引产,晚期妊娠使用缩宫素催产。可促使乳腺腺泡周围的平滑肌细胞收缩,有利于乳汁排出,但不能增加乳腺乳汁的分泌量。由于缩宫素与加压素(抗利尿激素)的结构极为相似,因此大剂量缩宫素有可能引起血压升高、脉搏加快及水钠潴留等现象。

(二) 适应证

小剂量用于引产与催产,大剂量用于产后出血和引产出血的止血。

(三) 制剂

缩宫素(oxytocin),原称催产素(pitocin),针剂有 2.5U(0.5ml)/ 支、5U(1ml)/ 支及 10U(1ml)/ 支三种,供肌内注射或静脉给药。

二、前　列　腺　素

(一) 药理作用

1. 对内生殖器的作用　PGE_1、PGE_2 及 PGF_2 对妊娠各期的子宫均有收缩作用,以妊娠晚期的子宫最敏感,还有使宫颈软化和溶黄体作用;妊娠早期妇女阴道内给药,可引起强烈宫缩而致流产。

2. 对心血管的作用　PGE_2 使血管舒张,降低外周血管阻力使血压下降,同时增加心、肾及子宫的血流量;PGF_2 的作用正好相反,心脏病患者慎用。

3. 对呼吸道的作用　PGE_2 对支气管平滑肌有松弛作用,而 PGF_2 则有收缩作用。

4. 对胃肠道的作用　PGE_1、PGE_2 对胃肠道平滑肌均起收缩作用,临床上可出现恶心、呕吐、腹痛及腹泻等症状,PGE_1 和 PGE_2 还有抑制胃酸分泌及保护胃黏膜细胞的作用。此外,可引起持续性瞳孔缩小使眼压升高,故青光眼患者禁用。

(二) 适应证

主要用于早孕药物流产,中、晚期妊娠引产及产后出血的止血。

(三) 种类和制剂

目前国内生产与生殖药理有关的 PG 制剂主要有三类:

1. PGE_1 类制剂　①吉美前列素(gemeprost):阴道栓剂 1mg/ 枚,其软化和扩张宫颈的作用比 PGF_2 强,而对消化道和血管平滑肌影响较小;②米索前列醇(misoprostol):片剂为 0.2mg/ 片,可以口服也可阴道给药,其副作用比硫前列酮和卡前列甲酯小。

2. PGE_2 类制剂　硫前列酮(sulprostone,nalador)又名塞普酮,对子宫的收缩作用强且作用时间长,其软化及扩张宫颈的作用优于卡前列甲酯,注射剂有 0.25mg/ 支、0.5mg/ 支和 1mg/ 支三种。

3. PGF$_2$ 类制剂 ①卡前列素（carboprost），栓剂 8mg/ 枚，海绵块 6mg/ 块，针剂 1mg/ 支和 2mg/ 支；②卡前列甲酯（carboprost methylate），栓剂有 1mg/ 枚，作用时间较长。③卡前列素氨丁三醇（carboprost tromethamine），针剂 250μg/ 支，须冷藏于 2~8℃（36~46°F）。

三、米非司酮

（一）药理作用

米非司酮（mifepristone，RU486） 为炔诺酮衍生物，系孕激素受体水平拮抗剂，与子宫内膜孕酮受体的结合力为黄体酮的 5 倍，能够与孕酮受体竞争性结合。无孕激素、雌激素、雄激素及抗雌激素活性，但有剂量依赖性抗糖皮质激素和微弱的抗雄激素活性。

（二）适应证

与前列腺素制剂序贯给药可终止早孕，适用于停经 49 天内的健康早孕妇女。其他方面应用包括催经止孕、促宫颈成熟、紧急避孕、引产以及治疗子宫肌瘤和子宫内膜异位症等。

（三）制剂

片剂 25mg/ 片、10mg/ 片。

四、依沙吖啶

（一）药理作用

依沙吖啶（ethacridine）又名利凡诺或雷佛奴尔，为外用杀菌防腐剂。不仅可以直接兴奋子宫肌层，引起子宫收缩，而且羊膜腔内或子宫腔内注射后，可引起子宫蜕膜组织坏死，从而产生内源性前列腺素，引起子宫收缩。

（二）适应证

产科主要用于中期妊娠引产。

（三）制剂

针剂为 100mg/ 支，片剂为 100mg/ 片。

五、普拉睾酮

（一）药理作用

普拉睾酮（sodium prasterone sulfate）为蛋白同化激素类药物，主要成分为肾上腺分泌的脱氢表雄酮硫酸盐，雄激素活性弱。直接作用于宫颈管组织，促进晚期妊娠的宫颈成熟，无子宫收缩作用。

（二）适应证

产科引产时促宫颈成熟。

（三）制剂

针剂为 100mg/ 支。

第五节　抑制子宫收缩药物

一、β₂ 肾上腺素受体激动剂

（一）药理作用

β₂ 肾上腺素受体激动剂激动子宫平滑肌中的 β₂ 受体,抑制子宫平滑肌的收缩,减少子宫的收缩而延长妊娠时限。

（二）适应证

产科主要用于防治早产。

（三）制剂

1. 利托君（ritodrine）　又名羟苄羟麻黄碱,为 β₂ 肾上腺素受体激动剂,口服片剂为 10mg/片,注射针剂为 50mg/ 支。

2. 特布他林（terbutaline）　作用与利托君相似,片剂有 2.5mg/ 片、5mg/ 片,针剂为 1mg/ 支。

二、硫　酸　镁

（一）药理作用

硫酸镁（magnesium sulfate）能够直接抑制子宫平滑肌的动作电位,对子宫平滑肌的收缩产生抑制作用,使宫缩频率减少、强度减弱;镁离子可抑制中枢神经的活动,抑制运动神经 - 肌肉接头乙酰胆碱的释放,阻断神经肌肉连接处的传导,降低或解除肌肉收缩作用;对血管平滑肌有舒张作用,使痉挛的外周血管扩张。

（二）适应证

临床用于治疗早产、子痫前期 - 子痫。

（三）制剂

注射液有 1g/10ml、2g/20ml、2.5g/10ml。

三、前列腺素合成酶抑制剂

（一）药理作用

前列腺素合成酶抑制剂如吲哚美辛（indometacin）等可减少前列腺素合成或抑制其释放以抑制宫缩。

（二）适应证

可用于治疗早产。由于副反应较大,此类药物在产科已较少使用,必要时仅能短期使用(不超过 1 周)。

（三）制剂

又名消炎痛,肠溶片剂为 25mg/ 片,栓剂有 25mg/ 粒、50mg/ 粒、100mg/ 粒。

第六节　促 排 卵 药

一、氯 米 芬

（一）药理作用

氯米芬既具有较弱的雌激素活性，又有较强的抗雌激素作用。其抗雌激素的药理作用，可能是与内源性雌激素竞争下丘脑和垂体部位的雌激素受体，解除雌激素的抑制作用，刺激内源性 GnRH 释放，从而促进垂体分泌 FSH 及 LH，诱发排卵。

（二）适应证

主要用于体内有一定雌激素水平的功能性闭经、无排卵型功能失调性子宫出血、多囊卵巢综合征及黄体功能不全等所致的不孕症。

（三）制剂

氯米芬（clomiphene，clomifene，clomide）：又名克罗米芬，为人工合成的非甾体制剂，化学结构与己烯雌酚相似，口服片剂为 50mg/ 片。

二、绒促性素与尿促性素

（一）药理作用

1. 绒促性素（human chorionic gonadotropin，HCG）　有类似黄体生成激素的作用，于接近卵泡成熟时使用本药，可以诱发排卵。

2. 尿促性素（menotrophin；human menopausal gonadotropin，HMG）　含有 FSH、LH 两种促性腺激素，主要具有 FSH 作用，而 LH 作用甚微。能促进卵巢卵泡发育成熟并分泌雌激素。

（二）适应证

主要用于无排卵性不孕症、功能失调性子宫出血、黄体功能不良等。

（三）制剂

1. 绒促性素（HCG）　从孕妇尿中提取制成。针剂有 500U、1000U、2000U、3000U 和 5000U，供肌内注射。

2. 尿促性素（HMG）　从绝经妇女尿中提取制成。针剂有 75U/ 支和 150U/ 支，供肌内注射。

三、促性腺激素释放激素类药物

（一）药理作用

小剂量脉冲给药，GnRH 能兴奋垂体合成和分泌 LH 及 FSH，称为正相调节；大剂量连续应用 GnRH 或 GnRH-a，因效应器官组织中其受体消耗而产生功能抑制状态，称反相调节或降调作用。

（二）适应证

天然结构 GnRH 主要用于垂体兴奋试验、下丘脑性闭经与下丘脑性不孕等。GnRH-a 可用于子宫内膜异位症、子宫肌瘤等的治疗。

（三）种类和制剂

促性腺激素释放激素（gonadotropin-releasing hormone，GnRH）又称黄体生成激素释放激素（LHRH），既有 LHRH 作用，又有 FSHRH 作用。

1. 促性腺激素释放激素（GnRH）　为人工合成的 10 肽激素，药物结构与天然提取物完全相同。临床制剂为戈那瑞林（gonadorelin），注射用戈那瑞林有 50μg/ 支，100μg/ 支，500μg/ 支等，临用时溶解于生理盐水内。

2. 促性腺激素释放激素类似物（GnRH analogue，GnRH-a）　GnRH-a 包括 GnRH 增效剂（GnRH agonist）和 GnRH 拮抗剂（GnRH antagonist），临床常用的是其增效剂。GnRH-a 为 9 肽化合物，其作用远比 GnRH 强，半衰期也比 GnRH 长。常用制剂有戈舍瑞林（goserelin），又名诺雷德，针剂 3.6mg/ 支，腹部皮下注射；阿拉瑞林（alarelin），针剂 25μg/ 支、150μg/ 支，皮下或肌内注射；亮丙瑞林（leuprorelin），又名抑那通，微囊注射剂，3.75mg/ 支，皮下注射；布舍瑞林（buserelin），针剂 1mg/ 支，皮下注射。此外还有达菲林（diphereline，decapetyl，triptorelin）3.75mg/ 支，皮下注射。

四、溴　隐　亭

（一）药理作用

溴隐亭（bromocriptine）作用于下丘脑，增加催乳激素抑制因子（PIF）的分泌，从而抑制垂体催乳激素（PRL）的合成及释放，或直接作用于腺垂体抑制 PRL 细胞活性，使血中 PRL 水平下降而达到终止溢乳的目的，并可抑制垂体催乳激素腺瘤的生长；溴隐亭还能解除 PRL 对促性腺激素分泌的抑制，恢复卵巢排卵功能。另外，溴隐亭还有抗震颤麻痹的作用。

（二）适应证

主要用于闭经 - 溢乳综合征、高催乳激素血症、抑制生理性泌乳、女性不育症、垂体微腺瘤、抗震颤麻痹等。也可用于催乳激素过高引起的经前期综合征，对周期性乳房痛和乳房结节，可使症状改善。

（三）制剂

溴隐亭又名溴麦角隐亭、溴麦亭、溴麦角环肽，系多肽类麦角生物碱，为多巴胺受体激动剂。口服片剂为 2.5mg/ 片。

（邵　勇）

中英文名词对照

B

白介素 6 interleukin-6, IL-6
闭经 amenorrhea
变异减速 variable deceleration, VD
病理缩复环 pathological retraction ring
不典型增生 atypical hyperplasia
不全流产 incomplete abortion
不孕症 infertility

C

产后出血 postpartum hemorrhage
产褥病率 puerperal morbidity
产褥感染 puerperal infection
产褥期 puerperium
产褥期抑郁症 postpartum depression
持续性异位妊娠 persistent ectopic pregnancy
持续性枕后位或枕横位 persistent occiput posterior or transverse position
耻骨弓角度 angle of pubic arch
出口后矢状径 posterior sagittal diameter of outlet
处女膜 hymen
雌激素 estrogen, E
促性腺激素释放激素 gonadotrophin-releasing hormone, GnRH
催乳激素 prolactin, PRL

D

大阴唇 labium majus
单纯型增生 simple hyperplasia
单卵双胎 monozygotic twin
滴虫阴道炎 trichomonal vaginitis
骶耻外径 external conjugate, EC

第二产程 second stage of labor

第二产程延长 protracted second stage
第三产程 third stage of labor
第一产程 first stage of labor
窦前卵泡 preantral follicle
窦卵泡 antral follicle
对角径 diagonal conjugate, DC
多囊卵巢综合征 polycystic ovarian syndrome, PCOS

E

恶露 lochia

F

分娩 delivery
粪瘘 fecal fistula
俯屈 flexion
复位 restitution
复杂型增生 complex hyperplasia

G

功能失调性子宫出血 dysfunctional uterine bleeding, DUB
宫骶韧带 uterosacral ligament
宫颈癌 cervical cancer
宫颈环形电切除术 LEEP
宫颈上皮内瘤样变 cervical intraepithelial neoplasia, CIN
宫颈腺囊肿 Naboth cyst
宫颈炎症 cervicitis
宫内节育器 intrauterine device, IUD
宫腔镜检查 hysteroscopy
骨盆 pelvis
骨盆底 pelvic floor

骨盆倾斜度　inclination of pelvis
骨盆轴　pelvic axis
过期产　postterm delivery
过期妊娠　postterm pregnancy

H

黑加征　Hegar sign
壶腹部　ampulla
黄体生成激素　luteinizing hormone, LH
会阴　perineum
活跃期停滞　protracted active phase
活跃期延长　prolonged active phase
获得性免疫缺陷综合征　acquired immunodeficiency
　syndrome, AIDS

J

基础体温　basal body temperature, BBT
稽留流产　missed abortion
激素避孕　hormonal contraception
急产　precipitous labor
加速期　acceleration phase
假临产　false labor
尖锐湿疣　condyloma acuminata
间质部　interstitial portion
肩先露　shoulder presentation
减速期　deceleration phase
见红　show
浆液性肿瘤　serous tumor
交界性　borderline malignancy
经阴道后穹隆穿刺术　culdocentesis
巨大胎儿　macrosomia
绝经过渡期　menopausal transition period
绝经后期　postmenopausal period

K

颗粒细胞瘤　granulose cell tumor
库肯勃肿瘤　Krukenberg tumor
阔韧带　broad ligament

L

临产　in labor
淋病　gonorrhea
流产　abortion

流产合并感染　septic abortion
卵巢　ovary
卵巢肿瘤　ovarian tumor
卵黄囊瘤　yolk sac tumor
卵泡刺激素　follicle-stimulating hormone, FSH
卵泡膜细胞瘤　theca cell tumor

M

梅毒　syphilis
梅格斯综合征　Meigs syndrome
弥散性血管内凝血　DIC

N

难产　dystocia
难免流产　inevitable abortion
脑积水　hydrocephalus
内胚窦瘤　endodermal sinus tumor
内生殖器　internal genitalia
内旋转　internal rotation
黏液性肿瘤　mucinous tumor
尿瘘　urinary fistula

P

排卵　ovulation
排卵前卵泡　preovulatory follicle
排卵性功能失调性子宫出血　ovulatory menstrual
　dysfunction
盆底功能障碍性疾病　pelvic floor dysfunction, PFD
盆腔器官脱垂　pelvic organ prolapse, POP
盆腔炎性疾病　pelvic inflammatory disease, PID

Q

髂棘间径　interspinal diameter, IS
髂嵴间径　intercristal diameter, IC
前庭大腺　major vestibular gland
前置胎盘　placenta previa
潜伏期延长　prolonged latent phase
青春期　adolescence or puberty
轻度　minimum criteria

R

人工流产　artificial abortion
人工流产　induced abortion

妊娠囊　gestational sac,GS
妊娠期高血压　gestational hypertension
妊娠期高血压疾病　hypertensive disorders in pregnancy
妊娠期糖尿病　gestational diabetes mellitus,GDM
妊娠试验　pregnancy test

S

伞部　fimbrial portion
生理缩复环　physiologic retraction ring
输卵管　fallopian tube or oviduct
输卵管切除术　salpingectomy
输卵管妊娠流产　tubal abortion
输卵管妊娠破裂　rupture of tubal pregnancy
输卵管通液术　hydrotubation
双顶径　biparietal diameter,BPD
双卵双胎　dizygotic twins
双胎输血综合征　twin to twin transfusion syndrome,
　TTTS
缩复　retraction

T

胎产式　fetal lie
胎动计数　fetal movement counting
胎儿窘迫　fetal distress
胎儿下降感　lightening
胎儿纤维结合蛋白　fetal fibronectin,fFN
胎方位　fetal position
胎膜破裂　rupture of membranes
胎膜早破　premature rupture of membrane,PROM
胎盘早剥　placental abruption
胎头拨露　head visible on vulval gapping
胎头下降停滞　arrested descent
胎头下降延缓　protracted descent
胎头着冠　crowning of head
胎先露　fetal presentation
胎心率基线　BFHR
停经　cessation of menstruation
痛经　dysmenorrhea
臀先露　breech presentation

W

外生殖器　external genitalia
外旋转　external rotation

外阴　vulva
外阴上皮内瘤变　vulvar intraepithelial neoplasia,VIN
外阴鳞状上皮增生　squamous hyperplasia of the vulva
外阴鳞状细胞癌　vulvar squamous cell carcinoma
外阴阴道假丝酵母菌病　vulvovaginal candidiasis,VVC
完全流产　complete abortion
晚期产后出血　late puerperal hemorrhage
晚期减速　late deceleration,LD
晚期流产　late abortion
萎缩性阴道炎　atrophic vaginitis
萎缩型子宫内膜　atrophic endometrium
未足月胎膜早破　preterm premature rupture of membranes,
　PPROM
无性细胞瘤　dysgerminoma
无应激试验　non-stress test,NST

X

细菌性阴道病　bacterial vaginosis
峡部　isthmic portion
下降　descent
下丘脑 - 垂体 - 卵巢轴　hypothalamus-pituitary-ovarian
　axis,HPOA
先兆临产　threatened labor
先兆流产　threatened abortion
纤维瘤　fibroma
衔接　engagement
显性剥离　revealed abruption
小阴唇　labium minus
新生儿阿普加评分　Apgar score
性成熟期　sexual maturity period
性传播疾病　sexually transmitted diseases,STD

Y

压力性尿失禁　stress urinary incontinence,SUI
羊水过多　polyhydramnios
羊水过少　oligohydramnios
羊水栓塞　amniotic fluid embolism
羊水指数　amniotic fluid index,AFI
仰伸　extention
药物流产　medical abortion or medical termination
异常分娩　abnormal labor
异位妊娠　ectopic pregnancy
阴道　vagina

阴道镜检查　colposcopy
阴道口　vaginal orifice
阴道上皮内瘤样变　vaginal intraepithelial neoplasia, VAIN
阴蒂　clitoris
阴阜　mons pubis
隐性剥离　concealed abruption
婴幼儿外阴阴道炎　infantile vaginitis
原发性闭经　primary amenorrhea
圆韧带　round ligament
月经　menstruation
月经周期　menstrual cycle
孕激素　progesterone, P

Z

早产　premature delivery
早期减速　early deceleration, ED
早期流产　early abortion
早孕反应　morning sickness
增殖期子宫内膜　proliferative phase endometrium
滞产　prolonged labor
主韧带　cardinal ligament
柱状上皮异位　columnar ectopy
转化区　transformation zone
子宫　uterus
子宫复旧　involution of uterus

子宫肌瘤　myoma of uterus
子宫颈　cervix uteri
子宫内膜癌　endometrial carcinoma
子宫内膜异位症　endometriosis
子宫内膜增生症　endometrial hyperplasia
子宫破裂　rupture of uterus
子宫上段　upper uterine segment or active segment
子宫输卵管造影　hysterosalpingography, HSG
子宫胎盘卒中　uteroplacental apoplexy
子宫脱垂　uterine prolapse
子宫峡部　isthmus uteri
子宫下段　lower uterine segment or passive segment
子宫腺肌病　adenomyosis
子痫　eclampsia
子痫前期　preeclampsia
自然避孕法　natural family planning, NFP
自然流产　spontaneous abortion
总产程　total stage of labor
足月产　term delivery
最大加速期　maximum acceleration phase
最大羊水暗区垂直深度(羊水池)　amniotic fluid volume, AFV
坐骨棘间径　bi-ischial diameter
坐骨结节间径　intertuberous diameter, IT
坐骨切迹　incisura ischiadica

参考文献

1. 李荷莲. 妇产科学. 北京：人民卫生出版社,2000.
2. 谢幸,苟文丽. 妇产科学. 北京：人民卫生出版社,2013.
3. 丰有吉,沈铿. 妇产科学. 北京：人民卫生出版社,2011.
4. 曹泽毅. 中华妇产科学(临床版). 北京：人民卫生出版社,2010.
5. 世界卫生组织著. 北京市人口和计划生育委员会,中国人口与发展研究中心编译. 避孕方法知情选择咨询
   服务台式指南. 北京：中国青年出版社,2009.
6. Errol R.Norwitz,John O.Schorge 著. 杨慧霞,白文佩,廖素平译. 妇产科精要. 北京：人民军医出版社,2008.
7. F.Gary cunningham.Williams obstetrics.23th ed.USA：Prentice-hall International,Inc.,2009.
8. Cunningham FG,Leveno K J,Bloom S L.et al. Williams Obstetrics.23rd ed. New York: McGraw-Hill,Companies,
   Inc.,2012.